复旦大学公共卫生与预防医学一流学科建设——健康中国研究院系列

Intelligent Public Health: Theory, Methods, and Applications

智能公共卫生：理论、方法和应用

主 编 罗 力

复旦大學 出版社

编　委　会

主　编：罗　力

副 主 编：应晓华　秦国友　傅　博

编委成员（按姓氏首字母拼音排序）：

秘　　书：潘　琳

前　言

　　物联网、大数据、云计算、人工智能,极大助力了公共卫生事业的发展。环境监测、传染病发现、流行病学调查,越来越依靠智能系统的帮助。数据化和智能化,已经成为现代公共卫生的发展趋势,对既懂公共卫生又懂数据科学的复合型人才提出了迫切且巨大的需求。培养复合型人才,教材建设极其重要,一本好的教材,是一个学科走向成熟的标志。发展智能公共卫生学科,培养一代又一代的高端人才,教材建设必须先行。为此我们组织了权威的公共卫生专家、统计学专家、数据科学专家和计算机科学专家,联手编写此部教材——《智能公共卫生:理论、方法和应用》。这本教材也是对复旦大学"AI融入所有教材"战略目标的响应,是人工智能融入公共卫生教学领域的一次前瞻性的尝试。

　　本教材可用于培养公共卫生 + 数据科学的复合型人才,推动公共卫生领域大数据和人工智能应用学科的建设。既可用于研究生教学,也可用于在职人员的毕业后教育。

　　本教材实行主编负责制,用了半年时间确定教材的定位和框架,用了一年的时间完成教材的编写和编辑,用了两年的时间,反复校对,务求精益求精。从教材的规划、编写到专家评审、最终出版,编写团队和复旦大学出版社齐心协力,严格遵循高标准的质量控制流程,层层把关,确保教材在理论性、创新性、实践性、规范性等各个方面达标上等。

　　本教材分 4 篇 24 章。第 1 篇《数据科学》,主要介绍大数据与人工智能领域的基本知识、核心概念、基本方法和关键技术,共 8 章。第 2 篇《应用场景与技术》,主要介绍大数据和人工智能在公共卫生领域中的各类应用场景和相关技术,共 7 章。第 3 篇《保障与机制》,主要介绍大数据与人工智能在公共卫生应用中的保障体系与机制,共 4 章。第 4 篇《实践与案例》,通过案例分析,讲述"大数据、人工智能 + 公共卫生"的实践案例,共

5 章。

本教材有以下特点：①多学科交叉：教材内容来自数据科学、统计学、计算机科学、公共卫生与预防医学、管理学，结合公共卫生应用场景，帮助读者系统了解智能公共卫生的相关知识。②综合性框架：既有理论方法，也有应用场景，还有保障制度和实践案例，帮助读者全方位了解智能公共卫生的相关知识。

本教材是国内首部智能公共卫生教材，系统介绍了"大数据、人工智能＋公共卫生"的知识体系和应用案例。也因为是首部，所以还有很多需要改进完善之处。在此，我们也欢迎广大读者提出宝贵意见，以便在后续版本中进一步完善和提升本书的质量，更好地服务于大数据与人工智能在公共卫生领域的应用。

罗　力
2025 年 2 月

目　录

第三篇　保障与机制

数据科学

数据科学

（1）了解数据科学的基本概念和相关定义。

（2）了解数据科学诞生与发展的历程、给人们的启示以及未来的前景。

（3）了解数据科学研究的问题，包括数据和方法本身，以及数据的价值和在学科交叉领域的应用。

（4）掌握在从事数据科学相关工作前需要具备的基础知识，包括微积分、线性代数、概率论等。

（5）掌握从事数据科学相关工作的一般步骤。

（6）了解数据科学研究中需要用到的辅助工具。

第一节　数据科学的内涵

一、基本概念

数据科学，顾名思义，是研究数据的科学。这一概念最早由著名计算机科学家彼得·诺尔（Peter Naur）于 1974 年在其著作 *Concise Survey of Computer Methods* 的前言中提出的，原文是"the science of dealing with data"，即他认为数据科学是一门处理数据的科学，主要是解决和数据有关的问题。

数据科学围绕数据展开科学研究，可以说只要和数据有关的问题都在数据科学的研究范围内。如果按处理数据的流程来看，数据科学所想和所能解决的问题主要有：如何收集和管理数据、如何用数据进行计算、如何从数据中挖掘信息、如何用数据思考和交流以及如何应用数据分析的结果指导现实应用等。按照这样的思路，表1-1中列举了一些与"数据科学"或"数据分析"相关的名词术语，基本都可以看作是针对"数据"问题，从不同角度利用"数据"进行处理和分析，从而达到不同的现实目的。

表1-1　数据科学或数据分析相关的名词术语一览表

概念	英文	描述
大数据	big data	过于庞大和复杂的数据，传统的数据相关理论、技术和工具往往无法处理
数据分析	data analysis	用传统（如经典数学、统计、逻辑）理论、技术和工具对数据进行处理，以获取有用的信息和达到实际目的
描述性分析	descriptive analytics	利用统计方法描述数据、从数据中获取信息或其他有用目的
预测性分析	predictive analytics	利用现有的数据预测事物发展的规律、背后的原因和逻辑、推测未知的未来事件
规范性分析	prescriptive analytics	利用数据分析达到指标优化、智能决策和行动建议等目的

二、发展简史

数据科学及其实践领域经过了多年的发展。近年来，由于数据收集、分析技术的创新和全球范围内大规模数据的涌现，"数据科学"的流行程度大大增加。Python等编程语言以及收集、分析和解释数据的程式与方法的普及，为数据科学成为当今的流行领域铺平了道路。哈佛商业评论将数据科学家称之为"21世纪最诱人的职业（sexiest job of the 21st century）"。

数据科学起源于统计学。数据科学的发展也包含着对机器学习、人工智能和物联网等概念的纳入。随着新信息的大量涌入，以及企业对于增加利润、优化决策等新方法的需求，如今的数据科学已经逐渐扩展到各行各业,包括医学、工程、经济与社会等。

本小节将简单介绍数据科学发展的历史,展现数据科学从最初统计学家简单的设想,逐渐成为一门被众多领域所认可的独特、不可或缺的学科的历程。

(一) 数据科学的诞生与发展

数据科学诞生于将应用统计学与计算机科学"合并"的想法。实际上,这两门学科也是数据科学的基石,两者的组合可以更有效地利用现代化计算的强大力量。伴随着数据科学的发展,科学家们意识到他们不仅可以收集数据来解决统计学问题,还可以使用这些数据来解决现实世界的问题,并基于数据事实做出可靠的预测。

1962 年:美国数学家 John W. Tukey 首次阐述了"数据科学"的设想。在他的著名文章《数据分析的未来》中,他预见了这个新领域的出现,这比第一台个人电脑的出现早了近二十年。虽然 Tukey 领先于他的时代,但他并不是唯一对所谓"数据科学"有早期认识的人。另一位早期人物是丹麦计算机工程师 Peter Naur,他在《计算机方法简明调查》一书中提供了数据科学的最早定义之一:"The science of dealing with data, once they have been established, while the relation of the data to what they represent is delegated to other fields and sciences."

1977 年:随着国际统计计算协会(International Association for Statistical Computing,IASC)的成立,Tukey 和 Naur 等"前"数据科学家的理论和预测变得更加具体,该协会的使命是"将传统统计方法、现代计算机技术和领域专家的知识联系起来,以便将数据转化为信息和知识(to link traditional statistical methodology, modern computer technology, and the knowledge of domain experts in order to convert data into information and knowledge)"。

20 世纪 80 年代:随着第一次数据库知识发现(Knowledge Discovery in Databases,KDD)研讨会的出现和国际分类协会联合会(International Federation of Classification Societies,IFCS)的成立,数据科学开始有了更大的进展。这两个协会是最早专注于数据科学理论方法的专业人员教育与培训的协会(尽管当时"数据科学"这个术语还没有被正式采用)。正是在这个时候,数据科学开始获得专业人士的更多关注,他们希望利用大数据和应用统计学来盈利。

1994 年：《商业周刊》(Business Week)发表了一篇关于"数据库营销(database marketing)"这一新现象的报道。它描述了企业通过收集和利用大量的数据来了解关于客户更多的信息、参与竞争或改善广告的过程。当时唯一的问题是，这些公司被超出他们管理能力的大量信息所淹没——大量的数据引发了对创立数据管理的专门职位的需求。大量企业开始需要一种新的工作人员以从数据中发掘有利信息。

20 世纪 90 年代和 21 世纪初：在世纪之交，数据科学已经作为一个公认的专业领域出现了。一些数据科学的学术期刊开始流传，如 Jeff Wu 和 William S. Cleveland 这样的数据科学倡导者持续地阐述着数据科学的必要性和潜力，帮助这一新兴学科发展壮大。

20 世纪第一个十年：计算机技术实现了巨大的飞跃，提供了普遍化的互联网连接、通信和因此产生的数据收集手段。大数据进入了公众的视野，随着谷歌和 Facebook 等科技巨头挖掘出大量的数据，能够处理这些数据的新技术成为业界的"刚需"。Hadoop 应对了这一挑战，后来的 Spark 和 Cassandra 也逐次亮相。

2014 年后：由于数据的重要性不断加强，以及企业与研究组织对分析数据模式、做出更好的商业决策的兴趣加深，世界不同地区对数据科学家的需求开始出现急剧增长。

2015 年：机器学习、深度学习和人工智能(artificial intelligence，AI)正式被纳入数据科学的范畴。这些技术在过去十年中推动了无数产品创新——从个性化的购物娱乐到自动驾驶汽车，多种多样的产品与服务有效地将人工智能的现实应用带入我们的日常生活。

2020 年：数据科学及数据相关范畴的立法逐渐成为学科发展中需要考虑的重要领域。人工智能、机器学习领域正在快速产生更多突破，对大数据领域合格的专业人员需求仍然在快速增长。

（二）数据科学的发展历史带来的启示

历史给了我们很多教训，在数据科学领域当然也是如此。以史为鉴，我们从数据科学的发展历史中可以得到很多有指导意义的启示。

1. 尊重数据 曾几何时，数据并不像今天这样容易获取，人们也不像今天这样愿意自由分享彼此的隐私数据。这并不否认隐私和其他道德问题仍然存在的事实,数据科学家也必须了解在数据如海啸般增长时如何在道德框架内应用它们。此外,即使数据更容易获得,但其中大部分仍然是非结构化的,我们仍然需要新的分析方法。

2. 要有大局观　大数据需要"大分析",随着技术的发展,数据科学家也必须发展高性能的计算技能,这包括进行复杂的数据挖掘和预测分析的能力。

3. 尝试掌握多种学科背景知识　与过去数据科学家主要在信息技术领域工作不同,今天的数据科学家在各个行业工作,帮助企业或组织做出数据驱动的决策,利用数据与分析手段推动各类学科的发展。为了取得成功,数据科学家必须精通其研究行业的背景知识,学会数据沟通和战略决策。

（三）**数据科学的未来**

目睹了当前世界数不胜数的由数据和数据科学驱动的学科和产业,我们自然会发问,数据科学的未来是什么?虽然很难确切知道未来的标志性突破在什么领域、是何种具体的技术,但目前的学科热潮及科研需求似乎暗示着机器学习的重要性——数据科学家正在寻找使用更高效的机器学习的方法,以产生更智能和自主的人工智能。换句话说,数据科学家们正在不懈地努力以实现深度学习的发展,使计算机更加智能。这些发展可以带来先进的机器人技术和与之相搭配的强大的人工智能。有专家预测,在一个前所未有的互联世界中,人工智能将能够理解并与人类、自动驾驶车辆和自动公共交通进行无缝互动。这个新世界将由数据科学来实现。

也许,我们可能在不久的将来看到一个广泛的劳动自动化时代。这将有望彻底改变医疗保健、金融、运输和国防工业,造福每一位身处数据时代的人。

三、研究问题

伴随着各行各业数据的不断积累和信息处理能力的不断提高,数据分析越来越受到关注,很多研究问题也应运而生,有关注数据和方法本身的,也有关注数据价值和交叉应用的。以下内容会列举一些目前的研究热点问题,帮助大家更好地理解数据科学在做什么,以及未来数据科学领域会关注些什么。

(一) 数据和方法本身

1. 数据收集和质量 "巧妇难为无米之炊",要想处理和分析数据,首先要有数据。从日常经验中可以知道,虽然各个领域都积累了海量的数据,但数据的来源、类型、结构等特征千差万别,很难用一套固定的模式去处理这些数据。因此,在收集数据的时候就需要掌握一些科学的思想,从专业的角度对数据进行捕获、查询、匹配、筛选等一系列操作。

同时,初步收集的数据必然会存在或多或少的质量问题,如噪声、不确定性、数据缺失和样本不平衡等诸多问题,这些问题可能由于数据规模、范围和复杂性的不同而有很大的差别,需要研究一些方法解决这些质量问题,在尽可能完整地保留数据包含信息和内在价值的基础上,为后续研究的顺利进行而提高数据的质量。

2. 数据存储和管理 前文提到,大数据是指过于庞大和复杂的数据,传统的数据存储和管理工具在面对这些数据时往往"捉襟见肘",这时如何设计高效的存储和管理系统就显得尤为重要。相关研究聚焦在开发出环境、系统和计算架构,以满足能够存储和管理大量、高速、多样的数据的要求,最好还能支持实时地、在线地对数据进行处理和分析。

3. 高性能数据处理 类似于数据的存储和管理,数据处理和分析过程中,高性能的计算设备也是需要的:支持大规模、实时、在线、高频、基于互联网(或云)的数据处理和分析,同时平衡本地资源的参与和目标。

这一研究问题除了需要制造高性能的计算设备以实现大型而复杂的矩阵计算,还需要开发新的批处理、阵列、内存、磁盘处理技术和系统,以及大规模并行处理、分布式或并行高性能处理设施和基于云的处理设施。

4. 数据建模、学习和挖掘 在硬件设备基本满足要求的前提下,如何充分利用数据进行建模、学习和信息挖掘就是研究的关键。无论是哪一类数据分析方法,都需要开发算法或建立模型,从数据中提取内在的信息,加以处理后解决相应的问题。这一部分是数据科学研究的重中之重,不同的统计学习、机器学习、深度学习模型都在尝试发现数据中蕴藏的未知的知识,都在尝试揭示、描述、表示这些发现,都在尝试探索出现实世界还没有被证明的理论和逻辑。

(二) 数据价值和交叉应用

1. 应用场景 从设计出一个高效的算法,或者开发出一个表现好的模型,到实际的应用之间,还有很长的一段路要走,这就是数据应用方面的挑战。在将数据分析的算法模型应用到现实世界之前,需要解决如何模拟真实场景中的工作机制、流程、动态演变和复杂性,需要设计实验检验数据分析方法的可靠性、可移植性、可解释性,并模拟在实际应用中进行某种数据驱动的决策和行动时的后续影响。

同时,还要充分理解在交叉领域的知识背景,搞清楚现有或新的数据科学方法应该如何嵌入到特定领域的数据和业务问题中,理解它们以何种形式、在何种水平上及在何种程度上相互作用和整合,从而制订有效的方法和技术,将它们应用到现实生活中。

2. 价值协同　如果将数据科学整体作为一种理论,如何将其普遍地应用在各个交叉领域也是一个有趣的问题。我们经常会遇到各种跨组织、跨媒体、跨文化、跨经济机制的数据科学问题,这时候就需要研究和对比分析不同领域的数据价值,开发出更广泛的数据科学方法,方便在不同研究领域的不同阶段进行分布式协同合作。

3. 社会问题　社会方面的问题主要表现在数据的隐私保护、研究的伦理道德等。在从事数据科学研究的过程中,需要我们识别并尊重与特定领域相关的数据、业务和问题,谨慎地处理和保护隐私、数据安全。同时,还需要注意从数据分析到指导决策行动之间的过渡,需要充分考虑研究结果的价值、影响和效用,谨慎地实现从数据驱动到指导决策和社会管理的转变。

第二节　学习数据科学的方法

关于把数据科学作为一门单独的学科,国内外也有不少的讨论。有的学者认为数据科学与统计学关系密切,如 William S. Cleveland 等人于2001 年提出,数据科学是统计学的一个重要研究方向;也有的学者认为数据科学与计算机和信息科学密不可分,如 Mattmann C A 等人于 2003 年提出,数据科学也可以看作是计算机科学的一个重要研究范畴。

现在主流观点认为,可以把数据科学看作是一门交叉学科。Yau 等人于 2009 年提出,将数据科学视为统计、数学、计算机科学、图形设计、数据挖掘、人机交互和信息可视化的混合体。在美国国家科学技术委员会 (national science and technology council，NSTC)的一份报告中，"数据科学家"被定义为：来自信息或计算机科学背景但学习某一学科领域并可能成为学科中的科学数据领导专家并推动数据科学发展的科学家。

因此，数据科学这门学科以统计学和计算机科学作为理论基础，与社会学、经济学、医学等其他诸多领域相互融合，采用处理和分析数据的方法，利用各个研究领域的数据，处理相关问题。学好数据科学，需要掌握必要的基础理论、了解研究的步骤和要求，再辅以必要的工具。

一、基础理论

在学习数据科学之前，需要读者具有一定的数学和统计学基础知识，本节就将从与数据科学密切相关的数学和统计学知识入手，希望给读者打下一定的理论基础。

（一）微积分

微积分是研究函数的微分、积分以及有关概念和应用的数学分支，它的发明是数学发展史上的一次伟大飞跃。

1. 极限理论　极限是刻画变量变化趋势的重要工具。人们是从研究数列一般项的变化趋势开始认识并建立极限理论的，因此，先给出数列的极限定义如下。

定义 1.1.1

设 $\{a_n\}$ 是数列，如果存在常数 A，使得：

$$a_n = A + \alpha_n, \ n = 1, 2, \cdots$$

其中 $\{\alpha_n\}$ 是无穷小量，则称 $n \to \infty$ 时 $\{a_n\}$ 以 A 为极限，或称 $\{a_n\}$ 收敛于 A。记作：

$$\lim_{n \to \infty} a_n = A$$

否则，就称数列 $\{a_n\}$ 不收敛或发散。

事实上，如果能把一个数列分解为某常数与一个无穷小量之和，则这种分解必是唯一的。这个结论说明了收敛数列极限的唯一性。

极限理论中有一些重要的定理，对判断数列敛散性、求解数列极限很有帮助,如夹逼定理、柯西收敛准则等。

由数列的极限定义,可以很自然地将极限的思想应用于函数。

定义 1.1.2

如果对于任意给定的 $\varepsilon > 0$,总存在 $\delta > 0$,使得当 $0 < |x - x_0| < \delta$ 时成立:

$$|f(x) - A| < \varepsilon$$

则称 $x \to x_0$ 时 $f(x)$ 以 A 为极限,或称 A 为 $f(x)$ 在 x_0 点的极限。记作:

$$\lim_{x \to x_0} f(x) = A$$

函数极限也具有和数列极限类似的性质及敛散性判断准则。此外,极限的四则运算法则也类似于实数的运算法则。

当上述定义中 $x_0 \to \infty$ 时,便可以得到自变量趋于无穷时函数的极限:

定义 1.1.3

如果对于任意给定的 $\varepsilon > 0$,总存在 $X > 0$,使得当 $|x| > X$ 时成立:

$$|f(x) - A| < \varepsilon$$

则称 $x \to \infty$ 时 $f(x)$ 以 A 为极限。记作:

$$\lim_{x \to \infty} f(x) = A$$

从函数的极限可以进一步推演出函数连续与间断性质的严格定义,由此构成的函数极限理论对于刻画函数性质、微分工具的使用有着奠基性的意义。

2. 微分　微分的原始思想在于寻找一种方法,来用数学语言刻画函数关系中发生的"微小"的变化。函数的可微性定义如下:

定义 1.1.4

设函数 $y = f(x)$ 定义于 x 点的某个邻域,如果存在与 Δx 无关的数 k,使得

$$f(x + \Delta x) - f(x) = k\Delta x + o(\Delta x)$$

则称函数 $f(x)$ 在点 x 处可微,称 $k\Delta x$ 为因变量 $y = f(x)$ 在 x 点对

应于自变量增量 Δx 的微分,记作 dy 或 $df(x)$。

如果函数 f 在区间 (a, b) 中每一点处均是可微的,那么就称 f 在 (a, b) 上可微。

函数的导数基于微分的定义产生,当研究微分定义中数 k 时,可以发现 k 是因变量的微分与自变量的微分之商,对应的几何意义便是一个点附近微小区间内函数的"斜率",或者说这一点附近因变量随自变量变化的剧烈程度。这便是函数的导数:

定义 1.1.5

设函数 $y = f(x)$ 在 x 点的某个邻域有定义,如果极限

$$\lim_{\Delta x \to 0} \frac{\Delta y}{\Delta x} = \lim_{\Delta x \to 0} \frac{f(x + \Delta x) - f(x)}{\Delta x}$$

存在,则称函数 f 在点 x 处可导,称此极限值为 $f(x)$ 在 x 点的导数,记作 $f'(x)$。

根据上述定义还可以得到左导数、右导数的概念。此外如果 f 在一个区间内各点均可导,那么则称 f 是这个区间上的可导函数,对应的 f' 则为该区间上 f 的导函数。

真实世界中各类客观事物的发展过程一般不只会受到一类因素制约,而是由多种原因相互关联、共同作用的。为了定量地刻画多个因素决定的客观对象的变化规律,常常需要做多元分析,这便是多元函数及多元微积分产生的背景。事实上,由一元到多元是数学推导中重要的一种方法,多元微分也是如此,其基本思想和定理都是与一元微分学相对应的,借助矩阵等工具我们便可以轻松地将一元函数拓展为多元函数,并简洁地表达多元微积分中的各类定义定理。多元函数的可微性及全微分的定义如下:

定义 1.1.6

设 n 元函数 $u = f(x)$ 在点 $x_0 = (x_1^0, x_2^0, \cdots, x_n^0)$ 的某邻域上有定义,如果存在一个关于 $\Delta x = (\Delta x_1, \Delta x_2, \cdots, \Delta x_n)$ 的线性函数 k,使得

$$f(x_0 + \Delta x) - f(x_0) = k\Delta x + o(\| \Delta x \|),$$

则称函数 $f(x)$ 在点 x_0 处可微,称 $k\Delta x$ 为 f 在 x_0 点的全微分,记作 du。

3. 积分　积分学与微分学存在深刻的联系,其基本课题源自无穷小分析中两个互逆的问题。本小节简要介绍一元积分学的重要概念,同微分一样,积分学也可很自然地从一元拓展至多元,读者在任何一本高等数学教材中都可以找到相关的细致内容。

一元定积分产生于对函数曲线、边界与横坐标轴围成面积的研究,函数在一段区间内的定积分值即是函数曲线在这段区间内与横坐标轴围成图形的面积。定义如下:

定义 1.1.7

设 f 是 $[a,b]$ 上的有界函数。对 $[a,b]$ 的任意分划

$$D:a=x_0<x_1<\cdots<x_n=b$$

任取 $\psi_i\in[x_{i-1},x_i]$,并记 $\Delta x_i=x_i-x_{i-1}(i=1,2,\cdots,n)$。 作和式

$$\sigma=\sum_{i=1}^{n}f(\psi_i)\Delta x_i$$

称之为黎曼和。

记 $\lambda=\max_{1\leqslant i\leqslant n}\{\Delta x_i\}$,如果 $\lambda\to0$ 时黎曼和的极限存在,则称 f 是区间 $[a,b]$ 上的(黎曼)可积函数,称此极限值为 f 在 $[a,b]$ 上的定积分,记作:

$$\int_a^b f(x)\mathrm{d}x=\lim_{\lambda\to0}\sum_{i=1}^{n}f(\psi_i)\Delta x_i$$

定积分具有线性、可加性、单调性等重要性质,还可以得到定积分形式的柯西不等式。此外,积分中重要的中值定理及牛顿-莱布尼茨公式如下:

定理 1.1.1(积分中值定理)

设 f 是 $[a,b]$ 上的连续函数,则 $[a,b]$ 上至少存在一点 ϕ,使得:

$$\int_a^b f(x)\mathrm{d}x=f(\phi)(b-a)$$

定理 1.1.2(牛顿-莱布尼茨公式)

设 f 是 $[a,b]$ 上的连续函数,F 是 f 在 $[a,b]$ 上的一个原函数,则:

$$\int_a^b f(t)\mathrm{d}t=F(b)-F(a)$$

一元不定积分的定义为:

定义 1.1.8

函数 $f(x)$ 在区间 U 上的原函数全体(原函数族) $F(x)+c$ 称为 f 在区间 U 上的不定积分。其中 c 为任意常数。

所谓 f 的原函数,可以简单理解为导数为 f 的函数。由导数表和求导公式可以得到一些基本的不定积分公式表,有需求时可以直接查阅。

(二) 线性代数

线性代数是数学的一个分支,它的研究对象是向量、向量空间(或称线性空间)、线性变换和有限维的线性方程组。向量空间是现代数学的一个重要课题;因此,线性代数被广泛地应用于抽象代数和泛函分析中;通过解析几何,线性代数得以被具体表示。线性代数的理论已被泛化为算子理论。由于科学研究中的非线性模型通常可以被近似为线性模型,使得线性代数被广泛地应用于自然科学和社会科学中。

1. 行列式　行列式是线性代数中基本的计算工具,n 阶行列式的定义如下:

定义 1.2.1

由 n^2 个数 $a_{ij}(i, j=1, 2, \cdots, n)$ 组成的 n 阶行列式为:

$$D = \begin{vmatrix} a_{11} & a_{12} & \cdots & a_{1n} \\ a_{21} & a_{22} & \cdots & a_{2n} \\ \vdots & \vdots & \vdots & \vdots \\ a_{n1} & a_{n2} & \cdots & a_{nn} \end{vmatrix}$$

当 $n=1$ 时,定义 $D=|a_{11}|=a_{11}$;当 $n \geqslant 2$ 时,定义 $D=a_{11}A_{11}+a_{12}A_{12}+\cdots+a_{1n}A_{1n}$,其中 $A_{ij}=(-1)^{i+j}M_{ij}$,M_{1j} 是去掉 D 第 i 行第 j 列全部元素后按原顺序排成的 $n-1$ 阶行列式,称 M_{ij} 为元素 a_{ij} 的余子式,A_{ij} 为元素 a_{ij} 的代数余子式。

行列式有许多重要的运算性质,此处列举几条如下:

(1) 行列式的行与列按原顺序互换(即转置),其值不变。

(2) 行列式按任一行或任一列展开,其值不变。

(3) 行列式中某一行(列)的公因子可以提到行列式符号外面。

$$\begin{vmatrix} a_{11} & a_{12} & \cdots & a_{1n} \\ \vdots & \vdots & & \vdots \\ ka_{i1} & ka_{i2} & \cdots & ka_{in} \\ \vdots & \vdots & & \vdots \\ a_{n1} & a_{n2} & \cdots & a_{nn} \end{vmatrix} = k \begin{vmatrix} a_{11} & a_{12} & \cdots & a_{1n} \\ \vdots & \vdots & & \vdots \\ a_{i1} & a_{i2} & \cdots & a_{in} \\ \vdots & \vdots & & \vdots \\ a_{n1} & a_{n2} & \cdots & a_{nn} \end{vmatrix}$$

（4）如果行列式某一行（列）是两组数的和，则此行列式等于分别以这两组数为该行（列）的两个行列式之和，这两个行列式除这一行（列）之外，其他行（列）与原行列式对应的行（列）一样：

$$\begin{vmatrix} a_{11} & a_{12} & \cdots & a_{1n} \\ \vdots & \vdots & & \vdots \\ a_{i1}+b_{i1} & a_{i2}+b_{i2} & \cdots & a_{in}+b_{in} \\ \vdots & \vdots & & \vdots \\ a_{n1} & a_{n2} & \cdots & a_{nn} \end{vmatrix}$$

$$= \begin{vmatrix} a_{11} & a_{12} & \cdots & a_{1n} \\ \vdots & \vdots & & \vdots \\ a_{i1} & a_{i2} & \cdots & a_{in} \\ \vdots & \vdots & & \vdots \\ a_{n1} & a_{n2} & \cdots & a_{nn} \end{vmatrix} + \begin{vmatrix} a_{11} & a_{12} & \cdots & a_{1n} \\ \vdots & \vdots & & \vdots \\ b_{i1} & b_{i2} & \cdots & b_{in} \\ \vdots & \vdots & & \vdots \\ a_{n1} & a_{n2} & \cdots & a_{nn} \end{vmatrix}$$

（5）如果行列式中有两行（列）对应元素全相等或成比例，则其值为 0。

（6）在行列式中，把某行（列）所有元素都乘非零数 d 后再分别加到另一行（列）对应的元素上去，行列式的值不变：

$$\begin{vmatrix} a_{11} & a_{12} & \cdots & a_{1n} \\ \vdots & \vdots & & \vdots \\ a_{i1} & a_{i2} & \cdots & a_{in} \\ \vdots & \vdots & & \vdots \\ a_{k1} & a_{k2} & \cdots & a_{kn} \\ \vdots & \vdots & & \vdots \\ a_{n1} & a_{n2} & \cdots & a_{nn} \end{vmatrix} = \begin{vmatrix} a_{11} & a_{12} & \cdots & a_{1n} \\ \vdots & \vdots & & \vdots \\ a_{i1} & a_{i2} & \cdots & a_{in} \\ \vdots & \vdots & & \vdots \\ a_{k1}+da_{i1} & a_{k2}+da_{i2} & \cdots & a_{kn}+da_{in} \\ \vdots & \vdots & & \vdots \\ a_{n1} & a_{n2} & \cdots & a_{nn} \end{vmatrix}$$

（7）互换行列式的两行（列），行列式的值变号。

特殊行列式在数据科学中比较常用、具有良好的性质，这里简要列举一些如下：

（1）反对称行列式：如果 n 阶行列式 $D = |a_{ij}|_1^n$ 的元素满足：$a_{ij} = -a_{ji}(i, j = 1, 2, \cdots, n)$，则称其为反对称行列式；奇数阶反对称行列式值为 0。

（2）范德蒙（Vandermonde）行列式：

$$V_n = \begin{vmatrix} 1 & 1 & \cdots & 1 \\ x_1 & x_2 & \cdots & x_n \\ x_1^2 & x_2^2 & \cdots & x_n^2 \\ \vdots & \vdots & & \vdots \\ x_1^{n-1} & x_2^{n-1} & \cdots & x_n^{n-1} \end{vmatrix} = \prod_{1 \leqslant j < i \leqslant n} (x_i - x_j)$$

范德蒙行列式对于计算类似的规律行列式很有帮助。

（3）对角分块行列式：

$$D = \begin{vmatrix} a_{11} & \cdots & a_{1n} & 0 & \cdots & 0 \\ \vdots & & \vdots & \vdots & & \vdots \\ a_{n1} & \cdots & a_{nn} & 0 & \cdots & 0 \\ c_{11} & \cdots & c_{1n} & b_{11} & \cdots & b_{1m} \\ \vdots & & \vdots & \vdots & & \vdots \\ c_{m1} & \cdots & c_{mn} & b_{m1} & \cdots & b_{mm} \end{vmatrix} = \begin{vmatrix} a_{11} & \cdots & a_{1n} \\ \vdots & & \vdots \\ a_{n1} & \cdots & a_{nn} \end{vmatrix} \begin{vmatrix} b_{11} & \cdots & b_{1m} \\ \vdots & & \vdots \\ b_{m1} & \cdots & b_{mm} \end{vmatrix}$$

即：

$$\begin{vmatrix} A & 0 \\ * & B \end{vmatrix} = |A||B|$$

$$\begin{vmatrix} A & * \\ 0 & B \end{vmatrix} = |A||B|$$

$$\begin{vmatrix} 0 & A \\ B & * \end{vmatrix} = (-1)^{mn}|A||B|$$

2. 矩阵及其运算　矩阵是数学中最重要的基本概念之一，在很多问题中的一些数量关系要用矩阵来描述。处理大数据及高维统计问题时，矩阵是十分重要的工具且应用广泛。矩阵的定义如下：

定义 1.2.2

由 $m \times n$ 个数 $a_{ij}(i=1, 2, \cdots, m; j=1, 2, \cdots, n)$，排成 m 行 n 列的数表，称为 $m \times n$ 矩阵，记为：

$$\begin{pmatrix} a_{11} & a_{12} & \cdots & a_{1n} \\ a_{21} & a_{22} & \cdots & a_{2n} \\ \cdots & & \cdots & \\ a_{m1} & a_{m2} & \cdots & a_{mn} \end{pmatrix}$$

简记为 $A=(a_{ij})_{m \times n}$ 或 $A_{m \times n}$。

当矩阵中各个元素都为实数时，称矩阵为实矩阵；若元素属于复数域，则为复矩阵；若 $m=n$，则称矩阵为 n 阶方阵。

一般而言，矩阵的运算需要满足一定的约束条件才能进行。

（1）矩阵的相等。如果两个矩阵 A 与 B 的行数和列数分别相等，且各对应位置元素也相等，则称这两个矩阵相等，记为 $A=B$。

（2）矩阵相加。设 $A=(a_{ij})$ 和 $B=(b_{ij})$ 是两个 $m \times n$ 矩阵，则规定 A 与 B 之和为：

$$A+B=(a_{ij}+b_{ij})=\begin{pmatrix} a_{11}+b_{11} & a_{12}+b_{12} & \cdots & a_{1n}+b_{1n} \\ a_{21}+b_{21} & a_{22}+b_{22} & \cdots & a_{2n}+b_{2n} \\ \cdots & \cdots & \cdots & \\ a_{m1}+b_{m1} & a_{m2}+b_{m2} & \cdots & a_{mn}+b_{mn} \end{pmatrix}$$

矩阵的加法满足交换律、结合律，且定义矩阵 A 的负矩阵为：

$$-A=\begin{pmatrix} -a_{11} & -a_{12} & \cdots & -a_{1n} \\ -a_{21} & -a_{22} & \cdots & -a_{2n} \\ \cdots & \cdots & \cdots & \cdots \\ -a_{m1} & -a_{m2} & \cdots & -a_{mn} \end{pmatrix}=(-a_{ij})$$

（3）矩阵数乘。设 k 是任一数，$A=(a_{ij})$ 是 $m \times n$ 矩阵，则：

$$kA = (ka_{ij}) = \begin{pmatrix} ka_{11} & ka_{12} & \cdots & ka_{1n} \\ ka_{21} & ka_{22} & \cdots & ka_{2n} \\ \vdots & \vdots & & \vdots \\ ka_{m1} & ka_{m2} & \cdots & ka_{mn} \end{pmatrix}$$

并称这个矩阵为 k 和 A 的数量乘积。矩阵的数乘也满足交换律和结合律，数乘和加法统称为矩阵的线性运算。

读者需要注意矩阵数乘与行列式数乘的区别。

（4）矩阵的乘法。设 $A = (a_{ij})$ 是一个 $m \times k$ 矩阵，$B = (b_{ij})$ 是一个 $k \times n$ 矩阵，规定矩阵 A 和 B 的乘积 C 是一个 $m \times n$ 矩阵，其中：

$$c_{ij} = a_{i1}b_{1j} + a_{i2}b_{2j} + \cdots + a_{ik}b_{kj}$$
$$= \sum_{l=1}^{k} a_{il}b_{lj}, \quad (i = 1, 2, \cdots, m; \, j = 1, 2, \cdots, n)$$

记作 $C = AB$。 即：

$$\begin{pmatrix} a_{11} & a_{12} & \cdots & a_{1k} \\ a_{21} & a_{22} & \cdots & a_{2k} \\ \vdots & \vdots & & \vdots \\ a_{m1} & a_{m2} & \cdots & a_{mk} \end{pmatrix} \begin{pmatrix} b_{11} & b_{12} & \cdots & b_{1n} \\ b_{21} & b_{22} & \cdots & b_{2n} \\ \vdots & \vdots & & \vdots \\ b_{k1} & b_{k2} & \cdots & b_{kn} \end{pmatrix}$$

$$= \begin{pmatrix} \sum_{l=1}^{k} a_{1l}b_{l1} & \sum_{l=1}^{k} a_{1l}b_{l2} & \cdots & \sum_{l=1}^{k} a_{1l}b_{ln} \\ \sum_{l=1}^{k} a_{2l}b_{l1} & \sum_{l=1}^{k} a_{2l}b_{l2} & \cdots & \sum_{l=1}^{k} a_{2l}b_{ln} \\ \vdots & \vdots & & \vdots \\ \sum_{l=1}^{k} a_{ml}b_{l1} & \sum_{l=1}^{k} a_{ml}b_{l2} & \cdots & \sum_{l=1}^{k} a_{ml}b_{ln} \end{pmatrix}$$

需要注意的是，矩阵的乘法不满足交换律，也不满足消去律：$AB = AC$ 不能推出 $B = C$；$AB = 0$ 不能推出 $A = 0$ 或 $B = 0$。 但是矩阵乘法满足结合律、分配律。

知识拓展

特殊的矩阵

零矩阵：矩阵的各个元素都为 0，即 $0_{m \times n} = (0)_{m \times n}$。注意不同阶数的零矩阵不相等。

对角矩阵：对角矩阵是一个方阵，并且主对角元素不全为 0，非主对角元素都为 0：

$$\Lambda = diag(a_1, a_2, \cdots a_n) = \begin{pmatrix} a_1 & & & \\ & a_2 & & \\ & & \ddots & \\ & & & a_n \end{pmatrix}$$

两个同阶对角阵相乘仍然是对角阵，其每个对角元是两个对角阵相应对角元之积。对角阵之间乘法满足交换。单位矩阵：主对角元素都为 1 的对角矩阵，n 阶单位阵记作 I_n，在矩阵乘法中由单位元素作用（相当于实数中的 1）。

三角矩阵：主对角线下侧元素都为 0 的矩阵叫上三角矩阵，主对角线上侧元素都为 0 的矩阵叫下三角矩阵。两个上三角矩阵的乘积仍是上三角矩阵；两个下三角矩阵的乘积仍是下三角矩阵。

矩阵的转置和求逆是线性代数中常见的运算。矩阵转置常常应用于特征值分解中，一个矩阵的转置矩阵定义如下：

定义 1.2.3

把一个 $m \times n$ 矩阵 $A = (a_{ij})_{m \times n}$ 的行列互换得到一个 $n \times m$ 矩阵，称之为 A 的转置矩阵，常记为 A^T 或 A'。

$$A^T = \begin{pmatrix} a_{11} & a_{21} & \cdots & a_{m1} \\ a_{12} & a_{22} & \cdots & a_{m2} \\ \vdots & \vdots & \vdots & \vdots \\ a_{1n} & a_{2n} & \cdots & a_{mn} \end{pmatrix} = (a_{ji})_{n \times m}$$

转置矩阵与原矩阵相同时,称这样的矩阵为对称矩阵(对称矩阵一定是方阵)。矩阵的转置满足一些重要的运算规律,如 $(A+B)^{\mathrm{T}}=A^{\mathrm{T}}+B^{\mathrm{T}}$,$(AB)^{\mathrm{T}}=B^{\mathrm{T}}A^{\mathrm{T}}$ 等。所有的矩阵都可以进行转置操作,但并不是所有的矩阵都是可逆的,可逆性只针对方阵定义(对于一般矩阵,有其对应的广义逆矩阵,感兴趣的读者可以查阅相关资料了解)。可逆性及逆矩阵的定义如下:

定义 1.2.4

对于 $n \times n$ 矩阵 A,如果存在 $n \times n$ 矩阵 B,使得 $AB = BA = I_n$,则称 A 为可逆矩阵,称 B 为 A 的逆矩阵,记作 $A^{-1} = B$。

需要注意的是,一个可逆矩阵的逆矩阵是唯一的,并且矩阵 A 可逆的充分必要条件是 $|A| \neq 0$。可逆矩阵有类似转置矩阵的运算规律,并且可以通过初等变换的方式快速求解一个矩阵的逆矩阵。

3. 初等变换　矩阵的初等变换包括行变换与列变换,矩阵初等行变换包括如下 3 种:

(1) 倍乘变换:用非零数 c 乘矩阵的某一行。

(2) 倍加变换:把矩阵某一行的 c 倍加到另一行上。

(3) 对换变换:互换矩阵两行的位置。

对矩阵的列作上述 3 类相对应的变换,则成为矩阵的初等列变换。事实上,上述行变换可以通过左乘初等矩阵(列变换则为右乘初等矩阵)来实现。各初等矩阵由单位矩阵进行对应的初等变换得到:

(1) 初等倍乘矩阵:

$$E_i(c) = \begin{pmatrix} 1 & & & & & & \\ & \ddots & & & & & \\ & & 1 & & & & \\ & & & c & & & \\ & & & & 1 & & \\ & & & & & \ddots & \\ & & & & & & 1 \end{pmatrix}$$

其中 c 处于矩阵的第 i 行第 i 列。

（2）初等倍加矩阵：

$$E_{ij}(c) = \begin{pmatrix} 1 & & & & & & & \\ & \ddots & & & & & & \\ & & 1 & & & & & \\ & & & \ddots & & & & \\ & & c & & 1 & & & \\ & & & & & \ddots & & \\ & & & & & & 1 \end{pmatrix}$$

其中 c 处于矩阵的第 j 行第 i 列。

（3）初等对换矩阵：

$$E_{ij} = \begin{pmatrix} 1 & & & & & & & & \\ & \ddots & & & & & & & \\ & & 0 & & & & 1 & & \\ & & & 1 & & & & & \\ & & & & \ddots & & & & \\ & & & & & 1 & & & \\ & & 1 & & & & 0 & & \\ & & & & & & & \ddots & \\ & & & & & & & & 1 \end{pmatrix}$$

如果对可逆矩阵 A 和同阶单位矩阵 I 作同样的初等行变换，那么当 A 化成单位矩阵 I 时，I 就变化成了 A^{-1}。由此，我们可以通过初等变换来快速求解一个可逆矩阵的逆矩阵。

4. 线性相关与秩　向量间的相关性判断在统计及数据科学中有着重要的应用，对于解决实际问题时寻找最具代表性的自变量组合有着指导意义。研究向量的线性相关性，首先要定义向量空间与线性组合：

定义 1.2.5

实数域上全体 n 维向量，并在其中定义了向量的加法及数乘运算，则称之为 n 维（实）向量空间，记为 $\mathbb{R}^n$。

定义 1.2.6

设 $\alpha_i \in \mathbb{R}^n$，$k_i(i=1, 2, \cdots, m)$ 是数，则向量

$$\beta = \sum_{i=1}^{m} k_i \alpha_i = k_1 \alpha_1 + k_2 \alpha_2 + \cdots + k_m \alpha_m$$

称为向量组 $\{\alpha_i\}(i=1, 2, \cdots, m)$ 的一个线性组合，并称 β 可以由向量组 $\{\alpha_i\}$ 线性表示。

基于此，可以定义一组向量的线性相关，并能够方便地基于定义检验这组向量是否线性相关：

定义 1.2.7

设 $\alpha_i \in \mathbb{R}^n(i=1, 2, \cdots, m)$，如果存在不全为 0 的数 $k_i(i=1, 2, \cdots, m)$ 使得：

$$k_1 \alpha_1 + k_2 \alpha_2 + \cdots + k_m \alpha_m = 0_n$$

则称向量 $\alpha_1, \alpha_2, \cdots, \alpha_m$ 线性相关，否则（即若要上式成立必须所有 k_i 全为零）称向量 $\alpha_1, \alpha_2, \cdots, \alpha_m$ 线性无关。

另外我们指出，向量组 $\alpha_1, \alpha_2, \cdots, \alpha_m (m \geqslant 2)$ 线性相关的充分必要条件是 $\alpha_1, \alpha_2, \cdots, \alpha_m$ 中至少有一个向量可以由其余向量线性表示。

矩阵的秩是研究矩阵的一个重要参数，表征着矩阵内各行各列元素的相关性强度。首先指出，一个向量组的秩用来衡量这个向量组中最大的线性无关性，即一个向量组中最大的线性无关向量个数即为该向量组的秩。在秩为 r 的向量组中，任一部分向量组成的线性无关向量组，最多含有 r 个向量，这样的线性无关向量组称为原向量组的极大线性无关组。一般地，向量组的极大线性无关组不唯一，但不同极大线性无关组所含向量个数相同。

基于此，当把矩阵看成一组行向量时，便可以得到这组行向量的秩，称之为矩阵的行秩；而当把矩阵看成一组列向量时，也可以类似地得到矩阵的列秩。可以证明，矩阵的行秩与列秩始终相等，且矩阵的初等变换不会改变矩阵的秩。

5. 其他数据科学中常用的线性代数知识　实际上，除了上面小节列出的基础线性代数知识外，在数据科学中还常常会见到诸如对称矩阵、正交矩阵、正定矩阵等许多特殊矩阵，这些特殊矩阵往往有着良好的性质，

并且针对这些矩阵也有大量的研究和理论支持,如特征值分解理论、谱分解理论等,感兴趣的读者可以阅读《高等代数》或《数值线性代数》等教材进一步学习。

(三) 概率论

概率论是研究随机现象数量规律的数学分支。随机现象是相对于决定性现象而言的,在一定条件下必然发生某一结果的现象称为决定性现象。随机现象则是指在基本条件不变的情况下,每一次试验或观察前,不能肯定会出现哪种结果,呈现出偶然性。例如,掷一枚硬币,可能出现正面或反面。随机现象的实现和对它的观察称为随机试验。随机试验的每一可能结果称为一个基本事件,一个或一组基本事件统称随机事件,或简称事件。典型的随机试验有掷骰子、扔硬币、抽扑克牌及轮盘游戏等。事件的概率是衡量该事件发生的可能性的量度。虽然在一次随机试验中某个事件的发生带有偶然性,但那些可在相同条件下大量重复的随机试验却往往呈现出明显的数量规律。

1. 独立随机事件　所谓独立随机事件,是指同时具备随机性和独立性的一系列过程(注意,单个过程不能称为独立),每个过程所包含的样本点数是有限的。对概率论而言,独立性和随机性是两个最主要的概念。随机性是和必然性相对的一种性质,它表明一个事件的发生是可能的,但不是必然的,人们不能确定地预测这个事件,正如我们不能确定地说出投掷硬币的结果一样,但是我们可以知晓两种结果都有出现的可能,这就是随机性。此外,如果随机事件之间是互不影响的,即一个事件的发生与另一个事件的发生之间没有任何关系,这些事件就是彼此独立的。以投掷硬币为例,每次的投掷行为都是独立的,因为上一次的投掷结果不会影响下一次的投掷结果。此外,独立随机事件中可能出现的结果数即样本点数必须是有限个,而且每个事件的结果都是这些结果中的某一个。在投掷硬币的时候,每次可能出现的结果都是 2 个,我们可以预测下一次的结果是正面朝上或是反面朝上,虽然我们不能准确预测究竟哪个面会朝上,但是这两种结果当中必定有一个会出现。所有满足上述三个条件的事件称之为独立随机事件。

2. 概率　研究随机现象不仅仅要知道哪些事件要出现,而且要知道每个事件出现的可能性大小,而衡量事件发生的可能性大小的数量指标就是这个事件的概率。实际上,最初人们通常把重复试验中观测到某个事件发生的频率直接作为该事件的概率,并且这类试验的样本空间 Ω 常常由有限个等可能发生的样本点(即基本事件)构成——这就是古典概型和古典概率的由来。抽球问题、抽签问题等都属于古典概型的具体实例。

后来人们在研究面积问题时,又总结出了几何概型,定义了几何概率。实际上,概率就是定义在样本空间 Ω 的子集(即事件)上的一个函数,且满足:

(1) 对 Ω 中的任一事件,其概率均大于 0。

(2) Ω 的概率为 1。

(3) 若 A_1, A_2, $\cdots$, A_n 是一组两两互不相容的事件,则:

$$P(\bigcup_{i=1}^{n} A_i) = \sum_{i=1}^{n} P(A_i)$$

3. 概率公理　1933 年,柯尔莫哥洛夫提出了概率论的公理化结构,给出了概率的严格定义。总结起来可以描述为:概率是一种事件对应到唯一实数的映射规则,该规则满足非负性、规范性和可列可加性 3 条性质。

关于概率论公理化的具体细节和定义读者可以查阅概率论教材。实际上,可以将概率理解为事件域上满足上述 3 条性质的"函数"。要建立一个随机试验的数学模型,首先要确定样本空间,再确定事件域和事件域上的概率,将这三者一同考虑,从而形成概率空间,进而发挥实际作用。

4. 随机变量及其数字特征　随机变量实质上是样本空间上的一种函数,随试验的结果而取值。实际应用中,随机变量总是联系着一个概率空间 $(\Omega, \mathcal{F}, P)$,随机变量的引入使得我们能够利用微积分及更深刻的数学工具来研究随机对象,从而以更有效的方式揭示其统计规律性。其严格定义如下:

定义 1.3.1

给定一个随机试验,其概率空间为 $(\Omega, \mathcal{F}, P)$。如果对于样本空间 Ω 中的每个样本点 ω,存在唯一确定的实数 $X(\omega)$ 与之对应,且对于每个实数 x,有 $\{X \leqslant x\} \in \mathcal{F}$,即 $\{X \leqslant x\}$ 是事件且有确定的概率,则称这个对应关系 X 为 $(\Omega, \mathcal{F}, P)$ 上的随机变量。

随机变量依照其取值形式可以分为离散型和连续型两种。如果随机变量只取有限个值或者可列个值,则称之为离散型随机变量;否则,则称之为连续型随机变量。

随机变量 X 的(累积)分布函数定义为 $F(x)=P(X\leqslant x)$,依照随机变量的类型,也分为离散型分布和连续型分布。常见的离散型分布有二项分布、伯努利分布、几何分布、泊松分布、负二项等,常见的连续性分布有正态分布、指数分布、均匀分布等,读者可以查阅概率论相关教材来了解其具体的分布函数性质及应用。

随机变量的分布函数能够较全面地反映随机变量的统计规律,但实际应用中要全面了解随机变量的分布往往并不容易。在具体工作中,常常只需要知道一些能反映随机变量特征的指标就能解决问题,这类指标称为随机变量的数字特征。

数学期望实质上是以概率为权的加权平均值,也常常称之为均值。一个连续型随机变量 X 的期望可以定义为 $EX = \int_{-\infty}^{+\infty} xf(x)\mathrm{d}x$,其中 $f(x)$ 是概率密度函数。离散型随机变量只需要把概率密度函数替换为概率分布列,并将积分符号改为求和即可。数学期望也常常称为一阶原点矩。

方差反映了一个随机变量的取值和其数学期望之间的离散程度。一个随机变量 X 的方差可以定义为 $DX = E(X - EX)^2$。方差常常称为二阶中心矩。

实际上,偏度、峰度及两个随机变量的协方差、相关系数等数字特征在数据科学中也十分常用,感兴趣的读者可以自行了解。

5. 大数定律与中心极限定理　大数定律是指在重复试验下随机现象所呈现的客观规律。大数定律有很多种版本,这里介绍一些最基本的、有广泛应用的结论。

首先是切比雪夫大数定律及其推论。切比雪夫大数定律指出,对于相互独立、具有相同分布(以下简称独立同分布)的随机变量序列 $\{\xi_n\}$,当 n 充分大时,这 n 个独立同分布的随机变量 ξ_1, ξ_2, $\cdots$, ξ_n 的平均值 $\eta = \frac{1}{n}\Sigma_i\xi_i$ 的离散程度是很小的,比较密集地聚集在 $E\eta = \mu$ 附近。

辛钦大数定律在切比雪夫大数定律基础上进一步允许随机变量序列的方差可以不存在，并说明，算术平均值 η 依概率收敛于 ξ 的数学期望值 μ——这就是平均值稳定性的确切数学解释。它揭示了当试验次数很大时，观察值的平均值会"靠近"期望值这一客观规律，事实上 η 的方差随着试验次数 n 的增大是递减的，这为统计学中用大样本均值来近似随机变量的期望提供了理论基础。

由辛钦大数定律还可以推出针对伯努利试验的伯努利大数定律，它更加清晰地描述了事件发生的（观测到的）频率在事件发生的概率附近摆动这一关系，并说明当事件 A 发生的概率很小时，一般其发生的频率也很小，即很少观测到 A 发生。在实际应用中这被称为小概率事件的实际不可能原理（简称小概率原理）。

读者可能发现，现实生活中许多随机变量都近似服从正态分布，中心极限定理对这一现象给出了数学解释。关于独立同分布的中心极限定理描述如下：

定理 1.3.1（中心极限定理）

设 $\{\xi_n\}$ 是相互独立的，服从同分布的随机变量序列，且数学期望 $E\xi_n = \mu$，方差 $D\xi_n = \sigma^2 (n=1, 2, \cdots)$，则：

$$\lim_{n\to\infty} P\left[\frac{1}{\sqrt{n}\sigma}\sum_{i=1}^{n}(\xi_i - \mu) \leqslant x\right] = \Phi(x)$$

其中，$\Phi(x)$ 是标准正态分布的累计分布函数。

中心极限定理说明，如果一个随机变量受许多相互独立的随机因素的影响，而其中每一个因素的影响都比较小、不起决定性作用，那么所有因素的叠加形成的这个整体随机变量就近似服从于正态分布。例如，对零件测量的误差、人的身高等，都受大量的独立随机因素的综合影响，因此近似服从于正态分布。这也是正态分布在概率统计中占有特别重要地位的一个基本原因。

二、研究步骤

一般来说，进行数据科学相关的研究主要可以分为如下几个步骤：

（一）掌握领域基础知识

Cao 等人于 2016 年在论文中指出，作为以数据为中心的研究者，优秀的数据科学家们应该对数据所属领域有很好的了解。如果没有对该领域的深入了解，研究的结果和实际可操作性可能会很低。也就是说，如果想分析特定领域的数据，必须对该领域有基本的了解和一些基础知识的储备，这样才能更好地与领域的专家展开合作。

在开始从事数据收集和分析之前，需要学习数据所属领域的基础知识，并且通过与特定领域专家的沟通，了解研究问题的目标、需求、偏好和限制等，准确理解研究问题的定义、边界和挑战等，同时还要识别隐私、安全等社会和伦理问题，制订专业的研究计划。

（二）理解和初步处理数据

假设数据的收集和获取是已经完成的，那么在这一阶段，就需要充分了解收集到的即将运用于分析的数据的基本特征和复杂程度，识别出数据本身的内在问题和研究限制，并在此基础上制订数据的理解报告，给出数据的描述性统计分析，方便后续对数据进行处理。

基于上述对于数据自身特征和复杂程度的判断和理解，需要提取和挖掘数据中蕴含的信息，通过分析、构建、转换、选择等方式判别和筛选数据，围绕研究问题提取特征。在这一过程中，可能还需要不断地优化和创造新的变量特征，从而获得最佳的问题表示和建模方式。在必要时，还需要对数据进行质量上的提升，如筛选和增强等。

（三）分析数据

在初步处理完数据之后，需要将研究问题转化为某一类分析任务，如描述性分析、预测性分析、规范性分析等。通过开发相应的技术、模型、方法、算法、工具和系统，实现对数据的分析处理，从而将数据转化为有用的信息，将信息应用于问题的解决。

通过运用分析、统计、算法、工程和技术技能，可以开发出解决研究问题的模型，这时需要进行科学的实验设计和评估，不断改进建模技术，优化和提升模型的性能，寻求实现最佳效果。

（四）解决问题

通过之前步骤的操作，可以从数据中得出一定的结论，对研究问题有了一定的结果，这时候就需要在实际场景中进行验证和测试、撰写相应的报告并演示结果。在这一过程中，仍然需要和数据涉及领域的专家沟通交流，为他们提供情景说明和应用指导，最终将数据分析的成果应用于实际。

这一阶段，还可以有更进阶的追求：拓展研究问题，开发出更加广泛适用的算法、模型、产品和服务，开发具有普遍应用价值的算法、模型框架甚至系统等。

三、辅助工具

随着人工智能、统计学习、机器学习、云计算、物联网等技术的飞速发展，很多面向用户的、集成的、简单便捷的分析处理技术和开发设计工具被创造出来，以方便研究者们更好更快地从事数据科学研究。针对前文提到的数据科学应用场景以及从事数据科学需要掌握的技能和达到的要求，从不同方面列举了一些辅助工具，如表 1-2 所示。

表 1-2　数据科学应用场景及其工具

领域	描述	工具举例
云处理	通过云服务器等互联网共享设施实现大数据的云存储和云计算	Apache Hadoop、Spark、Cloudera、Amazon Web Services、MapR 等
数据准备和预处理	对数据进行初步的处理，如数据脱敏、数据清洗等	IBM SPSS、Platfora、Paxata、Teradata Loom、Informatica Rev、Omniscope、Alpine Chorus、Knime、Wrangler Enterprise、Wrangler 等
数据分析	应用数理统计、统计分析等方法对数据进行一些传统的、基本的、描述性的统计分析	SAS Enterprise Miner、IBM SPSS Modeler、SPSS Statistics、MatLab、RapidMiner 等
编程	主要进行机器学习和深度学习算法、模型的编写、搭建、运行、分析	R、SAS、SQL、Python、Java、JavaScript、Scala、PHP、Ruby 等
高性能处理	在处理海量数据、非结构化数据时，需要高性能的计算机集群和处理器设备	Stacki、Kubernetes、Moab Cluster Suite、Platform Cluster Manager 等
项目管理	通过项目管理工具进行数据的管理、数据分析研究过程中的合作和交流	Microsoft Project、Atlassian、Podio、Wrike、Basecamp、Teamwork 等

（续表）

领域	描述	工具举例
可视化	利用图、表、动态图等方式将数据分析的过程和结果等进行可视化展示	Interactive Data Language、IRIS Explorer、Miner3D、NETMAP、VisuMap 等
报告	充分展示数据分析的结果也是很重要的一个环节	Excel、MicroStrategy、SAS Business Intelligence、SAP Crystal Reports 等
其他	在某些特定领域，也有特定的、比较成熟的分析和研究工具	社交网络：Centrifuge、Commetrix、Cuttlefish 等 推荐系统：SuggestGrid、Mortar Recommendation Engine 等 医疗保健：OptumHealth、Verisk Analytics、MedeAnalytics 等 生物信息：BLAST、EMBOSS、Staden 等

💡 案例讨论

案例

某医疗大数据研究小组想探究慢性病和当地气候之间的关系，比如想探究心脑血管疾病会不会受到雾霾天气的影响，我们首先要确定问题研究的范围，比如地域就局限在我国；其次我们需要根据一些常识或专业经验，确定一些相关的需要纳入分析模型的变量，比如某个城市某年度心脑血管的发病率、致死率，某个城市某年度雾霾的累计天数、大气污染指数，还有一些较为基本的信息如某个城市的常住人口、总体人口增长率、医疗水平；然后就可以进行数据分析了，比如最简单的，我们可以建立一个回归模型，分析某个城市某年度心脑血管的发病率随着当地雾霾的累计天数的变化情况。

讨论

（1）还有什么可以研究的角度？

（2）为此还需要收集什么样的数据呢？

📝 **本章小结**

　　本章主要介绍和讨论了"什么是数据科学"以及"怎样学习数据科学"这两个问题，希望读者通过学习能够了解数据科学这门学科的概念、定义、发展历程、研究方向和研究方法，为今后从事与数据科学相关的或交叉领域的研究打下一定的基础。本章重点介绍了在从事数据科学相关研究工作之前需要掌握或了解的理论知识，也简单介绍了一般研究步骤和常用辅助工具，读者感兴趣的话可以进一步地进行探索和学习，在实际操作中感受"数据科学"的研究过程和"数据"的奥秘。

参考文献

［1］金路，童裕孙，於崇华，等. 高等数学［M］. 4 版. 北京：高等教育出版社，2016.

［2］居余马. 线性代数［M］. 2 版. 北京：清华大学出版社，2015.

［3］CAO L. Data science: challenges and directions［J］. Communications of the ACM, 2017, 60(8):59 – 68.

［4］CLEVELAND W S. Data science: An action plan for expanding the technical areas of the field of statistics［J］. Statistical Analysis and Data Mining: The ASA Data Science Journal, 2014,7(4): 1 – 6.

［5］TUKEY J W. The future of data analysis［J］. The Annals of Mathematical Statistics,1962, 33(1): 1 – 67.

［6］MATTMANN C A. Computing: A vision for data science［J］. Nature, 2013, 493(7433):473 – 475.

［7］NAUR P. Concise Survey of computer methods［M］. Lund, Sweden: Student litteratur, 1974.

［8］ROSS S M. A first course in probability［M］. 9th ed. New Jersey: Pearson Education, 2014.

第二章

公共卫生数据

💡 **学习目标**

（1）掌握公共卫生大数据的基本特征和概念。

（2）熟悉健康医疗数据、健康行为数据、健康环境数据、健康科研数据、健康行政管理数据的应用。

（3）了解公共卫生的内涵、公共卫生领域及其服务特征。

第一节　公共卫生领域

一、公共卫生内涵

公共卫生是关系到一个国家或一个地区人民健康的公共事业。全球公认的"公共卫生"的定义出自查尔斯·温斯洛教授于《公共卫生的处女地》中提到的"公共卫生是预防疾病、延长生命、促进身体健康及其效率的科学和艺术。通过有组织的社区努力从而改善环境卫生，控制社区感染，对个人进行个人卫生教育，组织医疗和护理人员对疾病进行早期诊断和防治，并发展社会机制，以确保社区中的每个人都能维持健康的生活水平。"

19世纪，公共卫生的内涵与环境卫生改善和传染病控制基本等同。但随着社会经济的日益发展和人们对健康的逐渐重视，公共卫生的内涵也发生了相应变化。1986 年 11 月 21 日,世界卫生组织发表了《渥太华健康促进宪章》,并给出了"新公共卫生"的定义:公共卫生是指在政府的统一领导下,在社会层面上,保护人们免受疾病侵害,促进公众健康的所有活动。传统的公共卫生只有公共卫生系统的人员参加,而新的公共卫生强调多个部门的协调合作,政府首先制定主导性政策,然后调动经费、人力、物资、信息等社会资源,多部门开展合作,呼吁公众参与,从而创建出利于工作实施的环境。

新公共卫生的内涵包括疾病预防(prevention)、健康保护(protection)和健康促进(promotion)。疾病预防对应传统预防医学的研究和工作领域,是针对传染性疾病、慢性非传染性疾病及伤害的预防与控制。健康保护是为了实现人体健康而施行的一系列防护措施、卫生工程技术措施、公共卫生政策措施和公共卫生干预等。健康促进在《渥太华健康促进宪章》中表述为:健康促进以基本人权为基础,倡导在所有公民平等的条件下每个人都享有最高可获得的健康标准的权利。健康促进不是单纯地指治病、防病,而是去发掘那些可以促进人类健康的一切资源。

二、公共卫生领域及其服务特征

(一) 传染病防治

传染病防治是现代公共卫生的重要内涵之一。100 多年前,人们主要通过改善卫生环境来改善公共卫生,预防传染病。卫生与公众健康从此就成为了公共卫生的核心。改善卫生环境,如构建城市自来水系统和污染防治系统等公共卫生措施具有鲜明的群体性和公益性。群体性(或社会性)是公共卫生不同于临床医学的最重要特征,公益性指公共卫生措施的实施往往需要依靠政府来主导。

历史上给人类带来危害的传染病有鼠疫、霍乱、天花、麻风、白喉、梅毒、斑疹伤寒、疟疾、狂犬病、肺结核等数十种,其中以鼠疫和天花为最。在与传染病的斗争中,人们总结了预防和控制传染病的一系列措施,主要包括控制传染源、切断传染途径、保护易感人群。如鼠疫的防控主要依靠传染源的控制和感染途径的阻断。通过大规模灭鼠和控制疫源地,并改善公共卫生和居住环境,鼠疫情得到了有效控制。又如天花的防控主要依靠保护易感人群。天花没有有效的治疗药物,临床上主要依靠支持疗法。得益于免疫接种技术,天花是目前唯一被消灭的传染病。1854年,英国伦敦霍乱流行,约翰·斯诺通过记录霍乱病例所在的家庭位置,绘制了"地图",发现很多死者住在宽阔的街道水泵附近,但另一条街道上的住宅没有人死,从而推断出疫情的暴发源可能在 Broad Street 泵附近,然后通过调查这两条街的水源情况,发现河水被脏水污染,在卸下水泵把手后,疫情得到了有效缓解。通过改善环境卫生,阻断传播途径,霍乱得到了有效控制。

(二) 环境卫生

环境是人类赖以生存的物质基础,人与环境密不可分,既相互对立、相互制约,又相互依存、相互转化,从而形成了一个对立统一的整体。环境包括大气圈、水圈、土壤圈、岩石圈、生物圈等人类赖以生存的自然环境,以及人类居住的社会环境。

霍乱、腹泻、痢疾、伤寒、甲型肝炎、脊髓灰质炎等疾病的传播都与环境卫生状况恶化有关,环境卫生状况恶化还可能带来焦虑性攻击风险和失去教育机会等后果,因而降低人类福祉、社会和经济发展。据 WHO 统计,环境卫生方面的欠缺估计每年造成 43.2 万例腹泻死亡。此外,环境卫生状况差也是几种易被忽视的热带病如肠道蠕虫、血吸虫病和沙眼等的主要成因,环境卫生不良还可能导致营养不良。

环境卫生主要包括大气卫生、水卫生、土壤卫生、住宅与公共场所卫生、家用化学品卫生等。大气中的污染物可对人产生急、慢性危害等直接危害,还可通过气候改变、温室效应、破坏臭氧层、形成酸雨等对人体产生间接危害。要从根源上解决大气污染问题,必须从源头开始控制并实行全过程控制,推行清洁生产,合理的规划措施和工艺。为保证水体卫生,需从根本上进行清洁生产,工业废水和生活污水的处理与利用也是保护和改善水体卫生的主要措施。土壤卫生的防治主要在于对固体废物进行处理和利用,包括对粪便、垃圾、有害工业废渣等的无害化处理和利用。住宅卫生状况和人体健康密切相关,住宅内的有害环境因素会对人体健康产生长期的、慢性的不良效应。住宅建筑建材和构筑方式以及卫生防护措施是住宅设计中需考虑的重要因素,而住宅装饰需从材料选择、减少释放、加强排除 3 方面进行防护。家用化学品是室内空气污染的主要来源,可以通过不同途径进入人体,产生不良健康影响。国家对家用化学品制定了相应的法规和标准,对家庭用品中各种有害物质进行控制,并禁止或限制有毒有害化学物质在家庭用品中使用。

综上所述,环境卫生的防护是政府、社会各界以及个人共同努力的过程。政府立法、颁布标准;企业协同合作,控制有害物质的排放,生产清洁能源等;个人注重个体防护和卫生等,从而达到人类与环境和谐适应的美好状态。

(三) 健康行为和生活方式

世界卫生组织对健康的定义是,健康不仅是没有疾病或虚弱,而是身体、心理和社会功能3方面的完满状态。在最开始,人们单纯地认为人群中职业病和传染病的发病减少就是健康,而达到这一目标,只要保证良好的公共卫生状况即可。后来,随着对健康的理解和对疾病危险因素的认识越来越深入,人们健康观的转变,健康的内涵延伸到心理、社会的范畴,疾病谱顶端改变为慢性非传染性疾病,人们逐渐意识到,公众健康(public health)已不能完全由改善公共卫生状况来实现,而有赖于全社会的机构、社群及所有个人从生物医学、个体行为和生活方式、社会、文化、立法、经济等多方面共同努力。

个人生活方式是指人们在家庭、民俗和规范的长期影响下形成的一系列生活意识与习惯。随着社会经济的发展,人们越来越意识到个人生活方式对健康的重要影响。合理的、卫生的行为和生活方式将促进和维护人类的健康,而不良的行为和生活方式,如酗酒、赌博、吸毒和滥用药物等,将严重威胁人类的健康,导致一系列身心疾病。

人们的饮食行为与其健康密切相关,总脂肪摄入量与动脉粥样硬化密切相关,高热量饮食是肥胖的主要原因之一。肥胖防治的手段主要是在限制能量摄入的同时,增加能量消耗,从而实现能量负平衡,促进脂肪分解。在个体行为上需控制饮食,加强运动,针对肥胖症患者可使用药物。

吸烟是当今世界最严重的社会问题之一,被世界卫生组织称为"21世纪的瘟疫"。戒烟是个人行为,控烟是国家战略。在全面的国家控烟规划和政策中,首先要求政府优先制定法律法规。实践证明,只有健康教育而没有政策支持的控烟措施是无效的,只有政策而没有健康教育的控烟措施是难以实施的。

大多数人认为饮酒与健康之间"适量有益,过量有害",也有研究表明,无论饮酒多少,饮酒都有害。饮酒行为受个人调节,也受社会环境影响。

运动是生命存在的基础,如今,体力活动的减少已成为个体健康水平下降和某些疾病发病率增加的重要原因,适度的运动可以改善循环系统功能、肺功能、消化功能、代谢水平和运动系统功能,并与长寿有关。运动方式和强度的选择要靠科学的指导,要遵循个体差异、因地制宜、循序渐进、持之以恒、自我保护等几个原则,科学锻炼,健康生活。

(四) 突发公共卫生事件处理

突发公共卫生事件是指突然发生的,造成或者可能造成严重损害公众健康的重大传染性疾病、群体性不明原因的疾病、重大食物和职业中毒以及其他严重影响公众健康的事件。根据性质、严重程度、可控程度和影响范围,可将突发公共卫生事件分为Ⅰ级(特别重大)、Ⅱ级(重大)、Ⅲ级(较大)、Ⅳ级(一般)四个等级。突发公共卫生事件可对公众健康产生直接和间接的危害。直接危害一般是指事件直接造成的即时的损害。间接危害一般是事件产生的次生损害或危害,如引起公众恐惧和焦虑,从而对社会、政治、经济产生不良影响。

突发公共卫生事件包括以下几个特点:

第一,突发性强,可控性差。目前,大部分突发公共卫生事件的潜在因素正逐步由量变到质变,最终形成大规模暴发,其发展趋势和变化难以预测。

第二,传播速度快,影响范围广。突发公共卫生事件危害的对象是不特定的社会群体,而不是特定的人。当事件发生时,事件范围内的所有人都可能受到伤害。

第三,多重危害。突发公共卫生事件通常发生在不可预测的情况下,并且传播速度非常快,影响人数众多,严重威胁公民的身心健康。同时,大规模突发公共卫生事件暴发后,社会公民会产生严重的恐慌情绪,不利于社会的和谐稳定发展。

第四,处理的综合性和系统性。大部分突发公共卫生事件不单是一个公共卫生问题,有时更是一个社会问题,要应对和处理这类事件,有赖于社会各个相关部门乃至全社会成员的共同努力。因此,突发公共卫生事件的处理有赖于政府的领导,这可以直接反映政府对突发公共卫生事件的综合应对能力。

第二节　公共卫生大数据

一、概念

随着公共卫生信息化建设的不断深入,公共卫生领域产生并积累了大量的数据,这些数据符合大数据的特征,因此被称为公共卫生大数据。研究表明,通过收集和整理多种不同来源的公共卫生数据,并通过深入挖掘和分析,可以获得重大疾病的影响因素和疫情传播规律等信息,帮助医疗卫生人员和相关机构进行预测和评估,从而采取有效的管理措施和方法,保护人民健康,降低医疗费用。

二、特征

公共卫生领域产生和积累的大量数据也符合 6"V"特征:大规模(volume)、高速度(velocity)、多样性(variety)、真实性(veracity)、价值低密度(value)、易受攻击(vulnerable)。

大规模是指数据的规模庞大,一般规模可达到 TP 级,有的达到 PB、EB 级甚至 ZB 级。

高速率指数据产生的速度越来越快。

多样性是指数据来源多(公共卫生各个机构)、种类多(文本、图片、图像等数据)、数据处理和分析方法也多(关联分析、神经网络、决策树、深度学习、聚类分析、可视化分析、联机分析处理等)。

真实性指在整个生命周期内,保证数据是真实可信的,数据源和处理过程可信、存储受到保护且所有数据真实,数据的使用应经授权和访问控制,所有修改能够溯源。

价值密度低是指由于信息海量,存在大量不相关信息,从而有价值的数据所占比例很小,可以通过机器学习、人工智能或数据挖掘等方法深度分析,进行有价值的数据提炼。

易受攻击指由于大数据分析的结果价值高,容易刺激人的趋利本质从而发动攻击;且目前大数据的发展还不够成熟,在数据获取、处理、管理、存储等方面存在许多漏洞,容易受到攻击;此外由于攻击者可利用大数据技术发动大规模持续的攻击,所带来的破坏性更大。

💡 知识拓展

公共卫生数据科学

"数据科学"目前已从一个小众术语转变为一个几乎在每一个环境中都被引用的广泛概念,落在公共卫生领域中,公共卫生数据科学被定义为一门研究制定和严格回答问题以促进健康和福祉的科学,以数据为中心,强调清晰度、可重复性、有效沟通和道德实践,为促进人口健康服务。公共卫生不仅是对数据科学的出现做出反应,也引领了这一充满活力的新领域的持续演变。公共卫生和数据科学之间是持续的、相互变革的伙伴关系,这种伙伴关系将加强这两个学科,并提高从数据中提取可实践的见解以促进健康的能力。

三、数据源

公共卫生大数据来自各个公共卫生机构。公共卫生机构包括疾病预防控制中心、专科疾病防治机构、卫生监督机构、妇幼保健机构、健康教育机构、医疗急救机构、血液管理机构和计划生育服务机构。因此,公共卫生大数据主要包括来自疾病预防控制中心的有关传染病预防与控制、慢性病防治、免疫规划、健康风险监测、精神疾病管理等数据;来自专科疾病防治机构的结核病防治、职业病防治等相关数据;来自卫生监督机构的卫生计生监督机构与人员信息、监督检测与评价数据、监督检查与行政处罚以及卫生行政许可与登记数据等;来自妇幼保健机构的产前、产时和产后保健信息、出生证明、儿童体检、新生儿访视等数据;来自健康教育机构的教育机构、对象和资料管理、健康教育计划、指导与评估等数据;来自医疗急救机构的急救资源、急救事件和120调度管理等数据;来自血液管理机构的采血和供血信息、献血者个人信息、献血过程信息、血袋信息、用血明细、血液库存、采供血信息月报和日报表等数据；来自计划生育服务机构的家庭成员信息、已婚育龄妇女信息、妊娠信息、生育信息、孕育情况信息、生殖健康信息、成员流动信息、计划生育技术服务、奖励扶助、计生证件等数据。

第三节　健康医疗数据

一、电子病历数据

　　近年来，电子病历逐渐普及至全国各地各级医疗卫生机构，由此产生了海量的数字化诊疗信息。大数据相关技术在电子病历数据方面的应用将有利于搜集、整理、分析和利用所有的病案信息资源，从而挖掘出电子病历潜在价值。电子病历（electronic medical records，EMR）是电子化的病历记录，记录着患者健康及相关医护人员的电子信息，是医务人员客观、完整、连续地记录着的有关患者病情变化及诊疗的经过。电子病历通常包含首页、病程记录、检查结果、医嘱、手术记录、护理记录等。电子病历较纸质病历具有易于存储检索、查阅方便快速、成本低、书写规范字迹清楚、录入便捷节省时间等优点，大大提升了数据质量和就医服务效率，减少了临床差错事件的发生，控制了医疗成本的支出。

　　真实世界医疗健康大数据的重要来源之一便是以电子病历为核心的医院临床诊疗数据，EMR 数据也是近年来医疗健康大数据研究的主要领域。许多研究者借助机器学习的方法，利用电子病历中丰富的诊疗信息构建预测模型，助力临床决策。如 Sara Bersche Golas 等利用 11 510 名心力衰竭患者的纵向电子病历数据，借助深度统一网络（DUNs）的方法建立心衰患者出院 30 天再入院风险预测模型，最终纳入 3 512 个变量，以 76.4% 的准确性识别即将住院的心衰患者，使得护理团队能够针对最高危的患者进行干预，从而改善整体临床结果。Haotian Lin 等利用 8 家眼科中心电子病历系统中的临床屈光数据，使用随机森林算法建立预测模型，以临床可接受的准确性预测了中国学龄儿童在未来特定时间点（未来

3 年、5 年、8 年)的高度近视发病情况,为卫生政策制定和针对学龄儿童近视的精准个体化干预提供了证据。

目前,基于电子病历的医疗大数据存在数据不够真实可靠、随访数据应答率和准确性低、各医院标准不一、结构参差、数据共享困难等缺陷,导致真实世界研究难以广泛开展。未来需进一步加强电子病历书写的标准化建设;加强电子病历的安全性,保障患者隐私和病案信息的法律效力;加强质控环节监管力度,提高数据质量和电子病历的法律效力。

二、医学图像数据

医院内配置的现代化医疗设备,如 X-射线成像、核磁共振成像、核医学成像和超声波成像等越来越多,这些设备在短时间内能够产生大量的高分辨率图像。传统的人工读图方式极大地受限于临床人力资源,需要借助计算机分析手段和大数据分析方法对图像进行加工处理、整合分析,从而充分发挥医学影像的作用。

医学图像分析技术,是指运用各种方法对图像中的兴趣区域和目标进行定量或定性的检测,从而最大限度地挖掘图像信息,作为临床医师或科研人员的信息参考。医学图像分析技术较传统的人工读图方式,可以很大程度地避免因医师学识、经验、情绪等对病情诊断产生影响;同时还可以节省医师时间和精力,大幅提升临床筛查或诊断效率。目前,医学图像处理主要包括图像分割、病变检测与识别、图像配准及图像融合四个方面。

图像分割是对医疗视频中的组织或器官进行分割,如 MR 脑图像分割、肝脏 CT 图像分割、心脏图像分割等,使医生能够更为清楚地查看和了解影像学信息。图像分割有利于阿尔茨海默病诊断主要在脑 MRI 图像中基于海马、皮质厚度、脑体积分割的疾病诊断。

病变检测与分类是针对一批样本,判断某个样本是否患病或患病程度。病变识别是针对某个样本,识别特定的病变部位和其他部分。许多研究表明,深度学习等机器学习方法在病变检测和识别中具有良好的效果。Sarraf 等使用卷积神经网络(convolutional neural networks,CNN)方法对阿尔茨海默病(Alzheimer's disease,AD)大脑和正常健康大脑进行分类,最终建立的模型是对 AD 大脑和正常大脑的分类精度为

96.85％。Kooi 等用 CNN 法训练了约 45 000 张乳腺 X 线照片图像数据，识别是否发生乳腺恶性病变，结果发现 CNN 比传统计算机辅助检查（computer aided disign, CAD）方法的准确度更高。

图像配准是指寻找到某一种空间变换，使两个图像的对应点在空间位置和解剖学结构上达到完全匹配。由于患者的图像位置差异和图像分辨率、对比度等参数设置不同，医生单靠想象很难准确地对齐多个图像。因此，图像配准技术在临床上具有广阔的应用前景，通过该技术，可将所有图像的信息都映射到统一的空间坐标上。

医学图像融合的目的是综合利用 X 线、CT、MR、PET、SPECT 等多种医学图像设备的图像信息，获取有助于临床诊断的新信息。在 CT 成像中，由于骨组织 X 线有较大的吸收系数，所以 X 线对骨组织很敏感。在 MR 成像中，由于骨组织质子密度较低，所以 MR 对骨组织和钙化点信号较弱。融合多个图像信息有利于病变部位的定性和定位。

三、生理数据

人的健康状况通常与体温、血压、心率、脉搏、呼吸频率等基本生理指标以及脑电图、眼电图、心电图、肌电图检测的各项生理指标有关。传统上，这些数据在患者去医院的时候，使用特殊医疗设备进行定期检查和收集，既费时又费力，成本很高。在过去的 20 年里，可穿戴传感器和智能手机迅速普及，生理学数据迅速积累，具有明显的大数据特征。与传统方法相比，可穿戴传感器成本低，使用方便，既适用于健康个体，也适用于患者，数据收集具有实时、动态、个性化等特点。

检测到的生理信号广泛应用于整个人体的疾病监测，适用于疾病的早期预测和预防，促进了从疾病管理传统到保健范式的转变。可以通过脑电图检测大脑活动，监测癫痫、疲劳、精神压力、焦虑等状态；通过眼电图检测眼球运动，从而监测帕金森病患者；还可以通过监控面部表情来识别情感情绪状态；通过监测腿部来评估步态、平衡和跌倒风险。从 Paolo Melillo 等心电图中提取心率变异数据，采用统计和数据挖掘方法建立分类和回归模型，评估中长期自主神经功能障碍者摔倒的风险，最终利用心电图检查摔倒的分类器准确度达到 77.3％，表明心电图监测有助于风险评估、跌倒预防和监测。另外，将生理表型数据和基因型数据整合在一起,有助于全面了解复杂的疾病。目前最全面的生理表型数据库之一是PhysioNet 的 PhysioBank 数据库,包含心电图、心跳间隔、步态和平衡、神经战、肌电图等多种生理数据。

　　生理数据挖掘主要面临两大课题:一个是数据标准化,生理数据源不同,结构、形式或术语也不同。对于研究人员、公司、组织和其他数据用户来说,大数据的交流和共享至关重要,数据标准化是实现这些不同数据共享和重用的第一步。另一个是隐私,在数据共享中,个性化数据的隐私性是需要解决的另一个重要问题。为了信息安全,必须严格遵守机密性、完整性、可用性和健康保险可携性和责任法案(HIPAA)。

💡 **知识拓展**

真实世界研究

　　医疗大数据的构建给真实世界研究(Real World Study, RWS)提供了前所未有的便利。各级医疗机构、医保部门、医药监管部门积累了大量的医疗数据,各级数据库的电子化,以及各种电子设备的普及,各级数据库平台的建立,极大地增加了利用高质量数据进行真实世界研究的可能性。另外,患者、医生、医疗保险提供方、监管者以及政策制定者都在努力寻求各种来自特定人群药品使用的准确信息。而RWS 则将成为药品临床应用、医保制定、决策制定等各方参考的重要依据。

第四节　健康行为数据

一、社交媒体数据

　　社交媒体是包含参与、开放、社交、社区性、联通性等特征的一组新型在线媒体,是 Web 2.0 时代的产物,有两个核心特征:一是,对个人来说,每个人都可以成为信息的生产者。二是，对群体来说，为群体提供了丰富的联系机会，形成了庞大的国民社交网络。大数据技术的出现与发展，越来越多的研究挖掘出了社交媒体大数据背后蕴藏的巨大价值。

社交媒体数据近些年来逐渐应用于疾病监测中。Hay 等认为，流行病学信息结合在线社交媒体数据，可以促进公共卫生监测，实现"实时"更新空间地图。Young 等人在收集了 Twitter 上共 553 186 016 条推文，提取出了接近一万条与 HIV 风险相关的关键词（如性行为、药物使用）和地理位置信息。结果表明，HIV 相关推文和 HIV 病例之间存在相当大的相关性，展现了社交媒体在全球疾病监测中的价值。Nambisan 等发现社交媒体上发布的信息可用于抑郁症筛查和潜在检查。研究者们利用大数据分析工具挖掘了 Twitter 上隐藏的行为和情感模式，发现忧郁的 Twitter 用户表现出与离线时相同的反刍行为。特别是在睡眠、疼痛、自杀想法等主题上，可以更有效地识别和诊断抑郁症。此外，社交媒体数据可用于药品上市后的安全性监测。由于患者很有可能会把药品使用效果发布在社交媒体上，研究人员和监管机构可以通过这些社交媒体上的数据，从药品使用者的角度而非医疗专业人员的角度，监测药品的有效性和安全性情况等。这一途径还可能比传统方式更早发现药品使用的安全问题。此外，在临床试验开展时，研究者通常不会纳入脆弱人群，如孕期/哺乳期女性、儿童、老年人、罕见病患者等，有关这部分特殊人群发生药品不良事件（adverse drug event，ADE）或药品不良反应（adverse drug reaction，ADR）的信息可能可在社交媒体数据中发现。社交媒体数据可能比现有监测方式更早地发现 ADR 信号，从而协助解决传统监测的盲点。

二、视频音频数据

随着 Web2.0 时代的到来，流媒体技术得到了空前发展。与传统多媒体技术相比，除了能够播放传统多媒体的文件外，流媒体技术还可以进行实时点播、现场直播、突发事件报道等。在大数据时代，音频、视频数据越来越多地应用于疾病监测和干预等。

音频数据在测量个体焦虑和抑郁严重程度在近年来得到了广泛研究。通过智能手机的麦克风对人的环境音频进行采样，以此分析音频特性，如音量、频率、时长等。采样策略主要包括三种：①主动提示用户对着麦克风说话;②被动记录受试者的电话;③被动记录环境音频。从这些音频数据中可以提取和人的活动、睡眠和社会活动等有关的特征。这些来自智能手机中传感器的音频数据,是人的焦虑和抑郁严重程度的一种客观测量,可应用于精神病学和心理学科学研究与实践中。

Dickerson 等使用主动提示的采样策略进行了一项抑郁症研究,研究对象每天被要求两次对一个麦克风的提示进行口头回应。对这些录音进行分析,产生了两个特征:被试者说话声音的基本频率和说话停顿时间,用这两个特征建立了一个用于预测受试者情绪的线性模型。Guidi 等从语音音频中提取了 7 个与愤怒、中性、无聊和快乐等情绪状态显著有关的特征,从而区分双相情感障碍个体的情绪状态。Faurholt-Jepsen 等采用被动电话录音法,根据 28 名双相情感障碍门诊患者在电话中产生的声音特征,建立了两个分类模型,可以将患者的状态分为躁狂或混合状态 *vs* 乐观状态(AUC = 0.89)和抑郁状态 *vs* 乐观状态(AUC = 0.78)。Wang 等对环境音频进行了采样,并使用音频分析技术检测环境中是否存在人类的声音。研究发现,谈话频率与自我报告的抑郁严重程度呈显著的负相关。Ben-Zeev 等在一项关于一般心理健康的研究中经功能回归分析发现,接近人声时间的长短与自我报告的抑郁症状变化显著相关。Daniel Di Matteo 等使用智能手机定期收集环境中有无人声及声音的音量等。从 84 名被试者的环境音频中提取了 4 个与焦虑和抑郁测量相关的特征。结果发现,从环境音量推断出的日常活动和不活动模式的规律性与抑郁症的严重程度相关。从环境音量推断出的睡眠障碍测量也与抑郁症的严重程度相关。表明环境音频含有与抑郁症和功能障碍的严重程度相关的信号。

相比音频,视频记录是比音频记录更丰富的数据来源(视频包括声音和图像),视频记录着沉默期间(如体检期间)、对话期间发生的全部临床活动,包括参与者的语调、手势、凝视、面部表情、肢体动作和姿势等,对视频的二次分析能发掘出视频数据的更多潜力。但由于视频相较于音频存在更大的隐私隐患,且需要更高水平的技能与更多的时间来挖掘,目前使用视频记录的研究较使用音频记录的少。

三、移动传感器数据

近些年来，随着微电子技术、无线通信技术等的发展，移动传感器广泛应用于人们的日常生活中，这些传感器体积小、功耗低但具有多种功能，可以感知周围的环境，并客观、持续地收集数据，在环境监测、健康管理和医疗保健等方面有着广泛的应用。

癌症、心血管疾病、肥胖、糖尿病、抑郁症、哮喘和成瘾，通常是由各种危险因素引起的，而不是由任何单一的遗传、行为、社会或环境因素引起的。移动传感器的出现使得收集自然环境数据成为可能。移动传感器可以监测患者在自然环境中的健康状况，量化导致健康和疾病风险的关键物理、生物、行为、心理、社会和环境因素，这对加深对生物医学的理解至关重要。这些活动将大大提高医生预测特定疾病风险和治疗反应的能力，使研究人员能够制定更有效的预防和治疗策略，从而促进精确医疗计划的实现。

移动传感技术可以通过监测一个人的呼吸和手臂运动来判断是否有吸烟行为，从而判断患者是否戒烟失败。它还可以检测吸烟的高危原因，如压力，这为借助移动设备即时适应地干预传感器触发提供了可能。例如，当通过可穿戴传感器检测到一个人的压力水平迅速上升时，可以通过戒烟者的智能手机触发一项干预措施，防止戒烟失败。这种方法可以潜在地解决冲动饮食、酗酒和非法药物等其他行为风险因素。研究通过一个名为 EasySense 肺部积液的传感器测量无创地监测充血性心力衰竭患者肺充血的恶化。此外，传感器还可以检测和预测可能导致心力衰竭的潜在危险行为，如服用钠含量高或不坚持服药，以确定患者何时处于危险之中，并及时向临床医生和患者提供适应性干预措施，以避免充血性心力衰竭的恶化。

智能手机的传感器已成为类似的移动健康监测平台。将一些微型无线移动传感器，如血压、脉搏、体温等，放置在老年人身上，医生便可以远程了解老年人的实时健康状况；还可以对冠心病、脑出血等高危患者进行24 h健康监测，而不影响患者的正常生活和生活质量；也可用于观察病变器官，在人体的器官中植入一些微型传感器，可以随时观察器官的生理状态，有利于发现器官功能的恶化，及时采取措施挽救患者生命。

第五节 健康环境数据

随着电子健康记录、小组平台、社交媒体和可穿戴传感器等新兴技术的出现和发展,复杂的健康环境数据(environmental health data)获取越来越容易,从而产生了许多大型复杂的环境数据存储库。典型的代表之一是美国政府数据开放平台上的气象主题平台。该平台于 2015 年 4 月推出健康(human health)子主题,相关数据和工具用于发布气候变化对公众健康影响的相关数据和工具。

健康环境数据主要涉及环境和医学数据。其中,环境数据包括自然环境和社会环境中的数据,如大气、水、土壤和住宅。例如,气象环境数据主要包括湿度、风速、日照等气象要素数据,以及 PM2.5、PM10、SO_2、NO_2 等空气污染物监测数据,具有时效性强的特点。医学数据通常是事件性数据(health events),并且面向具体疾病,如呼吸系统疾病、心脑血管疾病等。环境数据主要来自监测站、环保部门等机构,健康数据主要来自医院、诊所、卫生部门、医疗信息系统等。

Sabine Oskar 等回顾了机器学习在环境暴露和儿童健康研究中的应用,确定了 2017—2019 年使用机器学习方法研究环境暴露和儿童健康的42 篇文章。本文的主题包括混合数据分析、暴露预测、疾病预测、复杂数据分析和因果推断。随着环境健康数据的日益复杂,更多的机器学习方法将会被用来解决传统分析无法解决的问题。

第六节 健康科研数据

一、生物样本库数据

生物样本库(Biobank)是 21 世纪医学临床研究和生命科技创新研究的重要资源,一般包括人类生物样本库、动植物样本库和微生物样本库。根据美国国家癌症研究所(national cancer institute,NCI)的定义,生物样本库是人类生物样本、相关数据、数据存储实体及相关流程和政策的集合。国内学术界通常将生物样本库定义为：标准化收集、处理、储存健康的或疾病生物体的细胞、组织和器官等样本（包括人体器官组织、全血、血清、DNA、RNA、蛋白质等），以及与这些生物样本相关的临床资料，集生物材料和相关信息于一体，还包括整个工作流程的质量控制、信息管理和数据分享应用等。与传统的生物样本库相比，大数据时代的生物样本库具有规模大、复杂性高两个特征。

世界上大型、著名的生物样本库包括冰岛的卫生部数据库（Health Sector Database）、英国的生物样本库（UK Biobank）、泛欧洲生物样本库和生物分子资源研究基础设施平台（Pan-European Biobanking and Biomolecular Resources Research Infrastructure，BBMRI）、美国的生物储存和生物标本研究室（Office in Biorepositories and Biospecimen Research，OBBR）等。建立大规模、专门的生物样本库，从而高效地搜集、整理和利用生物样本、生物信息和数据等，极大地提高了科研效率，有利于科研成果的转化和临床应用。

Dany Doiron 等使用 UK Biobank 40～69 岁的肺功能与慢性阻塞性肺空气污染与肺功能和慢性阻塞性肺病的关系，纠正了性别、年龄、肥胖、吸烟、家庭收入、哮喘往往与慢性阻塞性肺病相关的职业，在环境中发现颗粒物（PM2.5 和 PM10）和 NO_2 浓度和肺功能降低 COPD 增加发病率有关。Dawit T. Zemedikun 等从 UK Biobank 中提取了 2006—2010 年间 502 643 名 40～69 岁参与者的 36 种慢性病的基线数据，使用聚类分析和关联规则，对英国中老年人的患病率、疾病聚集和多种疾病模式进行了评估。结果表明，19%的人有两种或两种以上的慢性病，可分为三组：第一组包括心肌梗死和心绞痛，两种疾病同时发生的可能性是发生一种疾病可能性的 13 倍。第二组包括心血管疾病、呼吸系统疾病、肌肉骨骼疾病和神经退行性疾病等 26 种疾病，糖尿病是该集群的中心。第三组包括癌症、高血压、哮喘和抑郁症等 8 种高度流行的疾病。Hu Jianchang 等对 UK Biobank 中感染 COVID-19 的 1 778 例数据进行了全基因组关联研究（Genome-Wide Association Studies，GWAS），结果发现了 8 种感染后能显著增加 COVID-19 死亡风险的基因变异，有助于更好地理解 COVID-19 分子发病机制和异质易感性遗传基础，并可能影响新的治疗选择。

二、临床试验数据

临床试验中的重要数据主要包括知情同意、纳入排除信息、合并用药信息、安全性和优效性数据、缺失、脱落等数据。高质量的临床数据应具备以下条件：①数据必须真实可信；②数据必须与研究目的有关；③高质量数据应适用于统计分析。为了获得高质量的临床数据，每个需要参与临床数据管理的成员都应认真履行职责，高度重视临床数据管理过程中的细节。

Jake Luo 等利用来自 ClinicalTrials. gov 大型临床试验数据分析了 186 339 项临床研究，参与者总数为 6 808 619 人，评估了不同年龄组不良事件的发生率、多样性和相关模式。试验参与者分为八个不同的年龄组。结果表明，儿童和老年患者在临床试验研究中更容易发生不良事件，不良事件的多样性随着年龄的增长而增加。结果表明，在临床试验中，不同年龄组之间存在明显的不良事件差异，在规划、监测和规范临床试验时应考虑与年龄相关的不良事件。

大数据临床研究的缺点主要体现在：传统的临床研究是由研究人员申请项目资金进行的，在研究资金和组织实施方面有一定的限制，所以样本量通常相对较小。此外，由于各个临床研究的数据标准不一致，不便将分散的临床研究数据汇交成更大的数据样本。美国 NIH 建议未来政府应继续投资专项资金支持专项机构研究大数据，将考核标准定为对外提供数据共享和支持其他研究的数量和质量等，建立统一的数据标准和统一的临床数据公共数据元（common data element，CDE），促进数据共享，推动高质量数据库的建立。

第七节　健康行政管理数据

健康行政管理数据（health administrative data）指政府和卫生保健提供商为管理患者的卫生保健而被动收集的信息。健康行政管理数据被认为是基于人群的慢性病监测（population-based chronic disease surveillance）、结果研究（outcomes research）、卫生服务研究（health services research）成本较低的替代方法。以医院病案首页、医疗保险、死亡登记为代表的健康行政数据是医疗健康大数据的重要来源，也是临床研究大数据的有益补充，可为大型队列的临床结局提供线索。一些学者提出，理想的建立医疗健康多维度大数据的方式是基于高质量的临床研究大数据，然后链接上患者电子病历数据，再补充收集临床诊疗信息，链接物联网、可穿戴设备客观数据，定期随访，最后再利用健康行政数据补充必要的经济数据和结局信息。

健康管理数据逐渐被应用于慢性病监测中。许多慢性病，特别是发病率低的疾病，自我报告和行政数据非常不一致，不容易用个人和疾病特征来解释。慢性病患者，包括人口健康调查、疾病登记、医疗图表摘要和行政数据库，可以根据各种数据来源确定，但没有办法成为诊断的黄金标准。相比之下，卫生行政数据是常规收集的，覆盖了广泛的地理区域，并相对完整地捕捉更多信息。虽然不以疾病监测为目的所收集的行政数据令人担忧，但健康行政数据是一种相对经济的方法，可以为长期探索提供大量人口信息。此外，个人记录链接技术通常可以直接与自我报告调查等其他数据源进行比较。

Elizabeth Muggah 等评估了健康管理数据与自我报告的一致性，发现根据健康管理数据估计的疾病发病率高于自我报告数据，除急性心肌梗死和中风外。Okura 等指出患者不熟悉的非特异性和间歇性疾病，如心力衰竭或慢性肺病，可能特别容易被患者低报，行政数据可能更容易识别需要与卫生系统持续接触的慢性病。Marcello Tonelli 等利用健康行政管理数据识别慢性病和多种疾病的存在，并建议使用该方案促进环境与司法管辖区的比较。

案例讨论

案例

近年来，国内外对真实世界研究（real world study，RWS）的关注度日益增加。首先，从政策层面看，美国食品药品监督管理局（Food and

Drug Administration，FDA)于 2016 年 7 月 27 日发布《采用真实世界证据支持医疗器械的法规决策》草案，几经修订直到 2017 年 8 月 31 日发布最新版，该指南表明了 FDA 对真实世界证据用于医疗器械法规决策中的态度。原国家食品药品监督管理总局(China Food and Drug Administration，CFDA)也于 2017 年 10 月 8 日出台了《关于深化审评审批制度改革鼓励药品医疗器械创新的意见》，提到为满足临床急需药品医疗器械使用需求，加快审评审批，允许可附带条件批准上市，上市后按要求开展补充研究，此类补充研究也可部分归属于 RWS 范畴。

RWS 是对临床常规产生的真实世界数据进行系统性收集并进行分析的研究，与随机对照临床试验(randomized controlled trial，RCT)是互补的关系，并不对立。RWS 和 RCT 一样，都需要科学合理的研究设计、研究方案及统计计划。另外判断 RWS 和 RCT 的标准不是试验设计和研究方法，而是研究实施的场景。RWS 数据源自医疗机构、家庭和社区等，而非存在诸多严格限制的理想环境。

讨论

(1) 结合本章内容，从研究目的、研究人群、样本量、研究设计、研究实施场景等方面谈一谈真实世界研究与随机对照临床试验的区别。

(2) 你认为哪些大数据分析方法可以应用到真实世界数据研究场景中？举例说明。

本章小结

本章对公共卫生大数据进行了概述，介绍了公共卫生的内涵及其服务特征，描述了公共卫生大数据的概念和 6"V"特征：大规模、高速率、多样性、真实性、价值密度低、易受攻击，详细介绍了电子病历数据、医学图像数据、生理数据、社交媒体数据、视频音频数据、移动传感器数据、健康环境数据、生物样本数据、临床试验数据、健康行政管理数据等在公共卫生领域的应用。让读者充分了解公共卫生大数据的特点，同时熟悉公共卫生大数据的各种应用场景。

参考文献

［1］ 卜园渊.基于 Red5 的 Wed 视频、音频系统开发［D］.青岛：青岛大学，2012.
［2］ 崔黎.电子病历应用过程中存在的问题及对策［J］.临床医药文献电子杂志，
　　 2016,3(34)：6895-6896.
［3］ 丁丽萍.大数据时代电子病历应用前景探析［J］.档案,2015,(2)：48-51.
［4］ 冯君妍,雷瑞鹏.大数据时代生物样本库发展战略的伦理反思［J］.科学与社会，
　　 2019,9(3)：110-123.
［5］ 计虹,左锐,朱声荣.以电子病历为核心的智慧医疗建设关键点实践探讨［J］.中
　　 国数字医学,2021,16(9)：1-5.
［6］ 姜勇,孟霞,王拥军.基于高质量临床研究,建立医疗健康多维度大数据［J］.中国
　　 科学基金,2021,35(1)：81-84.
［7］ 蒋兆强,靳明英,谢小萍,等.国外生物样本库大数据伦理管理的现状及启示
　　 ［J］.医学与哲学,2021,42(11)：23-28.
［8］ 李彤彤,李坦,郭栩宁.基于社交媒体大数据的大学生心理危机预警［J］.现代远
　　 程教育研究,2021,33(4)：92-103.
［9］ 林晓,邱晓嘉.图像分析技术在医学上的应用［J］.包头医学院学报,2005(3)：
　　 311-314.
［10］ 刘飞,张俊然,杨豪.基于深度学习的医学图像识别研究进展［J］.中国生物医学
　　 工程学报,2018,37(1)：86-94.
［11］ 吕登龙,朱诗兵.大数据及其体系架构与关键技术综述［J］.装备学院学报,2017，
　　 28(1)：86-96.
［12］ 马天有,胡曦,王丽娜,等.公共卫生大数据研究进展——生物信息的新领域
　　 ［J］.生物信息学,2017,15(4)：255-262.
［13］ 马玉珍,陈玮,武周炜,等.医学图像分析技术的发展与应用［J］.武警医学,2017，
　　 28(10)：1060-1062.
［14］ 牛亚华.历史上人类与传染病的斗争［J］.科学之友,2006(1)：67-68.
［15］ 史倩楠,马家奇.公共卫生大数据分析方法与应用方向［J］.中国数字医学,2016，
　　 11(2)：10-12.
［16］ 汪家旺,罗立民,舒华忠,等.CT、MR 图像融合技术临床应用研究［J］.中华放
　　 射学杂志,2001(8)：44-48.
［17］ 谢文澜,孙雨圻.基于大数据的公共卫生事件精准应对策略探讨［J］.医学与社
　　 会,2021,34(6)：119-123.
［18］ 徐达,高桥锋.大数据环境下突发公共卫生事件的应急机制构建［J］.产业与科技
　　 论坛,2021,20(18)：287-288.
［19］ 杨林,李姣,侯丽,等.跨领域数据审编(Curation)流程研究——以环境健康数据
　　 为例［J］.现代图书情报技术,2015,(12)：80-88.

［20］杨羽,王胜锋,詹思延. 社交媒体数据在药品上市后安全性监测的应用［J］. 北京大学学报(医学版),2021,53(3):623-627.

［21］张笛. 移动传感器网络在医疗领域的研究与应用［D］. 杭州:浙江大学,2006.

［22］张翼鹏,黄竹青,陈敏. 公共卫生大数据应用模式探讨［J］. 中国数字医学,2019,14(1):33-35.

［23］周永新,罗述谦. 一种人机交互式快速脑图像配准系统［J］. 北京生物医学工程,2002(1):11-14.

［24］BEN-ZEEV D, SCHERER E A, WANG R, et al. Next generation psychiatric assessment: Using smartphone sensors to monitor behavior and mental health ［J］. Psychiatr Rehabil J, 2015,38(3):218-226.

［25］BENCHIMOL E I, MANUEL D G, TO T, et al. Development and use of reporting guidelines for assessing the quality of validation studies of health administrative data ［J］. J Clin Epidemiol, 2011,64(8):821-829.

［26］CAI L, GAO J, ZHAO D. A review of the application of deep learning in medical image classification and segmentation ［J］. Ann Transl Med, 2020, 8(11):713.

［27］COHEN J E. Epidemiologic Methods for Health Policy［J］. Journal of Public Health Policy, 2000,21(2):240-242.

［28］DI MATTEO D, FOTINOS K, LOKUGE S, et al. The Relationship Between Smartphone Recorded Environmental Audio and Symptomatology of Anxiety and Depression: Exploratory Study［J］. JMIR Form Res, 2020,4(8):e18751.

［29］DOIRON D, DE HOOGH K, PROBST HENSCH N, et al. Air pollution, lung function and COPD: results from the population based UK Biobank study ［J］. Eur Respir J, 2019,54(1):1802140.

［30］FAURHOLT JEPSEN M, BUSK J, FROST M, et al. Voice analysis as an objective state marker in bipolar disorder ［J］. Transl Psychiatry, 2016, 6(7):e856.

［31］GOLAS S B, SHIBAHARA T, AGBOOLA S, et al. A machine learning model to predict the risk of 30 day readmissions in patients with heart failure: a retrospective analysis of electronic medical records data ［J］. BMC Med Inform Decis Mak, 2018,18(1):44.

［32］GUIDI A, VANELLO N, BERTSCHY G, et al. Automatic analysis of speech F0 contour for the characterization of mood changes in bipolar patients ［J］. Biomedical Signal Processing and Control, 2015,17:29-37.

［33］HAY S I, GEORGE D B, MOYES C L, et al. Big data opportunities for global infectious disease surveillance ［J］. PLoS Med, 2013,10(4):e1001413.

［34］HENRY S G, WHITE A E C, MAGNAN E M, et al. Making the most of video recorded clinical encounters: Optimizing impact and productivity through interdisciplinary teamwork [J]. Patient Educ Couns, 2020, 103(10):2178 – 2184.

[35] HU J C, LI C, WANG S Y, et al. Genetic variants are identified to increase risk of COVID – 19 related mortality from UK Biobank data [J]. Hum Genomics, 2021, 15(1):10.

[36] KOOI T, LITJENS G, VAN GINNEKEN B, et al. Large scale deep learning for computer aided detection of mammographic lesions [J]. Med Image Anal, 2017, 35:303 – 312.

[37] KUMAR S, ABOWD G D, ABRAHAM W T, et al. Center of excellence for mobile sensor data to knowledge (MD2K) [J]. J Am Med Inform Assoc, 2015, 22(6):1137 – 1142.

[38] LIN H, LONG E, DING X, et al. Prediction of myopia development among Chinese school aged children using refraction data from electronic medical records: a retrospective, multi center machine learning study[J]. PLoS Med, 2018, 15(11): e1002674.

[39] LUO J, ELDREDGE C, CHO C C, et al. Population analysis of adverse events in different age groups using big clinical trials data [J]. JMIR Med Inform, 2016, 4(4): e30.

[40] MANRAI A K, CUI Y, BUSHEL P R, et al. Informatics and data analytics to support exposome based discovery for public health [J]. Annu Rev Public Health, 2017, 38:279 – 294.

[41] MELILLO P, CASTALDO R, SANNINO G, et al. Wearable technology and ECG processing for fall risk assessment, prevention and detection [J]. Annu Int Conf IEEE Eng Med Biol Soc, 2015, 2015:7740 – 7743.

[42] MUGGAH E, GRAVES E, BENNETT C, et al. Ascertainment of chronic diseases using population health data: a comparison of health administrative data and patient self report [J]. BMC Public Health, 2013, 13:16.

[43] OKURA Y, URBAN L H, MAHONEY D W, et al. Agreement between self report questionnaires and medical record data was substantial for diabetes, hypertension, myocardial infarction and stroke but not for heart failure [J]. J Clin Epidemiol, 2004, 57(10):1096 – 1103.

[44] OSKAR S, STINGONE J A. Machine learning within studies of early life environmental exposures and child health: review of the current literature and discussion of next steps [J]. Curr Environ Health Rep, 2020, 7(3):170 – 184.

[45] PACE R, PETERS T, RAHME E, et al. Validity of health administrative database definitions for hypertension: a systematic review [J]. Can J Cardiol, 2017, 33(8):1052 – 1059.

[46] SALEHEEN N, CHAKRABORTY S, ALI N, et al. mSieve: differential

behavioral privacy in time series of mobile sensor data [J]. Proc ACM Int Conf Ubiquitous Comput, 2016,2016:706 – 717.

[47] SARRAF S, TOFIGHI G. Classification of alzheimer's disease using fMRI data and deep learning convolutional neural networks [J]. 2016.

[48] TONELLI M, WIEBE N, FORTIN M, et al. Methods for identifying 30 chronic conditions: application to administrative data [J]. BMC Med Inform Decis Mak, 2015,15:31.

[49] WINSLOW C E. The untilled fields of public health [J]. Science, 1920, 51 (1306):23 – 33.

[50] YOUNG S D, RIVERS C, LEWIS B. Methods of using real time social media technologies for detection and remote monitoring of HIV outcomes [J]. Prev Med, 2014,63:112 – 115.

[51] ZEMEDIKUN D T, GRAY L J, KHUNTI K, et al. Patterns of multimorbidity in middle aged and older adults: an analysis of the UK biobank data [J]. Mayo Clin Proc, 2018,93(7):857 – 866.

机器学习

（1）掌握机器学习分类和性能评价的方法。

（2）熟悉机器学习的概念、要素；熟悉非监督学习方法和常用的深度学习方法。

（3）了解半监督学习方法、强化学习的概念；机器学习的泛化能力和可解释性。

第一节　机器学习理论和方法

一、机器学习概述

（一）机器学习概念

机器学习（machine learning，ML）作为一门源于人工智能和统计学的学科，是当前数据分析领域重点研究方向之一。通俗地讲，机器学习就是让计算机从数据中进行自动学习，得到某种知识或规律。作为一门学科，机器学习通常指一类问题及解决这类问题的方法，即如何从观测数据（样本）中寻找规律，并利用学习到的规律（模型）对未知或无法观测的数据进行预测。

机器学习问题在早期的工程领域也经常称为模式识别（pattern

recognition，PR），但模式识别更偏向于具体的应用任务，如光学字符识别、语音识别，人脸识别等。随着机器学习技术的应用越来越广，现在机器学习的概念逐渐替代模式识别，成为这一类问题及其解决方法的统称。

虽然机器学习不是一个新概念，其可以追溯到二战时使用 Enigma Machine 的时候。但将复杂的数学计算自动应用于不断增长的数量和种类的可用数据的能力是一个相对较新的发展。如今，随着大数据、物联网和普适计算的兴起，机器学习已成为解决众多领域问题的关键，如表 3 - 1 所示。

表 3 - 1　机器学习在常见领域问的应用

应用领域	算法类型
计算金融	信用评分、算法交易
计算机视觉	面部识别、运动跟踪、物体检测
计算生物学	DNA 测序、脑肿瘤检测、药物发现
汽车、航空航天和制造	预测性维护
自然语言处理	语音识别，论辩挖掘

（二）机器学习与生物统计

虽然术语"机器学习"在当今经常被使用，但是"统计学习"也在文献中被广泛使用。术语的这种变化是由于几种新的策略，它们结合了传统的频率生物统计学方法，如假设检验及机器学习中典型的算法。这种做法进一步模糊了传统生物统计学和机器学习之间的界限，产生了联合措辞"统计学习"。无论如何，机器学习和流行病学中使用的术语有所区别。表 3 - 2 显示了流行病学中的常用术语及其在机器学习中的对应名称。最值得注意的是，机器学习术语特征对应的是流行病学的自变量，标签对应的是因变量。

表 3 - 2　流行病/生物统计学和机器学习/统计学习术语比较

流行病/生物统计学中的术语	机器学习/统计学习中的术语
因变量；结果变量；响应变量	标签/分类
独立变量；预测变量；解释变量	特征
列联表；2×2 表	混淆矩阵

（续表）

流行病/生物统计学中的术语	机器学习/统计学习中的术语
灵敏度	召回率/查全率
阳性预测值	准确度/查准率
深度学习	人工神经网络具有 1 个以上隐含层
高频率组	多数类
低频率组	少数类
每类结果变量中的病例比例	类别平衡

二、机器学习的要素

从基本理论上来说,统计推断是机器学习重要的理论基础,所以狭义上可以认为机器学习就是指统计学习方法;从方法框架上看,机器学习的组成有 3 个要素:模型、策略和算法。

（一）模型

机器学习中,模型的实质是一个假设空间(hypothesis space),这个假设空间是"输入空间到输出空间所有映射"的一个集合,包括所有可能的条件概率分布或决策函数,这个空间的假设属于先验知识。

（二）策略

在模型部分,机器学习的学习目标是获得假设空间(模型)的一个最优解,但如何评判该模型是优还是不优? 策略部分就是评判"最优模型"(最优参数的模型)的准则或方法。

1. **损失函数和风险函数**　在假设空间中选取模型 f 作为决策函数,对于给定随机变量 X、Y,输入 X 给出相应的输出 $f(X)$,输出的预测值 $f(X)$ 与真实 Y 的一致程度,用一个损失函数(loss function)或代价函数(cost function)来度量,记作 $L[Y, f(X)]$。

机器学习常用的损失函数有以下几种:

(1) 0-1 损失函数(0-1 loss function):

$$L\left[Y, f(X)\right] = \begin{cases} 1, & Y \neq f(X) \\ 0, & Y = f(X) \end{cases} \tag{3.1}$$

(2) 平方损失函数(quadratic loss function):

$$L\left[Y, f(X)\right] = \left[Y - f(X)\right]^2 \qquad (3.2)$$

(3) 绝对损失函数(absolute loss function)：

$$L\left[Y, f(X)\right] = \left| Y - f(X) \right| \qquad (3.3)$$

(4) 对数损失函数(logarithmic loss function)：

$$L\left[Y, P(Y \mid X)\right] = -\log P(Y \mid X) \qquad (3.4)$$

由于 X、Y 为随机变量,遵循联合分布 $P(X, Y)$,故损失函数的期望是：

$$
\begin{aligned}
R_{\exp}(f) &= E_P[L(Y, f(X))] \\
&= \int_{x \times y} L(y, f(x)) P(x, y) \mathrm{d}x \mathrm{d}y
\end{aligned} \qquad (3.5)
$$

上式称为风险函数(Risk function)或期望损失(expected loss)。

机器学习的目标是选择期望风险最小的模型。在联合分布 $P(X, Y)$ 未知的情况下,$R_{\exp}(f)$ 无法直接计算,但可以通过经验风险(empirical risk)或经验损失(empirical loss)来估计。

给定训练集：

$$T = \{(x_1, y_1), (x_2, y_2), \cdots, (x_N, y_N)\}$$

则 $f(X)$ 的经验风险或经验损失：

$$R_{\emp}(f) = \frac{1}{N} \sum_{i=1}^{N} L(y_i, f(x_i)) \qquad (3.6)$$

风险函数 $R_{\exp}(f)$ 是模型关于联合分布的期望损失,经验风险 $R_{\emp}(f)$ 是模型关于训练集的平均损失,当样本量趋于无穷时,$R_{\emp}(f)$ 趋于 $R_{\exp}(f)$,实际应用中,训练样本有限效果不是很理想,因此需要采取策略进行调整,这里常用的是经验风险最小化和结构风险最小化。

2. 经验风险最小化和结构风险最小化　在经验风险函数确定下来的情况下,经验风险最小化(empirical risk minimization,ERM)就是求解最优化问题：

$$\min_{f \in \mathcal{F}} \frac{1}{N} \sum_{i=1}^{N} L(y_i, f(x_i)) \qquad (3.7)$$

在训练集足够大的情况下,经验风险最小化可以达到较好的效果,应用广泛。但是当训练集很小时,就可能产生过拟合(overfitting)情况。而结构风险最小化(structural risk minimization,SRM)就可以防止过拟合,即在经验风险最小化的基础上加上表示模型复杂度的正则化项(regularizer)或惩罚项(penalty term),此时,结构风险可定义为:

$$R_{\text{srm}}(f) = \frac{1}{N} \sum_{i=1}^{N} L(y_i,\ f(x_i)) + \lambda J(f) \tag{3.8}$$

其中 $J(f)$ 表示模型复杂度,$\lambda \geqslant 0$ 是系数,用来权衡经验风险和模型复杂度。经验风险小需要经验风险和模型复杂度同时小。

(三) 算法

在策略部分,机器学习的学习目标转换成了求目标函数的最小值,而算法部分就是对函数最优解的求解方法。通常来说,在机器学习中,由于目标函数的复杂性,直接函数求导大多数情况行不通。机器学习求解目标函数常用的算法有最小二乘法、梯度下降法(属于迭代法的一种),最小二乘法针对线性模型,而梯度下降法适用于任意模型,适用最为广泛。

三、机器学习方法性能评价

性能度量(performance measure)是对机器学习的泛化性能进行评估。本节主要介绍目前主流的模型性能评价方法。

在回归预测任务中,最常用的性能度量指标就是均方误差(Mean square error)。本节主要介绍在分类任务中的性能度量。

(一) 查准率和查全率

评价机器学习算法的优劣,我们通常可以用有正确率、准确率、召回率和 F 值等来进行评价。对于二分类问题,可以根据其真实类别和机器学习模型预测类别划分不同的组合。如下表所示的混淆矩阵(confusion matrix),其中 TP、FP、TN、FN 分别表示真正例(true positive)、假正例(false positive)、真反例(true negative)、假反例(false negative),样例总数(Total) = TP + FP + TN + FN(表 3 - 3)。

表 3-3 分类结果混淆矩阵

真实值	预测值	
	正例	反例
正例	TP(真正例)	FN(假反例)
反例	FP(假正例)	TN(真反例)

1. 准确率(accuracy)　准确率是所有类别整体性能的综合,为最基本的评价指标。与之对应的是错误率(error rate)＝1－准确率。

$$准确率 = \frac{TP + TN}{TP + FP + TN + FN}$$

2. 查全率和查准率　查全率和查准率是对每个类进行性能估计,广泛应用于信息检索和统计分类领域的两个度量指标,在机器学习领域也被广泛运用。查准率 P 和查全率 R 可表示为:

$$P = \frac{TP}{TP + FP}$$

$$R = \frac{TP}{TP + FN}$$

查准率又称为精度(precision)或阳性预测值(positive predictive value,PPV),查全率又称为召回率、敏感度、真阳性率(true positive rate,TPR)。

查准率和查全率是一对相互矛盾的度量指标。一般来说,查准率高时,查全率往往偏低;查全率高时,查准率往往偏低。

获得查准率和查全率后,可以对机器学习的预测结果进行排序,以查准率和查全率为坐标轴获得 P-R 曲线。如图 3-1 所示,A 曲线完全包住 C 曲线,可以认为 A 的性能优于 C;如果发生交叉,如 A 和 B,则不能直接判断两者优劣,只能在具体的条件下进行比较,或者通过比较 P-R 曲线下的面积,但这个数值一般不易估算。

为了综合考虑查准率和查全率,人们设计了一些综合性能指标。平衡点(break-event point,BEP)是在"查准确＝查全率"时的取值。基于 BEP,可以认为 A 优于 B,B 优于 C。但此方法还是过于简单,更常用 F_1

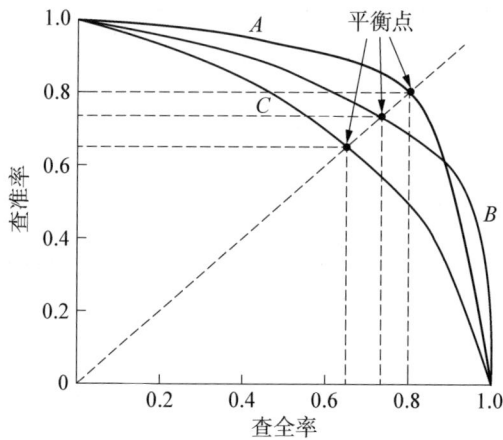

图3-1　P-R 曲线与平衡点

进行度量：

$$F_1 = \frac{2 \times P \times R}{P + R} = \frac{2 \times TP}{Total + TP - TN}$$

在不同的应用场景中，对查准率和查全率的关注程度不同。比如在临床诊断系统中，更希望能精准诊断疾病，减少误诊，此时查准率更重要；在疾病大规模筛查系统中，更希望全面发现潜在病例，减少漏诊，此时查全率更重要。此时，可以定义 F_1 更一般的形式：

$$F_\beta = \frac{(1 + \beta^2) \times P \times R}{(\beta^2 \times P) + R}$$

其中 β 表示查准率和查全率的相对重要性。$\beta = 1$ 为 F_1，$\beta < 1$ 时查准率更重要，$\beta > 1$ 时查全率更重要。

特别地，当在 n 个二分类混淆矩阵上综合考察查准率和查全率时，一种做法是可以先在各个混淆矩阵上分别计算查准率和查全率，再计算平均值，另一种做法是先将各个混淆矩阵的对应元素进行平均，再基于这些平均值计算查准率和查全率。

（二）ROC 和 AUC

受试者工作特征曲线（receiver operating characteristic curve，ROC）

是一种坐标图式的分析工具。因其在做决策时,ROC 分析能不受成本/效益的影响,可以给出客观中立的建议。ROC 曲线首先是由二战中的电子工程师和雷达工程师发明的,用来侦测战场上的敌军载具(飞机、船舰),也就是信号检测理论。之后很快就被引入了心理学来进行信号的知觉检测。数十年来,ROC 分析被用于医学、无线电、生物学、犯罪心理学领域中,而且最近在机器学习和数据挖掘领域也得到了很好的发展。

与 P-R 曲线不同的是,ROC 曲线的纵轴是真阳性率(true positive rate,TPR),即查全率 R,横轴是假阳性率(false positive rate,FPR)。

$$FPR = \frac{FP}{TN + FP}$$

在不同的任务中,可以根据不同的任务需求来获取不同的截断点。若更看重查准率,则可选择排序中靠前的位置截断,若更看重查全率,则靠后截断。因此,可以认为排序质量的好坏体现期望泛化性能的好坏。图 3-2 是 ROC 曲线的示意图。与 P-R 曲线相似,ROC 曲线下面积(area under curve,AUC)的大小反映模型性能的好坏,面积越大,性能越优。

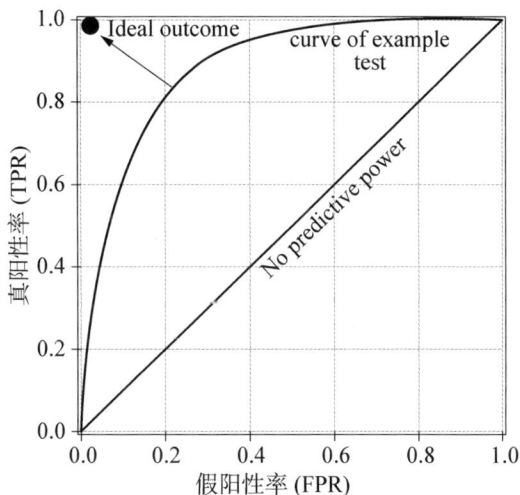

图 3-2 ROC 曲线与 AUC

特别指出,为了避免训练集和测试集的随机性对评价结果造成影响,可以进行交叉验证,包括简单交叉验证和 K 折交叉验证(K-fold cross-validation,KCV)。简单交叉验证是将数据随机分成训练集和测试集两部分,用训练集训练不同模型,然后在测试集上评价各个模型,选择出最优模型;K 折交叉验证具体做法是把原始数据集随机分为 $K(K>3)$ 组不重复的子集,每次选 $K-1$ 组子集作为训练集,剩下的一组子集作为验证集,这样可以进行 K 次试验并得到 K 个模型,这 K 个模型在各自验证集上的错误率的平均作为分类器的评价。

💡 知识拓展

K 折交叉验证

在机器学习建模中,可以利用数据集去训练一个模型,通过最小化损失函数(loss function)来提高模型的性能。

但是,人们发现如果对同一数据集既进行模型训练,又进行误差估计,就会产生模型误差估计的乐观性。为了克服这个问题提出了交叉验证。交叉验证的基本思想是将数据分为训练集和测试集两部分,用训练集训练模型,用测试集测试模型的性能。由于两部分数据不同,得到的泛化误差更接近真实的模型。在数据量足够的情况下,可以很好地估计真实的泛化误差。但是实际应用中,往往可用数据有限,需要对数据进行重用,从而对数据进行多次切分,得到更稳健的估计。

K 折交叉验证是对交叉验证的拓展和优化。KCV 首先将原始数据分成 K 组(一般是均分),轮流选择其中的 $K-1$ 组作为训练集建立 K 个模型,将剩下的 1 个子集数据分别做验证集,用这 K 个模型最终的验证集的分类准确率的平均数作为此 KCV 下分类器的性能指标。K 一般 $\geqslant 2$,实际操作时一般从 3 开始取。在实际操作上,K 要够大才能使各回合中的训练样本数够多,一般而言 $K=10$(作为一个经验参数)是实践中使用较多的分组数。

KCV 常用来确定不同类型的模型哪一种更好,为了减少数据划分对模型产生的影响,最终选取的模型类型是通过 K 次建模的误差平均值最小的模型。当 K 较大时,经过更多次数的平均可以学习得到更符合真实数据分布的模型。

四、机器学习分类

统计学习的范围和内容广泛,目前分类方法没有统一的标准,目前主要有以下几种。

（一）**基本分类**

1. **监督学习**　监督学习(supervised learning)是指从标注数据中学习预测模型的机器学习问题。标注数据表示输入输出的对应关系,预测模型对给定的输入产生相应的输出。监督学习的本质是学习输入到输出的映射的统计规律。

在监督学习中,将输入与输出所有可能取值的集合分别称为输入空间(input space)与输出空间(output space)。输入与输出空间可以是有限元素的集合,也可以是整个欧氏空间。输入空间与输出空间可以是同一个空间,也可以是不同的空间;但通常输出空间远远小于输入空间。

每个具体的输入是一个实例(instance),通常由特征向量(feature vector)表示。这时,所有特征向量存在的空间称为特征空间(feature space)。特征空间的每一维对应于一个特征。有时假设输入空间与特征空间为相同的空间,对它们不予区分;有时假设输入空间与特征空间为不同的空间,将实例从输入空间映射到特征空间。模型实际上都是定义在特征空间上的。监督学习可以分为两类:分类(classification)和回归(regression)问题。

监督式学习包括:感知机、k 近邻法、朴素贝叶斯、决策树、Logistics 回归与最大熵模型、支持向量机(support vector machines,SVM)、提升方法、期望最大化(expectation maximization,EM)算法、隐马尔可夫模型(hidden Markov model,HMM)和条件随机场等。其中部分典型方法在后续章节再做详细介绍。

2. **非监督学习**　非监督学习(unsupervised learning)是指从无标注数据中学习预测模型的机器学习问题。无标注数据是自然得到的数据,预测模型表示数据的类别、转换或概率。无监督学习的本质是学习数据中的统计规律或潜在结构。

模型的输入与输出的所有可能取值的集合分别称为输入空间与输出空间。输入空间与输出空间可以是有限元素集合，也可以是欧氏空间。每个输入是一个实例，由特征向量表示。每一个输出是对输入的分析结果，由输入的类别、转换或概率表示。模型可以实现对数据的聚类、降维或概率估计。无监督学习旨在从假设空间中选出在给定评价标准下的最优模型。非监督学习可以分为两类：聚类（clustering）和关联（association）问题。

非监督式学习包括：聚类方法、奇异值分解、主成分分析、潜在语义分析、概率潜在语义分析、马尔科夫链蒙特卡洛法、潜在狄利克雷分配和PageRank 等。

3. 半监督学习　半监督学习（semi-supervised learning）是指利用标注数据和未标注数据学习预测模型的机器学习问题。通常有少量标注数据、大量未标注数据，因为标注数据的构建往往需要人工，成本较高，未标注数据的收集不需太多成本。半监督学习旨在利用未标注数据中的信息，辅助标注数据，进行监督学习，以较低的成本达到较好的学习效果。

半监督学习算法包括自训练算法（self-training）和基于图的半监督算法（graph-based semi-supervised learning）。自训练算法用有标签数据训练一个分类器，然后用这个分类器对无标签数据进行分类，这样就会产生伪标签（pseudo label）或软标签（soft label），挑选你认为分类正确的无标签样本（此处应该有一个挑选准则），把选出来的无标签样本用来训练分类器；基于图的半监督算法的基本思路是从已标记的节点的标签信息来预测未标记的节点的标签信息，利用样本间的关系，建立完全图模型。每个节点标签按相似度传播给相邻节点，在节点传播的每一步，每个节点根据相邻节点的标签来更新自己的标签，与该节点相似度越大，其相邻节点对其标注的影响权值越大，相似节点的标签越趋于一致，其标签就越容易传播。

4. 强化学习　强化学习（reinforcement learning）又称再励学习、评价学习，是一种重要的机器学习方法，在智能控制机器人及分析预测等领域有许多应用。强化学习的本质是学习最优的序贯决策。要学习的策略表示为给定的状态下采取的动作。强化学习系统的目标不是短期奖励的最大化,而是长期累积奖励的最大化。强化学习过程中,系统不断地试错(trial and error),以达到学习最优策略的目的。强化学习并不是某一种特定的算法,而是一类算法的统称。在运筹学和控制文献中,强化学习被称为近似动态规划或神经动态规划。

强化学习和监督学习、无监督学习最大的不同就是不需要大量的"数据喂养"。而是通过自己不停地尝试来学会某些技能。强化学习目前还不够成熟,应用场景也比较局限。2016 年,AlphaGo Master 击败李世石,使用强化学习的 AlphaGo Zero 仅花了 40 天时间,就击败了自己的前辈 AlphaGo Master。强化学习在推荐系统、对话系统、教育培训、广告和金融等领域也有一些应用。

强化学习算法的 2 大分类包括有模型学习(model-based)和免模型学习(model-free)。有模型学习对环境有提前的认知,可以提前考虑规划,但是缺点是如果模型跟真实世界不一致,那么在实际使用场景下会表现不好;免模型学习放弃了模型学习,在效率上不如前者,但是这种方式更加容易实现,也容易在真实场景下调整到很好的状态。所以免模型学习方法更受欢迎,得到更加广泛的开发和测试。

(二)按模型分类

1. **概率模型和非概率模型** 机器学习的模型可以分为概率模型(probabilistic model)和非概率模型(non-probabilistic model)或者确定性模型(deterministic model)。在监督学习中,概率模型取条件概率分布形式 $P(y|x)$,非概率模型取函数形式 $y = f(x)$,其中 x 是输入,y 是输出。在无监督学习中,概率模型取条件概率分布形式 $P(z|x)$ 或 $P(x|z)$,非概率模型取函数形式 $z = g(x)$,其中 x 是输入,z 是输出。在监督学习中,概率模型是生成模型,非概率模型是判别模型。

条件概率分布 $P(y|x)$ 和函数 $y = f(x)$ 可以相互转化。具体地,条件概率分布最大化后得到函数,函数归一化后得到条件概率分布。所以,概率模型和非概率模型的区别不在于输入与输出之间的映射关系,而在于模型的内在结构。概率模型一定可以表示为联合概率分布的形式,其中的变量表示输入、输出、隐变量,甚至参数。而针对非概率模型则不一定存在这样的联合概率分布。

2. 线性模型和非线性模型 机器学习模型,特别是非概率模型,可以分为线性模型(linear model)和非线性模型(nonlinear model)。如果函数 $y=f(x)$ 或 $z=g(z)$ 是线性函数,则称模型是线性模型,否则称模型是非线性模型。

3. 参数化模型和非参数化模型 机器学习模型又可以分为参数化模型(parametric model)和非参数化模型(non-parametric model)。参数化模型假设模型参数的维度固定,模型可以由有限维参数完全刻画;非参数化模型假设模型参数的维度不固定或者无穷大,随着训练数据量的增加而不断增大。参数化模型适合问题简单的情况,现实中问题往往比较复杂,非参数化模型更加有效。

(三) 按技巧分类

1. 贝叶斯学习 贝叶斯学习(bayesian learning),又称为贝叶斯推理(bayesian inference),是统计学、机器学习中重要的方法。其主要想法是在概率模型的学习和推理中,利用贝叶斯定理计算在给定数据条件下模型的条件概率,即后验概率,并应用这个原理进行模型的估计,以及对数据的预测。将模型、未观测要素及其参数用变量表示,使用模型的先验分布是贝叶斯学习的特点。

2. 核方法 核方法(kernel method)是使用核函数表示和学习非线性模型的一种机器学习方法,可以用于监督学习和无监督学习。有一些线性模型的学习方法基于相似度计算,更具体地为向量内积计算。核方法可以把它们扩展到非线性模型的学习,使其应用范围更广泛。

把线性模型扩展到非线性模型,直接的做法是显式地定义从输入空间(低维空间)到特征空间(高维空间)的映射,在特征空间中进行内积计算。比如,SVM 把输入空间的线性不可分问题转化为特征空间的线性可分问题。

第二节　深度学习理论和方法

深度学习(deep learning)是机器学习(machine learning)领域中比较创新与前沿的一个课题方向。深度学习被广泛研究主要是因为它可以学习大量的样本数据(如文字、图片和音频等数据)的内在规律和外在特征,从而学习到这些数据内部的解释与信息。深度学习的最终目的是让电脑能够像人脑一样能够处理信息,包括但不限于泛化、主动、智能地分析学习文字、图片和音频等数据。深度学习可以处理非常复杂的数据情况,在语音和图像识别方面远超已有的数据处理技术。在图像处理、数据挖掘、自然语言处理、个性化推荐技术,以及其他相关领域都已经有学者应用了深度学习并且都取得了很多成功的成果。目前,许多成果已经能够使计算机模仿人类的视觉、听觉、思考等活动,甚至可以做到一些复杂的模式识别问题,使得人工智能的研究进一步推进。

随着深度学习技术被广泛研究,有些最新的深度学习算法在对于数据预测分析的精准度已经持平或者超越了许多传统的统计方法或机器学习算法。很多深度学习算法可以跳过人工特征提取的步骤,自动地对数据提取高维特征并筛选。部分深度学习算法与传统的监督学习相比,可以减少一部分特征工程的工作量,在实际应用上可以节约大量工作资源与时间。

深度学习技术已经开始渗透到许多领域,使得人工智能算法能够实现更多的应用场景,并且极大地拓展了人工智能的领域范畴。从工业(无人驾驶、物体识别等)到医学(疾病诊断、预后预测)等方向,非常多的领域都已经有学者开始慢慢研究如何将深度学习算法应用于不同场景。

一、人工神经网络

人工神经网络(artificial neural network,ANN)是一种受神经科学、生物学和脑科学启发的深度学习模型。ANN 主要是通过对人脑神经元网络进行结构上的模仿,并且模仿了相似的拓扑结构来建立人工神经元之间的连接,从而将 ANN 的结构从很大的程度上模拟动物的神经网络形态。我们也可以将人工神经网络简称为神经网络(neural network,NN)。

在目前非常热门的人工智能或深度学习研究方向内,人工神经网络也是其中非常基础的模型之一。神经网络的发展开始较早,但当时受限于硬件与算力的不足,其发展历程不算顺利。如今,历经两次研究热潮后,神经网络研究正处于第三次热潮。对神经网络的研究与初探可以追溯到 20 世纪 40 年代,并且第一次热潮持续到了 20 世纪 60 年代末。

ANN 的设计理念是从人脑神经网络获取设计灵感,它从结构、机理和功能上都模仿借鉴了人脑神经网络的结构。ANN 模拟了人类或者动物的神经系统，将多个节点互相连接，从而用来对输入数据与模型输出之间的相应关系进行建模。不同人工神经元之间的连接在模型中有不同的权重，而权重代表了节点与节点之间的相互关系。每个节点在数学含义上可以看作是一种特定函数，来自其他节点的输出将作为新的输入经过此节点，随后将此输入与节点相应的权重综合计算，输入到一个激活函数中并得到一个新的输出，此输出被定义为活性值，根据输出值的大小体现为兴奋或抑制。ANN 可以看作是由许多节点通过非常复杂且完整的连接而组成的具有自适应性的非线性模型。

构造一个 ANN 在实际应用中并不难，但是如何让 ANN 学习得好且适用性强也比较富有挑战性。早期的神经网络模型相对简单且没有那么强的学习能力，赫布网络是第一个有学习能力的 ANN。基于赫布规则，研究者开发了一种无监督学习模型。感知器是最早的具有机器学习思想的 NN，但它的缺点是无法应用到层数较多的 NN 上。直到反向传播算法在 1980 年左右被提出，让多层 NN 有了自主学习的能力，并且最终成为了最为经典的 NN 优化算法之一。

比较有趣的是，ANN 一开始并不是用来解决统计或机器学习问题的。由于 ANN 在理论上可以用来逼近任何一个通用的函数（理论上多层 ANN 可以用来逼近任意函数），因此，理论上，只要有足够的训练数据和神经元数量，ANN 就可以模拟很多复杂的非线性与线性函数。一个 ANN 的模拟逼近复杂函数的能力称为网络容量（network capacity），这与可以被储存在网络中的信息的复杂度及数量相关。

（一）神经网络基础模型

1. 神经元　人工神经元（artificial neuron），简称神经元（neuron），是组成 NN 的最基本单位，其能力是接收输入信号并通过内部的计算产生输出，这种能力主要是参考并模仿了人类或动物的神经元的特点与结构。

20 世纪初，生物学已经发现了生物神经元的基础结构，一个神经元通常用多个树突来输入信息，同时用一条轴突来输出信息。当神经元所收到的输入信号超过某一个阈值，兴奋状态将会被激活，并同时电脉冲也会被产生。轴突尾端上长有许多神经末梢与其他神经元的树突（突触）连接，并借此将电脉冲信号用类似的方式传达到其他神经元。

根据人类以及动物的神经元的结构,数学家 Pitts 和心理学家 McCulloch 于 1943 年提出比较基础的神经元模型——MP 神经元。现代神经网络中的一些经典模型中的神经元在结构上已经和 MP 神经元的结构十分相近,不一样的地方在于,现代神经网络中的激活函数为了建模方便与训练要求,研究者会希望是连续可导的,而 MP 神经元中的激活函数 f 和现代神经网络不同,是值为 0 或 1 的阶跃函数。

假设一个神经元在接收端接收到 D 个输入 x_1, x_2, $\cdots$, x_D,并假设向量 $x = [x_1, x_2, \cdots, x_D]$ 来代表这些输入,然后对于净输入(net input) $z \in \mathbb{R}$,可以用以下的方式定义来表示一个基础神经元单元所获得的输入 x 的加权和。

$$z = \sum_{d=1}^{D} w_d x_d + b$$
$$= w^{\mathrm{T}} x + b$$

上面的式子中 $w = [w_1; w_2; \cdots; w_D] \in \mathbb{R}^D$ 是 D 维的向量,同时代表权重,$b \in \mathbb{R}$ 代表的是偏置项。净输入 z 将会经过一个函数 $f(\cdot)$(通常是非线性的)的转换后,就能计算得该神经元的激活值也叫活性值 (activation) a。

$$a = f(z)$$

上式中的函数 $f(\cdot)$ 被称作激活函数(activation function),一般来说是非线性的,而图 3-3 展示了神经元的典型结构。

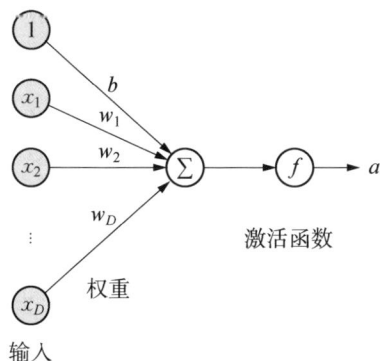

图 3-3　神经元的典型结构

2. **激活函数**　激活函数对于 NN 来说很重要,一个好的激活函数可以增强网络的表示和学习能力,一般来说一个好的激活函数具有以下几个特征:

(1)连续并可导的非线性函数,不过有时候在少部分条件下可以允许少数点上不可导。激活函数可导的话,优势在于我们就可在学习参数的过程中使用一些数值优化的算法。

(2)激活函数及其导数形式和计算要尽量简单,不然不利于提高训练过程中的训练效率。

(3)激活函数的导数的值域要在一个不能过大或过小的区间,不合适的区间大小会影响计算过程中的效率与稳定。

几种在神经网络中比较常见以及常用的激活函数包括:Sigmoid 函数、ReLU 函数、GELU 函数、Maxout 单元、Swish 函数等。

3. **网络结构**

(1)前馈网络:前馈网络中各个神经元根据接收上一层信息的先后顺序可以分为顺序不同的组别。先后顺序相同的一组被视为同一个神经层。当前一层的神经元在输入端接收上一层的输出,在输出端输出信息到下一层的神经元。这种结构使得信息都是朝一个方向传播,并没有反方向的传播,此类结构都可以用有向无环路图表示。

前馈网络简单来说可以视为一个通过一些简单的非线性函数的多次复合组合而构成的函数,特点是结构相对简单,实际操作中也可以简单实现由输入到输出的复杂映射。

(2)记忆网络:也被称为反馈网络,网络中的神经元和前馈网络不同的是,除了可以接收正向的其他神经元的信息,也还可以接收自己之前的历史信息。这样就使得神经网络中的神经元具有记忆功能。记忆神经网络中的信息可以是单向传播,也可以是双向传播,在数学上可用一个有向循环图或无向图来代表这种网络。常见的记忆网络有:循环神经网络、玻尔兹曼机、Hopfield 网络等。

记忆网络因为有储存之前的状态的能力,像程序一样具有相对更强的记忆能力和计算能力。为了增强记忆网络可以记忆的信息的储存量,有些学者发明并引入外部记忆单元和读写机制,这些单元和机制可以用来保存计算过程中的中间状态,起名为记忆增强神经网络(memory augmented neural network，MANN)，如神经图灵机和记忆网络等。

(3) 图网络:前馈网络与记忆网络的结构前端输入一般在建模中都用向量或向量的序列来表示。不过实际生活中很多数据(比如社交网络结构、知识结构等)都可以视为基于图结构。前馈网络和记忆网络从根源上属于不太适合处理符合图结构或者类似结构数据的模型。

图网络是基于各种图结构的神经网络。图结构中每个节点和普通神经网络一样由一个或一组神经元构成。然而不同的是节点之间的连接可以设置为无向的,也可设置为有向的。

图网络可以被看作是记忆网络或前馈网络的泛化形式,其中已经有不同的模型被开发,如图卷积网络(graph convolutional network，GCN)、图注意力网络(graph attention network，GAT)、消息传递神经网络(message passing neural network，MPNN)等。

下面展示了前馈网络、记忆网络和图网络的一些常见的结构图示,在图 3-4a 和图 3-4b 中我们使用圆形节点用来代表一个神经元,图 3-4c 中的方形节点代表一组神经元。

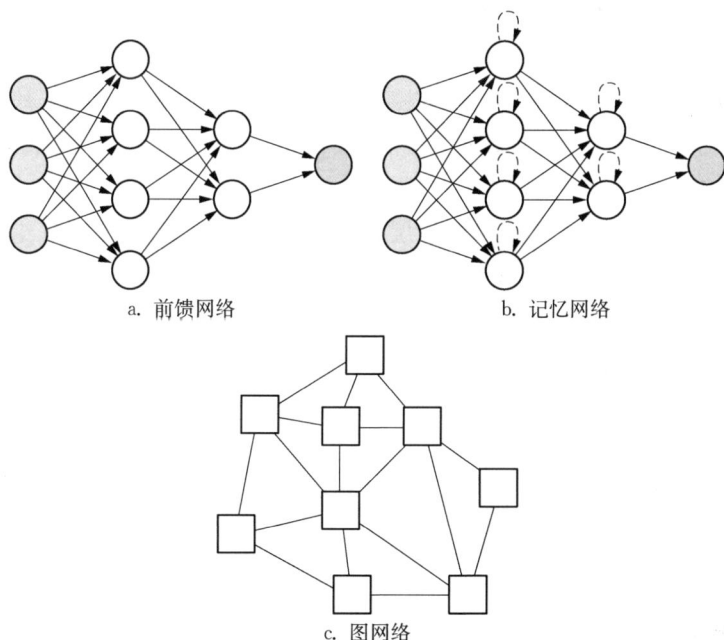

a. 前馈网络 b. 记忆网络

c. 图网络

图 3-4 常见的前馈网络、记忆网络和图网络

(二) 卷积神经网络

卷积神经网络(CNN)是一种层数比较深的神经网络,结构上也属于前馈神经网络,它有以下特点,包括局部连接、可以共享权重等。

CNN 最初发明时的主要目的是处理图像等数据。但是如果用全连接的网络模型,会出现以下问题:

(1) 参数太多:如果输入图像大小为 $50 \times 50 \times 3$(假设输入图片的宽度与高度是 50 且有红、绿、蓝 3 个颜色通道),假设使用全连接前馈网络,那么第一个隐藏层由每一个神经元的连接到输入层都有 $50 \times 50 \times 3 = 7\,500$ 个互相独立的权重参数。只要隐藏层的层数越多或神经元数量增多,参数的数量级也会呈指数级增长。如此会导致参数的数量过多、训练效率太低,通常还会导致比较常见的过拟合的问题。

(2) 局部不变性特征:图像中的自然界物体一般都会有局部不变性的特征,比如大小缩放、平移旋转等操作并不会改变其蕴含的信息。而全连接前馈网络很难发现并找出记住这些局部不变性的特征。

CNN 模仿了生物学上感受野(receptive field)机制。感受野机制主要是指听觉、视觉等神经系统中一些神经元不会接受所有的信号刺激,而只是接受其所支配的刺激区域内的信号。在视觉神经系统中的视网膜上的感光细胞受刺激兴奋时,会产生神经冲动信号并传输到视觉皮层,但不是所有神经元都会显著接受这些信号的刺激,神经元只会收到某些特定区域内的刺激才能够被激活。

常见的 CNN 一般是由卷积层、汇聚层和全连接层相邻交叉组成的。CNN 有局部连接、汇聚以及权重共享的优势。这些优势使得 CNN 一定程度上可以记住数据的平移、缩放和旋转不变性。CNN 的参数和前馈神经网络相比也可以做到更少。近年来,CNN 被广泛地应用到图像和视频分析的各种任务(如图像/视频分类、人脸/物体识别、图像/视频分割等)上。

1. 卷积 卷积(convolution),是数学分析中一种重要的运算。在信号处理领域或图像处理算法中,经常使用这种运算。假设数据是二维的,输入信息 X 和滤波器 W 的卷积可以被定义成:$Y = W \times X$,其中 $\times$ 表示二维卷积运算。图 3-5 给出了二维卷积示例。

卷积在处理图像数据的时候可以有效做到特征提取。图像数据的输

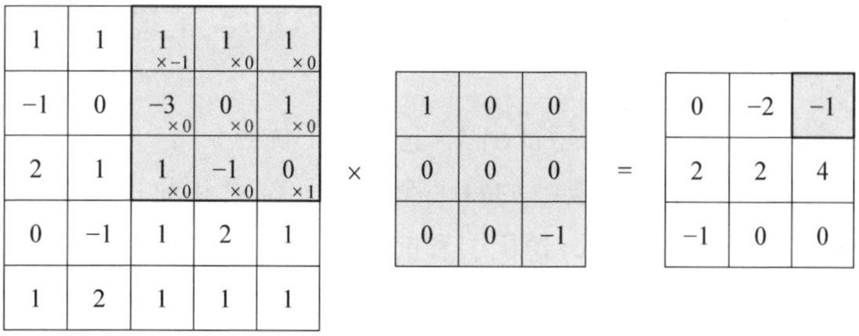

图 3-5　二维卷积运算示例

入在经过卷积操作后得到的输出称之为特征映射(feature map)。图 3-6
展示的是图像处理中几种常用的卷积核,也称为滤波器,以及经过卷积操
作后的其特征映射。图中最上方的是常见的高斯卷积核(滤波器),常见
的用处是平滑及去噪;下面两个卷积核(滤波器)通常可以在输出中获取
到图像的边缘的特征。

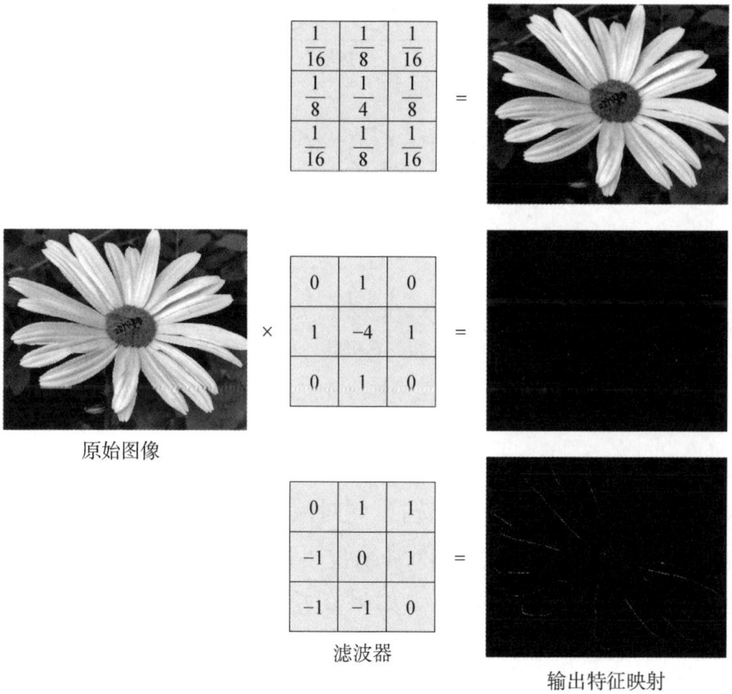

原始图像

滤波器

输出特征映射

图 3-6　图像处理中几种常用的卷积核示例

2. 卷积神经网络结构　CNN 一般由卷积层、汇聚层和全连接层组成。

（1）卷积层：从卷积的特征出发，它有以下优点：

1）局部连接：在卷积层中的每一个神经元都只和前一层中某一些神经元相连，如图 3-7b 所示，卷积层和前一层之间的连接数大大减少。

2）权重共享：从卷积公式可以看出，作为参数的卷积核对于同一层的所有的神经元都是一样的。如图 3-7b 中，相同颜色的线条代表权重是相同的。权重共享可以看成一个卷积核只采集数据中某种特定的局部特征。我们也可以用多个卷积核来提取多种特征。

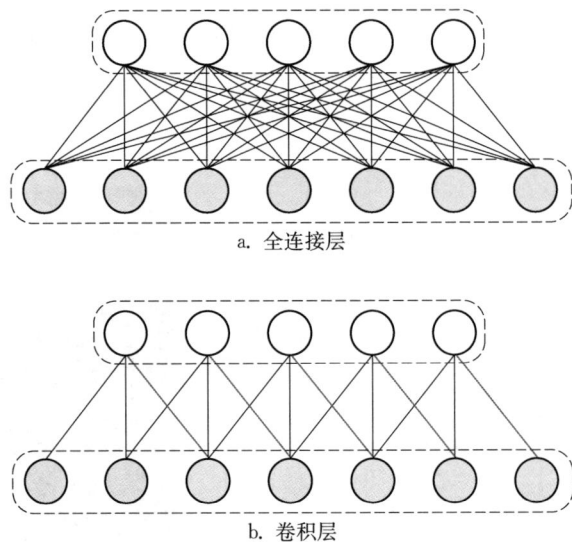

a. 全连接层

b. 卷积层

图 3-7　卷积层中神经元连接模式示意图

（2）汇聚层：汇聚层（pooling layer）也叫作子采样层（subsampling layer），这一层被用来进行特征选择，同时减少特征与参数的数量。

卷积层尽管相对于全连接网络来说可以减少参数数量，但并没有减少特征映射组中的神经元数量。如果在卷积层后面直接连接一个分类器，那输入依旧会有很高的维数，就可能会有过拟合的问题。汇聚层被提出用来降维，同时防止过拟合。

常用的汇聚函数有两种：

最大汇聚(maximum pooling 或 max pooling):对于一个区域里面所有神经元的活性值中选择最大值来作为这个区域的特征输出。

平均汇聚(mean pooling):对于一个区域里面所有神经元的活性值中选择平均值来作为这个区域的特征输出。

图 3 - 8 展示了最大汇聚的例子。不难得出,最大汇聚可以成功地降低参数的数量,又让神经网络依旧维持了局部的不变性。

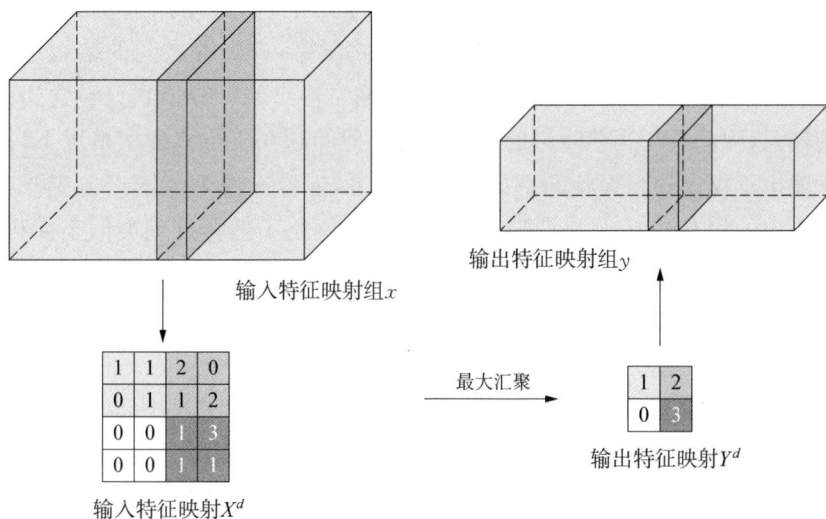

图 3 - 8 最大汇聚示例

(3) 卷积网络的整体结构:CNN 通常来说是由卷积层、汇聚层、全连接层交错连接的。常用的 CNN 整体结构已用图 3 - 9 表示。一个卷积块为 M 个卷积层和 b 个汇聚层(M 常见可设为 1~6,b 常设为 0/1)。CNN 中一般连接 N 个卷积块,随后跟着 K 个全连接层(N 的值可以比较灵活,比如从 1~100 或者更大;K 常见设置为 0~2)。

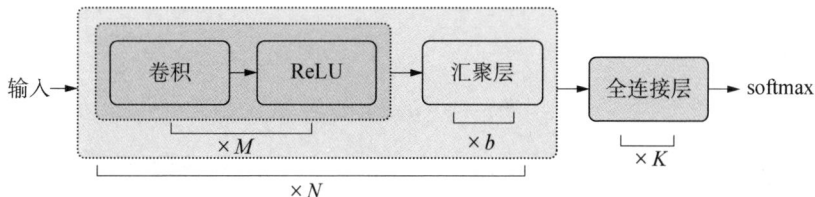

图 3 - 9 常用 CNN 整体结构示意图

CNN 的整体结构常见情况下更流行采用稍小的卷积核(如 2×2,还有更深的结构(层数可以 >30 甚至更多)。同时,因为卷积的设置可以多变灵活(如不同的步长),汇聚带来的提升也显得没那么显著,因此目前汇聚层的使用越来越少,常见的结构也会更接近于全部是卷积层的神经网络。

(三) 循环神经网络

在前馈神经网络中,数据与计算的传递是单向的,从某些角度上来看并不符合生物学的实际模型。然而在生物学中,神经元之间的结构远比前馈网络复杂得多。不难看出前馈神经网络输出的计算公式只包含当前的输入,因此只与当前时刻的输入有关。但问题在于很多现实情况下,模型输出不仅仅和当天状态下的输入有关系,通常来说模型输出也应该和其历史的状态有关系。同理可以得出,前馈网络不适合处理类似于视频、语音等有时序特征的输入。前馈神经网络在设计过程中一般都会确定好输入维数和输出维数,而时序数据的长度无法确定。此类问题需要一种新的模型。

循环神经网络(recurrent neural network,RNN)被发明出来解决上述问题,RNN 有短期记忆能力。在 RNN 中,神经元保持了接受上一层输入的功能,也有接受本身历史信息的功能,由此可见 RNN 具有环路结构,更加符合生物学原理。RNN 的参数学习方法之一是经典的随时间反向传播算法。随时间反向传播算法的思路在于可以将错误信息按照反向的时间顺序一层一层地往之前的层数传送。后来,研究人员发现如果输入的时间维数太大时,会出现一些问题,如梯度爆炸和消失问题。人们为了解决梯度爆炸和消失问题对 RNN 进行了很多的研究,其中最有效的改进方式引入门控机制(gating mechanism)。

RNN 因为有自反馈的机制,可以无视时许多数据带来的长度不确定问题。假定输入为 $x_{1:T} = (x_1, x_2, \cdots, x_t, \cdots, x_T)$,RNN 通过下面公式更新活性值 h_t:

$$h_t = f(h_{t-1}, x_t)$$

其中 $h_0 = 0$,$f()$ 在实际操作中一般用一个前馈神经网络来表示,也可以是其他的非线性的函数。

图 3 - 10 给出了 RNN 的结构示例,其中延迟器用来记住神经元的最近一次(或几次)活性值并且会输入回对应的隐藏层。隐藏层的活性值 h_t 在大部分文献上也称为隐状态(hidden state)。

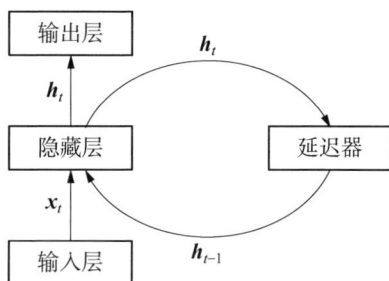

图 3 - 10　RNN 的结构示例图

由于 RNN 可以存储一些短期的记忆,可以保存短时间内的神经元状态,经研究表明,RNN 可以用来近似或者逼近任何非线性动力系统。

二、应用举例:卷积神经网络的实现

(一) 卷积神经网络的组成部分

CNN 模型分两步工作:特征提取和分类。

特征提取是将各种过滤器和卷积层应用于图像数据以从中提取需要的特征或者属性的阶段,完成后将输出到后续的网络结构。分类是根据问题的目标变量对输入到网络中的图片进行分类。典型的 CNN 模型如图 3 - 11 所示。

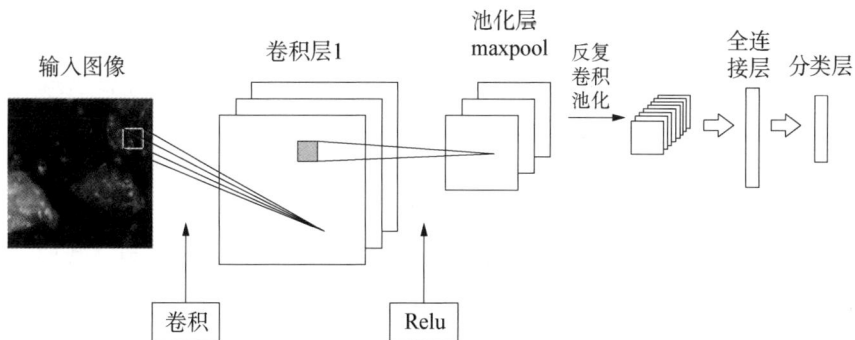

图 3 - 11　典型的 CNN 模型示例图

典型的 CNN 模型结构包括:输入层、卷积层 + 激活函数、池化层、全连接层。

(二)输入层

输入层是网络一开始的输入图像,可以是灰度(黑白)图像,也可以是彩色图像(RGB 三个图层)。每个图像的基础单位是由范围从 0~255 的像素组成。一般来说,输入数据需要进行归一化,即在将其传递给网络之前转换为 0~1 之间。图 3 - 12 展示的是大小为 4×4 的输入图像的例子,它有 RGB 三种通道。

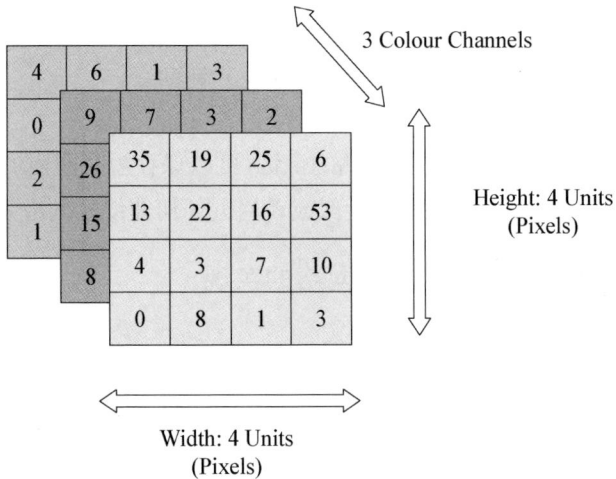

图 3 - 12 RGB 三种通道 4×4 的输入图像示例图

(三)卷积层

卷积层是将卷积核/滤波器这个工具应用于图像数据,从而在这个过程中提取或检测其特征的层。滤波器可以多次应用于输入,并输出成一个含有输入图像特征的矩阵。下图就是一个简单的滤波器应用的示例。为了让例子简单化,图 3 - 13 假设采用已经进行了归一化处理的二维输入图像。

在图 3 - 13 中,有一个 6×6 的输入图片,然后用了 3×3 的滤波器来做特征提取这个步骤。在这个简单的例子里只用了一个滤波器,但在实践中,可以使用多个滤波器来从图像中获取多种特征。这个简单的例子

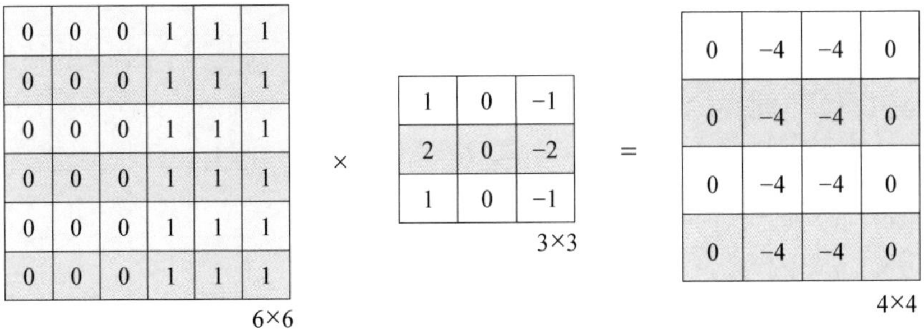
0 0 0 1 1 1
0 0 0 1 1 1
0 0 0 1 1 1
0 0 0 1 1 1
0 0 0 1 1 1
0 0 0 1 1 1
6×6
×
1 0 −1
2 0 −2
1 0 −1
3×3
=
0 −4 −4 0
0 −4 −4 0
0 −4 −4 0
0 −4 −4 0
4×4

图 3－13　滤波器应用的示例

里的输出结果是一个 4×4 的特征图，实际应用中也是如此，利用不同的滤波器来获得不同的特征。图 3－14 用来简单地解释一下卷积的过程。

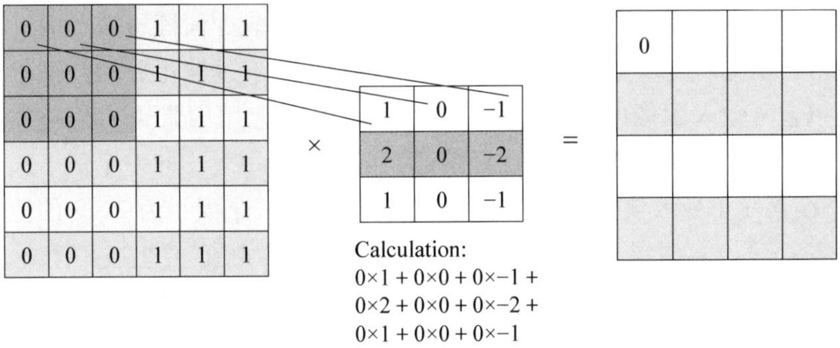
0 0 0 1 1 1
0 0 0 1 1 1
0 0 0 1 1 1
0 0 0 1 1 1
0 0 0 1 1 1
0 0 0 1 1 1
×
1 0 −1
2 0 −2
1 0 −1
=
0
Calculation:
0×1 + 0×0 + 0×−1 +
0×2 + 0×0 + 0×−2 +
0×1 + 0×0 + 0×−1

图 3－14　卷积过程中第一次矩阵运算

如图 3－14 所示，第一步滤波器应用于输入矩阵的绿色部分，将图像的像素值与滤波器对应的位置的值相乘（如图中使用线条所示），之后相加得到这一次卷积的值。然后滤波器将向右侧移动一格，详见图 3－15。业内将这种跳转到下一列或行的过程称为 stride，在这个例子里可以看出 stride 设为 1，每次滤波器只会移动一格。

类似地移动完所有的 stride，过滤器将遍历整个输入矩阵，从而输出最终的特征图。一旦特征图计算完毕后，就会将这个矩阵输入到激活函数产生输出。卷积输出的矩阵一般小于输入图片的尺寸。如果 stride 的范围更大，输出的矩阵也将更小。

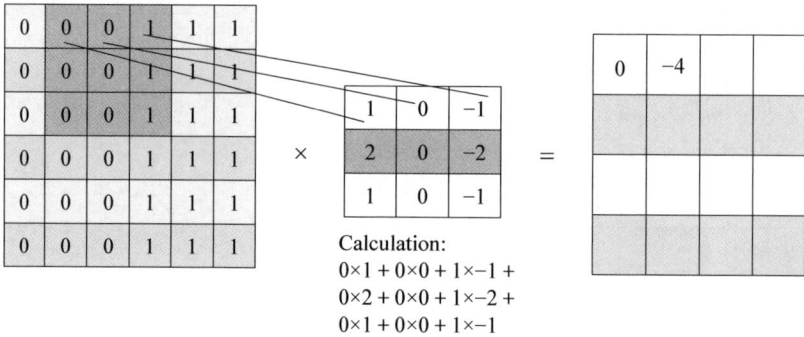

$$0 \times 1 + 0 \times 0 + 1 \times -1 +$$
$$0 \times 2 + 0 \times 0 + 1 \times -2 +$$
$$0 \times 1 + 0 \times 0 + 1 \times -1$$

图3-15　卷积过程中第二次矩阵运算

(四) 池化层

池化层应用在卷积层之后,一方面用于降低特征维度,另一方面有助于简化并保留输入图像的重要信息或特征,从而减少训练所需要的计算资源。池化后可以生成一个更低分辨率的矩阵,不过池化后的数据仍然可以包含输入图像的重要特征或者元素。实际应用中常用的池化类型(最大池化和平均池化)前文已经赘述。图3-16用上文同一个例子来做池化,显示了最大池化的工作原理。这里使用了一个大小为 2×2 的池化层,步长为2。相当于取每个同颜色显示区域的最大值,并生成一个 2×2 的新矩阵作为输出。可见在池化后,特征维数可以显著减少。

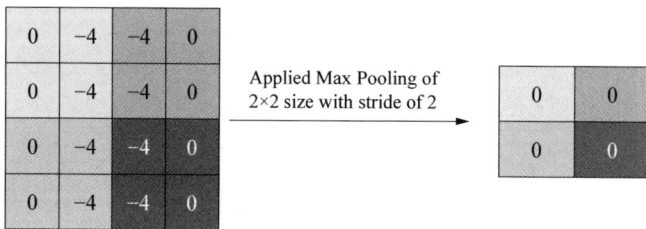

图3-16　池化运算示意图

(五) 全连接层

前文都是特征提取步骤。而分类这个步骤,一般会用一个全连接层来作为神经网络的最后一部分。全连接层从前面的卷积层和池化层中的输出(即前面的层提取出来的特征)连接到输出层,并且输出最终的分类标签。

CNN 模型的完整过程如图 3-17 所示。

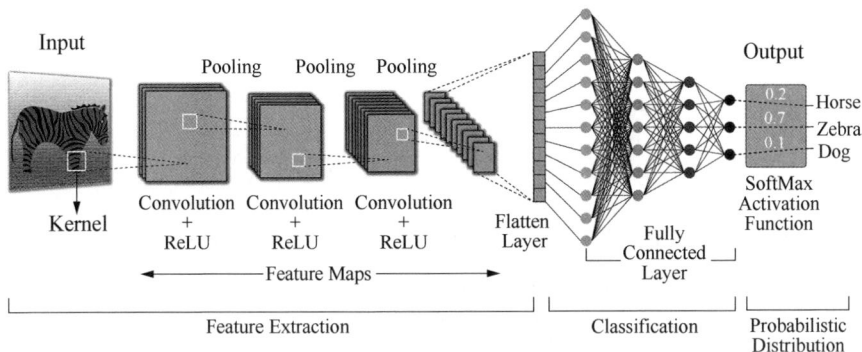

图 3-17　CNN 模型的完整过程示意图

第三节　机器学习的挑战和展望

一、泛化能力

泛化能力(generalization ability)是指机器学习算法对新鲜样本的适应能力。学习的目的是学到隐含在数据背后的规律,对具有同一规律的学习集以外的数据,经过训练的网络也能给出合适的输出,该能力称为泛化能力。

在机器学习方法中,泛化能力通俗来讲就是指学习到的模型对未知数据的预测能力。在实际情况中,通常通过测试误差来评价学习方法的泛化能力。如果在不考虑数据量不足的情况下出现模型的泛化能力差,那么其原因基本为对损失函数的优化没有达到全局最优。

(一)泛化能力

在机器学习方法中,泛化能力通俗来讲就是指学习到的模型对未知数据的预测能力。在实际情况中,通常通过测试误差来评价学习方法的泛化能力。如果在不考虑数据量不足的情况下出现模型的泛化能力差，那么其原因基本为对损失函数的优化没有达到全局最优。

（二）泛化误差

首先给出泛化误差的定义，如果学到的模型是$\hat{f}$，那么用这个模型对未知数据预测的误差即为泛化误差：

$$R_{\exp}(\hat{f}) = E_P[L(Y, \hat{f}(X))]$$
$$= \int_{x \times y} L(y, \hat{f}(x))P(x, y)\mathrm{d}x\mathrm{d}y$$

泛化误差评价了学习方法的泛化能力，如果一种方法学习的模型比另一种方法学习的模型具有更小的泛化误差，那么这种方法就更有效。事实上，泛化误差即所学到的模型的期望误差。提高泛化能力的方式大致有 3 种：增加数据量、正则化和凸优化。

二、可解释性

机器学习日益普及，尤其是深度学习在图像、声音、自然语言处理等领域取得卓越成效。机器学习算法的表示能力大幅度提高，但是伴随着模型复杂度的增加，机器学习算法的可解释性越差。至今，机器学习的可解释性依旧是个难题。新的法规及高度规范的领域，已经强制要求对决策进行审计和验证，这增加了对机器学习结果的质疑、理解和可解释性的系统能力的需求。对于机器学习来说，算法的透明性是不可或缺的。

对于机器学习的可解释性的定义，目前没有统一的标准。Miller 从哲学、心理学和认知科学的角度对解释的定义、生成、选择、评估和呈现给予说明，展现人们在研究机器学习可解释过程中的某种认知偏见和社会期望。Zhou 等人认为机器学习缺乏解释既是实际问题也是道德问题，根据解释的概念和黑盒子系统的类型不同，对目前的解释技术进行了分类总结。

在医疗健康领域，模型的可解释性相当重要。缺乏可解释性的自动医疗诊断模型可能给患者带来错误的治疗方案，甚至严重威胁患者的生命安全。

在实际的学习任务中，是选择结构简单易于解释的模型然后训练它，还是训练复杂的最优模型然后开发可解释性技术解释它呢? 基于这2种不同的选择,机器学习模型可解释性总体上可分为2类:事前(ante-hoc)可解释性和事后(post-hoc)可解释性。其中事前可解释性指通过训练结构简单、可解释性好的模型或将可解释性结合到具体的模型结构中的自解释模型使模型本身具备可解释性。事后可解释性指通过开发可解释性技术解释已训练好的机器学习模型. 根据解释目标和解释对象的不同,事后可解释性又可分为全局可解释性(global interpretability)和局部可解释性(local interpretability)。全局可解释性旨在帮助人们理解复杂模型背后的整体逻辑以及内部的工作机制,局部可解释性旨在帮助人们理解机器学习模型针对每一个输入样本的决策过程和决策依据。

三、未来展望

总的来说,机器学习算法种类繁多,各种类别的机器学习算法均有擅长的领域和难以克服的缺陷,其未来趋势是进一步融合,如完善集成方法和增强理论,或利用元学习(meta learning, ML)算法解决更深层次的学习"如何学习"的问题。

在关注了"如何学习"问题之后,还应关注学习之后"如何解释"的问题。尽管模型可解释性研究已取得一系列瞩目的研究成果,但其研究还处于初级阶段,依然面临着许多的挑战且存在许多的关键问题尚待解决。其中,可解释性研究当前面临的一个挑战是如何设计更精确、更友好的解释方法,消除解释结果与模型真实行为之间的不一致;第二个挑战是如何设计更科学、更统一的可解释性评估指标,以评估可解释方法解释性能和安全性。

💡 **案例讨论**

案例

1948 年,弗雷明汉心脏研究(Framingham Heart Study, FHS)开始了最长的关于心血管流行病学队列研究。基于此数据已经发表了相当多的重要的研究结果,对心血管疾病的研究作出了重要贡献。

　　研究一开始，调查人员从马萨诸塞州弗雷明翰招募了 5 209 名年龄在 30～62 岁的男性和女性。受试者提供了许多变量的基线信息，他们每两年回到研究办公室，进行详细的病史、体检和实验室检测。他们还仔细监测了队列，并记录了关于心血管疾病的不良健康结果。1971 年，他们招募了第二个队列，由最初队列的后代组成。2002 年，他们招募了第三个队列，由原始队列的孙辈组成。数据分析确定了心血管疾病的主要风险因素：高血压、高胆固醇、吸烟、肥胖、糖尿病、缺乏体育锻炼和许多其他风险因素。

　　该数据集变量如表 3-4 所示：

表 3-4　心血管疾病的主要风险因素

变量名	中文名称	变量属性	取值
male	性别	logic	TRUE FALSE
age	体检时的年龄	int	
education	受教育程度	factor	技校 高中/GED 大专/职业学校 大学
currentSmoker	当前吸烟情况	Logic	TRUE FALSE
cigsPerDay	每天吸烟的数量	int	
BPmeds	抗高血压药物	logic	TRUE FALSE
prevalentStroke	中风	logic	TRUE FALSE
prevalentHyp	高血压	logic	TRUE FALSE
diabetes	糖尿病	logic	TRUE FALSE
totChol	总胆固醇(mg/dL)	int	
sysBP	收缩压(mmHg)	num	
diaBP	舒张压(mmHg)	num	
BMI	体重指数	num	
heartRate	心率(次/min)	int	
glucose	血糖水平(mg/dL)	int	
TenYearCHD	10 年随访期冠心病	logic	TRUE FALSE

　　该数据可以从 R 统计软件中在线装载。R 语言是一种开源的统计计算与绘图语言，是最流行的数据分析语言之一。R 语言具有很多特点，如开源免费，语法简单易学，具有丰富的拓展包，提供了极为丰富的数据分析手段，这促使我们在数据分析中使用它。R 软件和开发

环境可以分别从其官网上下载。

讨论

（1）通过文献检索，查找和研读3~5篇利用此数据发表的高影响因子论文，讨论和总结论文中使用的统计模型和主要结论。

（2）下载并安装R软件和Rstudio编程环境，选择1~2篇高影响因子的文章，自己尝试用R语言去复现论文中的模型。

（3）运用经典的Logistic回归模型，构建预测模型（训练集：测试集＝7∶3），评估模型的性能，作出ROC曲线。

本章小结

本章主要介绍了机器学习方法的基本理论和方法体系。重点介绍了机器学习分类和算法性能评价的基本方法；深度学习部分重点介绍了其基础模型与常见的两类算法：卷积神经网络和循环神经网络；最后介绍了机器学习方法的泛化、可解释性和未来展望。

参考文献

［1］陈珂锐,孟小峰. 机器学习的可解释性[J].计算机研究与发展,2020,57(9):16.

［2］李航. 统计学习方法[M]. 北京:清华大学出版社,2016.

［3］周志华. 机器学习[M]. 北京:清华大学出版社,2016.

［4］BAEHRENS D, SCHROETER T, HARMELING S, et al. How to explain individual classification decisions [J]. The Journal of Machine Learning Research, 2010, 11: 1803-1831.

［5］Gilmer J, SCHOENHOLZ S S, Riley P F, et al. Neural message passing for quantum chemistry[C]//International conference on machine learning. PMLR, 2017: 1263-1272.

［6］MILLEN J. A survey of methods for explaining black box models [J]. Computing reviews, 2020,61(1):7-7.

［7］MILLER T. Explanation in artificial intelligence: Insights from the social sciences[J]. Artificial intelligence, 2019, 267: 1-38.

［8］WIEMKEN T L, Kelley R R. Machine learning in epidemiology and health outcomes research[J]. Annu Rev Public Health, 2020, 41(1): 21-36.

第四章

公共卫生中的相关性与因果性

学习目标

(1) 掌握相关性与因果性的概念。

(2) 熟悉相关性与因果性的区别与联系。

(3) 了解相关性与因果性在公共卫生中的意义。

近年来,相关性(correlation)与因果性(causation)的关联问题,可以说是公共卫生领域所探索的最根本的问题。流行病学家们利用包括以人群为基础设计的队列研究、病例对照研究、随机对照试验等传统流行病学方法,目的均为探索因素之间的关联关系。而在当今大数据时代,随着公共卫生信息化、智能化的不断加快,借助统计学与机器学习中的方法,我们在客观世界中发现各个因素之间的联系变得越来越容易。同时,伴随而来的虚假关联也陡然增多,这将会导致错误的统计推断和错误的科学结论。明确如何准确地识别公共卫生领域的相关性与因果性,可以帮助人们做出正确的健康决策,进而预防疾病,促进健康。

第一节 相关性与因果性的定义

了解相关性与因果性之间的差别是决定以下几种问题的基础:哪些风险因素需要考虑?哪些因素需要更深入研究?哪些风险因素是偶然出现的?想要准确识别相关性与因果性,首先就要了解它们的实质。

相关性(correlation)，又称相关关系，简称相关，通常分为线性相关和非线性相关。关于相关性的起源，可以追溯到 1885 年，Galton 在研究人类身高遗传问题中首次提出了相关性的概念——"Two variable organs are said to be co-related when the variation of the one is accompanied on the average by more or less variation of the other, and in the same direction"。两种或两种以上的变量之间存在的这种关联性通常相互依赖，且反映为统计学关联，通过计算变量间的相关强度来确定的。一些统计方法可以判断变量间是否存在相关性、关联方向，以及关联强度。关联方向分为正相关和负相关。当两个或两个以上的变量共同增加或减少时，被称为存在正相关关系，反之，称为存在负相关关系。例如，气温和冰激凌销量之间存在正相关关系，气温越高，冰激凌销量越大。而有研究表明，多吃坚果可以降低胆固醇水平，意味着吃坚果的数量与胆固醇水平间存在负相关关系。另外，当一个变量增加或减少不会影响另一个变量时，可以说这两个变量之间没有观察到相关关系。散点图可以直观地初步观察到变量间的相关性。

因果性，又称因果关系，简称因果。指在实验和数据分析中，因果性是指一个变量的变化直接联系并影响另一个变量的变化。当两个变量之间具有因果性时，先发生的变量(原因变量)，可能会使后发生的变量(结果变量)发生或影响其变化方向。在公共卫生研究中，因果性也是一个重要概念，但其定义尚未统一。Mark Parascandola 和 Douglas L. Weed 概述了流行病学研究中的五种主要的定义类型：production、necessary and sufficient、sufficient-component、probabilistic 和 counterfactual。"production"简单来说，就是原因会引起结果的产生，而非因果性相关不会导致结果的产生。流行病学史上，这一定义多出现在针对传染病的早期病因学说。"necessary and sufficient"，此定义下，包含着 4 种病因关系：充要病因、充分不必要病因，必要不充分病因，以及既不充分也不必要病因。"sufficient-component"也是指在 1976 年由 Rothman 提出的"充分病因-组分病因模型"，即疾病的发生必须是由一种充分病因引起的，充分病因的形成等同于疾病发生，而某种疾病的发生可以由一个或多个组分病因共同构成充分病因，并且缺一不可。"probabilistic"即概率因果，一些人认为应该用概率来定义因果性，也就是一个概率性原因增加了它的结果发生的概率。"counterfactual"的定义是由部分统计学家和流行病学家提出的基于反事实的因果性定义。举个简单的例子来说明：当小明感冒后，吃了感冒药，吃了药以后感冒好了，这个时候小明可能会说，"多亏吃了药，不然不知道感冒什么时候才能好。"这个生活中常见的例子中，小明实际上在吃药与感冒症状变化之间定义了一种因果性。但是这种生活化的语言并不严谨。在听说了朋友没有吃感冒药，感冒也好了的经历后，小明会想，"如果我没有吃药，或许感冒也能痊愈的。"那么，吃药与感冒之间究竟存不存在因果性？事实上，要定义因果性，首先要有一个基本的假设，即"如果当时小明没有吃药的话，感冒就不可能痊愈"。由此可以发现，对于一个个体而言，有两个状态，一个是吃了药以后的状态，另一个是没有吃药的状态，两个状态都是吃药之前不知道的。只有这两个状态不同，才能说吃药与感冒之间存在因果性。

事实上，在公共卫生研究中，可以认为"相关性"本质上是在回答"是什么"的过程，而"因果性"则是在解释"为什么"的过程。比如，在做流行病学研究的过程中，通过进行观察性研究，首先描述疾病的分布，此过程能够提供病因分析的初步线索，找出与疾病存在关联关系的因素，形成病因假设；之后根据假设的病因或流行因素进一步在研究人群中探索疾病发生的条件和规律，验证病因假设；最后，通过随机对照干预实验，探索相应的因果关系。

知识拓展

数据挖掘中的相关与因果

著名的"啤酒与尿片"事件就是利用数据挖掘建立关联规则，之后发现因果关系的经典案例。这种通过研究用户购物车数据，将不同商品之间进行关联，发现项与项之间相关性的方法，就称作"关联规则挖掘"（association rules mining）。

关联规则挖掘算法所挖掘出来的项与项之间的关系是相关性，如果想要分析项与项之间的因果性，对应的数据挖掘工作称作"因果发现"（causal discovery）。

第二节　相关性与因果性的关系

相关性与因果性原本是哲学上的老问题,在如今大数据时代,应当重新审视两者的关系。有学者将相关关系细分为三类:决定论因果关系、统计因果与非因果关系。相关性包含决定论因果关系,决定论因果关系必定具有相关性;而统计因果找到了协调传统科学哲学的方法论与大数据方法论的中间桥梁,是大数据研究中的一个中间驿站;大数据视角下,通过统计因果可以推测总体和个体的因果关系,但并不能给出明确的证据;另外,可以借助统计因果对因果性和相关性进行区分与联系(图 4 - 1)。

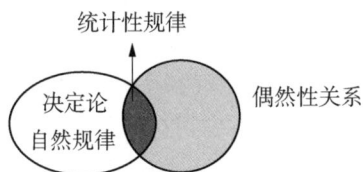

图 4 - 1　决定论和偶然性的关系

一、相关性≠因果性

关于相关性与因果性的区别与联系,自 17 世纪以来不论是科学界还是哲学界,一直被"相关性≠因果性"这一观点广泛影响着。普遍认为,建立有意义的相关性容易,但实现从相关性到因果性的质的飞跃难。尽管有时候事物间呈现强相关,由于存在各种噪声(混杂因素),往往并不能直接认定事物之间存在因果关系。两个或多个不具有因果性的变量之间,有时统计学上会表现出强相关性,便称之为"伪相关"(spurious correlation)。其产生包含了两种情况,一种是完全的随机现象,另一种则是存在第三个事件同时对这两个事件造成影响,但无法观测到其存在。前者在处理小样本数据时尤其多见,例如,美国自 1999—2009 年在科技领域的支出与通过上吊、窒息等方式自杀的人数之间的相关系数为

0.997 8。但实际上,不会认为这两者之间存在因果关系,因为样本量只有
11 个数据点,属于巧合的可能性更大。除此之外,由于对数据的过度挖掘
而产生的相关性也多是由于巧合性造成的。如果只是基于相关性分析展
开统计推断,则可能会误导科学发现,做出错误的干预措施。而在 1914
年,美国专家们研究导致糙皮病的原因时,通过观察到患糙皮病的民众多
生活在糟糕的卫生环境中,于是专家们认为糙皮病是一种传染病,而卫生
环境差是造成其传播的首要原因。直到 Joseph Goldberger 发现,糙皮病
的病因是饮食中缺乏烟酸导致的,并非糟糕的卫生环境,只是由于饮食条
件差刚好与卫生环境存在相关性,使专家们错误地观察到卫生环境与糙
皮病的因果关系。

二、不相关≠不因果

正如上面提到的相关性≠因果性,缺乏相关性也并不意味着没有因
果性。在大数据时代,除了某些虚假关联,在应用统计方法寻找相关性的
过程中,有一些真实的相关性也是观察不到的,但也不能武断地说其不具
有因果性。在真实世界数据分析中,这一情况最常见的表现形式为辛普
森悖论(Simpson's paradox)。例如,在研究某种运动技能(如网球)上的
激励与表现之间的关系时,通过回归分析,研究人员得出结论,两者之间
不存在显著的相关性。然而,当研究人员将球员按照"防御型"和"进攻
型"进行亚组分析时,却发现在"进攻型"球员中,激励和表现之间存在正
相关关系,而在"防守型"球员中则呈现负相关关系。

三、相关性与因果性的混淆

尽管反复强调"具有相关关系,不一定具有因果关系",人们还是常常
将相关当成因果。毕竟,因果关系的结果比相关性更有趣、更有价值,甚
至更令人兴奋。相关性暗示着世界是如何运行的,而因果性直接回答了
这个问题。相关性可能是虚假的,而因果关系才是真实的。

当人们观察到两个变量间存在相关性,并且认为一个变量会引起另
一个变量变化时,这个问题就会出现,尤其在媒体中更为普遍。纽约时报
的一篇文章曾描述了一项观察性研究,证明了打网球和延长寿命之间的
联系。该研究的摘要明确指出,没有因果关系的暗示:"因为这是一项观

察性研究,尚不确定这种关系是否是因果关系。"然而,纽约时报这篇报道的标题却有误导人们走向因果性的倾向——"The Best Sport for a Longer Life? Try Tennis"。记者和新闻媒体并不是唯一负有责任的人,研究人员有时也会犯同样的错误。一项关于乳脂肪消耗与儿童肥胖症的观察性研究,尽管明确承认无法得出因果推论,但论文的标题同样暗示了因果关系"Full fat milk consumption protects against severe childhood obesity in Latinos"。总之,相关性通常被误解为因果性。当作者和记者迫于提供新颖而有意义的发现的压力,为了使他们的结果看起来更令人兴奋和更有解释性而偏离这个方向时,这个问题就更加严重了。

究竟该如何区分因果性? 研究因果性的学者们普遍同意因果性必须满足三个条件。首先,原因必须发生在结果之前。其次,原因与结果之间存在函数关系,并且要求原因和结果具有两个或多个值。例如,在"吸烟引起肺癌"的问题中,研究者发现,与不吸烟者相比,吸烟者会增加患肺癌的可能性。所以,科学家必须考虑变量之间的所有关系:这个人是否吸烟(是或否),以及这个人是否患有肺癌(是或否)。并且,此时还要考虑这种关系是不是偶然事件。最后,对于"原因"引起"结果"而言,不能存在一个同时引起"原因"和"结果"的第三因素。Graham E. Quinn 在 1999 年发现2 岁以前儿童的夜间睡眠亮度越高,越容易近视。而这之后,Czepita Damian 却发现在父母不近视的儿童中,并没有发现两者之间的相关性,提示这可能是基因引起的。因为父母是近视,为了方便观察幼儿夜间情况,所以会习惯提高房间内的亮度。也就是说,父母的近视基因可以同时解释提高房间亮度和儿童近视的问题。

18 世纪英国著名哲学家休谟认为,由于人们习惯于通过感觉经验形成普遍的规律性认识,即任何事情的发生都存在因果关系,所以在理解、解释和研究事物或现象时,即便知道"相关≠因果",还是常常会犯"把'相关'当成'因果'"的错误。因此,有必要警惕这一问题。当听说某件具有因果关联的问题时,仔细审查上面的三个条件。此外,在回答类似上述问题的医学问题时,要想判断因果关联,设计良好的随机对照试验是公认的"金标准"。

💡 **知识拓展**

格兰杰因果检验

Clive W. J. Granger,1934 年 9 月出生于英国威尔士的斯旺西,是经济学时间序列分析大师,被认为是世界上最伟大的计量经济学家之一,是 2003 年诺贝尔经济学奖获得者。曾经有很多对于因果性的定义,包括最简单的基于条件概率的因果性等,总是由于各种缺陷受到质疑。

1969 年,由 Clive W. J. Granger 提出的格兰杰因果检验(Granger causality test)是因果发现分析中一种重要的统计假设检验,后经发展,影响深远。Granger 认为,经济学中的因果关系可以通过测量时间上更早的一个时间序列对另一滞后的时间序列的未来值的预测能力来检验。简单来说,就是确定一个时间序列是否对预测另一个时间序列有价值。

其两条基本原则为:①因发生在果之前;②因含有独有的关于果的未来的信息(the cause has unique information about the future values of its effect)。

因此,格兰杰因果并不是一般理解上的较强的"原因导致结果"意义上的因果性,而是一种较弱的"X 可预测 Y"意义上的因果性。

第三节　相关性与因果性的意义

正如前面提到的,研究相关性是用来回答"是什么"的问题,而研究因果性则是用来回答"为什么"的问题。相信大家在各种文献中都见过类似于以下几种研究问题:

(1) 某种干预措施或疗法在预防或治疗某种疾病中的效果如何?

(2) 究竟是经济水平的提高还是人们健康意识的提高导致的患病率降低?

（3）由肥胖导致的医疗机构成本增长的总体占比为何？

（4）政府部门准备推出某项医疗改革政策，究竟能不能达到令人们满意，且促进健康的作用？

（5）如何能够在下一次传染病疫情暴发前，精准地预测它的发生？

……

以上这些问题在现实的公共卫生研究中很常见，专家学者们也一直在不断提出这样的问题并寻求答案，其本质就是研究"相关性"或"因果性"的问题。最终目的是表明有必要或至少有可能通过制定相应的干预措施，减少对有害因素的暴露，或增加对有益因素的暴露，从而阻止或减缓疾病蔓延，促进人群健康。比如，当我们发现生活方式与冠心病存在相关性时，政府的卫生保健部门就可以采取各种措施宣传健康的生活方式，从而控制冠心病的患病率，减轻冠心病的疾病负担。而其中"因果性"相较于"相关性"来说，更具优势。1948 年，Bradford Hill 进行了世界上的第一个随机对照试验——研究链霉素对于治疗肺结核的有效性，得出了"使用链霉素"与"治疗肺结核"之间存在一定因果关系，于是通过使用链霉素治疗，患者的症状得到了改善，从而降低了肺结核的死亡率。由此可见，因果性通过循证医学原则已经融入医疗实践的许多方面。在循证医学中，关于治疗方法疗效的好坏决定，部分基于如何衡量干预措施和健康结果之间因果性强度的规则。

当今时代，每个人都是数据的生产者，无时无刻不在产生数据，数据多了，便越来越轻易地就能发现许多存在相关性的事件。只要统计上两事件同时发生的概率足够显著的话，就可以说这两事件间存在相关性。这种相关性揭示了数据中存在的某种模式，使得变量一起变动，但相关性本身并不能明确数据的一起变动是个是因为一个变量引起了另一个变量的变动，也并不能明确如何按照想要的方向改变一个系统。而因果性允许提出可能的干预措施，以实现想要的结果。

即便如此，相关性也并非一无是处。19 世纪，伦敦全科医生 John Snow 就通过一张宽街的地图观察到了水井与霍乱死亡之间的关系，在没有证明这两件事之间存在因果性的前提下，通过对污染的水源及时采取了措施，使得霍乱疫情得以控制。1883 年，德国的罗伯特·科赫医生在污染的水源中分离出了霍乱弧菌，这才确定了霍乱是通过水中的霍乱弧菌传播,而非瘴气。所以,相关性分析与因果性分析并不是矛盾的关系,恰恰相反,相关性是寻找因果性的利器。相关性的背后,多数情况下一定有导致两事件发生的共同原因在起作用。

另外,"相关性"和"因果性"的另一个重要作用是预测。2019 年末,新冠疫情暴发初期,病例在武汉聚集发病,于是专家很快发现了这种"不明原因肺炎"与武汉之间的相关性,并且预见到如果不采取相应措施,疫情将蔓延至全国。随即采取了封城等措施,得以在早期控制住了疫情蔓延。同样,临床医生常常通过患者的年龄、疾病严重程度等因素,预测患者采取手术治疗的预后情况,从而决定患者选择保守治疗还是手术治疗。以上例子均能证明应用"相关性"可以预测疾病发展趋势,从而辅助决策者做出决策。同样,"因果性"与"相关性"相比,在预测问题上会提高预测的准确度。2009 年,谷歌通过搜索引擎中的"发热""咳嗽""头痛"等关键词检索与流感疫情之间的相关性,对流感趋势实现精准预测,但是最终并未成功,2013 年 *Nature* 上的一篇文章指出,GFT 预测的流感病例门诊数超过了 CDC 监测报告预测结果的两倍。预测不准的重要原因便是检索上述关键词与流感患病之间只存在"相关性",并不存在"因果性"。

Federica Russo 认为,当代医学很大一部分研究是借助统计学建立的因果关系,和其他依赖数据定量分析的学科一样,医学研究中也必须仔细考虑"相关性≠因果性"。同样,使用统计学工具探索因果关系也面临着一些挑战,如混杂和对照的问题、变量选择、模型选择和数据选择等问题。尽管面临这些挑战,相关性作为因果关系的证据,对于建立因果关系仍然非常有用。在当今以寻找相关性为支柱的数据驱动方法越来越普遍的情况下,理解相关性在因果性评估中的地位变得尤为重要。

第四节　相关性与因果性面临的挑战

尽管大数据时代可以越来越多地观察到事物之间的相关性,但利用相关性找出其中真正影响疾病或健康的原因,却变得不太容易。我们应当利用医学专业知识,在众多因果关系的网络中,梳理出能够构成潜在因果关系的路径,为进一步研究因果提供有用线索。

　　当前在公共卫生中确定因果关系的挑战总是受到现有数据的约束、对潜在生物学或社会学过程的理解,以及开展实际干预措施的能力等因素的影响。我们国家的行政数据采集存在的最大问题是数量很大,但质量不佳。由于辛普森悖论的存在,利用真实世界中的观察性数据得到有关因果性的结论往往要基于很强的假定。

　　在 20 世纪中叶对于有关于吸烟与肺癌的关系研究中,当时的流行病学研究结果已经表明,吸烟与患肺癌的风险增加有关。数据来自病例对照研究和队列研究,以及描述烟草烟雾成分的动物模型和实验室研究结果。肺癌死亡率的上升使我们迫切需要采取行动,减少吸烟。然而,采取行动需要确定吸烟致死亡率增加的原因。即使流行病学证据增多,烟草业也实施了广泛的战略,对流行病学证据和关键研究的可信性提出普遍质疑。这种对证据产生怀疑的策略加剧了对届时流行病学研究结果的挑战,它的使用证明了因果决定的社会重要性。直至今天,制造和传播怀疑仍然是一种策略,被利益相关者广泛使用,他们的利益可能会受到因果发现的威胁。无可争议,吸烟是患肺癌的原因。在公共卫生中,对原因的干预是促进健康的基本原则,但这一因果结论并没有体现在减少或消除吸烟的具体行动的结果中。后来,公共卫生干预针对的是吸烟者个人,而不是香烟制造商。这也是传统方法的一个特点,流行病学家和其他公共卫生工作者对各种危险因素作出了因果判断,而没有考虑改变他们的特定方式的影响。

　　另外,理想情况下,所有的因果关系都是通过 RCT 实验得到的。但是,大多数情况下,随机试验不一定符合伦理道德,或不切实际,不能及时帮助做出干预措施。因此,公共卫生的因果推论通常来自观察性研究。利用观察性研究得出的结论常常存在几个问题。首先,只能得出相关性的结论,对于干预措施的定义不清,限制管理者做出有效的公共卫生决策。例如,有研究者观察到与较瘦的人群相比,肥胖人群的死亡率较高,指出肥胖与死亡之间可能存在因果关系,但是却没有指出具体的行动方向:是否应该在公共场所增加运动设施加以干预? 减少超市出售含糖饮料、膨化食品? 还是鼓励大家进行吸脂手术? 这种观察行为研究并没有为下一步干预措施提出具体的方案。而另一种实验性研究就不存在这一问题。如果将研究对象随机分配到健康饮食组和不健康饮食组,分别观察并比较体重变化和死亡率。这一实验结果将为肥胖干预提供直接、可操作的信息。

相关性作为公共卫生研究中的主要研究内容，其研究结果通常是非常有用的，尽管他们不能用于识别原因，但可以用于识别干预措施的效果。在利用相关性做出决策时常常会面临的一些挑战，最主要的便是其有效性。Thomas D. Cook 和 Donald T. Campbell 在准实验中引入了内部有效性和外部有效性这两个术语。内部有效性是指认为变量 X 与 Y 之间的相关性在参照人群中存在因果关系的信心。外部有效性是指在参照人群之外建立同样相关性的可能性。因此，在医学研究中，我们可能感兴趣的是确定一种药物对特定参考人群和其他人群的效力。公共卫生干预的有效性亦是如此。

总体上，建立因果关系是医学科学的一项核心工作。了解疾病病因，以及减轻疾病负担的治疗方法，实际上是医学中许多与因果分析和因果评估有关的活动的一个实例。在医学领域，相关性具有"两面性"的特征。一方面，我们应该警惕相关性，因为他们并不意味着因果关系，这也是统计学和因果关系哲学中广为流传的"咒语"。另一方面，相关性是建立因果关系的一个非常重要和有用的证据，这是目前在哲学和医学文献中争论的一个论点。当在大数据集中搜索相关性成为医学研究的关键时，如果我们考虑到"数据密集型科学"的出现，了解医学相关性的局限和潜力就显得尤为重要了。

💡 **案例讨论**

案例

一项研究利用 240 万丹麦队列近 40 年的健康登记系统数据评估了母亲孕期糖尿病与其子代心血管疾病发病风险之间的关联关系，以及母亲心血管疾病史或母亲合并糖尿病并发症是否影响这些关联。该研究发现，孕前或孕期患有糖尿病的母亲，其子代患心血管疾病的风险比孕前或孕期无糖尿病的母亲的子代高出 29%。若母亲在孕期有糖尿病合并糖尿病并发症或患有心血管疾病,将会导致子代患心血管疾病的风险增加 60%～73%。

讨论

(1) 判断两者之间是否具有相关性和因果性,并说出你的判断依据。

(2) 结合本章内容,谈一谈你所探索出的相关性和因果性对该领域的健康意义。

本章小结

本章对医学研究中的相关性和因果性进行了概述,介绍了相关性与因果性的定义,并详细举例介绍了两者之间的区别与联系,重点强调了两种常见的相关性与因果性相互混淆的情况,最后简要介绍了相关性与因果性的研究意义,以及未来面临的挑战。

参考文献

[1] 柴扬帆,孔桂兰,张路霞. 医疗大数据在学习型健康医疗系统中的应用[J]. 大数据,2020,6(5):29-44.

[2] 郭芳,田林玮. 相关性与因果关联[J]. 中华医学杂志,2019,99(10):790-795.

[3] 齐磊磊. 由大数据引起的对因果与相关的讨论[J]. 自然辩证法研究,2017,33(5):92-96

[4] BECK A L, HRYMAN M, CHAO C, et al. Full fat milk consumption protects against severe childhood obesity in Latinos[J]. Prev Med Rep, 2017, 8: 1-5.

[5] BUTLER D. When Google got flu wrong: US outbreak foxes a leading web-based method for tracking seasonal flu[J]. Nature, 2013, 494(7436): 155-157.

[6] DANIEL T M. The history of tuberculosis[J]. Respir Med, 2006, 100(11): 1862-1870.

[7] LAZER D, KENNEDY R, KING G, et al. The parable of Google Flu: traps in big data analysis[J]. Science, 2014, 343(6176): 1203-1205.

[8] FAN J Q, LV J C. Sure independence screening for ultrahigh dimensional feature space [J]. J R Stat Soc Series B Stat Methodol, 2008,70:849-883.

[9] FAN J, GUO S, HAO N. Variance estimation using refitted cross validation in ultrahigh dimensional regression [J], J Roy Stat Soc B, 2012, 74:37 - 65.

[10] FAN J, HAN F, LIU H. Challenges of Big Data Analysis [J]. Natl Sci Rev, 2014, 1(2):293 - 314.

[11] GANDOMI A, HAIDER M. Beyond the hype: big data concepts, methods, and analytics [J]. Int J Inf Manage, 2015, 35(2):137 - 144.

[12] GLASS T A, GOODMAN S N, HERNAN M A, et al. Causal inference in public health[J]. Annu Rev Public Health, 2013, 34:61 - 75.

[13] RAJAKUMAR K. Pellagra in the United States: a historical perspective [J]. South Med J, 2000, 93(3): 272 - 277.

[14] LI T Y, BRENNAN A M, WEDICK N M, et al. Regular consumption of nuts is associated with a lower risk of cardiovascular disease in women with type 2 diabetes[J]. J Nutr, 2009, 139(7): 1333 - 1338.

[15] PARASCANDOLA M, WEED D L. Causation in epidemiology[J]. Journal of Epidemiology & Community Health, 2001, 55(12): 905 - 912.

[16] PETER D.K, DAVID Y.G, AlCARO G, et al. Water source as risk factor for helicobacter pylori infection in Peruvian children[J]. Lancet, 1991, 332:1503 - 1506.

[17] WARD A. Spurious correlations and causal inferences[J]. Erkenntnis, 2013, 78: 699 - 712.

第五章

因果推断与因果学习

💡 **学习目标**

（1）掌握因果框架下潜在结果、反事实、干预等基本概念的定义；因果图及其相关的基础概念和定义；观察性研究中混杂因素的概念。

（2）熟悉因果推断所需要的假设（四个假设）；利用因果图判断变量之间的条件相依和条件独立性的方法；观察性研究中混杂因素的概念。

（3）了解如何利用期望定义因果效应；后门路径准则及利用该准则控制混杂因素的方法；敏感性分析的意义和具体过程。

第一节　基础概念

一、公共卫生中的因果关系

在日常生活中，我们经常通过个人经历来获得一些"因果关系"，比如"我头疼症状减轻是因为服用了阿司匹林""我今天拉肚子是因为昨晚睡觉着凉了"等。但是在科学报告中，使用因果这个词时会慎之又慎。比如"膳食中红肉的高摄入和肠胃炎有密切联系"，这里"联系"一词并没有明确地表达因果关系，想要确定这二者之间的因果关系仍然需要深入地研究。此外还有这样的例子，"每天喝一两杯啤酒会使男性患前列腺癌的概率提高大概 25％"，但这些喝酒的男性及喝酒的多少并不是随机选取的。如果试验做出一定的调整，人们喝酒的习惯还会对前列腺癌有影响吗？看起来很难对此得出明确的结论，因此在得到有关因果的结论之前，一定要对试验的方法和结果进行仔细的分析。

所以，得到真正的因果关系需要严格的证据推理而绝非仅仅依靠人们先前的认知经验。接下来介绍一种互为因果现象，即一个变量可能同时是另一个变量的原因和结果。举个简单的例子，当研究城市中公园和锻炼人群的关系时，一个论点认为，如果有一个不错的城中公园，爱运动的人们会非常愿意搬到附近；另一论点是因为这个社区的人群喜欢运动，所以他们希望建设更好的城中公园。所以既有可能是由于新建了不错的公园吸引更多的人去运动，也有可能因为有许多人爱运动所以修建了新的城中公园。因此，如果要利用收集到的数据来明确城中公园的数目变化是否会影响居住在周围的人们的运动量，首先需要巧妙地设计试验。

结合上述给出的例子，我们需要建立起严格的因果推断和因果建模的概念来解释公共卫生领域这些有关因果的困惑。目前较为广泛采用的方法是通过因果效应（causal effect）来展示因果关系，这需要建立在对因果效应的严格定义和一些从数据中确定因果效应所需要的必要假设基础上。除此之外，在观测性研究中，还需要控制那些被视为混杂因素（confounder）的变量，这些变量可能影响是否接受治疗以及结局变量，所以应当建立起相应的选取变量的准则。另一个重要的话题是敏感性分析，它可以用来确定当与结论相关的假设受到干扰时结论本身受影响的程度。

在本节最后，介绍一些因果推断的历史。统计学家们为因果关系建模的历史可以追溯到 20 世纪 20 年代（Wright 和 Neyman），直到 20 世纪 70 年代才成为一门统计领域的研究。其间的重要突破包括 Rubin 引入的"潜在结果"这一概念，以及由 Greenland、Robins 和 Pearl 发明并对后续因果推断起到重要作用的因果图（causal diagram）模型。此外由 Rubin 和 Rosenbaum 提出的"倾向性得分"（propensity score）也在消除混杂因素影响，估计因果效应时被广泛应用。Murphy 和 Robins 提出的"最优动态治疗方案"（optimal dynamic treatment strategies）模型，可以根据患者的特点来随时间动态地选择最适合的治疗方案，以及在机器学习领域由 van der laan 提出的基于半参数理论和高维数据"针对性学习"(targeted Learning)。

以下内容将详细介绍因果推断中的一些基本概念。

二、潜在结果和反事实

潜在结果和反事实,在定义因果效应中起着至关重要的作用。首先了解暴露和结局,暴露可以是试验个体所处的环境或临床医生给予的某种治疗,而结局则是指各项结果指标。

当研究暴露 A 对结局 Y 的因果效应时,大部分情况下 A 有两种选择,一种是接受处理(治疗),另一种是没有接受药物治疗或者安慰剂治疗等。虽然对于更一般的因果效应,会有更多种处理方案,但为方便起见先考虑只有两种可能的治疗方案。如 $A=1$ 表示接种流感疫苗而 $A=0$ 表示其他。将变量数值化,以便于最终分析这些数据。而结局的变量类型更加多样,比如如果 $Y=1$ 表明两年内会患有心血管疾病,$Y=0$ 表示其他,那就是二元结局变量。同时如果 Y 表示从观察直到死亡的时间,那么结局就是一个连续型结果变量。

(一)潜在结果

在之前的描述中,Y 是一个可以观测到的结局变量,至于潜在结果,则是一个需要一点假想成分的概念。潜在结果是指一个或多个处理作用在个体上后产生的预期结局。我们使用上角标来表示潜在结果,即 Y^a,它表示暴露变量 A 等于 a 时可以观测到的结局。当暴露变量为二元变量时,潜在结果分别为 Y^1 和 Y^0。以接种疫苗为例,结局变量为从观测开始直到个体得流感的时间。那么 Y^1 表示接种疫苗的个体得流感的时间,反之 Y^0 表示未接种疫苗的个体得流感的时间。Y^0 是潜在结果意味着这是如果该个体没有接种疫苗所观测到的结果。

再给出一个二元结局变量的例子,如果 $A=1$ 表示接受局部麻醉,$A=0$ 表示全身麻醉,结局变量 Y 表示肺部并发症,我们感兴趣的是局部麻醉相对于全身麻醉来说是否会降低患有肺部并发症的风险,那么 $Y^1=1$ 表示接受局部麻醉后有肺部并发症,$Y^1=0$ 表示没有并发症发生。同理 $Y^0=1$ 表示接受全身麻醉后有肺部并发症,$Y^0=0$ 表示接受全身麻醉后没有并发症发生。

（二）反事实

反事实，它与潜在变量这一术语有着紧密联系。实际上二者在一定程度上是可交换的，但依然有细微的差别。反事实结果是治疗方法如果不同将会观测到的结果，需要设想在假设的另一情况下会发生什么。比如暴露 $A=1$，那么反事实结果为 Y^0，这是在未发生的暴露 $A=0$ 下的结果。反之，如果暴露 $A=0$，那么反事实结果为 Y^1。再次回到接种疫苗的例子，想知道疫苗接种对预防流感是否有效，假设此时默认已经接种了疫苗，即已知 $A=1$，真实发生的情况是接种了疫苗且没有得病。那么真实情况是 $A=1$，观测结果为 $Y=Y^1$，这是注射疫苗就会看到的结果。与现有事实相反将会发生什么：如果我没有接种疫苗，我会得病吗？情况可能是 $A=0$ 且反事实结果为 Y^0。

此时潜在结果和反事实结果之间的差异就非常清晰了：潜在结果指的是无论实际暴露如何，在假想条件下观测到的结果，而反事实结果指的是在与实际相反的另一种情况下可以观测到的结果。而潜在结果与反事实之间的联系在于：在处理方案决策之前，任何结果都是一种潜在结果，即 Y^1 和 Y^0，这也是"潜在"一词的含义，其中的任何一个都是直到处理方案的决策作出之后才会被观测到。但是试验结束以后，就会有一个观测结果 $Y=Y^A$，和一个反事实结果 Y^{1-A}。虽然潜在结果和反事实结果背后有着不同的机制和推理过程，但二者的取值实际上相同，这也是人们认为二者可交换的原因所在。

三、干预和暴露变量

干预这一概念的出现，是因为研究者想要考虑那些可操纵的变量的因果效应。研究者在一定的假设下可以对变量进行干预或者操纵。正如 Holland 的名言一样，"没有操纵就没有因果"。干预下的因果效应具有明晰的定义，比如假设现在想要比较 A 药物和 B 药物的因果效应，那么可以给一些人服用 A 药物而给另外一些人服用 B 药物，哪些人服用哪种药是由研究者所决定的，从这个意义上说就是研究者在操纵变量。

和这一想法相关的是一个一般假设：没有其他潜在的处理方案。例如，研究 BMI 对健康程度这一结局的因果效应，问题在于有许多可行的方法可以达到 BMI 的某一特定值，不同的方法可能对应着不同的结局。如可以通过吃减肥药来达到特定的 BMI 值,或者通过锻炼、节食甚至手术来达到特定的 BMI 值。所以,难点在于即使这些可能的方法均是导致最终结局的原因中的一个,但由于处理方案不唯一,难以进行操纵。对于体重、BMI 甚至肥胖程度这样不易操纵的变量,在研究中会考虑那些影响它们的干预对应的因果效应。

另一个难点是不可变的变量,比如说种族、性别、年龄。当考虑潜在结果时,可假想当处理方案为 $A=a$ 时结果会怎样,但是对于种族来讲,很难想象如果是不同种族结局会怎样,这样的直接操作实际上十分困难,也很难准确定义。因此针对上述变量,一般不直接考虑它们本身而是和它们相关联且可操作性强的变量。比如对于体重,可以考虑是否接受过肥胖治疗手术。而是否接受手术的可操作性就比体重本身更大,接受手术可看作是一种干预,可以分析对应的因果效应。

之后的讨论都将主要关注那些可以被直接当作干预的处理(治疗)方案,可以假想试验中处理(治疗)都是随机分配进行的。当然对于年龄、种族、肥胖程度这些变量也有因果效应,只是在潜在结果框架中不能很清晰地定义。在一定假设下的干预具有下述特点:①它们的含义是明确的;②具有潜在可操作性。当研究肥胖会导致人的寿命缩短这一因果效应时,需要确定干预来明确这一效应。

四、因果效应的定义

因果效应这一概念是建立在上述基础之上的。通常来讲,如果 Y^1 和 Y^0 不相等,那么处理(治疗)A 对 Y 有因果效应。回到最初的例子,Y 表示从现在开始一小时后头痛缓解("是"$=1$,"否"$=0$),A 表示服用阿司匹林($A=1$)或未服用($A=0$)。论述:"我服用了阿司匹林后我的头痛缓解了,所以药起效了。"并不是恰当的因果推断,上述陈述等价于 $Y^1=1$,即接受治疗且头痛缓解。没有服用的结局为 $Y^0=?$。只有当 $Y^1 \neq Y^0$ 时才有所谓的因果效应,如果两种情况下头痛均有缓解则不能得出药物治疗导致头痛缓解的结论。

在观察性研究中会涉及因果推断的基本问题:只能对每一个体观测到唯一一个潜在结果。上例中,我们永远无法得知服用阿司匹林的人如果不服用时的结局会是怎样,这就是因果推断的基本问题。然而,结合一

感兴趣的总体

总体1：每个人接受 $A=0$　　　　总体2：每个人接受 $A=1$

Y 的均值　　　　　　　　　　Y 的均值

差值即为平均因果效应

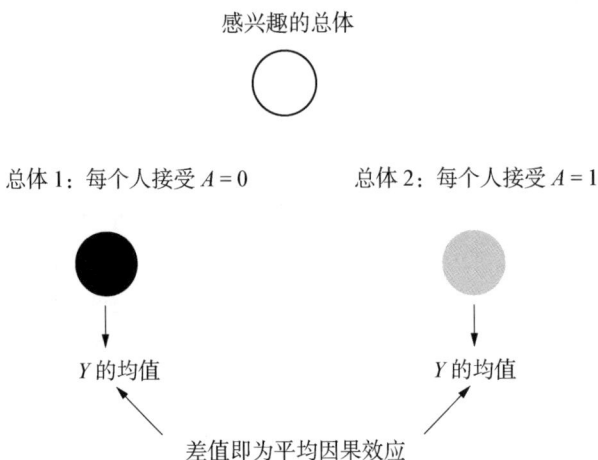

图 5-1　因果效应示意图

些特定的假设，我们可以估计总体平均因果效应。对于个体水平下的因果效应（如果我没有服用阿司匹林会发生什么）则很难评估，但对于总体平均因果效应（如果每个人都服用阿司匹林相对于每个人都没有服用阿司匹林，得到的头痛缓解率是多少）则相对容易。在后续讨论中，都将在总体中讨论因果效应，这也是解决因果推断基本问题的思路。

将感兴趣的总体（如糖尿病患者）看作整体，同时设想有两个假设空间，空间1为这个总体中的每一个体暴露为 $A=0$（没有治疗或安慰剂等），空间2则是这个总体中的每一个体接受了暴露 $A=1$，注意这里每一个空间都是完全相同的总体。如果能够同时观察到这两种暴露下的结局，就可以分别得到对应的均值，它们之间的差值即为平均因果效应。虽然现实中不能同时观测到这样的结果，但是这是我们希望看到的并以此来定义平均因果效应。

使用统计的符号即为 $E(Y^1-Y^0)$，如果 Y 是二元变量即为风险（概率）之间的差异。以之前的手术麻醉例子为例，目标总体是接受过手术的人，结果变量 Y 是肺部并发症，暴露 A 是局部麻醉或者全身麻醉。假设平均因果效应为 $E(Y^1-Y^0)=-0.1$，它的含义为局部麻醉术后患有肺部并发症的概率比全身麻醉的概率低 0.1，在 1000 人中进行手术，那么相对于全身麻醉后患有肺部并发症的人数局部麻醉会减少 100 人左右。另一个例子为噻嗪类利尿药物（$A=1$）或未服用（$A=0$）对高血压患者的因果效应,结果变量 Y 为心脏收缩时的血压。假设平均因果效应 $E(Y^1 - Y^0)=-20\,\mathrm{mmHg}$,表明如果高血压患者服用了该药物,他们的平均血压会比未服用抗高血压药物的患者低 $20\,\mathrm{mmHg}$。

五、因果推断所需要的假设

为了解决因果推断的基本问题,在通过观测数据作出因果推断时需要人为加入一些必要的假设,它们能够将观测数据与潜在结果联系起来。下面介绍常见的 4 个假设:稳定个体干预值假设(the stable unit treatment value assumption,SUTVA)、一致性假设、可忽略性假设和正性假设。这些假设适用于观测数据:结局变量 Y、暴露变量 A、一组协变量 X。X 可以看作为了研究需要收集的数据,比如在药物场景下可能是人口统计资料、年龄、种族等,也可以是临床变量如诊断结果、化验值等等。

(一) 稳定个体干预值假设

SUTVA 假设实际上包含了两个假设:

1. 没有互相干预　个体之间不会相互影响,对某一个体的处理(治疗)与否不会影响其他个体的结局,也不会有溢出或者传染蔓延的情况。比如接种疫苗的有效性取决于人群中接种疫苗的比例,但是在这一假设下认为二者互不干预,治疗的有效性与否不取决于其他人的情况。

2. 暴露方式唯一　这一假设会影响能否有效将观测数据与潜在结果联系起来,如果方式不唯一,很难明确因果效应的确切含义。

SUTVA 假设下可以将潜在结果写作对特定的第 i 个人的处理(治疗)的结果。

(二) 一致性

一致性假设是指在 $A=a$ 的处理下的潜在结果 Y^a,与实际暴露 $A=a$ 时的观测结果是一致的,这也是将观测数据与潜在结果连接起来的方式。进一步可以表达为:如果 $A=a$

$$Y=Y^a,\ \forall a$$

(三) 可忽略性

可忽略性假设是指在给定协变量 X 时,处理分配机制与潜在结果之

间是独立的,即:

$$Y^0, Y^1 \perp A \mid X$$

X 看作是混杂因素。在 X(如年龄、健康程度等)相同的总体中,暴露可被看作随机的,这里的随机性是由其与潜在结果变量互相独立定义的。通常意义下,临床医生更倾向于给予老年人、有高血压病史的人高血压药物,这些因素统一被视作协变量 X,当有足够多的 X 被给定时就可以近似视作暴露是随机的。举一个简单的例子,X 是单变量(年龄)取值为"年轻"和"年老"。老年人更倾向于接受治疗 $A = 1$,且更有可能得到结果(髋骨骨折)。此时 Y^0 和 Y^1 与暴露 A 并不独立,然而给定 X(X 是唯一影响上述的变量)的水平后,暴露可以视作随机分配,也就是说在给定年龄 X 下,暴露的分配机制是可以忽略的。

(四) 正性

正性假设是指对任一水平的 X,暴露的分配机制不是一成不变的,即每一个体接受每一种处理(治疗)的概率是严格非负的。

$$P(A = a \mid X = x) > 0, \ \forall a, x$$

这一假设确保了可以得拥有所有水平下的 X 的患者接受治疗及没有接受治疗的数据。

有了上述假设,可以将观测数据与潜在结果联系起来明确因果效应的定义:

(1) $E(Y \mid A = a, X = x)$ 只包含观测数据,不包含潜在结果。

(2) 根据一致性假设,有 $E(Y \mid A = a, X = x) = E(Y^a \mid A = a, X = x)$。

(3) 根据可忽略性假设,有 $E(Y^a \mid A = a, X = x) = E(Y^a \mid X = x)$。在给定 $X = x$ 的条件下取条件期望,分配机制可以看作是随机的,$A = a$ 对于潜在结果的期望并没有提供额外的信息,因此可以忽略。

(4) 进一步,如果我们想要得到边际因果效应,即在没有给定 X 的条件下,潜在结果之间的差异,那只需再对 X 的边际分布取期望即可。

六、通过分层估计因果效应

分层这一方法是指对重要变量分层并对相应分布取平均的统称。在介绍分层之前,首先介绍条件化和边际化,合称标准化。

前文中提到过 $E(Y^a \mid A=a, X=x) = E(Y^a \mid X=x)$,给定 X 后将潜在结果与观测结果联系起来,再对 X 的分布取期望得到边际因果效应。假设 X 是单分类变量(只取有限值),则有

$$E(Y^a) = \sum_x E(Y \mid A=a, X=x) P(X=x)$$

想要得到潜在变量 Y^a 的期望,可以对子总体的观测结果关于协变量 X 的分布取期望。这是条件化,即通过分层并对边际分布取期望,得到标准化的均值。通过数据得到对于协变量而言的每一层的处理(治疗)效应的估计后,使用每一层对应的概率作为权重将其累加起来,即为标准化。

举一个简单的例子。有研究比较两种糖尿病的治疗方案:新药沙格列汀(saxa)和传统药西他列汀(sita)(表 5 - 1)。结局为主要不良心脏事件(major adverse cardiovascular events,MACE)。难点在于沙格列汀服用者可能在过去已经口服了其他降血糖药物(other antidiabetic drug,OAD),并且过去服用这些药物的患者患有 MACE 的风险更高。另外,这些转服新药的患者可能对原始药物有一定的抗药性。所以当计算 MACE 患者关于两种药物的比例时,可将总体分为两个子总体:

(1) 之前没有服用过 OAD 的患者。

(2) 之前有服用过 OAD 的患者。

这一分层即为协变量 X,利用每一子总体所占的比例作为权重计算加权平均即可得到因果效应。在以 OAD 的使用作为先验的分层下,暴露可以被看作是随机的,即分配机制在给定 X 时是可忽略的。

表 5 - 1　未分层的原始数据

组别	患有 MACE	未患有 MACE	总人数
服用沙格列汀	350	3 650	4 000
服用西他列汀	500	6 500	7 000
总人数	750	10 250	11 000

可以计算,使用沙格列汀人群中患有 MACE 的概率为 350/4 000 = 0.088,而服用西他列汀的人群中的相应概率为 500/7 000 = 0.071。从观

测数据来看服用沙格列汀的风险更高，但至于是药物原因还是使用新药的人群本身患病较重仍然无法明确。

现在将原始数据进行分层可得（表5-2、5-3）：

表5-2   试验前口服降血糖药物（实验组）

组别	患有 MACE	未患有 MACE	总人数
服用沙格列汀	50	950	1 000
服用西他列汀	200	300	4 000
总人数	250	4 750	5 000

表5-3   试验前未口服降血糖药物（对照组）

组别	患有 MACE	未患有 MACE	总人数
服用沙格列汀	300	270	3 000
服用西他列汀	300	2 700	3 000
总人数	600	5 400	6 000

通过分层对比可知，使用沙格列汀的患者之前口服降血糖药物的可能性更高，而口服降血糖药物的患者患有 MACE 的风险更高。给出相应的概率：试验前未口服降血糖药物的患者中，使用沙格列汀并患有 MACE 的概率为 50/1 000 = 0.05，使用西他列汀并患有 MACE 的概率为 200/4 000 = 0.05。二者的风险相同；试验前口服降血糖药物的患者中，使用沙格列汀并患有 MACE 的概率为 300/3 000 = 0.10，使用西他列汀并患有 MACE 的概率为 300/3 000 = 0.10，同样两种治疗没有差异。此时的结果与不分层时得到的结论不同。

下面计算对于沙格列汀的平均潜在结果（总体中的每个人服用沙格列汀）：$E(Y^{saxa}) = E(Y \mid A = saxa, X = OAD)P(OAD) + E(Y \mid A = saxa, X = no\ OAD)P(no\ OAD)$，由分层表可知 $E(Y^{saxa}) = (30/3\ 000)(6\ 000/11\ 000) + (50/1\ 000)(5\ 000/11\ 000) = 0.077$，相当于所有人服用沙格列汀后患有 MACE 的概率。同理可以计算出 $E(Y^{sita}) = 0.077$，边际期望相同表明对所有人使用两种药物得到的潜在结果是一致的。

然而，虽然通过例子可以看出方法的简洁，但实际上可能会有众多需

要定义的协变量 X 来确保可忽略性成立。临床医生不仅需要参考历史用药,还要依据临床表现、健康状况、年龄等因素考虑用药。分层也可能导致出现没有对应元素的空集,比如对血压和年龄分层,可能有一些血压和年龄的组合中难以收集到相应的数据(没有符合条件的患者)。针对上述不足,需要可以替代标准化的其他方法来得到因果效应,如匹配、逆处理概率加权、倾向性得分、工具变量等方法。

第二节 因果图

一、基础概念和定义

因果图是用来帮助我们直观地展现变量之间的因果关系的工具。在实际数据分析中,找到那些可以影响可忽略性假设的变量并不是一个容易的问题,而因果图则可以帮助我们更好地解决这一问题。

(一)混杂因素

在可忽略性假设中假设暴露的分配依赖于潜在结果,那么病重患者接受治疗的可能性更大且有恶化结果的风险更高。所以需要在试验前考虑患者之间健康水平的差异,给定一组协变量 X 为衡量健康水平的指标如既往病史、年龄、体重、烟酒习惯等。在 X 的分层下,有相同的年龄、病史和烟酒习惯的人群,不太会出现病重患者接受治疗可能性更大的情况。当给定足够多的关于 X 的条件时(此时认为患者具有一定的同质性),就可以认为暴露的分配机制是随机的。

上例中,健康水平就是一个混杂因素,因为它同时影响了接受暴露的概率和结局。一般地,混杂因素指的是同时直接影响暴露和结局的变量。例如,通过投掷硬币的方法来分配暴露,则它仅影响暴露而不影响结果,投掷硬币这个分配机制就不能看作混杂因素。再如有家族癌症史的人更容易患癌症(结局),但是家族病史并不是一个混杂因素由于它并不能作为影响治疗决策的一个因素,只影响结局未能影响暴露。有时将仅仅影响结局的变量称为风险因素。给出一个能够作为混杂因素的例子:如果老年人有更高的风险患有心血管疾病(结局)且他们更有可能服用他汀类药物(暴露),那么年龄就是一个混杂因素。

控制混杂因素包含以下几点:

(1)确定能够使得可忽略性假设成立的协变量 X,这组协变量足以控制混杂因素。

(2)使用统计的方法控制 X 并估计因果效应。

(二) 因果图

因果图(causal graphs)对于因果推断十分有效,体现在:

(1)有助于确定需要控制的变量

(2)使假设更清晰

首先介绍仅两个变量(节点)的简单因果图:

(1)$A \rightarrow Y$,表示有向图中 A 影响 Y。A 和 Y 是节点(也可看作变量),它们其实是一组变量,A 可以是直接影响 Y 的所有变量集合。连接 A 和 Y 的边是一个箭头,表示二者之间的方向(有向路径)。被边所连接的节点称为相邻节点。

(2)$A - Y$,表示无向图,A 和 Y 是互相关联的但因果方向是未知的。

接下来考虑相对复杂的图(图5-2):

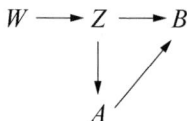

$$W \longrightarrow Z \longrightarrow B$$

图5-2 因果图

有两条从 $W \rightarrow B$ 的路径:$W \rightarrow Z \rightarrow B$ 或 $W \rightarrow Z \rightarrow A \rightarrow B$;而 $Z \rightarrow W$ 的路径只有一条:$Z \rightarrow W$。

(三) 有向无环图

有向无环图(directed acyclic graph,DAGs)是指图中不能有任何没有方向的路径和循环出现的图。之后所讨论的因果图,也均是指有向无环图。首先通过图5-2来学习以下定义:父节点、子节点、祖节点、后裔节点。在图5-2中,W 是 Z 的父节点,表示 W 先发生然后影响 Z。同理 A 是 Z 的子节点,B 是 W 的后裔节点,W 是 B 的祖节点,B 有两个父节点 Z 和 A。之后将要使用有向无环图来帮助确定需要控制从而满足可忽略性的变量。

二、路径和联系

节点之间路径赋予了节点之间联系,而不同的路径代表着不同的含义。大体上路径可以分为以下三种:

(1) 叉型:$D \leftarrow E \rightarrow F$,$E$ 同时影响 D 和 F。

(2) 链型:$D \rightarrow E \rightarrow F$,$D$ 影响 E,E 影响 F,可以看成某种意义上的链式反应,同时箭头的方向是一致的。

(3) 反叉型:$D \rightarrow E \leftarrow F$,将叉型的箭头方向调转。

节点 D 和 F 位于路径末端时,如果有信息同时流向它们两个或者信息可以从其中一个传递到另一个就可以认为二者之间有联系。考虑叉型路径,信息从 E 流向 D 和 F,即 E 同时影响 D 和 F,因此 D 和 F 是相依的。考虑链型路径,D 通过影响 E 最终影响 F,即 D 的信息传递到 F,因此 D 和 F 也是相依的。考虑反叉型路径,D 和 F 同时影响 E,即 D 和 F 的信息在 E 处碰撞,故 E 为冲撞点。然而虽然 D 和 F 影响 E,但并没有信息从 E 流向 D 或 F,所以 D 和 F 独立向 E 传递信息,二者相互独立。若 D 和 F 之间有冲撞点且没有额外信息流,则 D 和 F 在此类路径中是独立的。以上结论对于更长更复杂的路径同样成立。

三、由因果图判断条件独立性

因果图对于判断变量之间的关系具有简洁易懂的优势,介绍几种常见的利用因果图判断的方法及相关的概念。

(一) 阻断

阻断是指可以通过给定路径中节点的条件来阻断路径。考虑路径 $D \rightarrow E \rightarrow F$,现在给定 E(链中部的节点)的条件就阻断了从 D 到 F 的路径。D 的信息流向 F 从而 D 和 F 是相依的,但是它们之间的相依关系通过 E 体现,所以 E 是导致 D 和 F 有联系的原因。如果我们给定 E 为条件即控制 E,路径被阻断,D 和 F 就成为两个相互独立的节点。举一个具体的例子来说明,设 D 是温度,E 表示道路是否结冰,F 表示是否有人滑倒,则 D 影响 E,E 影响 F,但 D 并不直接影响 F,D 和 F 是边际相依的。如果我们给定 E 的条件(同质的)认为道路结冰,那么温度和滑倒并不通过这条路径相互联系。通过对所有个体设定相同的 E 来控制 E，这是阻断的含义。

同理，叉型路径上的联系也可以被阻断。考虑路径 $D \leftarrow E \rightarrow F$，如果给定 E 的条件，则从 D 到 F 的路径被阻断，因为 D 和 F 相互联系的本质在于 E 同时影响它们两个。如果将 E 的值固定，那么 E 不再影响 D 和 F。所以给定 E 的条件阻断了路径，使得 D 和 F 之间相互独立。

(二) 条件相依

如果有冲撞点但被作为条件给定时，情况恰恰相反。对于反叉型路径 $A \leftarrow G \rightarrow B$，其中 A 和 B 通过此路径没有联系。但是若给定 G 的条件，则会导致 A 和 B 之间存在联系。看起来反直观，下述图5-3中的例子可以辅助理解。设 A 是开关的状态，B 是另一种与 A 不同的开关状态，G 表示灯泡是否被点亮。我们通过投掷硬币来决定是否打开 A，A 与其他因素独立，同时是否打开 B 由另一独立的投掷硬币试验决定，G 表示灯泡是否被点亮，条件需要 A 和 B 同时打开。A 和 B 独立因为它们由不同的硬币投掷所决定，因此可以给出如反叉型路径所示的有向无环图，A 和 B 同时影响 G。但是给定 G 的条件后，就会导致 A 和 B 之间产生了联系，建立了二者之间的路径。如果给定 G 是没有被点亮，那么如果 B 是打开状态 A 一定是关闭状态，反之亦然。此时 A 和 B 之间在给定 G 下条件相依，有向无环图可以表示为:

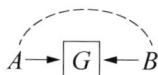

$$A \longrightarrow \boxed{G} \longleftarrow B$$

图5-3　给定 G 后的 DAG 图

(三) 相依性分离

相依性分离是指是否存在一组节点能否使得给定路径上的变量之间相互独立，在有变量相依的路径上，找到一组节点消除这种相依性。

一条路径称为被一组节点 C 相依性分离:

(1) 如果它包含一条链型路径(如 $D \rightarrow E \rightarrow F$)并且中间部分($E$)在 C 中，C 可以视作需要控制的一组节点。

(2) 如果它包含一条叉型路径(如 $D \leftarrow E \rightarrow F$)并且中间部分($E$)在 C

中,需要强调是顶部信息流向其他变量。因为如前述,若为反叉型路径,控制 E 反而会导致相依性。

（3）如果它包含一条反叉型路径(如 $D{\rightarrow}E{\leftarrow}F$)并且中间部分($E$)不在 C 中,同时不包含任何冲撞点的后裔节点。

一般地,对于两个节点 A 和 B,当一组节点 C 阻断了 A 和 B 之间的任一条路径时称它们被 C 相依性分离。所以考虑 A 和 B 之间的众多路径,通过使用一组节点 C 来阻断并获得 A 和 B 之间的条件独立性。这样就有:

$$A \perp B \mid C$$

根据可忽略性假设,需要确定一组变量 X 使得暴露 A 和潜在结果之间条件独立,从而获得了暴露于潜在结果之间的相依性分离,这有助于判断可忽略性假设何时成立。

（四）带混杂因素的有向无环图

混杂因素是指同时影响暴露和结果的变量,带有混杂因素的有向无环图如图 5-4 所示。

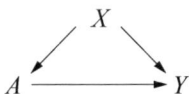

图 5-4　带有混杂因素的有向无环图

X 可以看作是暴露 A 和结果 Y 之间的混杂因素,同时影响 A 和 Y。

我们真正关心的并不是哪些变量是混杂因素,而是确定一组能够足以控制混杂因素的变量,因此需要阻断从暴露到结果的后门路径。

首先介绍前门路径。A 到 Y 的前门路径是指从 A 出发的箭头开始的路径。如图 5-4 中的 A 到 Y,箭头直接从 A 指向 Y。所以 $A{\rightarrow}Y$ 为一条从 A 到 Y 的前门路径。若 A 与 Y 之间有其他变量,$A{\rightarrow}Z{\rightarrow}Y$ 也是一条从 A 到 Y 的前门路径。前门路径实质上是信息流从 A 流向 Y,信息沿着被推动的方向前进。真正影响到前门路径的是箭头的指向,A 的前门路径一定是 A 影响了某些变量。如果考虑 A 和 Y 之间的因果关系,无需阻断前门路径上的任何一处。这是因为前门路径恰恰指向了我们最关心的一点，那就是处理（治疗）的效应。

图 5-5 中无需阻断 Z，因为 Z 也是暴露的一部分，我们关心 A 到 Y 的因果效应但并不关心 A 到 Y 的路径如何。因此无需阻断前门路径中的任何一处，也无需控制有向无环图中的 Z。如果对 A 进行操纵，那么 Y 会受到怎样的影响？在这种情况下依旧无需控制 Z，因为这可能意味着对处理（治疗）效应的控制。中间的路径的考虑称为因果中介分析。比如关心 A 对 Y 的影响中有多少是通过 A 对 Z 的影响造成的，需要关注前门路径并且量化它且依然无需控制 Z。因果中介分析侧重于通过量化中间变量来评级有效暴露的程度，虽然这是另一角度的分析，但它已经超出了因果推断的范畴。我们的主要目标在于总体上 A 影响 Y 的程度。

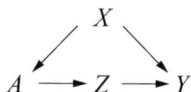

$$
\begin{array}{ccc}
 & X & \\
\swarrow & & \searrow \\
A \longrightarrow Z & \longrightarrow & Y
\end{array}
$$

图 5-5　A 到 Y 的前门路径

后门路径为控制混杂因素时需要特殊考虑的路径。从暴露 A 到结局 Y 的后门路径是指包含箭头指向 A 的所有从 A 到 Y 的路径。图 5-5 中 $A \rightarrow X \rightarrow Y$ 是一条 A 到 Y 的后门路径，这里 $A \leftarrow X$ 是流入 A 的箭头，这是另一条可以从 A 到 Y 的路径。但是这条路径和 A 引起 Y 没有关系，因为这条后门路径没有任何箭头从 A 指出，故没有治疗效果。然而 A 和 Y 仍然可以通过这条后门路径联系在一起，这才是我们需要担心的。因为当考虑 A 和 Y 之间的边际联系时，其中一些联系是由于 A 和 Y 之间的因果效应，也有一些联系是由于 X 同时导致了 A 和 Y 从而产生的。需要将在后门路径中出现的、真正产生治疗效应的路径和产生混杂效应的路径区分开。后门路径是产生 A 和 Y 之间关系混杂的原因，阻断这样的路径以保留真正的因果路径即前门路径。

为了能够充分控制混杂因素，需要设定一组足够多的变量将所有从暴露到结局的后门路径完全阻断。如果 X 是一组变量能阻断全部后门路径，可忽略性假设成立，即在给定 X 时 A 与潜在变量独立。所以 X 为阻断所有后门路径的变量集合，使得给定 X 时暴露机制具有可忽略性。

四、后门路径准则

后门路径准则是确定足以控制混杂因素的变量集合的准则之一。这样的变量集合往往满足：

（1）它能够阻断全部从暴露到结局的后门路径。

（2）它不包含任何暴露的后裔节点。

暴露的后裔节点也是因果效应中暴露中的一部分，因果推断中我们并不想控制有效暴露。满足上述两个条件即被称为后门路径准则，同时满足这一条件的变量集合 X 不唯一。

给出具体的例子分别进行说明，首先考虑没有冲撞点且仅包含一条后门路径的例子。以图 5-6 为例，关心的是 A 和 Y 之间的联系。V 是一个混杂因素，后门路径为 $A \leftarrow V \rightarrow W \rightarrow Y$，只需控制混杂因素 V 即可阻断后门路径，达到后门路径准则的要求。也可以控制 W，或者同时控制 V 和 W，一般的选择是较少的变量集合。

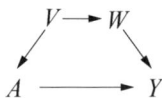

图 5-6　带有混杂因素的有向无环图

下面考虑包含含有冲撞点的路径，如图 5-7 所示有向无环图中没有混杂因素，故无需控制任何变量就满足后门路径准则。

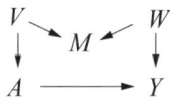

图 5-7　包含冲撞点的有向无环图

对于这类有向无环图，如果控制了 M 将会引入不必要的混杂。控制 M 后建立起 V 和 W 之间的一条路径，从而 V 和 W 是边际独立但条件相依的。这种情况下，需要控制混杂因素所需的变量集合可以为：$\{\}$、$\{V\}$、$\{W\}$、$\{M, V\}$、$\{M, W\}$、$\{M, V, W\}$。V 不是冲撞点，控制 V 不会影响其他变量。不能单独控制 M，需要与 V 或 W 变量结合，仅控制 M 将会导致产生混杂,产生后门路径 $A \leftarrow V \rightarrow W \rightarrow Y$。

更一般地,给出含有两条后门路径的例子,多条后门路径的分析与之同理。由下图可知,两条后门路径分别为 $A \leftarrow Z \rightarrow V \rightarrow Y$ 以及 $A \leftarrow W \rightarrow Z \leftarrow V \rightarrow Y$。

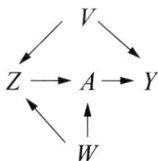

图 5-8　包含两条后门路径的有向无环图

对于第一条不包含冲撞点的路径,控制 Z 或 V 抑或两者全部即可满足后门路径准则。对于第二条含有冲撞点 Z 的路径,该后门路径已经被阻断。如果控制变量 Z 则连接了一条从 W 到 V(Z 的父节点之间)的路径,此时阻断后门路径需要的变量集合为:$\{V\}$、$\{W\}$、$\{Z, V\}$、$\{Z, W\}$。综合两条路径,得到需要控制的变量集合为:$\{V\}$、$\{V, Z\}$、$\{Z, W\}$、$\{V, Z, W\}$。若以最小的集合作为最优选,只需控制变量 V。

在许多实际的例子中,往往面对的是一个十分庞杂的系统。从中提取出有向无环图和各个变量之间的关系,确定需要控制的变量集合都绝非易事,而一切的基础在于提炼出一张正确的有向无环图。虽然有一定的容错率,但是对于后续的分析,正确的有向无环图至关重要,通常需要进行敏感性分析来解决如果有向无环图或者假设有误的问题。

💡 **案例讨论**

案例

在对住院患者的某一项指标进行疗效的判断时,往往需要考虑如人口统计学、诊断结果、服用药物、住院前一年的就诊次数和基础病信息等许多因素,而这些因素与疗效这一结局的关系可能是也可能不是因果关系,如何判断诸多变量之间的关系是建立因果关系模型的一个重要问题。

讨论

鉴于公共卫生的实例中往往需要考虑众多相关的因素,直观而又明确的图示十分重要。由概率图模型衍生而成的因果图模型就具有简单易懂且直观的优点,它可以将上述因素看作变量并作为节点引入因果图中,将变量之间相互影响的关系转化为不同节点之间相连的路径,通过一系列的筛选和阻断路径的方法来判断是否具有因果关系还是混杂因素。因果图可以将多个因素综合在一张图上同时对变量之间的关系可视化,有利于解决许多关系错综复杂的实际问题。

第三节　混杂因素及其应对方法

一、观察性研究与混杂因素的概念和例子

在一般的观察性研究中,暴露的分配机制一定程度上取决于协变量集合 X,且 X 同时影响结局。因此在设计试验时通常将暴露分配机制近似随机化来解决这一问题。随机化后的有向无环图如 5-9 所示。

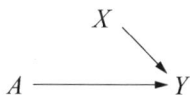

图 5-9　随机化后的有向无环图

随机化处理暴露(如通过投掷硬币来决定 A)时,X 不再影响 A,由 X 指向 A 的箭头消失,从 A 到 Y 的后门路径随之消失。此时,在随机试验中 X 的分布对于每一组都是相同的。在我们的框架下,$A=0$ 和 $A=1$ 的个体都是从大的总体中随机选取的,因此其中任一元素 X 的分布都与原始总体的分布一致。这是随机化试验的一大特点,也是我们希望能够在观察性研究中能够实现的性质。

虽然随机化试验如此理想，现实生活中却不一定可以应用。首先，随机化试验通常成本较高，涉及大量时间、人力和物力。其次，随机化试验有时是违反道德的，在吸烟导致肺癌的研究中无法随机安排人群吸烟。还有可能一些人会拒绝加入试验，最终能够用来进行推断的总体较之前有一定程度的减少。足够多的原因使我们选择进行观察性研究，这样能够拥有更大可选择的总体并能更快地得到结果。

下面介绍两种不同的观察性研究：第一种是更经典的有计划和前瞻性的，并伴随着积极收集数据的观察性研究。与试验类似的地方在于需要定期向参与试验者收取数据并按照一定的方案认真测量结果。与试验不同的是，并不需要研究人员积极干预也不需要严密监管，只需要观察即可。因此该方法更适用于较大数量的总体。虽然也需要一定的等待时间，但相比随机化试验而言不需要考虑过多道德伦理问题。第二种是更常见的，与过往被动收集的数据相关的观察性研究。比如电子医疗记录，行政数据如保险索赔等。这类数据具有大样本量、低廉、可以快速分析的潜质等优点，也具有数据质量较低、缺少统一的收集标准等缺点。

二、匹配法

（一）通过混杂因素直接匹配

在观察性研究中，不得不考虑的问题是协变量 X 的分布在不同组中是不同的。比如在一项研究中，年龄较大的人群更倾向于接受 $A=1$ 的处理，而年龄较小的人群则偏向于 $A=0$。匹配法的思想即是使得观察性试验与随机化试验近似：将试验组（$A=1$）中的个体与对照组（$A=0$）中的个体通过协变量 X 匹配。对于试验组中的个体，寻找对照组中拥有相近或相等 X 值的个体与之相配。这一方法的优势在于可以在未看到结局的设计阶段控制混杂因素，这类似于随机化试验中在看到结局之前控制协变量 X。一旦数据匹配完成，就可以像处理随机化试验一样处理数据，结果的分析也将变得相对容易。

首先针对单一协变量进行匹配。图 5-10 中协变量为高血压，患有高血压的人群为红点，而未患有高血压的人群为蓝点。高血压在一定程度上决定了治疗方案也可能影响结局，故需要控制。

在图 5-10 中可以明显看出两组的分配是不均匀的，试验组含 67%

的红点,而对照组只有 20%。将每一试验组的个体与对照组的个体进行匹配,根据红-红、蓝-蓝进行配对共有六对组合,之后剔除对照组中的其他点即可。得到两组平衡的结果,其中红点各占 67%。

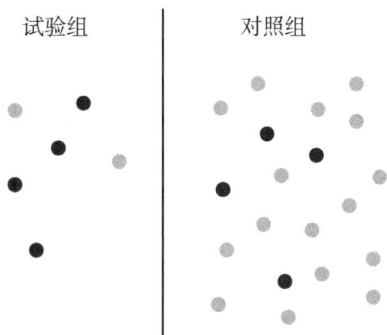

图 5 - 10 原始分配示意图 1

对于只有两个取值的单协变量的情况,可以根据是或不是做出判断,但如果涉及多变量甚至包含连续的变量,情况将会更加复杂。实际上,我们可能无法精准地将全组协变量匹配,可能出现试验组中的个体在对照组中没有任何一个与它们有完全一致的协变量。不过在随机化试验中,试验组和对照组的个体也不是完全精准匹配的,只不过协变量的分布在两组之间是平衡的,这种平衡被称为随机平衡。因此在通过协变量进行匹配的过程中,也无需做到精准匹配,追求达到随机平衡、做到两组对应的分布高度相似即可。

下面给出一个双协变量的例子,需要控制的是性别(M/F)和年龄,可以看到在数量上的不平衡,一般情况为对照组的可选择更多,因而对照组比试验组有更多个体(图 5 - 11)。

选择试验组的$(M, 56)$、$(F, 47)$与对照组的$(M, 55)$$(M, 47)$匹配。在最终得到的目标总体中,令对照组的协变量的分布与试验组的分布类似,因此最终估计的是在受试者中处理(治疗)的因果效应。另一种过程比较复杂的是使得两组之间不互相匹配而是均与总体分布相似的匹配。但在实际操作中,人们更倾向于选择前一种。

下面介绍精准平衡的概念。有时我们很难找到非常精准的匹配,因

试验组　　　　　　　　　　　对照组

$M, 56$

$\qquad M, 46 \qquad\qquad F, 64$

$\qquad\qquad\qquad M, 60$

$F, 47$

$\qquad F, 31$

$\qquad\qquad M, 55$

$\qquad F, 79$

$\qquad\qquad\qquad F, 47 \qquad M, 51$

$\qquad M, 88$

$\qquad\qquad\qquad F, 62$

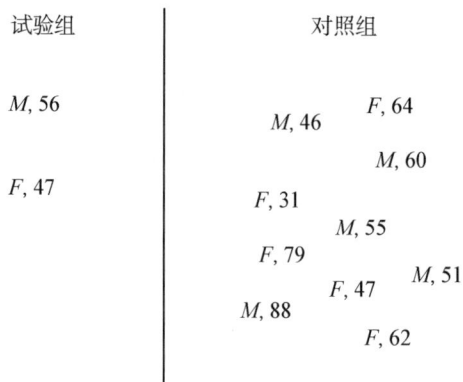

图 5 - 11　原始分配示意图 2

此会在试验组和对照组的协变量有相同的边际分布的情况下接受一定程度的不完美的匹配,称之为精准平衡。例如,两组匹配分别为试验组(男,40 岁)匹配对照组(女,45 岁),试验组(女,45 岁)匹配对照组(男,40 岁)。显然两组均不是完美的匹配,因此不能达到很好的随机平衡。但是两组中男女比例均是 1∶1 且平均年龄均为 42.5,这在一定意义上也达到了平衡,得到了具有相同的性别和年龄分布的两个总体。即使匹配并不完美,但此例中达到了精准平衡。虽然尽可能希望得到最佳的匹配,但当能够达到精准平衡时,也可以在一定程度上容忍不太好的匹配效果。

　　另一个问题是匹配的数量。目前已经讨论的是配对匹配(一对一匹配),一个试验组的个体只能对应对照组中的一个个体,并且剔除所有未匹配的个体。同时也可以选择多对一的匹配,对每一个试验组个体选择 K 个对照组个体与之匹配。还有一种是变量式匹配,即对试验组个体来讲,有时配对一个有时配对多个对照组个体,具体取决于能找到多少对可以精确匹配。我们需要对这些不同的方法进行权衡,因为虽然一对一匹配通常表现最好,然而由于需要剔除未匹配的个体,在效率上可能会造成一定的损失。

　　由于一般难以做到精确地匹配,首先引入一些接近程度的度量,主要介绍马氏(Mahalanobis)距离。设 X 为一组需要控制混杂因素而提前设定的协变量集合,个体 j 是受试者总体中的一个个体,X_j 表示协变量向

量中个体 j 的分量。这样,个体 i 和个体 j 之间的马氏距离为:

$$D(X_i, X_j) = \sqrt{(X_i - X_j)^T S^{-1}(X_i, X_j)}$$

其中 $S = COV(X)$,马氏距离可以理解为将两个个体协变量之间的差异转化为以协方差矩阵的逆做标准化后将分量差异的平方累加后开方的结果。标准化的意义在于度量的是不同性质和量纲的协变量的差异,可能是年龄、性别、是否患有糖尿病(0 - 1 变量)等等,通过方差的逆将每一变量标准化后转化为统一的度量从而可以比较不同变量之间差异的相对大小。我们希望通过马氏距离来衡量给定一个试验组的个体后其与所有不同的对照组的个体之间的距离,并确定相对最优的匹配。

下面给出一个利用马氏距离的例子(图 5 - 12):

试验组个体				可选择的对照组			
年龄	COPD	性别		年龄	COPD	性别	距离
78.17	0	1		70.25	1	0	4.23
				75.33	0	1	0.17
				86.08	1	1	3.72
				54.97	0	0	2.45
				43.63	0	0	2.89
				18.04	0	1	3.60

图 5 - 12　试验组与对照组之间的马氏距离

这里有三个协变量:年龄、慢性阻塞性肺病(患有 COPD = 1,未患有 COPD = 0)、性别(女性 = 1,男性 = 0)。在对照组中根据马氏距离选择最小者(0.17)为最佳匹配,二者性别、患病状态相同且年龄相差很小。

特别地,如果要求一些重要的协变量满足精确匹配的话,可以设定它们不相等时的距离为无穷大。在马氏距离的基础上增加这些限制,对于那些极其重要的混杂因素会达到很好的限制效果。还有其他度量距离的方法比如倾向性得分,将在后续的章节中讨论。在我们得到距离得分之后,如何选择合适的匹配? 我们将介绍贪婪(最近邻)匹配算法,它的优点在于计算速度很快适用于较大的计算量。

(二) 贪婪(最近邻)匹配

假设已经选出一组满足可忽略性假设的预处理协变量 X,并计算了

d_{ij} 为每一试验组个体与任一对照组个体之间的距离。其中 i 表示一指定试验组的个体，j 表示对照组中的一个个体，对于个体 i 有一系列的距离得分。假设相比试验组，对照组有更多个体。

给出配对（一对一）匹配的贪婪匹配算法：

（1）随机排列试验组和对照组的个体顺序。

（2）从第一个试验组个体开始，将对照组中距离最小者与之匹配。

（3）将对照组中已匹配的个体从可选匹配中剔除。

（4）移到下一个试验组个体，并将对照组中距离最小者与之匹配。

（5）重复步骤③和④直到试验组中所有个体匹配完成。

匹配算法具有直观易解释、计算速度快的优点。它仅包含一系列简单的算法（确定最小距离），即使是较大的数据量依然能快速处理，有现成 R 包 Matchlt 可供参考。然而，相应的缺点包括该算法对链表的初始顺序不是不变的，随机化排列链表可能得到不同的匹配结果。另外该算法并不是最优的，特别不是全局最优的，仅仅考虑每次匹配时的距离最小并不能保证全局的总距离最小，也可能带来一些不恰当的匹配。

接下来将配对匹配的贪婪匹配算法应用到多对一（k：1）匹配中，类似前文的算法，在找到第一个匹配项后，再次遍历链表找到第二个匹配项，重复上述过程直到找到 k 个匹配项。使用同样的算法，只是需要多次遍历链表。考虑两种匹配方法的权衡。在一对一匹配中，由于对于每一个体都选择最优匹配，因此会得到更接近的匹配结果。同时无需重复遍历，因此计算速度更快。而多对一匹配更适用于大样本量的情形，此时大样本量对于我们估计的因果效应会得到更有效的结果。需要注意是，当数据量本身未能达到要求时，可以人为加入相应的数据。然而与向对照组中加入数据相比，向试验组中加入数据带来的有效性增益更高。本质上，两种匹配方法的权衡归根到底是偏差和方差的平衡问题。配对（一对一）匹配由于得到更相近的匹配效果因而具有较小的偏差，但由于剔除数据因此带来有效性的损失。而多对一匹配将导致较大的偏差和较小的方差。如何选择取决于你是否会为了增加有效性而容忍一定程度的偏差，达到方差和偏差的平衡。

对于匹配后得到的众多匹配结果需要进行一定程度的筛选以保留最近似的匹配。这一筛选的标准由最大的可接受距离来衡量。我们利用算法来寻找最佳配对,但是只有小于所能容忍的最大距离的匹配结果才能保留下来。如果没有任一配对满足,则说明对于这一试验组个体没有对照组个体与之相配。

（三）平衡的评估

当对协变量完成匹配后,可以通过评估平衡来衡量匹配效果的优劣。我们可以通过标准化差异来衡量平衡,比较两组之间的均值是否相似。由于无法看到结局,这些工作需要在试验设计阶段完成,如果匹配不够有效,将退回最初并重新匹配。我们还可以通过匹配前和匹配后的平衡比较表进行对比分析。除此之外,也可以通过假设检验来评估平衡,检验每一协变量试验组和对照组之间的均值差异,连续型变量可以使用两样本 t 检验,而离散型变量可以使用卡方检验。实际上,也可以直接通过 p 值进行检验。但缺点是 p 值依赖于样本量,对于大样本而言可能均值的细小差异就会导致 p 值很大的差异。在应用中我们很可能面临大样本量的情况,因此并不太希望平衡评价标准如此依赖样本量大小,故相比而言更倾向于选择标准化差异的方法。

标准化差异为两组样本均值之差除以合并标准差,从而得到标准化的结果:

$$smd = \frac{\overline{X_t} - \overline{X_c}}{\sqrt{\dfrac{s_t^2 + s_c^2}{2}}}$$

其中 $\overline{X_t}$、$\overline{X_c}$ 分别为试验组和对照组的样本均值,s_t^2、s_c^2 分别为两组的样本方差,对样本方差之和除以 2 相当于取平均,smd 即为标准化的均值差。注意得到的是以标准差为单位的均值差,smd(1)表示两组均值有 1 个标准差的差异,由于它是相对于标准差的,故实际上可能是很大的差异。当我们改变单位尺度时,并不希望标准化的均值差有较大变化。比如把以年为单位记录年龄换为以天为单位记录年龄时,并不希望 smd 发生变化。由于 smd 并不包含样本量 n,故 smd 不像 p 值过分依赖样本量。我们一般使用 smd 的绝对值避免本身有正有负的情况。应用时我们会计算出每一个变量匹配前后对应的 smd,并利用相应的经验准则进行判断:

（1）$|smd|<0.1$：充分平衡。

（2）$0.1<|smd|<0.2$：仍可接受。

（3）$|smd|>0.2$：严重不平衡。

为了将匹配结果量化呈现，可以考虑预匹配和匹配后的平衡比较表。对于未匹配的数据分析或者比较不同的处理，通常选择对暴露进行分层。例如给出相关研究中右心导管治疗的数据，其中分层为试验组（RHC）和对照组（非 RHC）（表 5-4）。

表 5-4　未匹配的右心导管研究数据表

变量	非 RHC	RHC	SMD
n	3 551	2 184	
年龄[均值(标准差)]	61.8(17.3)	60.8(15.6)	0.06
性别＝男性(%)	53.9	58.5	0.09
呼吸协变量＝Yes(%)	28.4	42.3	0.30
神经协变量＝Yes(%)	16.2	5.4	0.35

一般的医疗诊断中的协变量可能数以十计，为了便于说明只节选了其中的几个，由上表与神经有关的协变量在对照组的患病率为 16.2%，试验组为 5.4%，标准化的均值差为 0.35。鉴于 $0.35>0.2$，说明此处可能存在协变量不平衡的现象。如果选择匹配分析，再次给出上表就会发现匹配后平衡效果很好（表 5-5）。

表 5-5　匹配后的右心导管研究数据表

变量	非 RHC	RHC	SMD
n	2 082	2 082	
年龄(均值(标准差))	61.6(16.7)	61.0(15.8)	0.039
性别＝男性(%)	56.9	56.9	0.001
呼吸协变量＝Yes(%)	30.6	30.4	0.005
神经协变量＝Yes(%)	5.3	5.7	0.015

匹配后的标准化差异已经相当小了，各个协变量的 smd 绝对值均<0.1，对比之前的结果匹配后的效果非常明显。

三、倾向性得分法

倾向性得分指的是在给定协变量 X 的条件下接受处理（治疗）的概率，$A=1$ 为治疗组，$A=0$ 为非治疗组，第 i 个个体的倾向性得分为：

$$\pi_i = P(A=1 \mid X_i)$$

实际上，倾向性得分是 X 的函数，而角标 i 表示特定于个体 i 而言相应的一组协变量。假设协变量 X 是年龄，年纪大的人接受治疗的可能性更高，表明年纪大的倾向性得分更高：$P(A=1 \mid age=60) > P(A=1 \mid age=30)$。另外如果 $\pi_i=0.3$ 表明给定协变量 X 时有 30% 的可能性接受处理（治疗）。

在许多实际情境的应用中，有时可能面临倾向性得分未知的情况，因此需要根据样本信息估计倾向性得分。在随机化试验中，倾向性得分是已知的且概率并不依赖于 X，即 $\pi_i=P(A=1 \mid X_i)=P(A=1)=0.5$。但在观察性研究中，这个概率是未知的且只包含观测数据 A 和 X，因此可以进行估计。一般所涉及的倾向性得分大部分指的是其估计值。对于倾向性得分这一模型，需要将暴露变量 A 看作是结果变量，因为它是二元变量，所以可以使用给定变量值预测二元结果变量的估计方法，如逻辑斯蒂回归，也可以使用其他机器学习的方法。如果使用逻辑斯蒂回归模型，有因变量 A 和自变量 X。与通常的统计回归方法的不同之处在于此时关心的并不是 X 的系数，而是得到一个预测概率。因此，我们通过模型得到的是对于每一个个体的预测概率（拟合值），即一列关于每个个体估计的倾向性得分，取值介于 0，1 之间。

（一）倾向性得分匹配

利用倾向性得分匹配的思想在于达到倾向性得分的平衡。设两个个体有相同的倾向性得分值但可能有不同的协变量 X 值，此时即使协变量值不同，他们接受处理（治疗）的概率是相同的。对于这样的情况，我们希望这些组协变量以相同的比率在两组中出现。因此倾向性得分可以看作是平衡得分的一种，对于上述限定得分相同的子总体根据实际处理（治疗）分层后，协变量的分布在两组中应当是相同的。公式化表示即为：

$$P(X=x \mid \pi_x=p, A=1) = P(X=x \mid \pi_x=p, A=0)$$

　　给定 p 的取值后，我们可以考虑所有满足这一取值的协变量 X 及其对应的总体，在这样的总体中，试验组和对照组的 X 分布是相同的。所以利用倾向性得分匹配，也能得到平衡。这一点成立依赖于承认可忽略性假设成立并在给定 X 时暴露分配是随机的，因此给定倾向性得分的条件与给定分配概率是等价的。

　　利用倾向性得分匹配实际上蕴含着统计中降维的思想，倾向性得分是标量且每个个体都有一个确定的值，这样相对于匹配一整组变量而言只需对一个变量进行匹配，大大简化了匹配问题。

　　当我们得到倾向性得分的估计后，在匹配之前通过比较试验组和对照组个体的倾向性得分分布，确定分布之间的重叠部分，即确定是否所有受试者都至少有一定的正概率接受任何一种暴露，通常通过作图来完成。给出一个图例（图 5 - 13）：

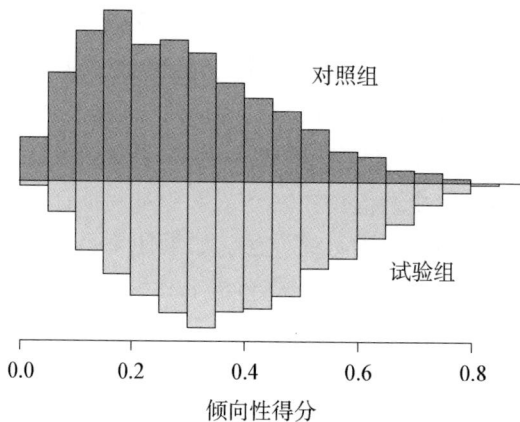

图 5 - 13　倾向性得分图示

　　可以看出相对于对照组而言，试验组的倾向性得分有右偏的趋势，通过峰值也可证明这一点，因此平均意义下有更大的概率接受处理（治疗）。从图中看到几乎处处都有重叠，这是利用倾向性评分进行匹配理想结果。对于任意一点处的倾向性得分，试验组和对照组的概率都不为 0，这也充分证明了正性假设的合理性。下面给出一个较少重叠的倾向性得分图（图 5 - 14）：

　　即使依然有试验组的概率高于对照组，但严重的未重叠表明正性假

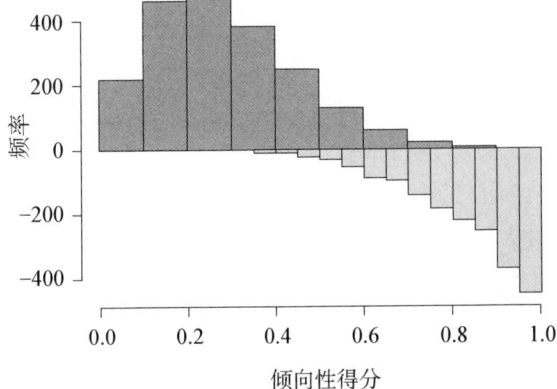

图 5-14　倾向性得分图示 2

设受到了严重干扰。对于接近 1 的倾向性得分,很有可能出现几乎没有接受对照处理(治疗)的可能。针对两侧如此极端的情况,我们无法得到处理(治疗)效应。因此要尽量避免出现类似两侧极端倾向性得分的情况。

　　上述情况可以通过截断尾部来解决。如果缺乏重叠,截断尾部是一个选择,它是指将有极端倾向性得分值的个体剔除。虽然剔除的标准依赖于统计分析者,不过一般可以选择将对照组中倾向性得分小于试验组中最小值的个体剔除,将试验组中倾向性得分大于对照组中最大值的个体剔除。一般认为试验组的倾向性得分更高,这样将两个尾部截断后可以保证正性假设的成立,再次进行匹配。相比于截断,不太建议使用外推法推断缺失倾向性得分处的数据。

　　截断尾部后,可以通过计算每一试验组个体与任一对照组个体之间倾向性得分的距离,使用贪婪(最近邻)匹配算法使距离最小化。唯一与之前不同的地方在于我们现在的距离基于倾向性得分而非一组协变量。实际应用中,相比于使用原始形式的倾向性得分,人们经常会使用 logit 变换进行转化。logit 为对数优势(log-odds),将 π 转换为 $\mathrm{logit}(\pi)$。由于倾向性得分的取值介于 0,1 之间,可能使得许多值区分度较小。而通过一对一且保序的 logit 变换,取值为整个实数轴使得区分度变大更易匹配。

为了确保没有不合适的匹配结果,可沿用最大的可容忍距离,作为可接受匹配与不可接受匹配之间的阈值。完整的匹配步骤如下:

(1) 估计倾向性得分值(可使用 logistic 回归)。

(2) 对倾向性得分进行 logit 转换。

(3) 对转换后的变量值计算标准偏差。

(4) 设置最大可容忍距离,并将不可接受匹配的个体剔除。

(5) 得到匹配后,可以使用与根据协变量匹配相同的结果分析方法如随机检验、条件 logistic 回归、GEE 和分层 Cox 模型等进行统计分析。

💡 **知识拓展**

对数优势比（log-odds）

近年来,优势比在医学报告中得到了广泛的应用,有些也会出现在今天的 *BMJ* 杂志中。主要有如下原因:

(1) 可以估计两个二元("是或否")变量之间的关系(带有置信区间)。

(2) 能使我们使用 logistic 回归检查其他变量对该关系的影响。

(3) 它们在病例对照研究中具有特殊且非常方便的解释。

几率(odds)是一种表示概率的方式,特别是对于投注这一行为。例如,单次掷骰子产生 6 的几率是 1 比 5,或 1/5。几率是感兴趣的事件发生的概率与不发生的概率之比。通常可以通过感兴趣的事件发生的次数与未发生的次数的比率进行估计。当我们对实际问题进行分析如横截面数据时,可以通过多种方式比较不同组之间的比例,对于试验组与对照组之间的几率之比称为优势比,对数优势比即在此基础上取对数。

在一般的对照表格中,当切换行和列中类别的顺序,可以得到相同的优势比,而其他比例之间的差异如比例之比(相对风险)则会不同,这也是使优势比成为关系强度的有用指标的原因之一。相比传统的优势比原则上不能为负且具有偏态分布,对数优势比可以取任何值并具有近似正态分布。它还有一个有用的特性,如果颠倒某个变量的类别顺序,只需颠倒对数优势比的符号如 $\log(4.89) = 1.59$,$\log(0.204) = -1.59$。

(二) 逆倾向性得分加权

逆倾向性得分加权是估计因果效应的另一种重要方法,为了直观说明其背后的想法,我们首先给出一个简单的例子。设有单混杂变量 X,X 只能取 0 或 1。对于两个子总体的试验组($A = 1$)分别有 $P(A = 1 \mid X = 1) = 0.1$ 以及 $P(A = 1 \mid X = 0) = 0.8$。表明在 $X = 1$ 的人群中只有 10% 的比例可以接受暴露 $A = 1$,倾向性得分为 0.1。而在 $X = 0$ 的人群中有 80% 的比例可以接受暴露 $A = 1$,倾向性得分为 0.8,后者更有可能接受暴露 $A = 1$。在 $X = 1$ 的子总体中,10 个人中平均只有 1 人会分配到试验组,而对于随机化试验这个数量应当是 5。对这一严重的不平衡可以使用倾向性得分匹配。将试验组中的一个个体与对照组中 9 个个体之一进行匹配,1 个个体与 9 个个体相抵。这一过程中剔除了一些样本,在数据的利用率上有一定的损失。

如果考虑通过增加或减少权重来实现平衡,则可使用全部数据。在本例中,我们可以给予试验组个体 9 倍的权重。这也是逆倾向性得分加权(IPTW)的主要想法,在使用这一方法时,我们对于试验组个体用 $P(A = 1 \mid X)$ 的逆加权,而对照组个体用 $P(A = 0 \mid X)$ 的逆加权。代回上例,对于试验组个体权重为 $\dfrac{1}{P(A = 1 \mid X = 1)} = \dfrac{1}{0.1} = 10$,对照组个体权重为 $\dfrac{1}{P(A = 0 \mid X = 1) = 0.9} = \dfrac{1}{0.9} = \dfrac{10}{9}$,这表明试验组中 1 个个体的分量与对照组中 9 个个体的分量是相通的。

无论是使用一对一的倾向性得分匹配或者使用逆倾向性得分加权,最终能达到相同的结果。在观察性研究中,由于总体中存在混杂因素,可以通过 IPTW 建立一个没有混杂因素、分配机制不依赖于 X 的伪总体。

有了这些准备,可以考虑使用逆倾向性得分加权估计因果效应。首先需要获得潜在结果期望值的估计,以 $E(Y^1)$ 为例,估计总体中每一个体

受治疗的结果变量期望值:

$$\frac{\sum_{i=1}^{n} I(A_i = 1)\dfrac{Y_i}{\pi_i}}{\sum_{i=1}^{n} \dfrac{I(A_i = 1)}{\pi_i}}$$

其中 n 为总体中的个体总数,示性函数挑选出接受暴露 $A = 1$ 的个体, $\pi_i = P(A = 1 \mid X_i)$ 为倾向性得分。如果没有混杂因素即为通常意义下的样本均值。考虑到观察性研究中的混杂因素,在加权后的伪总体中计算样本均值, $\dfrac{Y_i}{\pi_i}$ 表示伪总体中 Y 的取值,分子表示接受暴露 $A = 1$ 的伪总体中 Y 的取值之和,分母表示接受暴露 $A = 1$ 的伪总体的个体总数。潜在结果变量的期望值估计的合理性需建立在可交换性和正性假设成立的前提下,其中可交换性假设指协变量 X 足以包含所有混杂因素使得在给定 X 时分配机制是随机的,正性假设指倾向性得分严格介于 0 与 1 之间,且不等于 0、1,否则处于分母上的 π_i 将失去意义。表达式的形式也证明了上述假设的必要性。

与匹配类似,可以继续使用评估平衡的方法来衡量逆倾向性得分加权的有效性。对加权后的伪总体评估协变量分布是否在试验组和对照组间达到平衡。可以通过检验加权后样本的标准化差异 smd 看是否达到平衡。

对于加权后的标准化差异,首先对每组对应的协变量计算加权均值和加权方差(可以利用 R 软件中的 svydesign 程序包),之后对伪总体计算标准化差异即加权均值之差除以加权合并标准差。理论上,加权后的 smd 应当有所降低,实际上也是如此。

RHC 数据加权前后 smd 的变化(表 5-6):

表 5-6 RHC 数据的平衡情况

协变量	未加权数据			加权后数据		
	非 RHC	RHC	SMD	非 RHC	RHC	SMD
n	3 551	2 184		2 082	2 082	
年龄	61.76	60.75	0.06	61.36	61.43	0.00

（续表）

协变量	未加权数据			加权后数据		
	非 RHC	RHC	SMD	非 RHC	RHC	SMD
急性肾衰竭	0.45	0.42	0.06	0.44	0.44	0.01
充血性心力衰竭	0.07	0.10	0.10	0.08	0.08	0.01
败血症	0.15	0.32	0.42	0.21	0.22	0.00

可以看出与未加权的原始数据相比，加权后数据的 smd 绝对值均<0.01，节选的各个协变量均达到了良好的平衡效果。

如果加权后未达到平衡，需要继续完善倾向性得分模型，也许是作了线性假设或其他不合理的假设，也许是没有考虑交互作用，总之完善后再次评估平衡。在模型、变量选择和模型选择方面来回重复上述操作，并迭代到对结果满意为止。

（三）权重的分布和对大权重的校正

权重的大小之所以重要，是因为更大的权重往往会导致因果效应估计量有大的噪声干扰。比如对一个个体赋予 10 000 的权重，相当于代表了 10 000 个人，那么该个体将对参数估计产生巨大的影响，这样估计的标准误差将会很大。因此，我们一般希望每个人的权重相对来讲不那么大。

从正性假设的角度考虑，对于极端大的权重意味着接受该种暴露的概率相当小，使得有特定协变量值的个体不大可能接受对应的暴露，很有可能违背正性假设。可以通过一定的手段来检测权重大小如密度图、秩排列图（图 5-15）：

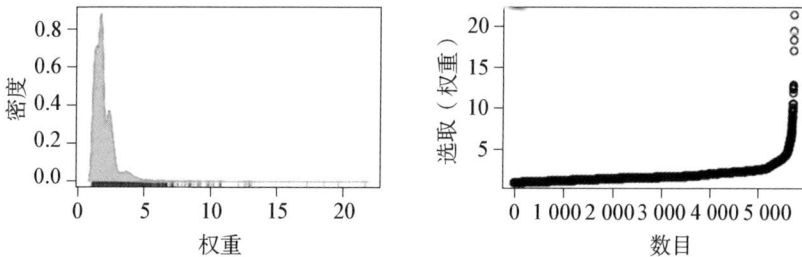

图 5-15　权重密度图和秩排列图

通过图 5-15 中权重分布图可以看出大部分个体的权重集中在 0～5

之间,但也有极少部分个体的权重超过上限 20。图 5 - 15 右更直观地展现了按照权重排列的个体,在 0~5 之间的个体相当密集,但超过 15 的个体则较为稀少。也可以使用 R 软件中有关权重汇总的统计量进行判断,比如利用 summary 命令得到权重的各个分位数,利用 tail、head 命令分别得到最大、最小的几个权重和对应的个体标号。

当利用上述方法诊断出异常大的权重,应当对大权重进行修正。一般的方法为权重截断并满足一定的权衡。

首先是调查大权重的原因,观察识别出大权重的出现是由于数据收集有误还是倾向性得分模型有误抑或是其他原因。不妨设有单混杂因素且拟合模型为逻辑斯蒂回归倾向性得分模型(图 5 - 16):

$$\mathrm{logit}(\pi_i) = \beta_0 + \beta_1 X_i$$

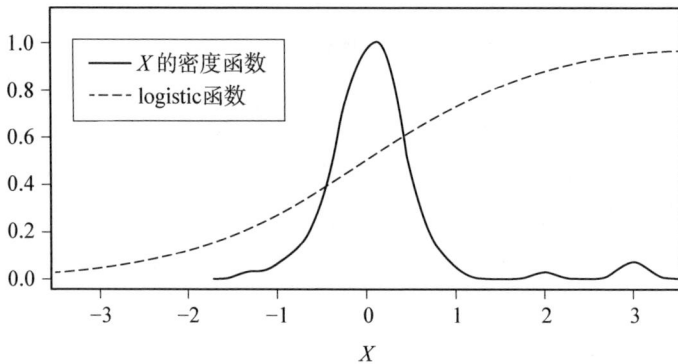

图 5 - 16　接受处理概率分布图

图中实线为实际观测数据,可以看出绝大部分关于 β 的数据信息包含在 -0.4 ~ 0.4 之间的范围内,对 β 估计的好坏很大程度上取决于实际数据在这一狭小范围内拟合曲线的好坏。注意到在接近 3 处有一离群值,仅包含相当少的信息但其接受处理(治疗)的概率十分接近 1,所以如果其未接受处理(治疗)将会获得很大的权重。然而在狭小范围之外的可知信息又相当有限,真实的作为 X 的函数的倾向性得分曲线很难获得,因此对此处的推断需要一些合理外推和假设,最终得到一条拟合实际观测数据尽可能好的曲线。在众多曲线中我们选择了这条是因为在对数尺度上做了线性假设,此时得到了具有相当高权重的异常点可能是由于假设有误,也可能是由于数据输入错误。在实际应用中可以对数据进行清洗,得到所有真实可靠的数据后再进行拟合。

上例也启示我们,大的权重集中在倾向性得分分布的尾部观测值,因此可以通过截尾来避免极端权重的出现,将有极端倾向性得分值的个体从总体中剔除也保证了正性假设的成立。通常的截断策略为:

(1) 将试验组中倾向性得分高于对照组对应分布 98% 分位点的个体剔除。

(2) 将对照组中倾向性得分低于试验组对应分布 2% 分位点的个体剔除。

这样就得到了两组有许多重叠的中间部分,截去了有极端权重的个体,保证了正性假设的成立。注意截尾改变了总体,此时研究的为对每种暴露有合理概率的子总体。

是否对权重截断实际上是一个偏差方差平衡问题:如果截断改变了数据值,引入了偏差但估计量有小的噪声干扰,因此方差较小;如果没有截断,则得到因果假设成立下的无偏估计但有较大的方差。是否接受有偏选择较小方差,往往可以通过均方误差(MSE = 偏差的平方 + 方差)判断,实际上大部分的实践表明适当的权重截断会使得估计量有较小的均方误差,得到改进后的估计。

(四) 双稳健估计

双稳健估计也被称为增广逆处理概率加权估计,它独特的估计形式增加了估计的稳健性。首先从逆倾向性得分加权估计 $E(Y^1)$ 入手:

$$\frac{1}{n}\sum_{i=1}^{n}\frac{A_i Y_i}{\pi_i(X_i)}$$

上式给出了试验组个体潜在结果的期望值的估计,另一潜在结果的估计与之相似。其中 $\pi_i(X_i)$ 为倾向性得分,写作 X 的函数;A_i 为示性变量,$A_i = 1$ 为试验组,$A_i = 0$ 为对照组。如果倾向性得分正确则估计量无偏。

还可以选用结果变量回归模型估计期望值,指定结果变量模型为 $m_1(x) = E(Y \mid A = 1, X)$ 并估计 $E(Y^1)$:

$$\frac{1}{n}\sum_{i=1}^{n}\{A_i Y_i + (1 - A_i)m_1(X_i)\}$$

　　再对上式关于混杂因素 X 的分布取期望即得估计量。若为试验组个体，根据一致性假设观测值 Y 即为潜在结果 Y_1，故 $A_i = 1$ 将所有试验组个体的 Y_i 累加。若为对照组个体，我们使用 $m_1(X)$ 表示给定混杂因素 X 和 $A = 1$ 时 Y 的预测值，即假设它们分配到试验组应得的值。所得结果给定了混杂因素 X，因此是无混杂的估计量。另外，如果结果变量模型正确即在给定 $A = 1$ 和 X 的条件下 Y 的期望值等于 $m_1(X)$，则估计量无偏。

　　双稳健估计实际上是结合了上述两种估计，双稳健估计量在倾向性得分模型正确指定或者结果变量回归模型正确指定时无偏，二者满足其一即可。给出一个双稳健估计量的例子：

$$\frac{1}{n}\sum_{i=1}^{n}\left\{\frac{A_iY_i}{\pi_i(X_i)} - \frac{A_i - \pi_i(X_i)}{\pi_i(X_i)}m_1(X_i)\right\}$$

　　估计量中包含一部分是标准 IPTW 形式的估计量，另一部分为包含回归形式模型的增广部分。表达式实际上是花括号内部函数的期望值。根据大数定律可知，当样本量 n 充分大时，样本平均将渐近收敛到真实期望值，问题转换为这个期望值是否与 $E(Y^1)$ 相等。注意到 A_i 的期望值为倾向性得分，因此当倾向性得分模型被正确指定且样本量充分大时，增广部分的期望值为 0。这样上式只留下标准 IPTW 估计量，又因倾向性得分模型正确，所以即使回归形式模型错误，依然得到无偏估计量。

　　如果倾向性得分错误但结果变量模型正确，此时 A_i 的期望值与 $\pi_i(X_i)$ 不相等，将上式改写为：

$$\frac{1}{n}\sum_{i=1}^{n}\left\{\frac{A_i[Y_i - m_1(X_i)]}{\pi_i(X_i)} + m_1(X_i)\right\}$$

则由于回归模型是正确的，故给定 X 时 Y 的条件期望应当为 $m_1(X)$，这样花括号中左侧一项将趋于 0，分母中的 $\pi_i(X_i)$ 会随着样本量的增加收敛到某一常数并非趋于无穷，保证极限为 0 的成立。因此只留下右侧 $m_1(X)$ 项，表达式趋于对回归模型的平均，相当于对 X 的边际分布取平均最终得到的结果即为 $E(Y^1)$ 的值。

四、敏感性分析

　　在实际的观察性研究中，常常会遇到假设可能不成立或估计方法不够有效的情况,此时对于结论的正误判断需要用到敏感性分析的方法,在此作一些简单的介绍。

首先引入隐性偏差这一概念。在匹配中,我们的目的在于使得观测到的协变量达到平衡,这些协变量是为了满足可忽略性假设而提前设定好的。显性偏差会在我们未能完全控制这些观测到的协变量,即未能达到平衡时出现,但我们依然可以确定它们的大小。对于那些未能进行匹配或者未观察到的协变量,它们的平衡效果很难评判。而隐性偏差会在未观测到的变量不平衡时出现,此时这些变量是混杂因素,这导致可忽略性假设不成立。

而敏感性分析的主要思想就是确定隐性偏差影响结论的严重程度,这里对结论的影响包括但不限于改变统计显著性或者改变效应的正负方向。在实际数据分析中,我们很可能会有一定程度的未观测到的混杂因素出现,所以确定结论是否对类似的扰动敏感非常重要。引入变量记号 π_j、π_k 分别表示个体 j、k 接受处理(治疗)的概率,且二者是精准匹配时观测到的协变量 X_j、X_k 在两组之间是相同的。如果 $\pi_j = \pi_k$,说明没有隐性偏差。更进一步,考虑如下不等式:

$$\frac{1}{\Gamma} \leqslant \frac{\dfrac{\pi_j}{1-\pi_j}}{\dfrac{\pi_k}{1-\pi_k}} \leqslant \Gamma$$

其中 Γ 是优势比,如果 $\Gamma = 1$,说明没有隐性偏差且 $\pi_j = \pi_k$;如果 $\Gamma > 1$,说明有隐性偏差,这表明个体 j 比个体 k 更有可能接受处理(治疗)。这样 Γ 可以作为判断假设"没有隐性偏差"的受干扰程度的标准。如果 $\Gamma = 1$ 表明假设成立,稍大于 1 则受到轻微干扰,远大于 1 表明受到严重干扰。

可以利用 Γ 进行敏感性分析,设在无隐性偏差假设成立下($\Gamma = 1$)已经有理由证明存在处理(治疗)效应。增加 Γ 的值直到证明效应存在的依据消失,即失去统计显著性。如果稍增加 Γ 的值就导致结论改变,我们认为统计推断对未观测的混杂因素十分敏感;反之,则认为不敏感。

🔆 案例讨论

案例

在对住院患者的某一项指标进行疗效的判断时，往往需要考虑如人口统计学、诊断结果、服用药物、住院前一年的就诊次数和基础病信息等许多因素，而这些因素与疗效这一结局的关系可能是也可能不是因果关系，如何判断诸多变量之间的关系是建立因果关系模型的一个重要问题。

讨论

鉴于公共卫生的实例中往往需要考虑众多相关的因素，直观而又明确的图示十分重要。由概率图模型衍生而成的因果图模型就具有简单易懂且直观的优点，它可以将上述因素看作变量并作为节点引入因果图中，将变量之间相互影响的关系转化为不同节点之间相连的路径，通过一系列的筛选和阻断路径的方法来判断是否具有因果关系还是混杂因素。因果图可以将多个因素综合在一张图上同时对变量之间的关系可视化，有利于解决许多关系错综复杂的实际问题。

📑 本章小结

（1）本章系统地介绍了如何从实际的许多公共卫生的实例中提炼出因果关系的结构框架，通过一些新引入的术语与数学表达，建立起适应于公共卫生场景的因果关系。

（2）潜在结果和反事实是建立因果模型的基础，潜在结果是试验中所有可能出现的结果，其中未在一次试验中观测到的结局需要利用反事实进行合理的推断和补充。

（3）利用总体的数学期望可以定义平均因果效应，不同总体的选择对于因果效应的定义是有本质上的区别的。

（4）因果效应的成立建立在合理的因果假设之上，通过 SUTVA、一致性、可忽略性、正性假设可以进一步推导平均因果效应的表达式，同时将理论因果效应与实际观测数据联系起来。

（5）根据实际数据情况，可以考虑利用分层的方法得到更合理的平均潜在结果和因果效应。

（6）本章结合概率图模型，从这一角度出发对因果效应和变量之间的关系给出了更加直观地表达。

（7）因果图是有向无环图基础上赋予路径因果关系的一种概率图模型，节点、路径代表的联系都可以服务于因果关系的建立。

（8）利用因果图和阻断、条件相依、相依性分离等方法可以判断多个变量之间的关系。

（9）本章针对观测性数据中通常存在的混杂因素进行讨论，给出解决并控制混杂因素的方法如匹配法、逆概率加权法等，从而实现合理因果效应的定义。

（10）匹配法是将试验组和对照组中的个体按照某种原则进行配对以达到近似随机化实验的目的，可以直接按照混杂因素进行贪婪匹配，选用平衡评估的方法来评价匹配的好坏。

（11）倾向性得分是给定协变量 X 的条件下接受处理（治疗）的概率，可以利用倾向性得分进行匹配，也可以利用逆倾向性得分进行加权得到近似随机化实验的结果。

（12）结合模型的选择偏差，双稳健估计往往得到更加稳健的估计结果。

（13）鉴于考虑的假设和模型存在的隐性偏差，通常使用敏感性分析的方法对所选模型进行检验。

参考文献

［1］ AUSTIN P C, STUART E A. Moving towards best practice when using inverse probability of treatment weighting （IPTW） using the propensity score to estimate causal treatment effects in observational studies［J］. Stat Med, 2015, 34(28)：3661 – 3679.

［2］ AUSTIN P C. An introduction to propensity score methods for reducing the effects of confounding in observational studies［J］. Multivariate Behav Res, 2011, 46(3)：399 – 424.

［3］ BANG H, ROBINS J M. Doubly robust estimation in missing data and causal inference models［J］. Biometrics, 2005, 61(4)：962 – 973.

［4］ IMBENS G W, DONALD B. Causal Inference for statistics, social and bio medical sciences an introduction ［M］. New York: Cambridge University Press, 2015.

［5］ MARK J. Targeted learning: causal inference for observational and experimental data ［M］. New York: Springer, 2011.

［6］ MURPHY S A. Optimal dynamic treatment regimes［J］. J R Stat Soc Series B Stat Methodol, 2003, 65(2): 331－355.

［7］ STEPHEN L. Morgan and christopher winship, counterfactuals and causal inference ［M］. 2nd ed. New York: Cambridge University Press, 2015.

第六章

经典统计方法

💡 **学习目标**

（1）掌握广义线性模型、非参数回归模型、时间序列方法、贝叶斯方法、方差分析、卡方检验的基本概念。

（2）熟悉广义线性模型、非参数回归模型、时间序列方法、贝叶斯方法、方差分析、卡方检验的算法实现。

（3）了解广义线性模型、非参数回归模型、时间序列方法、贝叶斯方法、方差分析、卡方检验的应用场景。

第一节　统计描述

在对医学研究数据进行统计推断之前，一般来说，适当的统计指标和图表被用来描述所收集数据的一般特征，这也被称为描述性统计。在现今大数据时代背景下，在从海量数据中挖掘有价值的信息的过程中，可首先借助描述性统计来总结数据的基本情况，一方面可以明确自己的研究思路，另一方面也可以更好地向他人展示数据分析结果。

统计上可基于不同的测量水平将数据分为三类：名义数据、顺序数据和连续（间隔/比率）数据。其中，名义数据可反映各类别之间无层次结构的多类别数据，如血型，即 O、A、B、AB；有序数据可反映各类别之间有明确顺序或层次的多类别数据，但其中并没有一个校准的尺度，如疼痛水平和满意度等；间隔/比率数据可反映可通过校准的尺度来定量测量的数据，其中间隔数据不存在计数零点，只关注数据间的差，如温度；比率数据则更进一步，其计数零点有意义，因而变量本身具有意义，如长度和质量等。常用的描述性统计度量如表 6-1 所示。

表 6-1　常用的描述性统计度量

形状或正态形式	集中趋势	离散趋势	分位数度量
分布的对称性	众数	极差	百分位数
偏度	中位数	方差	四分位数
峰度	平均数	标准差	

（1）数据的分布形态：根据已有数据绘制频率直方图，可观察到其基本分布形态，若数据分布呈钟形曲线，可大致判定服从正态分布，这里的"正态"是指数据符合一种在数学上允许应用参数统计检验的分布模式。但实际上由于异常值的存在，通常不能达到正态分布。可引入偏度（skew）来检验分布的两边是否对称，分布右边长尾被称为正偏，分布左边长尾被称为负偏，正偏或负偏均称作非正态分布。同时，引入峰度来描述样本相对于正态分布的陡峭程度，左右偏窄且中间高的分布称为细峰度（leptokurtotic），左右偏宽且中间偏低的分布称为粗峰度（platykurtotic），与之相对的，正态分布又称为中分布（mesokurtotic）。

（2）数据的集中趋势：可反映数据的一般水平，在医学上可帮助研究人员确定最常见或最典型性的病例最有可能落在哪里，可用的指标包括众数、分位数（中位数、四分位数）、平均数（简单平均数、加权平均数、几何平均数）等。

（3）数据的离散趋势：可反映数据的差异程度，在医学上可描述样本是如何分散在整个变量范围内的，可用的指标包括极差、方差、标准差、四分位距、变异系数、异众比率等。其中异众比率等于总体中非众数次数与全部次数之比。

（4）分位数可反映一个特定的样本相对于整个分布的位置，其中百分位数将所有数据从最高到最低进行排序，并计算低于每个样本数据的数据所占的百分比；四分位数则是将所有数据分为四个相等部分，并可得到五阶统计量即最小值、第一四分位数、中位数、第三四分位数和最大值。

　　针对不同的数据类型,可采用不同的统计指标进行描述,可总结为表 6 - 2 所示:

表 6 - 2　不同数据类型的常用统计指标

数据类型	名义数据	顺序数据	连续数据
集中趋势	众数	众数、分位数	众数、分位数、平均数(对称分布)、中位数(偏态分布)
离散趋势	异众比率	异众比率、四分位距	极差、方差、标准差、变异系数

　　统计图表同样是描述性统计中的一种重要手段,可用于直观地组织呈现和描述数据的特征。常用的统计图包括散点图、线型图、柱状图、直方图和饼状图等。根据不同的研究目的,可对数据进行频数分析(展示数据分布)、关系分析(展示数据关系)和探索分析(无分析目的)。具体来说,柱状图和饼状图是常用于对定性数据进行频数分析,直方图和线型图常用于对定量数据进行频数分析,散点图可用于分析两组数据之间的关系,通过点的密度和散布趋势来分析指标之间的相关性和相关方向;箱线图则可用于数据的探索性分析。

第二节　回归模型

一、广义线性模型

(一)线性回归模型

线性回归模型的一般形式为:

$$y = X\beta + \varepsilon$$

　　其中,y 表示 n 维响应变量,X 表示 $n \times p$ 维解释变量,β 表示 p 维的未知回归系数,ε 表示 n 维随机误差变量且满足 $E(\varepsilon) = 0$,$Cov(\varepsilon) = \sigma^2 \Sigma$,其中 $\Sigma > 0$ 或 $\Sigma \geq 0$,$\sigma^2 > 0$。注意当 $\Sigma = I$ 时,上述模型为经典的 Gauss-Markov 模型。

　　在回归参数估计方面,一般用 Legendre 和 Gauss 于 1805 年和 1809

年提出的最小二乘法（ordinary least squares，OLS）求解。Markov 于 1900 年证明，在 Gauss-Markov 假设条件下最小二乘估计在所有线性无偏估计类中方差最小。

线性模型由于其结构简单、易于建模和良好的解释能力，被广泛用于各个学科。然而，线性模型也有一些限制和缺陷，如线不能很好地拟合具有非线性关系的数据。

（二）广义线性模型

广义线性模型（generalized linear model，GLM）不同于线性模型，既可适用于连续型数据又可适用于离散型数据，是一类应用更广的统计模型，具体包括正态线性回归模型、Logistic 回归模型、Poisson 回归模型、负二项回归模型等。

广义线性模型最早起源于 Fisher 于 1919 年的相关应用，Berkson、Dyke 和 Patterson 等人于 20 世纪四五十年代应用了广义线性模型的重要特例之一 logistic 模型进行统计建模。1969 年，Grizzle 又考虑了对服从 Possion 分布的响应变量的 GLM。1971 年，Dempster 提出了一般情况，但局限于考虑联接函数，1972 年，Nelder 和 Wedderburn 给出了广义线性模型的定义。1983 年，McCullagh 和 Nelder 的专著 *Generalized Linear Models* 对其进行了系统的论述。1994 年，L. Fahrmeir 介绍了基于 GLM 的多元统计推断。几十年来，GLM 引起了众多学者的关注，在医学等多个领域应用广泛。

广义线性模型的基本形式通常包含如下三要素：

1. 随机要素　响应变量 y_i 相互独立且服从指数族分布，其密度函数如下：

$$f(y_i \mid x) = \exp\left(\frac{y_i\theta_i - b(\theta_i)}{\varPhi} + c(y_i, \varPhi)\right)$$

其中 θ_i 为自然参数，$\varPhi$ 为比例参数，$b(.)$ 和 $c(.)$ 为已知函数。

2. 系统要素　$\eta_i = x_i^T\beta$，其中 η 为线性预测量，表示为自变量的线性组合。

3. 联接函数　$\mu_i = E(y_i) = g^{-1}(x_i^T\beta)$，其中联接函数 $g(.)$ 为充分光滑且严格单调的函数，用于联接随机要素与系统要素。常用的指数族分

布及其对应的联接函数如下(表6-3):

表6-3 常用的指数族分布及其对应的联接函数

指数族分布	符号	联接函数	函数名称
正态分布	$Y \sim N(\mu, \sigma^2)$	$\eta = g(\mu) = \theta = \mu$	恒等函数
泊松分布	$Y \sim P(\mu)$	$\eta = g(\mu) = \theta = \ln(\mu)$	对数函数
二项分布	$Y \sim B(m, \mu)/m$	$\eta = g(\mu) = \theta = \log(\mu/(1-\mu))$	Logit 函数
伽马分布	$Y \sim G(\alpha, \mu)/\alpha$	$\eta = g(\mu) = \theta = 1/\mu$	倒数函数

(三) 广义线性混合模型

广义线性模型要求各随机变量之间必须相互独立,当处理实际中的非独立数据时,可能会忽略掉一些重要的变量,从而导致偏差的产生。针对这一问题,有学者将广义线性模型与 Laird 和 Ware 于 1982 年提出的线性混合模型(linear mixed model,LMM)相结合,提出了广义线性混合模型(generalized linear mixed model,GLMM),通过在模型的线性预测部分引入随机效应来拟合离散型非独立的一类数据,同时还可以处理常见于非正态分布数据中的过度离散现象,拓宽了传统统计对现实问题的应用范围。

GLMM 的基本形式如下:

1. 随机要素 给定随机变量 u,响应变量 y_i 服从指数族分布,其密度函数如下:

$$f(y_i \mid x, u) = \exp\left(\frac{y_i \theta_i - b(\theta_i)}{\Phi} + c(y_i, \Phi)\right)$$

其中 θ_i 为自然参数,Φ 为比例参数,$b(.)$ 和 $c(.)$ 为已知函数。

2. 系统要素 $\eta_i = x_i^T \beta + z_i^T u$,其中 x_i、z_i 为已知向量,β 和 u 为未知的固定效应和隧效应。

3. 联接函数 $\mu_i = E(y_i \mid u) = g^{-1}(x_i^T \beta + z_i^T u)$,其中 $g(.)$ 为充分光滑且严格单调的函数。

GLMM 可处理离散非独立数据,通过引入随机效应,可很好地处理数据间的相关、过度离散和异质性问题,且研究结论能够推广到整个人群,在药物的临床评价中应用广泛。

(四) 广义估计方程

实际应用中响应变量具体的分布函数形式可能未知,Wedderburn 在 1974 年提出了拟似然函数的概念,假定响应变量的前两阶矩存在,通过对它的对数似然方程求极值即可得到统计参数的估计。基于上述拟似然方法,结合广义线性模型,1986 年,Liang 和 Zeger 提出了广义估计方程(generalized estimating equation, GEE)方法,通过引入一个"作业相关矩阵"来表达纵向数据的组内相关性,因而可用于分析非独立纵向数据,其具体构造可参阅文献。广义估计方程方法的一个特性是当总观测次数足够大时,即便"作业相关矩阵"被错误指定,只要联接函数正确,仍能得到渐近正确的参数及其置信区间估计。

GEE 同样可处理离散型和具有相关性的资料,且只需正确指定边际均值、方差及联接函数,即便相关结构选择不当也能得到参数及其方差的一致估计。GEE 可应用于流行病学研究和临床试验研究等。

(五) 双重广义线性模型

广义线性模型中 $Var(y_i)=\Phi_i V(\mu_i)$,其基本假定是 Φ_i 取值恒定,当 Φ_i 未知或不等时,一方面模型推断会出现问题,另一方面,在许多实际问题中,散度建模与均值建模同等重要。1984 年,Pregibon 在文章中首先提出了对散度参数建模的广义线性模型,即双重广义线性模型(double generalized linear models, DGLM),有关 DGLM 的变量选择或参数估计可参考。

DGLM 的基本形式如下:

$$\begin{cases} \mu_i = E(y_i \mid x, z) \\ Var(y_i \mid x, z) = \Phi V(\mu_i) \\ g(\mu_i) = x_i^T \beta \\ h(\Phi_i) = z_i^T \gamma \end{cases}$$

其中 $g(\mu_i)=x_i^T\beta$ 为均值模型,β 未知;$h(\Phi_i)=z_i^T\gamma$ 为散度模型,γ 未知;$g(.)$、$h(.)$ 为已知联接函数,$V(.)$ 为已知方差函数,两个解释变量 x_i、z_i 可能完全相同、部分相同或完全不同。

(六) 广义可加模型及其扩展模型

1990 年,Trevor Hastie 和 Robert Tibshianii 介绍了广义线性模型的

扩展模型——广义可加模型，使用线性部分和非线性部分对数据进行拟合，得到了更好的拟合程度。

广义可加模型的一般形式为：

1. 随机要素　响应变量 y_i 服从指数族分布，其密度函数如下：

$$f(y_i \mid x) = \exp\left(\frac{y_i \theta_i - b(\theta_i)}{\Phi} + c(y_i, \Phi)\right)$$

其中 θ_i 为自然参数，Φ 为比例参数，$b(.)$ 和 $c(.)$ 为已知函数。

2. 系统要素　$\eta_i = s_o + \sum_{i=1}^{p} s_i(X_i)$，其中 $s_i(.)$ 称为光滑函数，满足 $Es(X_i) = 0$，对其并不给定函数形式，而是以非参数形式来估计。

3. 联接函数　$\mu_i = E(y_i \mid u) = g^{-1}(\eta_i)$，其中 $g(.)$ 为充分光滑且严格单调的函数。

相比于广义线性模型，广义可加模型更注重对数据进行非参数的探索，适用于响应变量不服从指数族分布或难以判定响应变量与解释变量之间的具体依存关系，而解释变量个数 >1 时的情况。

但广义线性模型和广义可加模型在处理大数据时会遇到一定的问题，进一步扩展得到了具有位置、尺度和形状参数的广义可加模型（generalized additive models for location, scale and shape, GAMLSS）模型，具体可见 DM Stasinopoulos 和 RA Rigby、Mike West、Andreas Mayr 介绍了使用提升方法应用 GAMLSS 模型处理高维数据。

（七）广义线性模型应用

1. 广义线性模型在探索疾病影响因素方面的应用　叶冬青等人探讨系统性红斑狼疮 HLA - DM 基因及其与环境风险因子之间的相互作用对系统性红斑狼疮（systemic lupus erythematosus，SLE）发生的潜在影响，研究人员首先采用了病例对照的研究方式，以 PCR - RFLP 的方式确定了 HLA - DM 的基因型，同时在应用非条件逻辑回归方法获得了系统性红斑狼疮的环境风险因子之后，又采用广义线性模型研究环境风险因素及其与基因之间的相互作用，研究人员共筛选到了 3 种 DMA 和 4 种 DMB 的等位基因。同时，这几种等位基因在 SLE 组和正常的对照组分布上大致相同。逻辑回归单因素模型研究表明，SLE 的个人健康风险因子有 5 个（潮湿、精神激发、日晒、刀豆及扁桃体感染），妇女自身婚育史因子有3个（出生时母亲的年龄、月经初潮年龄和流产次数），而随后的广义线性模型研究也表明了 HLA‐DMB∗0102 基因和扁桃体感染的交互项效应显著，为研究在主效逻辑回归模型中加入交互项会不会明显提高模型的拟和优度，学者们把包含交互项的模型和主效应模型进行了比较，结果主效应模型和包含交互项的模型具有显著差异，包含交互项的模型明显优于主效应模型，表明该交互项的增加对反应变量具有重要作用，增加了模型的预测能力。本实验中能够看出有许多环境风险因子都可能与 SLE 的发生密切相关，虽然 HLA‐DM 基因的多态性对系统性红斑狼疮的发生和活动性不具有独立影响，但是可以证明 HLA‐DM 基因与特定环境因素存在交互作用。

在传染性疾病研究方面，我国受新冠疫情的影响，在传染病的预报和管理方面，感染分析预防系统、信息排查系统等在抗"疫"第一线被应用。有关的重点区域和人群必须在疫情发生早期积极采取相应的保护措施，才能及早遏制疫情的进一步发展扩大。郭雯雯等通过获取陕西省 COVID‐19 的诊断病例信息和有关社会经济学统计资料，通过分析诊断发病的时间和空间分布特点，并通过广义线性模型探讨人群中 COVID‐19 感染情况和社会经济之间的相互关系，从而掌握了 COVID‐19 的空间流行病学特点，并且分析其相关的影响因素，可以为当前新型冠状病毒肺炎的防治工作的实施提供理论参考依据。利用广义线性模型从宏观视角分析研究了影响肺结核发生的各种因素，可为遏制肺结核发生发展提供重要的参考。赵飞等收集了全世界两百多个国家的结核病及相关因素共15个指标，利用描述性数据分析、线性回归方法和广义线性模型开展了单因素和多因素数据分析，研究人员发现由于人均医疗卫生费用的提高，肺结核发生率也会相应下降；随着 50 岁以下人口 HIV 感染率的增加，结核病发生率也会相应上升。据此，世界各国可能可以通过提高对人均医疗卫生费用的投入，来积极防止艾滋病的传染，并加强对结核病患者的新病例发现。

在儿少和妇幼保健学的研究方面，陈大方等使用广义线性模型分析母体和新生儿 MTHFR 基因分别与早产儿和低生体重的关联，研究发现婴儿 MTHFRCT 和 TT 基因型不但增加早产的风险，而且婴儿 MTHFR 基因能够增加低出生体重的发生风险。郭剑秋等同样利用广义线性模型研究了五氯苯酚(pentachlorophenol, PCP)暴露量与幼儿正常生长及发育指标之间的关系,研究结果表明研究区域内的胎儿普遍处于 PCP 暴露状态,而孕期 PCP 暴露将对婴幼儿的正常生长发育造成危害。梁卫玖等利用广义线性模型探讨孕妇妊娠晚期尿中邻苯基苯酚(o-phenylphenol, OPP)水平与新生儿出生体格指标之间联系。

在环境与职业流行病学研究方面,研究者们主要利用 GLM 研究特定环境危险因素对人群发病率及死亡率的影响。孙庆华等通过对 2013—2015 年全国 34 个区县的冠心病、脑卒中和急性心肌梗死死因信息、空气污染情况等气象信息,采用 GLM,通过控制长期趋势和季节变化趋势、纳入天气信息的星期几等变量,分析了臭氧浓度及短期暴露对心脑血管患者的死亡影响。贾晓倩等基于 Poisson 回归法研究了 2016 年山东省济南市环境颗粒物(PM2.5、PM10)对小儿呼吸系统疾病门诊就诊量急性影响。其他研究同样关注大气污染物 PM2.5、PM10、NO_2、SO_2 及 O_3 等与循环系统疾病死亡率、呼吸系统疾病死亡率之间的关联。

环境与职业流行病学研究中除了利用经典的广义线性模型进行分析,广义相加模型也有广泛的用途。广泛相加模型(generalized additive model, GAM)又可以称广义加性模型,它是广义线性模型的扩展和延伸,在保持了广义线性模型优点的基础上,通过拟合非线性关系函数来提高了使用的灵活性,也可用来识别暴露与结局之间错综复杂的非线性关联。GAM 主要用来分析暴露和结局间的相互依赖关系,这个模型最早于 1996 年被 Schwartz 等引入大气污染的时间序列研究,被广泛运用于环境流行病学的研究中。近年来,利用 GAM 结合北京市大气环境条件对传染病进行预警预测研究也获得了更广泛的应用,王战等用 Poisson 广义加法模型建立北京大气环境污染与循环疾病院内门诊和急救次数的暴露-反应关联,研究结果表明大气环境中 PM2.5、PM10 和 NO_2 含量增加,可提高暴露人群中的循环疾病院内门诊数和急诊数目,女性群体对大气污染更为敏感,可以提示我们对相应的环境问题采取针对性措施,同时将女性作为重点保护的易感人群。潘洁用基于 Quasi-Poisson 的模型研究了手足口病发生状况如何随天气因素而改变;刘晓剑通过半参数广义加性模型,发现空气污染对心血管疾病存在的短期影响。

地域加权广义线性模型(geographically weighted generalized linear

model，GWGLM)是广义线性模型的一个变型，整合了广义线性模型和地理加权回归模型(geographically weighted regression，GWR)，从而能够更高效地研究离散型变量的空间异质性。地理加权回归模型实质上属于普通线性回归模型的延伸，是一个可以实现处理空间异质性的模型方法，允许预测变量和响应变量之间的关系在地理空间上改变，从而能够用于预测服从正态分布的连续变量。而针对在一些具体课题研究中出现的离散型变量，则往往需要用到不同的模型，如逻辑回归和泊松回归等，利用线性预测器可把这些模型统一组成广义线性模型，以便解决更广泛的课题。由于 GWGLM 在处理离散型变量的空间结构异质性上的优越性，可以将其用于研究新冠疫情的空间布局与其各种影响因素，进而掌握疫情分布的地域特征，为指导防治决策提供科学有效的依据。齐畅等应用GWGLM 探索新冠肺炎诊断病例数目及其各个因素间的空间异质化程度与相关关系。通过对人均可支配收入、人口密度、政府公用预算成本、湖北地区新冠肺炎潜入规模与占比，以及各区县距武汉市的最近距离等模型参数进行预测发现有统计学意义，发现了与 COVID‐19 及其因素之间的空间异质性，有利于新冠疫情型肺炎的局部精准施策。同时有关部门还可以针对各因素的空间分布特点，以及与确诊患者数的局域关联提出不同地区的防治对策。

2. 广义线性模型在疾病预测方面的应用　广义线性模型中的 GAM是一个简洁描述多元非线性回归的方法，尤其适用于流感等有复杂传播过程的传染病研究等。

流感带有鲜明的季节性特点，且大多出现于季节交替阶段，如在冬春、夏秋等季节流感样发病者(influenza-like illness，ILI)的数量显著上升。陈健等对上海市的天气数据和监测哨点 ILI 例数构建广义加性模型(GAM)，以分析天气因素和流感患者发病间的联系，并试图找出气象条件中哪些因素对发病起到关键作用，以数学模型阐述 ILI 发病对天气状况的依赖，开展 ILI 的预测与分析。研究人员采用了 2006—2010 年上海的每周天气数据和流感样案例监测资料，构建了天气数据和上海流感样案例的一个非线性回归模型，并利用初步的统计分析，建立了多个候选预测模型，通过 AIC 值(akaike information criterion)方法识别候选者的拟合优度，进而选择最恰当的模型进行统计分析，最终基于每周平均气温和周平均日气温差的模型较好拟合了原始数据，同时模型相对简单、准确，对原始数据的拟合残差和部分模型拟合残差和上海市流感样案例发生的真实状态基本吻合。

此外文献研究还表明，季节性流感流行的时间在不同纬度之间也会有所不同，这表明气象和环境条件参与了流感的传播。在国外，Soebiyanto 等研究了德国、斯洛文尼亚、西班牙等 9 个温带和亚热带地区及以色列 6 个地区的气象因素与流感活动的关联，研究使用每个国家2000—2011 年（西班牙）和 2006—2011 年（所有其他国家）的 ILI 或急性呼吸道感染（acute respiratory infection，ARI）的哨点监测数据预测流感活动，气象资料来自地面站、卫星和同化资料，研究人员建立了两个GAM，一个以比湿度为协变量，另一个以最低温度为协变量，两个模型都纳入了降水量和太阳辐射作为额外的协变量，这两个模型针对前几周的流感活动进行了调整，并针对每个研究地点分别进行了训练。研究显示流感活动与所有地点的特定湿度呈负相关，最低温度与三个温带地区的流感呈负相关。在大多数地方都发现了流感和太阳辐射之间的反向联系，而与降水的关联依赖于位置且这种关联具有很大的不确定性。后将这些模型用于提前一周估计 2010—2011 年期间的流感活动，结果除了卢布尔雅那和以色列的海法区之外，模型都可以密切跟踪观察到的数据，尤其是在疫情开始和结束期间，因此，在监测系统中整合用于流感预测的气象因素可能有利于减轻公共卫生体系监测季节性流感的负担。

💡 知识拓展

纵向数据是不同的研究个体在不同时间点上的观测值的集合，在医学领域中广泛存在。纵向数据既能表现每个个体随时间变化的趋势，也能反映出个体间的差异及个体内在的变化。由于同一个体的观测值间存在相关性，因此对纵向数据的统计分析有别于横截面数据和时间序列数据，需要采用特殊的统计分析方法进行研究。本章节中介绍的广义线性混合效应模型、广义估计方程方法可研究总体平均发展趋势和个体平均发展趋势的差异，处理非正态和自相关的纵向数据。

二、非参数回归模型

在回归模型中，可通过假设响应变量的均值具有某种特定的函数形式来近似，如一条具有未知斜率和截距的直线（一般线性模型），这称作参数回归模型，这类模型假设回归函数形式由有限的参数集完全描述，可进行外推运算，但同时也限制了模型的泛化能力。而非参数回归模型中一般对数据分布不作任何要求，增强了模型的适应性，具有较高的拟合效果和良好的稳健性。但非参数回归的结果外推困难，且存在"高维诅咒"（curse of dimensionality）问题。

设 Y 为响应变量，X 为解释变量，非参数回归模型的经典形式如下：

$$Y_i = m(X_i) + \varepsilon_i, \ i = 1, \cdots, n.$$

其中 ε_i 为随机误差项，可假设 ε_i 满足零均值，同方差且对 $i \neq j$，ε_i 和 ε_j 不相关。一般认为回归函数 $m(x)$ 为 Y 在给定了 X 之后的条件期望，即 $m(x) = E(Y \mid X)$。

非参数回归的基本方法大致可分为以下几类：一类是基于光滑的局部拟合方法，如核回归等；一类是基于样条或正交函数逼近的整体拟合方法，如光滑样条回归等；还有处理高维数据的非参数回归方法，如多元局部回归、可加模型、张量积等。

（一）非参数局部回归

1. 核回归　非参数核回归模型中回归函数的估计主要有 N - W 估计、P - C 估计、G - M 估计三种，其主要区别在于选取了不同的核函数。

最早于 1964 年由 Nadaraya 和 Watson 提出 N - W 估计，相当于回归函数局部一阶泰勒展开的加权最小二乘估计，由 N - W 估计得到的回归函数 $m(X)$ 估计形式如下：

$$\hat{m}^{NW}(X) = \sum_{i=1}^{n} W_i(X) Y_i, \ W_i(X) = \frac{K\left(\dfrac{X - X_i}{h}\right)}{\sum_{j=1}^{n} K\left(\dfrac{X - X_j}{h}\right)}$$

其中 $K(.)$ 称为核函数；h 称为带宽，其大小用来估计 $m(x)$ 中各个数据点的参与程度，一般随 n 的增加而单调下降趋于 0。

1972 年，Priestley 和 Chao 提出的 P－C 估计得到的回归函数 $m(X)$ 估计形式如下：

$$\hat{m}^{PC}(X) = \sum_{i=1}^{n} W_i(X)Y_i, \ W_i(X) = (X_i - X_{i-1})K\left(\frac{X-X_i}{h}\right)$$

1979 年，Gasser 和 Müller 提出的 G－M 估计得到的回归函数 $m(X)$ 估计形式如下：

$$\hat{m}^{GM}(X) = \sum_{i=1}^{n} W_i(X)Y_i, \ W_i(X) = \int_{s_{i-1}}^{s_i} K\left(\frac{X-u}{h}\right)\mathrm{d}u$$

其中 $s_0 = 0$, $s_i = (X_i + X_{i+1})/2$, $i = 1, \cdots, n-1$, $s_n = 1$.

2. **局部多项式回归**　局部多项式估计方法的思想最早由 Stone 提出，Cleveland 将其应用于非参数回归模型，有关局部多项式估计的较详细阐述可见 Fan 和 Gijbels。

局部多项式回归通过在每个数据点处用低维多项式拟合该数据点的一个子集，并设定随该数据点的距离变大而减小的权重，来估计该点附近自变量的数据点所对应的回归函数值。

假定 $m(X)$ 在 u 点处有 $p+1$ 阶导数，通过对多项式的参数回归函数 $m(X) = \beta_0 + \beta_1 X + \cdots + \beta_P X^p$ 在 u 处进行泰勒展开，可得到 $m(X)$ 在 u 处的一个 p 阶多项式近似，即

$$m(X) \approx \beta_0(u) + \beta_1(u)(X-u) + \cdots + \beta_p(u)(X-u)^p$$

其中 X 接近 u，且 $\beta_j(u) = m^{(j)}(u)/j!$, $j = 1, 2, \cdots, p$。接下来可通过最小化 X 的一个邻域内的如下局部加权平方和来求解回归系数 $\beta(u) = (\beta_0(u), \cdots, \beta_p(u))^T$ 的估计：

$$\sum_{i=1}^{n} (Y_i - [\beta_0(X) + \beta_1(X-X_i) + \cdots + (X-X_i)^p])^2 K\left(\frac{X-X_i}{h}\right)$$

并可由此得到回归函数 $m(X)$ 的加权最小二乘估计：

$$\hat{m}^{LPE}(X) = X_x\hat{\beta}(X) = X_x(X_x^T W_x X_x)^{-1} X_x^T W_x Y$$

其中

$$W_x = diag\left(K\left(\frac{X-X_i}{h}\right)\right), \ Y = (Y_1, \cdots, Y_n),$$

$$X_x = \begin{bmatrix} 1 & X_1 - X & \cdots & \dfrac{(X_1 - X)^p}{p!} \\ 1 & X_2 - X & \ddots & \dfrac{(X_2 - X)^p}{p!} \\ \vdots & \vdots & & \vdots \\ 1 & X_n - X & \cdots & \dfrac{(X_n - X)^p}{p!} \end{bmatrix}$$

当 $p = 1$ 时，局部多项式回归即为局部线性回归。相比于核回归，局部线性回归可以降低边际效应。需要注意的是，在局部多项式估计中，带宽 h 的选择十分重要，过大的带宽会引起过度平滑，导致明显的建模偏倚，过小的带宽则会引起不足平滑，导致受干扰的估计。寻找合适带宽的工作可参考文献。

3. 近邻回归　非参数近邻回归模型主要有 K-NN 回归、K-近邻核回归、对称化近邻回归 3 种。它们同样既适合于解释变量为随机变量的情形，又适合于解释变量为确定性变量的情形，还适合于非参数时间序列模型。

（1）K-NN 回归：K-NN 回归权函数定义为：

$$W_i(X) = \begin{cases} 1/k, & i \in J_x \\ 0, & otherwise \end{cases}$$

其中，$J_x = \{i : X_i \text{ 是离 } X \text{ 最近的 } k \text{ 个观测值之一}\}$。

（2）K-近邻核回归：K-近邻核回归的权函数定义为：

$$W_i(X) = \frac{K_R(X - X_i)}{\sum_{i=1}^{n} K_R(X - X_i)}$$

其中 $K(.)$ 为核函数，R 为 X_i 中离 X 最近的第 k 个距离，$K_R(x - x_i) = \dfrac{K((x - x_i)/R)}{R}$。

（3）对称化近邻回归：对称化近邻回归的权函数定义为：

$$W_i(X) = \frac{1}{nh} K\left(\frac{X - X_i}{h}\right)$$

（4）稳健回归：非参数稳健回归模型的基本思想是先基于前述逼近的方法进行拟合，定义稳健的权重并进行光滑，重复多次得到稳健估计，可降低异常值对估计结果的影响。非参数稳健回归模型主要包括局部加权描点光滑、L-光滑、M-光滑、R-光滑四种模型。

由于非参数局部回归方法在进行统计推断时，只能推断数据区域内点的回归函数值，而无法推断附近没有观察点的回归函数值，由此诞生了非参数全局回归方法——非参数样条回归和正交回归方法。

（二）非参数样条回归

样条函数只满足部分全局函数设定，是光滑对接的分段多项式，具有强大的适应数据和函数微小变化的能力，又具有一定的整理光滑性，可用来对任意连续函数进行非常好的近似。

定义一组样条基函数 $\{\varphi_i(X)\}$，$i=1,\cdots N$，当此处定义 B 样条基函数时，该光滑样条回归就变成非参数 B 光滑样条回归，样条基对应的回归函数为：

$$m(X) = \sum_{i=1}^{N} \beta_j \varphi_j(X)$$

设 $m(.)$ 在 (a, b) 范围内连续可微，其二阶导平方可积，可通过最小化如下函数来求解回归参数 β 的估计：

$$\sum_{i=1}^{n} [Y_i - m(X_i)]^2 + \lambda \int [m''(X)]^2 dX$$

其中 $\int [m''(X)]^2 dX$ 为粗糙惩罚。并可由此得到回归函数 $m(X)$ 的估计：

$$\hat{m} = \Phi\hat{\beta} = \Phi(\Phi^T\Phi + \lambda\Omega)^{-1}\Phi^T Y$$

其中

$$\Phi = \begin{bmatrix} \varphi_1(X_1) & \varphi_2(X_1) & \cdots & \varphi_n(X)_1 \\ \varphi_1(X_2) & \varphi_2(X_2) & \cdots & \varphi_n(X_2) \\ \vdots & \vdots & \ddots & \vdots \\ \varphi_1(X_n) & \varphi_2(X_n) & \cdots & \varphi_n(X_n) \end{bmatrix}, \ \Omega = \int \varphi_j(X)\varphi_k(X)dX$$

样条估计方法中相邻的观察值对估计的影响程度大于相距较远的观察值的影响，并且关系式中的局部带宽控制着这种影响程度的强弱。

（三）非参数正交回归

1. 正交多项式回归 正交多项式回归中的回归函数为 $m(X) = \sum_{j=0}^{\infty} \beta_j \varphi_j(X)$，其中 $\{\varphi_j(X)\}_{j=0}^{\infty}$ 是正交基函数，满足：

$$\int_{-1}^{1} \varphi_j(X)\varphi_k(X)\mathrm{d}X = \begin{cases} 0, & i \neq k \\ 1, & i = k \end{cases}$$

系数 $\beta_j = \sum_{k=0}^{\infty} \beta_k \int_{-1}^{1} \varphi_k(X)\varphi_j(X)\mathrm{d}X = \int_{-1}^{1} m(X)\varphi_j(X)\mathrm{d}X$，其估计为：

$$\hat{\beta}_j = \sum_{i=1}^{n} Y_i \int_{A_i} \varphi_j(X)\mathrm{d}X$$

其中 $\bigcup_{i=1}^{n} A_i = [-1, 1]$，$A_i A_j = \Phi$，$i \neq k$，$A_i = [X_{(i-1)}, X_{(i)}]$.

此时，回归函数估计为 $\hat{m}(X) = \sum_{i=1}^{n} W_i(X)$，$W_i(X) = \sum_{j=0}^{N(n)} \int_{A_i} \varphi_j(u)\mathrm{d}u \cdot \varphi_j(X)$.

2. Fourier 级数光滑回归 Fourier 级数光滑回归模型中回归函数为 $m(X) = \Phi_0 + 2\sum_{j=1}^{\infty} \Phi_j \cos(j\pi X)$，$0 \leqslant X \leqslant 1$，其中正交 Cosine 基空间 $C = \{1, \cos(\pi X), \cos(2\pi X)\cdots\}$，满足：

$$\int_{0}^{1} \cos(j\pi X)\cos(k\pi X)\mathrm{d}X = 0, \ j \neq k$$

系数 $\Phi_j = \int_{0}^{1} m(X)\cos(j\pi X)\mathrm{d}X$，$j = 0, 1, \cdots$，其估计为：

$$\hat{\Phi}_j = \sum_{i=1}^{n} Y_i \int_{s_{i-1}}^{s_i} \cos(j\pi u)\mathrm{d}u$$

其中，$s_O = 0$，$s_i = (X_i + X_{i+1})/2$，$i = 1, \cdots, n-1$，$s_n = 1$. 由此可推出回归函数 $m(X)$ 的估计为 $\hat{m}(X) = \hat{\Phi}_0 + 2\sum_{j=1}^{\infty} \hat{\Phi}_j \cos(j\pi X)$。

3. Wavelet 光滑回归 Wavelet 光滑回归分析（又称小波回归）具有空间适应性，一般可以很好地拟合信噪比较大的数据。

4. 处理高维的非参数回归 针对非参数回归方法的一大缺点——"高维诅咒"，以多元局部回归、可加模型、张量积等为代表的非参数回归方法应运而生。

（四）非参数回归应用

1. 非参数回归模型在探索疾病影响因素方面的应用 一些研究考察了空气污染和温度对健康结果的交互影响，在一项研究中 Ren C. 等检验臭氧对 95 个美国大城市心血管死亡率的温度调节效应。在本次研究中，研究人员目的是考察在美国 95 个城市中，气温是否能够改变臭氧对心血管死亡率的影响，他们分别采用非参数回归模型和参数回归模型来研究 1987—2000 年间气温与臭氧对心血管死亡率的交互效应，并通过贝叶斯元分析方法来汇总估计值。研究使用 S-Plus 软件（版本 6.2）进行分析，拟合了一个二元响应模型来探索每个社区中温度和臭氧对心血管疾病的二维平滑响应面（即模型 1），该模型是检验交互影响的一种灵活的方法，同时允许可视化地使用泊松 GAM 来探索特定于社区的模式，对于二元模型中臭氧和温度的联合项，使用局部平滑函数。在调整了其他潜在的影响因素如季节性、长期趋势、短期波动和露点温度条件后，使用最高温度作为温度指标，使用自然三次样条函数来调整相应的潜在连续协变量以保持和如下分层模型（模型 2）的一致性。

模型 1 描述如下：

$$\text{Log}(E(Y_t|X)) = \alpha + \text{lo}(\text{ozone}_t, \text{temp}_t, \text{span} = 0.25) +$$

$$\lambda \text{Age} + \text{ns}(\text{season}_t, \text{df} = 7) +$$

$$\gamma \text{Dow}_t + \text{ns}(\text{year}_t, \text{df} = 4) +$$

$$\text{ns}(\text{dptemp}_t, \text{df} = 4) + \varepsilon_t$$

下标表示观察的时间；$E(Y_t|X)$ 指每天一次的预期心血管死亡；ns() 和 lo() 分别表示自然三次样条和局部光滑样条，α 为截距项；temp、dptemp、year、season 和 span 分别表示最高温度、露点温度、日历年、季节性和最大臭氧时间；Dow 指一周中的某一天，γ 是一个系数向量。

模型 2（分层模型）描述如下：

$$\text{Log}(E(Y_t|X)) = \alpha + \beta 1 \text{ozone}_t + \beta 2 (\text{ozone}_t : \text{tempk}_t) +$$

$$\beta3tempk_t + \lambda Age + ns(season_t, df = 7) +$$
$$\gamma Dow_t + s(year_t, df = 4) +$$
$$ns(dptemp_t, df = 4) + \varepsilon_t$$

其中，温度表示时刻 t 的温度移动平均水平，β1 表示臭氧的主要影响，β2 是臭氧和温度水平之间相互作用项的系数的函数，β3 是温度水平系数的向量。其他变量与模型 1 中相同。非参数模型和参数回归模型都表明，温度增强了臭氧对死亡率的影响，但不同地区的影响变化不同。作者得出结论，温度改变了臭氧的影响，尤其是在北方地区。

在与人类不育症有关的环境污染物的流行病学研究中，通常会在男性和女性伴侣中收集大量污染物的暴露浓度，这种基于夫妻的研究在统计分析中面临一些新的挑战，特别是研究混合污染物的整体影响时，这些暴露可能与不孕症具有复杂的非线性和非可加性关系，核机器回归作为一种非参数回归方法，可用于对此类影响进行建模。为了克服可能对环境暴露影响的次优估计这一限制，Zhang W. 等开发了一种加权核机器回归方法(wKRM)来模拟特定伴侣的暴露联合效应，其中使用线性权重程序将女性和男性伴侣的暴露浓度结合起来，模拟研究表明，wKRM 在估计暴露的联合效应和拟合不孕症结果方面具有良好的性能。

为了研究考察空气污染和温度对健康结果的交互影响，Makra L. 等采用非参数回归技术，基于 CO、PM10、NO、NO_2、O_3 和 SO_2 的日平均浓度以及两个花粉变量(豚草和不含豚草的总花粉)在内的为期 9 年(1999—2007 年)的数据库，以花粉和化学污染物为解释变量，区分极端和非极端呼吸入院人数展开研究，研究显示在豚草花粉季节，极端患者数量与污染物之间的相关性最强，而无花粉期的相关性最弱。

以往研究已经确定了细颗粒物(PM2.5)空气污染与肺癌之间的关联，然而这种关联的大部分证据是基于肺癌死亡率的研究而不是发病率，同时 PM2.5 与非肺癌发病率之间的潜在关联的研究有限。Coleman N. C. 等基于美国国家癌症统计数据库 SEER(Surveillance, Epidemiology, End Results)数据计算美国 607 个县各种癌症类型的发病率，使用综合经验地理回归模型估算县级 PM2.5 浓度，采用半非参数回归模型用于估计 PM2.5 与选定癌症发病率之间的相关性，很好地评估了癌症发病率与暴露于 PM2.5 之间的相关性。

COVID-19 的暴发已经成为一种全球大流行,通常全球模型和局部线性模型用于估计 COVID-19 的风险因素的影响,但这些模型并未考虑不同地理位置的风险因素与 COVID-19 死亡率之间的非线性关系。Luo Y. 等提出了一个地理加权随机森林(GW-RF)的局部非线性非参数回归模型,以估计 COVID-19 死亡率与 47 个风险因素之间的非线性关系,GW-RF 结果表明,风险因素(即步行上班、空气中苯浓度、有抵押贷款的户主、失业、空气中 PM2.5 浓度和黑人或非裔美国人的百分比)与 COVID-19 死亡率的空间分布高度相关,这可能为控制 COVID-19 大流行的传播提供有用的启示。

利什曼病是一个重新出现的严重国际公共卫生问题,Golpayegani A. A. 等研究调查了环境因素(植被和海拔)与利什曼病流行之间的关系,通过线性和非线性回归,对患病率/发病率与环境变量(植被和海拔)之间的关系进行建模,加性非参数回归分析表明,海拔 10 km 的缓冲区,以及植被 10 km 和 50 km 的缓冲区可能有助于更好地拟合这些变量。Schiöler L. 对瑞典季节性流感数据的空间特征进行了调查和建模,希望找到针对疫情监测有用的策略和措施。通过研究由多个实验室收集的实验室诊断病例(LDI)数据和其他数据,研究人员提出了参数回归模型和非参数回归模型,发现流感疫情大约在同一时间在大都市地区暴发,大约在一周后在该国其他地区暴发,这种大城市地区和全国其他地区的疫情之间存在时间差异的发现或可用于改进疫情检测。

2. 非参数回归模型在疾病预测方面的应用　为监测肿瘤及癌症、艾滋病、心血管疾病及某些慢性病或传染病的发病率,目前已经建立了一些全球、国家和区域报告系统,用于提供基于人口的疾病发病率数据,这类数据库在不同地点和不同时间收集的疾病发病率数据通常是相关的,而位置或时间越近,相关性越大,这种相关性反映了各种混杂风险因素的影响。由于这种影响复杂且难以描述,观测到的疾病发病率数据中的时空(ST)相关性也具有复杂的 ST 结构,无法直接观测,Yang K. 等开发了一种灵活有效的 ST 疾病发病率数据建模方法,使用非参数局部平滑方法可以适应 ST 数据的相关性。理论证明和数值研究表明,该方法在实际应用也具有良好的效果。

在慢病领域,Sakurai K. 等通过多变量分析,对 29 例胰岛素治疗的 2

型糖尿病合并持续血糖监测患者的自我血糖监测数据建立最低夜间血糖预测公式，通过对其他胰岛素治疗患者组成的验证组的实际值和预测值进行非参数回归分析，评估治疗方案的有效性，研究证明了可以对最低夜间血糖进行预测，并且有助于夜间低血糖的预防。人体测量参数的适当截值对于预测或决策是必要的，与 Youden 指数相对应的截值通常用于流行病学和生物医学领域对连续风险指标进行二分类。Klotsche J. 等利用德国初级保健机构的代表性大型多阶段纵向流行病学研究数据，探讨了一种基于非参数回归框架中回归函数的不连续性来估计用于预测 2 型糖尿病参数的最佳截值的新方法。临床研究证实患有糖尿病会影响微血管，为了评估糖尿病患者不同的临床参数和眼表微血管的血管密度，Boroumand F. 等还基于 Radon 变换的血管分割算法进行分析，计算不同直径血管所占面积，研究采用倾斜加性模型（technology acceptance model，TAM）来研究临床特征作为预测因素与不同直径血管所占面积作为结果之间的关联，即使用倾斜非参数回归估计器在加性设置下估计预测因子对结果的非线性影响。

💡 知识拓展

半参数回归模型由参数部分和非参数部分组成，兼具参数模型与非参数模型的优点，应用也较为广泛。一方面，参数部分对确定性影响因素进行分析，集中了主要信息，使模型具有较强的解释能力；另一方面，非参数部分用于对随机干扰部分进行刻画，能更好地描述现实世界，且克服了非参数回归的"高维诅咒"问题，降低了模型的误判风险。

第三节　时间序列方法

时间序列是按照时间顺序记录的一系列实值数据，通常是在等距的时间段内以一定的采样率对一个潜在过程进行观察的结果。常见的时间序列分析方法主要集中于分类和预测两方面。

一、时间序列分类

时间序列分类问题在现实多个领域中有所体现。在时间序列分类问题中,时间序列可以是任意实值型有序数据,可不必是时间上有序的数据,因此也可将其应用于逻辑上有序的实值型数据当中。时间序列分类问题大致可分为如下三种形式。

(一)基于时域相似性的分类算法

基于时域相似性的时间序列分类算法通过整个时间序列的相似性来分类。

最近邻(1 - NN)分类器最适合处理此类问题,这也是过去几十年中时间序列分类算法的主流研究方向。基于不同的距离度量方式的多种最近邻算法被提出,如基于欧氏距离的时间序列算法、基于 CID(complexity invariant distance)的时间序列算法、融合不同距离度量方式的最近邻分类器,以及基于 DTW(dynamic time warping)的距离度量方法的最近邻分类器等。

虽然最近邻分类器具有易于实现、分类精度高的优点,但使用该分类器得到的结果的可解释性较差,具体表现为它不能指出被分类对象与其他类别之间的具体差异,只能说明同一类别的被分类对象之间存在较大的相似性。此外,应用最近邻分类器需要大量的内存且计算量大。

(二)基于形状相似性的分类算法

基于形状相似性的时间序列分类算法是通过区分子序列或形状来分类,常用于解决子序列与时间的相关性很小时的分类问题。

作为最具辨别性的子序列,各种基于 shapelets 的时序分类算法被相继提出,首先是 Ye 等人,然后 Mueen 等人提出运用逻辑 shapelets 构造决策树,Yamada 等人和 Deng 等人先后提出可用决策树和随机森林解决时间序列分类问题的方法,继上述同时完成 shapelets 发现和分类器构造两个过程的方法之后,Lines 等人提出了一种基于 shapelets 转换的时序分类算法,通过分离上述两个过程,实现了 shapelets 选择过程的优化和分类策略的灵活应用。

(三) 基于变化相似性的分类算法

变化相似性出现在高自相关性的序列中,极不易被观察到。基于变化相似性的分类算法本质上是基于模型的分类算法,如 HMM 模型在时间序列中的脑电图分类问题及基因表达式分类方面的应用。此外,高斯混合模型(Gaussian mixture model,GMM)、自回归滑动平均(auto regressive moving average,ARMA)、多层感知机(multilayer perceptron,MLP)等模型均在时间序列分类问题中有所应用。然而,尽管 HMM、GMM 等模型可以突出时间序列之间的变化相似性,但在分类准确性方面多数被证明不如简单的基于 DTW 的 1 – NN 算法。

二、时间序列预测

时间序列预测问题的本质是根据前 T 个时刻的观测数据推算出 $T+1$ 时刻的时间序列数据,在现实生活中应用广泛。

(一) 传统的时间序列预测方法

1927 年,英国统计学家 Yule 提出的自回归(autoregression,AR)模型标志着时间序列预测方法的产生。在此启发下,1931 年,Walker 建立了滑动平均模型及自回归滑动平均模型。20 世纪 70 年代,Box 与 Jenkins 在《时间序列分析:预测与控制》一书中正式提出了时间序列分析法,并指出理论上它适用于各种领域的时间序列分析。

1. AR 模型　AR 模型表示为:

$$X_t = \sum_{j=1}^{p} a_j X_{t-j} + \varepsilon_t$$

称为 p 阶自回归模型,简记为 $AR(p)$,即时间序列值 X_t 可表示为它的先前序列 X_{t-1} 和一个冲击值 ε_t 的线性函数。AR 模型是从静态的多元回归模型发展而来的一种动态模型。

2. MA 模型　MA(moving average)模型表示为:

$$X_t = \sum_{j=1}^{q} b_j \varepsilon_{t-j} + \varepsilon_t$$

称为 q 阶滑动平均模型,简记为 $MA(q)$,即时间序列值 X_t 可以表示为现在和过去的误差或冲击值 ε_t 的线性组合。MA 模型能有效解决突然波动点对预测结果的影响。

3. ARMA 模型　ARMA 模型由 AR 模型和 MA 模型组合而成,可表示为:

$$X_t = \sum_{j=1}^{p} a_j X_{t-j} + \sum_{j=0}^{q} b_j \varepsilon_{t-j}$$

其中 p、q 分别为自回归滑动平均的阶数,简记为 $ARMA(p, q)$,即时间序列值 X_t 可以表示为先前序列与现在和过去的误差或冲击值 ε_t 的线性组合。实数 $(a_1, \cdots, a_p)$ 称为自回归系数,$(b_1, \cdots, b_p)$ 称为移动平均系数。特殊地,若 $p = 0$,此模型为 MA 模型;若 $q = 0$,此模型为 AR 模型。

4. ARIMA 模型　值得注意的是,上述 3 种模型都是基于平稳时间序列而建立。时间序列的平稳性是指一个随机过程的均值和方差在时间过程中都是常数,且任意两个时期之间的协方差仅依赖于两个时期之间的距离。然而,实际应用中遇到的时间序列往往不具备平稳性,而带有趋势性。1974 年,Granger 等人发现,如果采用上述针对平稳时间序列的方法来分析非平稳时间序列,有可能会得出与实际情况相反的结论。

为了寻找可合理分析非平稳时间序列的方法,20 世纪 60 年代初,Kalman 和 Bucy 对此进行了研究,但没有形成一定的体系。接着,Holt、Winters 及 Brown 提出了一系列适用于某种特定类型的非平稳过程的方法,如许多经济预报方法、变差分方法、指数加权滑动平均等。20 世纪 70 年代初,由 Box 和 Jenkins 提出的求和自回归差分整合滑动平均(auto regressive integrated moving modes, ARIMA)模型正是处理非平稳时间序列的著名时间序列预测方法。

ARIMA 在 ARMA 模型的基础上增加了有限次的差分,将非平稳时间序列转化为平稳时间序列,再将因变量仅对它的滞后值和随机误差项的现值和滞后值进行回归,从而建立模型。ARIMA 的建模过程与 ARMA 相同,仅是增加了 d 次差分,可记为 $ARIMA(p, q, d)$。

(二) 现代的时间序列预测方法

20 世纪 80 年代,基于神经网络的时间序列预测技术迅速发展,并被广泛应用于非线性、非平稳时间序列的处理中。如付晓健等人基于

ARMA 时间序列预测模型和 BP 神经网络(back propagation neural network)预测模型建立的 ARMA - BP 神经网络混合模型。刘志刚等人基于过程神经元网络的时间序列预测方法等。20 世纪 90 年代后,又有学者针对神经网络缺乏一般性的问题提出了新形式的算法,如 Vapnik 提出的基于统计学习理论的学习方法 SVM,由于该方法对于有限样本情况的工程实际问题更为适用,现已成为非线性时间序列预测的主流方法之一,未来的时间序列预测方法将更倾向于组合预测和在线预测的方法。

三、时间序列方法应用

(一) 时间序列方法在描述疾病发病趋势方面的应用

魏珊等通过研究原卫生部向国家传染病网络直报平台提交的 2005—2010 年我国戊型肝炎(戊肝)的每月发病数据资料,进一步掌握了戊肝的发生态势及其季节性特点,为戊肝的预防政策提出了理论依据。研究人员还首次采用时间序列分解法,划分出了戊肝月发生数的季节性波动因素和长期的趋势因素,进而采用圆形分布法确定了季节性波动因素的季节性聚集趋势,从而得出戊型肝炎的发病高峰时间节点和高峰期。研究结论表明,2005—2010 这五年间我国戊肝疫情呈现持续增加态势;戊肝病情呈季节性的特征,以每年为一周期呈单峰型,集中趋势统计检验显著($p < 0.01$),发病高峰期位于三月末四月初,高峰季节在冬春季特别是春天比较高发,其他季节相对低发。研究的发现也提示了戊肝疫情存在季节性和上升趋势,或应在冬季十二月进行对戊肝的预防工作。

血吸虫病在中国长江中下游地区流传已久,通过研究我国血吸虫病的年度发病时间规律,能够为国家防治血吸虫疾病提供科学依据。文楚纯等使用中国公共卫生科研数据中心获取的 2004—2017 年我国省级月度血吸虫感染病例数据资料,描绘全国血吸虫感染患者的时空分布,并构建贝叶斯中断时间序列模型,研究在不同的防控阶段、持续时间变化趋势以及季节性变动,研究结果显示贝叶斯中断时间序列模式,可用来研究当前各个防治时期的血吸虫病报告病例的时空变化情况,为根据其变化的防治对策调整措施提供依据,进而有效提升防治效果。

(二) 时间序列方法在疾病预测方面的应用

支气管哮喘已成为全球性的主要健康问题,环境气象条件改变也是其最主要的引发原因,了解可能引起支气管哮喘的相关气象因素并采取预防和控制措施,可对儿童哮喘的预防提供帮助。采集了 2012—2015 三年间在河北儿童医院儿科哮喘疾病门诊的患儿数据,同时包含了石家庄的每日平均气温、相对湿度、风力、气压、降水等气象信息,采用泊松分布的 GAM 研究环境舒适性程度和小儿哮喘疾病日门诊数量之间的时间序列关系,研究中发现环境舒适性程度等级对儿童哮喘疾病日门诊数量具有影响,其中以冷不舒适影响为主,热不舒适效应为辅,如果进行气象部门舒适度预测,将为儿童哮喘疾病的预防带来一定帮助。掌握并预警大气细颗粒物(PM2.5)日含量的变化趋势,建立更为精确的预测模型,可以为改善生存环境水平、提高人民身体健康提供监测资料评价的方法学依据,高宇钊等基于 2013 年—2014 年山西省太原市逐日 PM2.5 网报数据,研究山西太原市 18 个月以来日报 PM2.5 的逐月逐日变化情况,进而发现山西太原市大气环境中 PM2.5 含量状况,并且通过建立时间序列广义回归条件异方差模型[GARCH(1,1)],对山西太原未来大气环境中 PM2.5 含量和强度变化作出了短期预测与预警。

结核病在我国发病率很高,对于结核病的预防和控制都很困难,但有关结核病发病率的预测研究很少。Zheng Y. 等对新疆喀什市的肺结核发生率做了预测研究,为肺结核的最终预防提出了依据,研究人员采用时间序列研究、利用单箱 Jenkins 技术和箱 Jenkins 技术与 Elman 神经网络的融合方法对喀什市肺结核发生率做出预测研究,并通过对患者门诊逐日处方数量的观察,建立了流行性感冒样疾病就诊量的预测模型,进而间接观测疾病在地区内的传播状况,以便进行早期预防和快速反应,减少疾病所造成的危害。冯丹等也基于 2002—2005 年北京某综合医院门急诊就诊人次、门急诊流感样疾病患者人次和治疗流感样疾病的处方量等数据,通过计算日均该类药物处方量,建立序列图和时间序列监测模型为流感样疾病的暴发做出早期预警。李润滋等通过 SARIMA 模拟,预报了山东济宁市流行性腮腺炎未来的发生趋势,为疾病的防治工作提供了理论和决策参考依据。此外,刘继恒、陈正利、孙乔等还应用 ARIMA、季节趋势等时间系列模型预测甲肝、乙肝、呼吸道综合征等疾病的发病率,或能够较好应用于相关疾病的监测、预测预警,为早期识别异常信号提供科学依据。

案例讨论

案例

　　狂犬病是一种由狂犬病病毒引起，以犬、狼、猫等食肉动物为主要传播媒介，以恐水、怕风、进行性瘫痪为主要临床特征的急性和致病性的人兽共患病。为了解我国狂犬病疫情的分布特征和流行趋势，并对狂犬病疫情进行短期内预测，利用 2008—2021 年我国狂犬病发病数据建立季节性时间序列并对其进行分析。

　　2008—2021 年全国狂犬病月发病统计数据收集自中国疾病预防控制中心"疾病监测信息报告管理系统"。

分析

　　(1) 序列的建立和平稳化：将 2008—2021 年我国狂犬病月发病数据时间单位定义为年份、季度和月份，而后可得到相应的时间序列曲线图，通过时间序列图观察序列的平稳性，利用 SPSS 对不稳定的时间序列数据进行数据转化和差分处理达到序列平稳化的目的，并达到以下要求：均数和方差不随时间变化；自相关系数仅与时间间隔相关。

　　(2) 模型的识别和定阶：狂犬病疫情呈现季节性变化特征，故可用 ARIMA 模型进行拟合。通过观察平稳时间序列的自相关图（autocorrelation function，ACF）和偏自相关图（partial autocorrelation function，PACF）的截尾或拖尾的情况对模型进行拟合，比较所得到的拟合结果并对其做出相应的调整，初步建立一个或多个可拟合的 ARIMA 模型。

　　(3) 模型的检验和优化：根据平稳的 R^2、正态化的 BIC 和平均绝对标准化误差（mean absolute scaled error，MASE）等指标对模型的拟合度进行检测评价。同时对模型进行 Ljung-Box 检验，判断模型残差序列是否为白噪声序列，筛选出通过检验的模型，确定正态化的 BIC 值最小的为最优模型。

　　(4) 模型的验证与评价：以我国 2021 年 1—12 月狂犬病月发病数据为验证样本，以平均绝对误差和平均相对误差为评价标准，将最优模型所得的预测结果和实际结果进行比较，评价最优模型的预测精准度。

（5）模型的应用：利用最优模型对我国 2022 年狂犬病疫情进行预测。

第四节　贝叶斯方法

一、贝叶斯方法原理及发展

长期以来，人们对"概率"的认知始终建立在概率学派的观点之上，直到 1764 年托马斯·贝叶斯的遗作《机遇理论中的一个问题的解》的发表，标志了贝叶斯方法的萌发。在文章中，贝叶斯公式被提出：

$$p(\theta \mid X) = \frac{p(X \mid \theta)p(\theta)}{p(X)}$$

其中 θ 为参数，$p(\theta|X)$ 为样本 X 的分布密度，$p(\theta)$ 为参数 θ 的先验分布，$p(\theta|X)$ 为已知样本 X 后可求得参数 θ 的后验分布。贝叶斯公式也可理解为条件概率的逆概率规则，是贝叶斯推断统计的核心概念。1812 年，拉普拉斯在它的《概率论》教科书第一版中用贝叶斯的方法导出了重要的"相继论"，重新发现并清晰阐述了贝叶斯定理，并将其应用到了医学统计甚至法学问题中。

但由于贝叶斯统计学派与经典统计学派思想上的巨大分歧，以及贝叶斯方法在理论与实际应用中的不完善，贝叶斯学派在 19 世纪并未被普遍接受。直到 20 世纪初，费纳特等人对贝叶斯学派的理论作出了重要的贡献。其中，杰弗里斯于 1939 年出版的《概率论》、萨维奇于 1954 年出版的《统计推断》及 Lindley 的相关著作，成为代表贝叶斯学派发展的重要著作。二战后瓦尔德提出的统计的决策理论中也将贝叶斯解放在了重要的地位。1958 年，贝叶斯的论文在 *Biometrika* 上重新刊登，以罗宾斯为代表提出的将经验贝叶斯方法和经典方法相结合的方法引起了统计界的广泛注意。但此时的贝叶斯方法存在计算困难的问题，常需要对高维概率分布函数进行积分，以此对总体参数进行推断或预测。但大多情况下，这种积分难以写出明确的解析表达式。贝叶斯分析也常被人们评价为"理论上完美，但实际应用中无法计算出结果"。此类困境持续到了 20 世纪 90 年代，《数据分析中的贝叶斯和经验贝叶斯方法》和《实际应用中的马尔科夫链蒙特卡洛技术》的相继出版进一步推动了贝叶斯统计应用的传播。随着贝叶斯方法的不断改进，计算机技术的持续升级，特别是 MCMC 方法的发展和 Win BUGS 软件的应用，贝叶斯统计高维计算的困难也得以解决。目前，随着人工智能的兴起，贝叶斯统计已得到了显著的发展，在理论和实践方面都获得了巨大成就。

（一）密度估计

贝叶斯密度估计研究如何在样本信息和先验知识的基础上获得未知变量分布及其参数估计。贝叶斯学习理论关注无信息先验分布，而贝叶斯假设作为无信息分布的开创性工作在参数有界的情况下具有良好的应用，但当参数无界时会遇到困难。为了解决这个问题，选择先验分布的原则被相继提出，如共轭分布、杰弗里原则和最大熵原则。此外，面对不完整或稀疏的数据，也提出了一些典型的处理方法，如 EM、Gibbs 抽样和 BC 方法等。

（二）朴素贝叶斯模型

朴素贝叶斯模型（Simple Bayesian）假定特征向量的各分量相对于决策变量相互独立，在实际应用中极大地降低了贝叶斯网络构建的复杂性，并且在违背该假定的条件下，朴素贝叶斯也表现出了相当的稳健性和高效性，成功地应用到了分类、聚类和模型选择等任务中。为了进一步扩大朴素贝叶斯的适用范围，研究人员致力于放松特征变量间条件独立性的限制，并提出了增广贝叶斯学习模型和基于 Boosting 朴素贝叶斯模型。

（三）PAC-Bayesian 学习

PAC-Bayesian 学习理论是将贝叶斯推理与 PAC 学习两大现代学习理论相结合，既保证了先验信息的充分利用，也为独立同分布的训练样本集提供了良好的性能保证。

（四）贝叶斯神经网络模型

贝叶斯神经网络适用于朴素贝叶斯模型无法解决的线性不可分问题，也就是考虑属性间相关性的情况，目前主要集中在用贝叶斯方法训练由朴素贝叶斯模型组合成的神经网络的权重,以及利用贝叶斯证据框架理论学习神经网络结构等方面。

(五)贝叶斯网络学习

贝叶斯网络是表示变量间频率分布及其关系的有向无环图,是处理不确定信息的最有效表示方法之一。贝叶斯网络的第一本相关书籍是Pearl 发表于 1988 年的 *Probabilistic reasoning in intelligent systems*,随后 Neapolitan(1990)、Jensen(1996)、Castillo(1997)等也相继出版了相关专著。贝叶斯网络适合于对领域知识,至少对变量间依赖关系比较清楚的情况。否则,如果完全从数据中学习,贝叶斯网络的结构不但复杂性较高,网络维护代价昂贵,且估计参数较多,系统的高方差同样影响了它的预测精度。然而,在大数据时代下,面临着包含数以百万计的数据及数以千计的参数的更大规模的问题,如何提高贝叶斯学习的推理速度和灵活性,还需要统计专家来解决。对此 Bradley Efron(2005)的回答是"需要贝叶斯思想与频率思想的结合来适应如此浓厚的科学研究氛围"。

二、贝叶斯方法应用

(一)贝叶斯方法在疾病影响因素方面的应用

儿童营养不良在埃塞俄比亚等非洲国家是非常严重的公共卫生问题,也是世界上严重的儿童公共卫生问题之一。WHO 将低出生体重婴儿定义为体重<2.5 公斤的足月婴儿,这是任何人种人口生殖健康和一般健康状况的重要指标。低出生体重的发生率在有公共卫生问题的次级区域相当高。Michael Ofori Fosu 等的研究从流行病学专家或公共卫生学者的视角,通过使用和对比贝叶斯方法的结果,研究了母体因素和婴儿低出生体重之间的关联,该项研究根据加纳统计局的多指标聚类数据资料,选取了 10 963 育龄妇女展开研究,结合频数模型和贝叶斯学派模型所得出的研究结果表明,这两个研究方法通过相同的资料集得出的结论也是相同的,以便于进一步地理解所探讨的问题,研究人员将两个方法组合应用的研究结论也更加证实了低出生体重除了是一个公共健康问题,也是一个社会文化问题。

随着计算技术的飞速发展,贝叶斯统计在公共卫生的各个领域越来越受到重视。但是贝叶斯方法应用于疫苗安全监测的潜力并未完全实现。Rongxia Li 等描述了如何在疫苗安全领域的贝叶斯范式中进行序列分析，并使用模拟和真实世界疫苗安全性示例，研究比较了频率序列法，特别是最大序列概率比检验（MaxSPRT）和贝叶斯序列法的性能，所提出的贝叶斯序贯方法可能成为一种有前途的替代疫苗安全监测的方法。

（二）贝叶斯方法在疾病预测方面的应用

对暴露于环境污染物导致的人类健康风险的估计是公共卫生决策的重要工具，但是由于建模过程的不确定性，这些评估的结果通常是用一系列可能风险的概率来表示。对流层臭氧是美国环境保护署根据《清洁空气法案》规定的六种标准污染物之一，并与包括死亡率在内的多种健康影响相关联，由于对天气条件的强烈依赖，臭氧可能对气候变化敏感，近年来人们对研究气候变化对臭氧的潜在影响以及这种变化如何影响公众健康非常感兴趣。Reich Brian J 等建立了一个贝叶斯空间模型来预测不同气象条件下的臭氧，并利用这个模型来研究时空趋势和预测不同气候情景下的臭氧浓度。研究者们开发了一种近似方法，他们将模型的近似版本应用于美国东部 1997—2005 年的夏季臭氧浓度预测，并使用确定性气候模型预测未来气候条件下的臭氧。分析表明，在所有其他因素不变的情况下，日平均温度的上升将导致中西部和东北部工业区臭氧浓度增加。

定性和定量的数学流行病学模型具有广泛的用途，随着数据可用性的增加，现在可以建立大规模的定量疾病传播模型，这类模型具有很大的潜力，如公共卫生风险评估等，然而这些模型面临的主要挑战是给定监测数据的模型参数化，这一问题往往限制了模型的实际使用。Stefan Engblom 等通过开发一种适用于由网络数据驱动的流行病学模型的贝叶斯方法来解决这个问题，研究通过对瑞典牛体内产志贺毒素大肠杆菌 O157 的病原体测量，得出第一原理的精确统计模型，进而探索贝叶斯公共卫生框架的潜力。Michael Höhle 等研究了一个预测已暴发而没有报告疫情的贝叶斯模型，用于实时的公共卫生调查监测，为了预报在 2011 年 5—7 月暴发在德国的产志贺毒素大肠杆菌群（STEC）O104：H4 溶血性尿毒症综合征的每日住院人数，新贝叶斯方法使用负二项抽样解决了计数数据性质的问题，并表明在时间同质性假设下，报告延迟分布的右截断可以在共轭前后框架中使用广义 Dirichlet 分布处理，在新发疫情中，即时预报方法或许是获取当前疫情趋势信息的一个有价值的工具。

疫情检测是公共卫生领域的一个重要问题,开发可靠的疫情检测方法仍然是一个活跃的研究领域。García Yury E 等介绍了一种从监测数据中检测流感样疾病暴发的贝叶斯方法,其基本原理是,在疾病暴发的早期阶段,监测数据从自回归动态变化为指数增长,研究使用贝叶斯模型和贝叶斯回归来选择和识别断点,而无需调整自由参数,同时研究还合成了季节和大流行暴发数据。对于研究人员和公共卫生机构来说,处理和分析大型报告网络监测中复杂的高维时空数据具有很大的挑战,包括低信噪比、时空相关性及需要描述的不确定性,Zou Jian 等将先前开发的贝叶斯层次模型应用于印第安纳州公共卫生应急监测系统的数据集,包含三年流感样疾病和呼吸道疾病的急诊就诊情况,结果表明,该模型捕获了公共卫生监测数据集中存在的显著时空动态,并且能够及时、准确地检测"年度"和"非典型"疫情。

第五节　方差分析

方差分析(analysis of variance,ANOVA)是由 Fisher 提出的一种用于判断变量之间是否存在关联的统计方法,可对两个或多个样本平均数差异进行显著性检验。它涵盖了丰富的领域,且可灵活地应用于各种实验设计。

有关比较组间均值的统计检验方法,首次出现的是由 W. S. Gosset 设计的为了实现黑啤酒酿造过程中的质量控制而进行两个小样本的均值比较的 t 检验方法。然而,为了比较两个以上的组均值,需要进行不止一次 t 检验,此时 I 类错误率会膨胀。为了解决这一问题,由 Ronald A. Fisher 构想和描述的 ANOVA 方法被提出,旨在可同时比较任意数量的组间均值而不增加 I 类错误率。Fisher 也用近似调整处理平方和描述了协方差分析(analysis of covariance,ANCOVA),几年后,又进一步用精确调整处理平方和进行了描述。基于对 Fisher 工作的认可,Snedecor G. W. 将此命名为 F 分布。ANOVA 根据相关的 F 分布来评估两个方差的比率,也因此也被称为 F 检验。

方差分析中根据涉及的影响因素个数可分为单因素方差分析和多因

素方差分析，下面简单介绍一下单因素方差分析：

为了检验自变量 X 在不同水平（X_i，$i = 1, 2, \cdots, M$）上的变动是否对响应变量 Y 有显著影响，可通过采样获取 Y 的样本，再基于样本计算 Y 的总变动 $\left[SST = \sum\sum(Y_{ij} - \bar{Y})^2 \right]$，其中 $\bar{Y}$ 为所有观测值的平均值，并通过组间均方和 $\left[SSY = \sum(\bar{Y_i} - \bar{Y})^2 \right]$ 和组内均方和 $\left[SSE = \sum\sum(Y_{ij} - \bar{Y_i})^2 \right]$ 来分别表示由 X 在不同水平上的变动所导致的 Y 的波动与随机噪声导致的 Y 的波动，其中 $\bar{Y_i}$ 为 Y 对应于 X_i 的观测值的平均值，最后通过标准化后的组间均方和与组内均方和之比来构建 F - 统计量，从而利用假设检验判断 X 对 Y 是否有显著性影响。

值得注意的是，方差分析满足如下基本假设：各组样本对应总体服从正态分布；各组样本对应总体方差相等；各组观测值间相互独立。当上述假设不成立时，需要进行非参数检验。

有关 ANOVA 的非参数模型的介绍可见。进一步，非参数 ANOVA 方法已经被拓展到独立和非独立的截尾数据，完全随机缺失数据和随机缺失数据中，使用空间等级的多元 ANOVA 方法也被提出。ANOVA 设计方面也有大量的相关工作，适用于独立或非独立的相关数据，它们强调单调变化下的相关性，具体研究可见。然而，由于这些研究并未完全参考非参数模型和假设，因此其适用性有限。这些研究中的部分方法在 Brunner 等人的书被讨论，然而，他强调对非参数假设的检验。

对于非平衡数据的 ANOVA 方法的讨论可见，当数据符合完全平衡设计时，直接使用方差分析来分析数据是合适的，但对于非平衡数据，如不同组内观测数据不等，或存在完全缺失组，或存在缺失响应的情况下，也需要对 ANOVA 方法加以改进。传统的方法中倾向于删除那些有"额外"数据的组并创建一个平衡的数据集后再分析，尽管这样在统计上可行，但由于它并没有使用所有可用的数据，因此可能降低估计的精度和假设检验的效力。另一个替代方法是从数据中填补估计值，前提是只有少数观测值缺失。近些年也出现了新的填补缺失值的方法，包括单变量情况下的 Bartlett's ANCOVA 方法和 EM 算法，但缺少可实施的计算机程序。为了避免填补值的平衡数据方法的缺陷，Yates、Catherine 等人也给出了其他可选择的方法。

第六节　卡方检验

卡方检验(χ^2 检验)由 Pearson 于 1900 年提出的一种常用的非参数检验方法,适用于定性结果的计数资料,通过比较两项或多项频数,可检测在一定显著性水平上实际频数与以某种理论模型或分布特征假设为基础的期望频数的差异度。在临床上常将卡方检验用于比较发病率、治愈率等检验临床疗效,如比较构成比或率,可构造四格表法用于两组比较,行×列表用于三组或三组以上的比较。另外,卡方检验还可以用于检验事物间有无一定关系存在以及频数分布的拟合优度检验等。

χ^2 检验的步骤如下:第一步,建立原假设 H0 和备择假设 H1;第二步,根据理论经验或理论分布计算期望频数;第三步,根据实际频数和期望频数计算样本卡方值,并将其与卡方临界值比较,若大于卡方临界值则接受原假设,否则接受备择假设。

χ^2 检验的基本公式为:

$$\chi^2 = \sum_v \frac{(A-T)^2}{T}$$

其中,自由度 $v=$(行数 -1)(列数 -1),A 为实际频数,T 为理论频数,也即应比较的各组在无效假设时理论上所推算的数值。

本章小结

本章介绍了几种经典统计方法,包括统计描述、广义线性模型、非参数回归模型、时间序列方法、贝叶斯方法、方差分析、卡方检验等,阐述了这些模型的历史来源和发展历程,并给出了模型的基本概念和数学形式,最后通过文献综述的形式给出了模型的应用场景,让学员充分了解上述统计模型在公共卫生领域内的重要性,同时熟悉在后续科研过程中可能遇到类似问题时的研究思路。

参考文献

［1］安胜利.常用统计学基本概念及统计描述(2)[J].护理学报,2006(2):93-94.

［2］陈长生,徐勇勇,夏结来.医学研究的非参数回归分析方法[J].中国卫生统计,2002(1):56-59.

［3］陈大方,胡永华,杨帆,等.母亲与婴儿亚甲基四氢叶酸还原酶 C677T 多态性与早产和低出生体重的相关性研究[J].北京大学学报(医学版),2004(3):248-253.

［4］陈健,张磊,陆帅,等.采用广义可加模型分析预测上海市流感样病例发病情况[J].中华流行病学杂志,2013(4):404-408.

［5］陈正利,陈伟,许汴利.应用 ARIMA 模型对河南省 1991—2011 年乙型肝炎发病趋势分析[J].中国卫生统计,2013,30(3):401-402.

［6］崔亮亮,张军,吴兴彬,等.2013—2015 年济南市大气重点污染物对居民呼吸系统疾病死亡风险的急性效应分析[J].环境与健康杂志,2018,35(5):425-429+70.

［7］EFRON B,朱谢,郭晓烨.贝叶斯学派统计学家,频率学派统计学家和科学家.[J].统计与信息论坛,2005,20(4):5.

［8］冯丹,赵京丽,郝璐,等.基于处方监测的流感样疾病预警模型研究[J].预防医学论坛,2007,(10):875-7.

［9］高宇钊,房瑞玲,李少琼,等.太原市大气细颗粒物变化趋势与预测模型分析[J].中国药物与临床,2015,15(5):603-606.

［10］郭剑秋,郭梦璐,吕沈亮,等.宫内五氯苯酚暴露与 1 岁婴儿生长发育的关系[J].环境与健康杂志,2017,34(10):869-873.

［11］郭雯雯,郭西亚,李鹏,等.陕西省新型冠状病毒肺炎确诊病例空间流行病学特征及影响因素[J].中华疾病控制杂志,2021,25(4):400-404.

［12］吉秀亮,王瑾,杨君胜,等.西宁市城区重点污染物对儿童上呼吸道感染就诊的急性效应分析[J].中国学校卫生,2019,40(8):1217-1219+23.

［13］贾晓倩,崔亮亮,岳克三,等.济南市大气颗粒物与儿童呼吸系统疾病就诊量的时间序列分析[J].山东大学学报(医学版),2018,56(11):84-90.

［14］李润滋,章涛,梁玉民,等.SARIMA 模型在流行性腮腺炎发病预测中的应用[J].山东大学学报(医学版),2016,54(9):82-86+96.

［15］梁卫玖,吕沈亮,郭剑秋,等.妊娠晚期邻苯基苯酚暴露与新生儿体格指标的关系[J].中国儿童保健杂志,2016,24(2):137-140+59.

［16］刘超,蒋守芳,符文华,等.2014—2017 年沈阳市细颗粒物对居民循环系统疾病死亡的影响[J].实用预防医学,2021,28(1):10-14.

［17］刘继恒,徐勇,刘军,等.应用时间序列模型预测宜昌市甲型病毒性肝炎发病率[J].公共卫生与预防医学,2017,28(2):10-13.

[18] 刘乐,韦慧燕,王兵亚,等. 郑州市大气 PM_(2.5)与居民循环系统疾病死亡的相关性[J]. 环境与职业医学,2021,38(7):740-746.

[19] 刘晓剑,吴永胜,付英斌,等. 深圳市空气 PM2.5 与心脑血管疾病死亡的广义相加模型分析[J]. 中华疾病控制杂志,2016,20(2):207-209.

[20] 刘志刚,杜娟,许少华,等. 基于过程神经元网络的时间序列预测方法[J]. 2012,38(5):199-201.

[21] 芦静,张晓梅,冯晓冬. 包头市大气臭氧污染对人群循环系统疾病死亡的急性效应[J]. 环境与职业医学,2019,36(04):381-387.

[22] 罗天娥,刘桂芬,孟海英. 广义线性混合效应模型在临床疗效评价中的应用%J 数理医药学杂志[J]. 2007(5):589-591.

[23] 满金宇,崔亮亮,韩联宇,等. 2014～2016 年济南市空气污染严重地区大气颗粒物对社区人群门诊就诊量的急性效应分析[J]. 山东大学学报(医学版),2018,56(11):61-67.

[24] 满金宇,崔亮亮,于坤坤,等. 济南市重污染区域大气污染物对循环系统疾病门诊量的急性效应[J]. 环境卫生学杂志,2018,8(1):12-17.

[25] 满金宇,岳克三,崔亮亮,等. 2014～2016 年济南市历城区大气气态污染物对社区人群门诊就诊影响的时间序列分析[J]. 山东大学学报(医学版),2018,56(11):98-104.

[26] 茆诗松. 概率论与数理统计[M]. 2 版. 北京:高等教育出版社,2004:335-356.

[27] 明小燕,李燕,杨勇,等. 宜昌市臭氧对人群死亡急性效应[J]. 环境卫生学杂志,2018,8(5):423-428.

[28] 潘洁,李萌萌,朱小语,等. 广义相加模型在气象因素对手足口发病影响研究中的应用[J]. 中国学校卫生,2017,38(7):1046-1048.

[29] 齐畅,朱雨辰,李春雨,等. 基于地理加权广义线性模型探索山东省新型冠状病毒肺炎的影响因素[J]. 山东大学学报(医学版),2020,58(10):53-59.

[30] 苏雅玲,何幼桦. 非参数回归的贝叶斯估计[J]. 上海大学学报(自然科学版),2018,24(6):1022-1029.

[31] 孙乔,袁政安,陶芳芳,等. 温特斯乘法模型在呼吸道症候群监测中的应用[J]. 中华疾病控制杂志,2011,15(10):905-908.

[32] 孙庆华,班婕,陈晨,等. 臭氧对心脑血管疾病死亡急性效应的多中心研究[J]. 环境与健康杂志,2018,35(8):659-662.

[33] 汤宁,宋秋月,易东,等. 医学纵向数据建模方法及其统计分析策略%J 中国卫生统计[J]. 2019,36(3):441-444+7.

[34] 王战,熊秀琴,周子君,等. 基于医保大数据的北京市大气污染与循环系统疾病医院门急诊人次的暴露-反应关系研究[J]. 环境与健康杂志,2019,36(7):565-570.

[35] 魏珊,陆一涵,高眉扬,等. 我国戊型肝炎发病例数的时间序列分析[J]. 中国卫生统计,2012,29(6):808-811.

[36] 文楚纯,赵婷婷,胡伟华,等.基于贝叶斯中断时间序列模型的中国血吸虫病报告病例时空分布研究[J].中国血吸虫病防治杂志,2021,33(1):15-21.

[37] 夏彦,潘晓平,刘元元,等.广义估计方程在临床试验重复测量资料中的应用%J现代预防医学[J].2005(5):444-445.

[38] 袁巧莉,吴刘仓,戴琳.混合双重广义线性模型的参数估计[J].高校应用数学学报,2017,32(3):267-276.

[39] 赵飞,王黎霞,徐飚,等.全球结核病患病率宏观影响因素分析[J].疾病监测,2014,29(4):266-270.

[40] BOROUMAND F, SHAKERI M T, BANAEE T, et al. An analysis of the areas occupied by vessels in the ocular surface of diabetic patients: an application of a nonparametric tilted additive model[J]. Int J Environ Res Public Health, 2021, 18(7): 3735.

[41] EFRON B. Bayes' theorem in the 21st century[J]. Science, 2013, 340(6137): 1177-1178.

[42] COLEMAN N C, BURNETT R T, EZZATI M, et al. Fine particulate matter exposure and cancer incidence: analysis of SEER cancer registry data from 1992-2016 [J]. Environ Health Perspect, 2020, 128(10):107004.

[43] DENG H, RUNGER G, TUV E, et al. A time series forest for classification and feature extraction [J]. Information Sciences, 2013, 239(4):142-153.

[44] DING H, TRAJCEVSKI G, SCHEUERMANN P, et al. Querying and mining of time series data: experimental comparison of representations and distance measures[C]// Very Large Data Bases. VLDB Endowmen, 2008, 1(2):1542-1552.

[45] GARAIA Y E, CHRISTEN J A. A bayesian outbreak detection method for influenza-like illness[J]. Biomed Res Int, 2015, 2015(1): 751738.

[46] ENGBLOM S, ERIKSSON R, WIDGREN S. Bayesian epidemiological modeling over high-resolution network data[J]. Epidemics, 2020, 32: 100399.

[47] FOSU M O, Jackson O A Y, TWUM S B. Bayesian and frequentist comparison: an application to low birth weight babies in Ghana[J]. Br J Appl Sci Technol, 2016, 16(2): 1-15.

[48] GOLPAYEGANI A A, MOSLEM A R, AKHAVAN A A, et al. Modeling of environmental factors affecting the prevalence of zoonotic and anthroponotic cutaneous, and zoonotic visceral leishmaniasis in foci of iran: a remote sensing and GIS based study [J]. J Arthropod Borne Dis, 2018, 12(1):41-66.

[49] HHLE M, HEIDEN M A D. Bayesian nowcasting during the STEC O104:H4 outbreak in Germany, 2011 [J]. Biometrics, 2014, 70(4):993-1002.

[50] ZOU J, KARR A F, DATTA G, et al. A bayesian spatio-temporal approach for real-time detection of disease outbreaks: a case study[J]. BMC Med Inform

Decis Mak, 2014, 14: 1 - 18.

[51] Li R, STEWART B, ROSE C. A Bayesian approach to sequential analysis in post-licensure vaccine safety surveillance[J]. Pharm Stat, 2020, 19(3): 291 - 302.

[52] LUO Y, YAN J, MCCLURE S. Distribution of the environmental and socioeconomic risk factors on COVID - 19 death rate across continental USA: a spatial nonlinear analysis [J]. Environ Sci Pollut Res Int, 2021, 28(6): 6587 - 6599.

[53] MAKRA L, MATYASOVSZKY I, BáLINT B, et al. Association of allergic rhinitis or asthma with pollen and chemical pollutants in Szeged, Hungary, 1999 - 2007 [J]. Int J Biometeorol, 2014, 58(5): 753 - 768.

[54] SAKURAI K, KAWAI Y, YAMAZAKI M, et al. Prediction of lowest nocturnal blood glucose level based on self-monitoring of blood glucose in Japanese patients with type 2 diabetes [J]. J Diabetes Complications, 2018, 32 (12): 1118 - 1123.

[55] SCHI LER L. Characterisation of influenza outbreaks in Sweden [J]. Scand J Public Health, 2011, 39(4): 427 - 436.

[56] YANG K, QIU P. Spatiotemporal incidence rate data analysis by nonparametric regression [J]. Stat Med, 2018, 37(13): 2094 - 2107.

[57] YE L, KEOGH E J D M, DISCOVERY K. Time series shapelets: a novel technique that allows accurate, interpretable and fast classification [J]. Data Mining & Knowledge Discovery. 2011, 22(1): 149 - 182.

[58] ZHANG W, CHEN Z, LIU A, et al. A weighted kernel machine regression approach to environmental pollutants and infertility [J]. Stat Med, 2019, 38(5): 809 - 827.

[59] ZHENG Y, ZHANG X, WANG X, et al. Predictive study of tuberculosis incidence by time series method and Elman neural network in Kashgar, China [J]. BMJ Open, 2021, 11(1): e041040.

机器学习算法

（1）掌握决策树、K-Means 聚类、朴素贝叶斯、EM 算法等基本概念。

（2）熟悉随机森林、Adaboost 算法过程。

（3）熟悉决策树、K-Means 聚类、朴素贝叶斯、EM 算法的基本应用。

（4）了解各种算法的优缺点以及对应的改进算法。

第一节　决策树

　　决策树模型是将分类规则以树状结构表示来逼近离散值目标值的贪心算法。该算法的主要过程是一个自上而下的过程：从根节点开始，来选择特征和分类依据，一直重复该过程，直到达到某种收敛条件或者无法再继续划分，最后叶子节点将存储最后分类结果。那么从根节点到叶子节点的相应路径将形成适当的分类规则。上述过程也体现了决策树模型的最大优点之一：可视化，易于理解。另外，该模型计算量比较小，效率较高，还具有较好预测精度等优点。许多研究人员为了解决这个树需要多长才会停止分叉，这个树先对哪个特征进行输出分支，以什么分支依据来进行分支等问题提出了许多不同的算法。最早的决策树模型的方式来自概念学习系统。Breiman L. 等人和 Quinlan J. Ross 提出的基于迭代分类器算法和分类回归树(classification and regression tree，CART)算法是具有代表性的两个算法。1993 年，Quinlan J. Ross 又提出 C4.5 算法。但是上述的算法都只能满足小数据的要求，为了满足大数据的要求，又提出一些改进的算法，如 PUBLIC 算法、SPRINT 算法、SLIQ 算法等。

一、经典方法中的决策树的生成

(一) ID3 算法和 C4.5 算法

Quinlan 提出了 ID3 算法，该算法主要是将信息论融入决策树算法中。为了更好地理解该算法，这里进行简要地补充关于信息论中的熵，条件熵，以及信息增益的定义。熵是用来度量随机变量的不确定性。例如，随机变量 X 的熵的表达如下：

$$H(X) = -\sum_{i=1}^{n} p_{(i)} \log p_{(i)}$$

其中 $p_{(i)}$ 代表随机变量 X 取相应值的概率，对于 X 的所有可能取值求和。以上表达式说明，熵仅与 X 的分布有关，熵和随机变量 X 的不确定性呈正相关。如果随机变量 x 对应于二项分布，该二项分布中事件发生的概率记为 p。显然，当 p 等于 0 或 1 时，熵为零，X 此时是完全确定的，而当 p 等于 1/2 时，熵为 1，X 的不确定性达到最大。进一步，条件熵可以类似地由条件概率所定义：

$$H(X \mid Y) = -\sum_{i=1}^{n} \sum_{j=1}^{m} p(x_i, y_j) \log p(x_i \mid y_j)$$

根据上文所述，$H(X) - H(X|Y)$ 表示在给定 Y 的信息以后 X 不确定性的减少的量，该量在信息论中称为互信息，在 ID3 中则称为信息增量，用 $g(D, A)$ 表示，其中 A 是特征，D 是训练数据集：

$$g(D, A) = H(D) - H(D, A)$$

$g(D, A)$ 表示 A 对 D 分类的不确定降低的程度。其中 $H(D)$ 和 $H(D, A)$ 的具体表达式如下：

$$H(D) = -\sum_{k=1}^{N} \frac{|R_k|}{|D|} \log \frac{|R_k|}{|D|}$$

$$H(D \mid A) = -\sum_{i=1}^{M} \frac{|D_i|}{|D|} \sum_{k=1}^{N} \frac{|D_{ik}|}{|D_i|} \log \frac{|D_{ik}|}{|D_i|}$$

其中 |.| 表示数据集内样本容量，记 D 有 N 个不同的分类，每个属于不同分类的数据集记为 R_k。设特征 A 有 M 个不同的取值，即有子集 $D_1, \cdots, D_M$，D_{ik} 是既属于 D_i 又属于 R_k 的子集。

ID3 通过 $H(X) - H(X|Y)$ 选择先进行分支的特征，决策树当前的节点由计算出的 $H(X) - H(X|Y)$ 最大的特征建立，更具体地说，从根节点开始计算节点中所有的信息增量，选择计算结果最高的函数作为分支基础，使用函数的不同值创建子节点，然后递归地对每个子节点使用上述方法，直到所有增长率都较低或无法选择函数值。

ID3 也有缺陷，它不适宜处理连续特征，忽略了过拟合的处理，并且在相同条件下特征值较多的其信息增益往往也较大。为了改进这些缺陷，许多改进算法涌现。1983 年，T. Niblett 和 A. Patterson 在 ID3 算法的基础上提出了 ALCS 算法，可以使属性取任意的整数值。Kononenko I.、Roskar E. 和 Bratko I. 于 1984 年在 ID3 算法的基础上提出了 ASSISTANT 算法。Quinlan J. Ross 提出一种改良熵算法 C4.5 算法。C4.5 算法引入了使用信息增益比的概念来解决上述问题，即使用信息往往倾向于向特征值更多的值倾斜。信息增益比 gr(D, A) 的定义如下：

$$gr(D, A) = \frac{g(D, A)}{H_A(D)}$$

$$H_A(D) = -\sum_{i=1}^{M} \frac{|D_i|}{|D|} \log \frac{|D_i|}{|D|}$$

这里 $H_A(D)$ 表示为特征 A 的固有熵，取值多的特征其固有熵的值也会越大。$H_A(D)$ 作为分母，改正了 $H(X) - H(X|Y)$ 存在的倾向于取值较多的特征值的问题。

C4.5 采用将连续的特征离散化的方法用于解决上述提到的 ID3 不能用来处理连续特征的问题。例如，将连续特征取值进行小到大排列，两个相邻值的平均值作为划分点。这将产生 $m-1$ 个划分点，将大于这个划分点和小于这个划分点分为两类，该节点的选择也将参与子节点的选择。

尽管 C4.5 弥补了 ID3 算法的一些缺陷，但是 C4.5 算法依然有许多不足。C4.5 算法很多时候运算速率不高,而且只针对分类数据,并没有考虑当预测值为连续时候的情况。进一步这里都是使用熵来定义信息增益比,其中熵计算涉及耗时的对数运算。

(二)ID3 算法和 C4.5 算法

CART 算法与 ID3 算法类似却又有所不同,两者都可以解决分类问题,而前者还可以用于回归问题。这里先介绍分类问题,下一个部分再介绍回归问题。CART 算法生成二叉树,即这里对离散的特征只考虑"是""否"的问题,对连续的特征只考虑大于某个划分点或者小于某个划分点。这里关于连续特征的划分跟 C4.5 算法的一样采用特种离散化处理。例如,某个离散特征 A 有三种分类 A_1,A_2,A_3,在之前的 ID3 和 C4.5 就会直接产生一个三叉的节点,而 CART 则会考虑将其分为 $\{A_1\}\{A_2,A_3\}$,$\{A_2\}\{A_1,A_3\}$ 和 $\{A_3\}\{A_1,A_2\}$,在这个三种情况中选择一个最优的情况。这里采用基尼系数作为判断依据。

考虑分类的情况,如有 K 个类,第 k 类概率为 p_k,那么基尼系数的表达式为:

$$Gini(p) = \sum_{k=1}^{K} p_k(1-p_k) = 1 - \sum_{k=1}^{K} p_k^2$$

特别地,考虑二分类情况,第一类输出的概率为 p,则相应的第二类输出的概率就为 $1-p$,基尼系数表示为:

$$Gini(p) = 2p(1-p)$$

对于给定的样本 D,如果一共有 n 个类别。记第 j 个类别的样本为 C_j,则基尼系数为:

$$Gini(D) = 1 - \sum_{j=1}^{n} \left(\frac{|C_j|}{|D|} \right)^2$$

特别地,如果根据特征值 A,把对于数据集 D 分为 D_1,D_2 两类(在 CART 中只能分为两类),那么基尼系数为:

$$Gini(D, A) = \frac{|D_1|}{|D|} Gini(D_1) + \frac{|D_2|}{|D|} Gini(D_2)$$

基尼系数同样可以表示不确定性,类似于上述熵,该系数越高,不确定性越大。

CART 算法从根节点开始，考虑特征值 A 和所有可能的划分点 a，根据特征值是否取值 a 将样本分为两部分，计算相应的基尼系数。根据计算出来的基尼系数的最小标准来选择特征和划分点，生成两个子节点。最后在每个子节点上递归执行上述操作，直到满足停止条件为止。

在之前的分类模型中，有熵和基尼指数来帮助来作为依据，但是对于回归模型，上述的方法就不再适用。回归树的主要想法是将空间分为不同的单元，在其上有固定输出值，类似于用分段函数去逼近的想法。使用和方差来表示预测误差，需要求出使如下表达式达到最小的参数：

$$\min_{A,\,s}\Big[\min_{c_1}\sum_{x_i\in D_1(A,\,s)}(y_i-c_1)^2+\min_{c_2}\sum_{x_i\in D_2(A,\,s)}(y_i-c_2)^2\Big]$$

其中 s 为特征 A 相应的划分点，D_1 和 D_2 分别表示其两边划分出的数据集，D_1 的样本均值为 c_1，D_2 的样本均值为 c_2，其余的过程与上述的分类问题一致。

二、树的剪枝

Breiman L.、Ttone C.、Olshen R. 和 Freidman J. 在 1984 年提出了决策树剪枝的概念，可以解决过度拟合的问题。剪枝即为将复杂的树结构简化的过程。修剪通常分为预修剪和后修剪。预剪枝是在生成完整的预测树之前停止树的生长，其有一个缺点，即在标准相同的时候，现有树可能不满足要求，只有进一步生长才能满足要求。后剪枝即先生成决策树，然后去掉某些枝点。Brieman 提出基于代价复杂度的剪枝策略用于 CART 算法中，定义损失函数：

$$C_\alpha(T_t)=C(T_t)+\alpha\,|T_t|$$

其中 $C(T_t)$ 是训练数据的预测误差，分类树采用基尼系数为度量依据，回归树则采用均方差度量依据。这里 $|T_t|$ 是子树 T 的叶节点数，α 是正则化参数。显然，当 α 为 0 时，这是开始时的最大的树，当 α 最大时，单个根节点则是最优子树。那么随着 α 的增加，可以得到一系列子树列：T_0，T_1，$\cdots$，T_n，其中每个后生成的树都是通过从前一个子树上切下一个内部节点来获得的。Breiman 给出证明：将 α 从小到大排列，$0=\alpha_0<$

$\alpha_1 < \cdots < \alpha_n$，则在每个区间 $[\alpha_i, \alpha_{i+1}]$ 中，子树 T_i 在此区间中最好。那么我们可以得到一列在每个区间中最优的子树。最后，就可以使用交叉验证方法确定子树列的最终最优子树 T_α。1986 年，文献提出了最小错误剪枝方法。1987 年，Mingers J. 提出了 Critical Value 的剪枝方法。Mehta、Rissmaen 和 Agrawal 等人在 1995 年提出了 Minimum Description Length 的剪枝方法。它将构造的决策树中所包含的信息量以二进制编码的形式来表示，利用编码的长度代表决策树某一分枝的误分类率的大小，进而决定剪枝，它的目的在于生成一棵描述长度最小的决策树。

三、随机森林

一般而言，当一个模型较为复杂的时候，它往往可以到达比较准确的精度，然而追求较小的偏差使得模型的泛化能力比较弱，容易出现过拟合的问题。反之，当模型泛化能力较好，往往其精度不高，则出现欠拟合的问题。图 7-1 描述了上述偏差和方差之间的权衡现象。集成学习方法将多个模型组合，以获得更好、更全面的模型。Boosting 算法和 Bagging 算法是集成学习中的具有代表性的两大类。

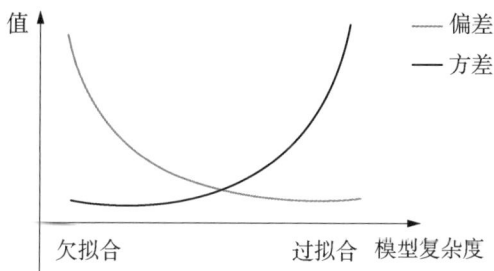

图 7-1 偏差和方差之间的权衡

最初由 Leo Breiman 提出的 Bagging 将多种分类和回归算法综合起来，这不仅提高了模型的准确性，而且减少了结果的偏差，提高了其稳定性，从而防止了过拟合的发生。Bagging 使用 Bootstrap 的方法（均匀地、有放回地）从数据集 D 上选出 m 个子集 D_I，作为新的训练集。在新训练集上面使用分类回归等算法，进而生成 m 个模型，再通过取平均值（针对回归模型），投票（针对分类模型），最终得到结果。

> ### 💡 知识拓展
>
> 关于 Bootstrap 的步骤：
> （1）在原有的样本中通过有放回地抽取一定数量的样本。
> （2）基于产生的新样本，计算需要估计的统计量，例如，想要估计的统计量是 α，那么可以得到估计量 $\hat{\alpha}$。
> （3）重复上述步骤 n 次，例如，在上面的假设下，可以得到一系列的估计量 $\hat{\alpha}_1, \cdots, \hat{\alpha}_n$。
> （4）最后计算被估计量的均值和方差，或者其他的统计量来作为对原样本统计量的估计。

随机森林算法是在集成的角度来看决策树算法，在每次决策树的节点分裂时选择特征的随机子集，从中选择最优分裂特征建树，并且将这一步称为随机化。在此之前，Ho 提出随机子空间的方法，该方法通过对特征变量随机选取子集来生成每棵决策树。Amit 和 German dingy 提出了几何属性以及从这些随机属性中寻找每个节点的最优分割。这些方法都启发了随机化的提出。具体来说，为了提高预测精度，随机森林算法引入了随机性，降低了相关系数并保持强度不变。每个决策树应用由固定概率分布生成的随机向量，可以合并到树的生长过程中。研究证明，随机特征选择方法具有更低的全局误差。例如，Dieterrich 认为随机分割选择比 Bagging 的方法更好，Breiman 认为在输出变量中引入随机噪声数据方法优于 Bagging 的方法。除了普通的随机化以外，许多算法也集中在如何改进随机化中。分层随机森林采用 Fisher 判别投影得到的权重把特征分为两部分，即强信息特征和弱信息特征，然后对不同信息量的特征采取分层采样的方式构成特征子空间。子空间选择随机森林应用一个统计准则把特征分为两部分：首先，应用 p-value 来衡量特征的重要性，把特征分为信息特征和非信息特征；其次，用卡方统计量方法把信息特征分为高信息特征和低信息特征两部分。基于主成分分析的分层采样随机森林提出了一种根据 PCA 输出的结果把特征划分为信息特征和非信息特征的准则的方法。

由于随机森林的优异表现，引发了许多随机森林的衍生算法的出现。例如，Ishwaran 将普通的决策树改变成生存分析树，提出随机生存森林。Ishwaran 等还证明了随机生存森林的一致性，并认为随机生存森林往往显著优于其他生存分析方法，尤其是对于低维数据。Nicolai 在 2006 年基于随机森林提出分位数回归森林并从数学上证明分位数回归森林具有一致性。但是，在高维数据中，随机森林算法的表现并不比在低维数据中更好，因此，许多算法旨在提升在高维数据中的性能。旋转森林算法引入了主成分分析的特征变换，把数据集上的原始特征旋转到了主成分所在的方向，集成建立在整个数据集的所有主成分之上，然后再构建基于特征子空间的随机森林。

四、决策树应用

决策树模型主要应用于促进决策过程、进行公共卫生负担及成本效益分析等方面。

外伤前交叉韧带撕裂选择保守治疗还是手术重建一直是一个有争议的话题，在成本效益分析中，对两种治疗方案的效益和支出进行评估似乎可以为医生和医疗保健决策者提供有价值的信息，Farshad M. 等通过构建决策树来分别推算两个策略的成本效益，研究者首先纳入了检索到的 7 410 篇文章中的 4 篇，为建模的两种治疗选择提供了足够的结果概率，之后用基于 25 名骨科医生专家意见的转换密钥从现有证据中得出效用，决策树分析显示前交叉韧带重建的成本效益为 16 038 美元/0.78 QALY（quality adjusted life years，即质量调整生命年），保守治疗的成本效益为 15 466 美元/0.66 QALY，意味着前交叉韧带重建的成本效益增量为 4 890 美元/DALY，并且敏感性分析也没有改变这一趋势，所以基于现有证据，在瑞士手术重建撕裂的前交叉韧带相较于保守治疗似乎是更好的选择。

细菌性脑膜炎（bacterial meningitis，BM）是包括中亚在内的发展中国家的重大公共卫生负担，这种疾病的特点是具有高死亡率和严重的神经并发症，延迟适当治疗与急性细菌性脑膜炎患者死亡率增加相关。脑脊液培养是细菌性脑膜炎检查的黄金指标,但脑脊液培养耗时长且敏感性效果不佳,并不适合及时做出诊断。在一项研究中,Babenko D. 等提出了区分细菌性脑膜炎和肠道病毒性脑膜炎(enteroviral meningitis, EVM)的方法,研究主要基于机器学习过程推导决策规则,运用的 FFTree 决策树方法展示了一种测定降钙素原和 C 反应蛋白(C-reactive protein, CRP)的能力,截断值可用于区分儿童细菌性脑膜炎和肠道病毒性脑膜炎,这些发现可能有助于临床医生促进决策过程和优化脑膜炎的诊断。慢性乙型肝炎(chronic hepatitis B, CHB)作为严重的公共卫生问题,中医药在 CHB 的控制和治疗中发挥着重要作用,在中医治疗中,辨证治疗是最重要的一步,Chen X. Y. 等提出了一种基于 CFS‑GA(基于相关特征选择和遗传算法)和 C5.0 boost 决策树的方法,用于慢性乙型肝炎中医治疗中的分类和进展。

为了评估妊娠晚期梅毒普遍重复筛查的成本效益,并与目前仅对高危妇女进行重复筛查的妊娠早期单一筛查策略进行比较,Huntington S. 等通过构建决策树模型,评价了两种筛选方法的增量效益与健康价值,模型研究结果表明,在当前梅毒流行较低的国家,对妊娠期梅毒的普遍重复筛选带来的成本效益并不大;对于妊娠期梅毒死亡率很高的国家,重复检查将产生巨大成本收益,尤其是在筛查成本较低的情况下。此外,为了评估哥伦比亚黄热病减毒活疫苗(yellow fever vaccine, live, attenuated columbia strain, YF)的公共卫生效益和经济价值,Kieffer A. 等使用决策树模型评估了 1980—2002 年期间 1 岁儿童常规 YF 疫苗接种的影响。研究显示,哥伦比亚常规幼儿 YF 疫苗接种被认为是具有成本效益的,这项研究也为中上收入国家疫苗接种的价值提供了参考和科学依据。同时 Redondo E. 等也分析了在西班牙用四价流感疫苗(quadrivalent influenza vaccine, QIV)替代三价流感疫苗(trivalent influenza vaccine, TIV)对公共健康和经济的影响,研究通过建立一个动态传播模型,以估计在 TIV 和 QIV 策略下预防的 B 型流感病例数量(<65 岁(高危)和≥65 岁),传播模型的输出被用作决策树模型的输入,模型估计了将 TIV 转换为 QIV 的经济影响,结果显示使用 QIV 预防流感具有公共健康和经济效益,这将是西班牙国家卫生服务的一项有效干预措施。

决策树模型在影响因素研究方面的应用:

Cuesta H. A. 等利用数据挖掘在美国费城城市样本中确定与哮喘和糖尿病相关的个人和社区的影响因素,研究用 RapidMiner 开放存取数据挖掘软件执行决策树分析,决策树模型发现个体和邻里层面的环境因素相互关联,对哮喘和糖尿病的预后有不同的影响,同时决策树具有很高的特异性,并且分类了与无疾病(糖尿病/哮喘)相关的因素。应用数据挖掘技术理解复杂的公共卫生问题在未来可能具有很大的潜力。Rodrigues,Amam 等采用卡方自动交互检测器(chi-square automatic interaction detection,CHAID)算法应用决策树建模,调查巴西东北部一个城市的糖尿病患者($n = 416$)根据社会决定因素、健康行为和生活质量使用卫生服务的情况。结果显示公共卫生服务的使用可以用社会决定因素、健康行为和糖尿病对生活质量的影响的差异来解释。

自古以来,人们对健康和长寿的追求从未停止。确定影响预期寿命的变量,制定和改善保健战略,或许可以提高预期寿命。Karacan I. 等基于来自世界银行、世界卫生组织和世界预期寿命数据库,从 166 个国家2013 年的数据中提取了与死亡率、健康和环境、儿童健康、经济和人口统计相关的 25 个选定输入变量以构建决策树,采用 CHAID 构建决策树,以识别影响出生时预期寿命的变量,模型发现 9 个对预期寿命有显著影响的变量,改善这些变量可能可以提高预期寿命和生活质量,相关国家和地区可以制定适当的战略来提高保健系统的质量和绩效。

第二节　聚类

聚类是最常见的无监督学习。它可以被定义为识别数据中的子群的任务,即同一子群(聚类)中的数据点非常相似,而不同聚类中的数据点则非常不同。换句话说,我们试图在数据中找到同质的子群,使每个聚类中的数据点根据相似性度量(如基于欧氏的距离或基于相关的距离)尽可能地相似。决定使用哪种相似性度量是特定的应用。聚类算法分为层次法、网格法、密度法、划分法和模型法。章永来等在文献里面提出将聚类算法划分成大数据算法和小数据算法,将传统算法统一归为划分算法。这里将小数据算法主要划分成传统算法和智能算法。

一、小数据算法

（一）传统算法

划分聚类是将有着 n 个样本的原始数据集建立一个原始分区，然后连续迭代以重新划分，最后通过一个标准停止迭代。主要包括 PAM 算法、K-modes 算法、K-medoids 算法和 K-means 算法。K-means 算法是一种迭代算法，它试图将数据集划分为 K 个预先定义的不同的非重叠子组，每个数据点只属于一个组。它试图使群组内的数据点尽可能地相似，同时也尽可能地保持群组的不同。它将数据点分配到一个群组，使数据点与群组中心点（属于该群组的所有数据点的算术平均值）之间的距离平方之和达到最小。聚类内的变化越小，同一聚类内的数据点的同质性就越强。其缺陷是：结果依赖于初值的选取，对异常点较为敏感，并且只适用于数值型的数据集合等。故很多研究者提出了改进算法。例如，Bradley 等提出了如何来克服初始中心的影响；Pelleg 等提出了 X-Means 算法来加速 K-Means 算法的迭代速度；Berkhin 等将 K-Means 算法延拓到分布式聚类领域。

层次聚类是将数据建成一组具有树结构的嵌套聚类算法。除叶节点外，每个簇由其子节点的并集组成，根节点包含所有数据对象，一般分为聚合型层次聚类与分裂型层次聚类。聚合层次聚类是一种自底向上的方法。首先，将每个单独数据点称为一个类，然后计算各个类之间的相似性，接着进行分层合并，直到只有一个聚类或满足某些终止条件。而分裂型层次聚类则反之。分裂型比聚合型具有更高的时间复杂度。其中，代表的算法有 CURE 算法、BIRCH 算法和 ROCK 算法等。CURE 算法的优点是使用具有代表性的一些点来代替聚类簇中的一个中心样本点，这样可以识别各种不同的簇，并且具有异常点检测的功能。ROCK 算法则是 CURE 算法的改进算法，使之具有识别类别属性的功能。

基于密度的聚类方法是按照数据集密度将数据集划分为簇。高密度区域考虑为聚类，但低密度区域则将视为噪声和异常值，这个方法考虑到了具有复杂形状的聚类，并且具有很强的稳健性。DBSCAN 代表基于密度的带噪声的空间聚类应用。它能够找到任意形状的聚类和有噪声的聚类（即离群值），其主要思想是如果一个点与该聚类中的许多点接近，它就属于一个聚类。但是，DBSCAN 的主要缺点是将接受的聚类结果的参数值的留给了用户。为了解决这个问题，OPTICS 算法不生成数据集聚类，但计算了用于自动和交互式聚类分析的聚类顺序，这个顺序体现了数据中关于密度的聚类结构。基于此，Birant 等在 2007 年又提出 ST‐DBSCAN 算法，该算法能在非空间值、空间值和时态值中发现聚类簇。

除了层次聚类法、基于密度的聚类方法以外，还有一些聚类方法，例如，基于网格的聚类方法和基于模型的聚类方法。基于网格的聚类方法主要是对原始样本空间划分单元，这个单元是独立于样本输入分布。根据创建父子网格单元形成多分辨率网络数据结构，以此将连续空间离散化为有限的单元，最终以此形成的网络结构进行聚类。其中，经典算法包括：利用存储在网格单元中的统计信息的 STING 算法、处理高维数据空间基于网格和密度的 CLIQUE 算法等。基于模型的聚类方法的经典算法有：COBWEB 算法、CLASSIT 算法等。

（二）智能算法

智能算法这里主要是利用其他机器学习或者深度学习算法来进行聚类。例如，随着 SVM 算法的广泛应用，基于核函数的方法也越来越重要。核聚类方法在高维空间中考虑样本点，这通过一个称之为"核函数"的过程实现，这种映射将在从低维不可分空间到高维空间的映射中实现线性可分性，从而在高维空间实现聚类。关于深度学习算法的经典算法，如自组织映射（self organizing map, SOM）是一种使用人工神经网络逐个处理所有样本点，并将聚类中心映射到二维空间以进行聚类的算法。Yin 提出了一种改进的自组织映射算法 VISOM，该算法大幅度提高了传统 SOM 算法的可视化特性。

二、大数据算法

大数据聚类算法目前主要是将处理大数据的方式和传统的聚类算法结合起来或者处理高维数据。处理大数据的方式和传统的聚类算法结合起来的方法主要有 PK-Means、MR-DBSCAN 等。PK-Means 是将经典的 K-means 算法在 MapReduce 大数据平台上的应用，并且在执行时间和可伸缩性两个方面都有线性的提高。MR-DBSCAN 也在可伸缩性与数据吞吐量上有提高。那么对于高维数据而言，直接降维会导致丢失数据信息，也可能会降低聚类的有效性。这里通常采用子空间聚类算法。子空间聚类算法主要分为基于矩阵分解的方法、代数方法、迭代方法、统计方法和基于谱聚类的方法。其中，属于谱聚类的稀疏子空间聚类方法是子空间聚类的研究热点。

三、聚类应用

（一）聚类在影响因素方面的研究

良好的健康与人民福利是联合国提倡的可持续发展战略之一，改善居民期望寿命是迈向该目标的关键步骤，因为我国各个城市居民在自然环境与经济社会条件上有差距，所以了解位于不同发展水平居民的期望寿命主要受到哪些因素的影响是制订城市居民公共卫生政策的关键。张子威等人的研究工作根据我国 2015 年 286 个大中城市统计资料，通过探索性回归、普通小二乘回归、城市地理加权回归，筛选了与城市居民预期寿命最有关的影响变量并寻找其空间差异，最后再利用二阶数聚类法进行城市分类，以给每类城市规划发展提出针对性的指导意见。在国外，Raheem E. 等研究调查了孟加拉国各地区在各项妇幼健康指标方面的差异，分析基于 2012—2013 年多指标聚类调查（multiple indicator cluster survey，MICS)的全国代表性数据集，采用无监督学习技术，研究结果显示，根据不同的健康指标划分的孟加拉国两个集群，每个集群的地区差异都很大，不同的指标集表明指标之间存在区域差异，有必要将重点放在社区一级的干预措施上，以提高母婴保健的利用率，改善母亲的社会经济地位，特别是在贫困地区。

针对母婴保健相关研究，于敏等还通过系统聚类分析研究了西安市各区 6 种典型的生育缺陷类型的区域分布特点与流行特征。在 2003—2015 年这 12 年间对西安各级进行产检的医疗单位中分娩的孕 28 周至分娩后 7 天的围产儿进行出生缺陷检测和数据采集，对西安 13 个地区的神经管残缺、多个手指（趾）、先天性脑积水、唇裂和腭裂、单纯唇裂，以及先天性心脏病发作等发病率进行了区域分布聚类分析，聚类分析的结果显示，碑林县（现为碑林区）围产儿中先天性心脏病的比例高出西安其余区县，而蓝田县神经管残缺的患病率则高出西安其余区县，加强对出生缺陷的防治与管理仍是今后很长一段时间内群众公共卫生教育的重要任务。

COVID-19 暴发以来,全球各地的新冠疫情发展呈现不同的时间序列特点,探究全球主要大国的新冠疫情发展模式的时间特征,以发现其背后的主要原因,可以为未来制定新冠疫情的防治对策提供依据,为发现各个大国新冠疫情间时序的异同点,谢聪慧等选取了世界主要新冠疫情各国每日新增发病时间序列的标准差、HurSt 指标、痊愈率、增长持续时间、平均增长率、防治效果等进行了谱系聚类研究,并从经济、医学、人文等方面对聚类分析法结果进行了成因的分析,研究结果显示,目前世界新冠疫情发展模型共可分成 3 大类型:C 型、S 型和 I 型,C 类型国家发展时序的特征为连续波动增长,且治愈率相对较低,主要原因为其政治人文冲突因素不利于世界新冠疫情防治,经济医疗资源经过长期消耗已日益匮乏,因此需要在防治中做好宣传引导,转变观念,统筹分配经济、医药等资源;而S 型国家时间序列的特征则是人口迅速增长后迅速减少,并最终保持稳定态势,且普遍痊愈率较高,主要是这些国家境内比较稳定,经济、医药技术水平较高,以及防治措施及时有效,因此建议做好国际协作与研究工作,并为可能出现的二次新冠疫情作好准备;最后,I 类国家的时间序列特征为慢性增长,但总体趋势仍不稳,且治愈率较低,因为其暴发较晚,程度较小,且大部分地区经济医疗水平落后和社会人文冲突不利新冠疫情防治,因此建议借鉴较好的防治经验,采取严密的隔离措施,以充分适应疫情期间物资需要,并优化处理方式。

(二) 聚类在疾病预测方面的研究

遗传聚类是描述快速进化病毒传播率变化的一种流行方法,有望用于"近实时"检测暴发。为了明确聚类分析的统计特性,设定聚类标准的客观准则,Chato C. 等开发了一个新的统计框架来优化基于预测新病例能力的遗传聚类方法,结果表明,人们不能依赖历史优先顺序或惯例来配置用于公共卫生应用的遗传聚类方法,特别是在低水平和普遍流行的环境之间转换方法时。他们研究的框架不仅使研究人员能够根据特定的公共卫生环境校准聚类方法,而且还提供了一个变量选择程序来评估不同的聚类增长预测模型。

多发病已成为世界范围内的突出问题,但是很少有在中国老年人中进行以人群为基础的研究。Yao S. S. 等利用中国健康与养老追踪调查(China Health and retirement longitudinal study, CHARLS)纵向研究的数据调查多发病率，并探讨其在中国老年人全国代表性样本中的常见模式，研究采用 logistic 回归模型研究参与者的人口统计学特征与多发病率之间的关系。利用层次聚类分析和关联规则挖掘，探索多发病模式，分层聚类分析揭示了 4 种常见的多发病模式：血管代谢簇、胃关节炎簇、认知情绪簇和肝肾簇，在关联规则挖掘中，还观察到了分层聚类分析中多发病模式的大多数条件组合和城乡差异。

　　另外，应用聚类还能够对公共卫生资源分配和公共服务的状况做出评估。张慧等应用熵权法、TOPSIS 法和系统聚类法对山东 17 个县级市的基础公共健康服务资源配备开展综合评估，系统分析山东基础公共健康服务资源配备现状。结果表明，山东存在基础公共健康服务资源配备的地域差距、基础健康人才和床位配备不够的问题，建议改进地方基础公共健康服务资源配备差异，建立基础公共健康服务资源多样化供应制度，构建基础公共健康服务资源均衡性绩效考核激励机制等。

第三节　贝叶斯分类

　　机器学习的一个重要分支是贝叶斯机器学习。贝叶斯统计是由许多统计学家建立的不同于频率统计的思想的部分，目前已成为统计学的一个重要分支。贝叶斯定理由于引入的先验概率被广泛应用到后验推理、参数估计等诸多机器学习领域。朴素贝叶斯法是其中最为常用的办法。但是，大数据的要求很难在传统的贝叶斯方法下实现，于是近期出现了许多在大数据背景下的贝叶斯算法。本节介绍朴素贝叶斯算法和贝叶斯网络。

一、朴素贝叶斯

　　朴素贝叶斯方法的主要思想是：首先基于给定训练集的特征条件的独立假设，得到联合概率分布；接着对于给定的 x，根据该模型，使用贝叶斯定理获得具有最大后验概率的 y。由于朴素贝叶斯中假设条件概率分布的每个特征彼此独立，所以朴素贝叶斯的"朴素"由此而生，但这样的假设肯定会牺牲一定的分类精度。

　　具体来说，X 是随机变量属于具有 m 个特征的输入空间，Y 是随机变

量属于具有 K 个分类的输出空间。在有 N 个样本训练数据集 $T=\{(x_1,$ $y_1),(x_2,y_2),\cdots,(x_N,y_N)\}$，根据学习先验概率分布 $P(Y=c_k)$，$k=$ $1,2,\cdots,K$ 和条件概率分布 $P(X=x\mid Y=c_k)=P(X^1=x^1,\cdots,X^m=$ $x^m\mid Y=c_k)$，$k=1,2,\cdots,K$ 来得到联合概率分布。在朴素贝叶斯分类中，对于给定的输入 X，后验概率 $P(Y=c_k\mid X=x)$ 通过贝叶斯公式计算，后验概率最大的类作为 x 类的输出。即：

$$\mathrm{argmax}_{c_k}\ \frac{P(Y=c_k)\Pi_j P(X^j=x^j\mid Y=c_k)}{\sum_k P(Y=c_k)\Pi_j P(X^j=x^j\mid Y=c_k)}\ ,k=1,\cdots,K,j=1,\cdots m$$

对于朴素贝叶斯而言，除了会出现假设过于简单的问题，还可能容易出现计算下溢问题：我们在计算条件概率需要计算多个乘积，当大部分相乘的数很小时，程序可能在计算过程中将这些很小的数四舍五入为 0，导致下溢的问题，这时可以对乘积取自然对数来解决。

二、贝叶斯网络

朴素贝叶斯中的变量如果是相互独立的而是存在概率依存关系，模型就变成了贝叶斯网络。贝叶斯网络拥有很好的建模功能和推理机制，一经诞生就引起了强烈的关注，可以有效地融合先验知识和当前观察值。其主要针对网络结构学习算法，具体的学习过程是结合包含专家知识在内的先验信息，寻找与样本数据集最接近的网络结构。

Cooper 等人于 1992 年基于贝叶斯评分和贪婪搜索方法提出了 K2 算法，提前给定节点顺序，每个节点根据改进网络结构的评分函数的值，从其前驱节点集中贪婪地搜索其父节点。最终，它可以有效地将先验知识融合到搜索过程中，具有良好的时间性能，完成了寻找评分函数的最优网络结构的目标。Suzuki 基于 MDL 评分函数和分支界定搜索法提出 K3 算法。基于贝叶斯评分和模拟退火的启发式搜索的结构学习算法于 1995 年由 Chickering 等人提出，该算法可以在"温度"较高的时候避免陷入局部最优的问题。

基于依赖分析的方法又被称为基于独立性检验的方法，该方法采用卡方检验或信息论中互信息判断变量之间的独立性和条件独立性，并据此建立描述变量之间的依赖关系和独立关系的贝叶斯网络。Wermuth 等人于 1983 年基于依赖分析的思想提出了一种建立有向图的理论性算法。这种建立有向图的理论性算法根据节点对之间的互信息来判断网络中是否存在对应的边,虽不具有实际意义,但却奠定了依赖分析方法研究和发展的基础,此后,Sprites 等人在依赖分析方法的经典算法基础上,先后提出了 SGS 算法和 PC 算法。PC 算法是 SGS 算法的改进算法,对于稀疏网络结构学习具有更高学习效率。

混合方法大多采用基于依赖分析的方法获得节点顺序或缩减搜索空间,然后采用基于评分搜索的方法进行贝叶斯网络的结构学习。Singh 等人结合评分搜索和依赖性分析提出了贝叶斯网络结构学习的一种混合算法。Chen 等基于统一思想提出一种效率更高的混合算法。Tsamardinos 等人基于依赖分析和爬山法提出了一种贝叶斯网络结构学习算法 MMHC,该算法首先采用 Statnikov 等人提出的基于依赖分析的算法 MMPC 学习出贝叶斯网络中每个节点邻居节点集,最后网络中每条边的方向可由爬山搜索法确定。

三、贝叶斯算法应用

贝叶斯分类算法在公共卫生领域,尤其是传染病的分类判别方面应用较多,对于提高传染病早期辨别具有重要意义。王臻等以贝叶斯定理为基础构建了常见呼吸道感染疾病的分类判断模型,为传染病暴发疫情调查研究和实验室检测工作提供了病因线索,研究人员通过进行检索文献、历史疫情统计以及暴发疫情的调查报告,获取了常见感染的症状、体征、实验室监测结果、流行病学特点和发病数据,并采用了朴素贝叶斯的分类计算原理,利用 SAS 软件构建了分级判断模型,先后选择了浙江省 2013—2015 年暴发于全国不同城市的流行性感冒、流行性腮腺炎、水痘等暴发疫情各 2 起,以及 2 个县(市、区)各 30 例麻疹,将每个患者的临床症状、体征、异常检测结果、年龄、个性以及地域等特点属性代入到模型中进行检验,对模型进行评价,研究利用判定概率来评估模型判定效果的好坏,并规定判别函数的判别率超过 80% 才具有使用价值。另外,选取在上述的同一区域、已明确判定为其他感染的患者为"非患者",分别测定一位次与三位次的诊断敏感性、特异性、阳性似然比,对模型的筛查试验效度加以检验。用于模型检验的 8 起疫情的首位次判定概率范围是 20%～

100%（中位数为53.85%），前三位次的判定概率范围为55%～100%（中位数为98.34）。分析结论表明，贝叶斯分类诊断适合应用于普通呼吸道感染的分型判断，判别能力满足实际需要，有助于增强呼吸道感染暴发疫情病因的早期判断水平。

另外，通过引入了典型传染病的辅助分型模式，可以根据患者体征、实验室检测数据以及流行病学特点等数据信息对病情作出分级和判断，有助于公共卫生现场处理部门在疫情现场迅速有效地确定疫情类型，为疫情处理工作赢得了时间，以便于快速合理地进行有针对性的控制措施，同时也为实验室病原学检测工作提供了线索。李傅冬通过对近些年的浙江重大传染病暴发流感疫情等突发性公共卫生事件的全面汇总分析，将确定为浙江最典型的重大传染病病种纳入本实验对象的传染病范畴，并运用了贝叶斯分类算法构建的分析模型，该模式具备了较高的检测准确性、较快的分析速度，并且在可分析度、延展性和稳健度等方面反映得较好，符合实际的应用需求。

第四节　支持向量机

Vladimir N. Vapnik等人在90年代中期提出了一个较为完善的基于有限样本的机器学习理论——统计学习理论，与传统统计研究中样本数趋于无穷大的渐近理论相比，统计学习理论是目前小样本统计估计和预测学习的最佳理论。1995年，Vapnik等人提出了一种基于统计学习理论的新模式识别方法-SVM，该方法平衡了模型复杂性和学习能力，立足全局，拥有良好的泛化能力，同时能够适当分析和处理学习问题、选择模型问题、维数灾难问题等。SVM的理论基础决定了它最终实现全局最优而不是局部最优，同时也确保了对未知数据的良好泛化能力。SVM在模式识别、函数逼近、数据挖掘等方面有着广泛的应用。

一、支持向量机原理

（一）支持向量机原理
SVM算法关注如何找到一个超平面，使得训练集中不同分类的点位于超平面的不同侧,且这些点距离该超平面尽可能远。如图 7-2 所示,考虑二维线性可分情况,其中两类训练集分别用叉和圆圈表示。设 H 是两类训练集如上所述所对应的超平面,H_1、H_2 是平行于 H 的直线,分别使得两个类别离该分类线最近,则分类间隔(margin)就是 H_1 和 H_2 之间的距离。最优分类线在分开两类样本的同时还具有最大的分类间隔。在高维空间中,最优分类线就成为最优超平面。如果存在一个超平面可以将两类样本完全分开,就称该样本线性可分,否则称线性不可分。设训练集为 $\{(x_1,y_1),(x_2,y_2),\cdots,(x_n,y_n)\}$,其中 $x_i \in R^n$,$y_i \in \{-1,1\}$,那么在样本线性可分时,按照定义,必然存在一个超平面能够将两类样本完全分开,设该超平面为 $\omega x + b = 0$。超平面需要 $y_i[(\omega x_i)-b] \geqslant 1$ 以对所有样本正确分类,因而可计算出分类间隔就是 $2/\parallel \omega \parallel$,因此最优超平面就是在上式限制下使 $\dfrac{\parallel \omega \parallel^2}{2}$ 最小化的超平面。所以,可以使用 Lagrange 乘子法将该问题转化为对偶问题,其中 Lagrange 函数为:

$$L = \frac{1}{2}\parallel \omega \parallel^2 - \sum_{i=1}\alpha_i y_i(\omega x_i + b) + \sum_{i=1}\alpha_i$$

其中 $\alpha_i > 0$ 为 Lagrange 系数,最后得到最优分类函数:

$$f(x) = sgn\left\{\sum_{i=1}y_i\alpha_i^*(x_i x)-b^*\right\}$$

其中 α_i^* 是 Lagrange 系数,x 为支持向量,b^* 是分类阀值。

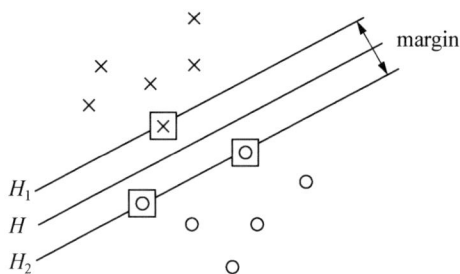

图 7-2 最优超平面示意图

当样本线性不可分时,可以在一个高维的特征向量空间构造最优分类面,其中输入向量被映射到这个高维空间。设非线性映射 Φ 将输入空间映射到高维特征空间 H,按照泛函分析的相关理论,在最优分类面中满足 Mercer 条件的内积函数 $K(x_i, x_j) = \Phi(x_i)\Phi(x_j)$,就可以在高维空间中只需要进行内积运算,这里 $K(x_i, x_j)$ 称为核函数。那么这里决策函数为:

$$f(x) = sgn\{\sum_{i=1} y_i\alpha_i^* K(x_i x) - b^*\}$$

核函数选择通常是径向基函数(radial basis function,RBF),多项式核函数,内积为 sigmoid 函数。

(二) SVM 训练算法

由于在上述 SVM 对偶问题的求解过程相当于求解线性约束的二次规划问题(quadratic programming,QP),随着样本数目的增多,所需要的内存也就迅速增大。所以 SVM 算法主要是关注于寻找优化算法。1995年,Cortes 和 Vanik 提出了 Chunking 算法,其出发点是删除非支持向量,即删除矩阵中与零拉格朗日乘子相对应的行和列,并且不会影响最终结果,这样就可以将大的 QP 问题分解成一系列较小的 QP 问题。但是,当训练集中的支持向量较大时,对应的非零拉格朗日乘子较多,这就会导致算法不能实现。Osuna 在 1997 年提出了一种分解算法,将训练样本分为 M 工作集和 N 非工作集。Q 是 B 的样本数远远小于样本总数。每次只训练 M 工作集中的 Q 样本,而 N 中的训练样本是固定不变的。Keerthi 也指出了该算法的不足之处,即该算法主要在于选取最好的工作样本。Joachims 在 1998 年提出了一种被称为 SVMlight 的解决大型 SVM 学习的算法。SVMlight 算法实际上是 Osuna 分解算法的推广,不仅是采用与 Zoutendijk 可行性方向法类似的策略确定工作集 M,还提出了 shirking 方法估算了有界支持向量与非支持向量。Platt 提出了序贯最小化优化(sequential minimal optimization,SMO)方法来解决大样本问题,并与 Chunking 算法进行了对比。

Keerthi 给出了关于 SMO 算法收敛性理论的证明与分析,还指出来 SMO 算法可以应用于回归问题。并且 Keerthi 改进了 SMO 算法使其收敛速度比传统 SMO 算法快,主要是在判别最优条件的时候用两个阈值代替了一个阈值。Coolober 考虑上述 Keerthi 提出的将 SMO 算法应用于回归问题，实现了比 SVMlight 更强的软件包。Chang 等人综合 Keerthi 修改过的 SMO 和 SVMlight 中工作集选择算法，用 c++ 实现了 LIBSVM 库。

此外还有许多其他的算法。最近点（nearest partition assignment，NPA）算法，将原始支持向量机问题的惩罚项从线性累积改为二次累积，从而转化为求两个凸集之间的最大间隔问题。但该方法不能用于函数回归问题，只能解决分类问题。Scholkpf 提出了一个新的 SVM 分类器 v - SVM，Chang 等人将其变为一个带有上下界约束和一个简单的等式约束的二次规划问题，从而可以用现有的 SVM 算法来解决。Yang 提出了训练支持向量机的几何方法。Olvi 提出了超松弛迭代法（successive over relaxation，SOR）方法。SOR 方法通过在原目标函数中加一项 b^2，从而对偶问题多了一项，而约束条件少了一项，变为边界约束条件下二次规划问题，适合迭代求解，并且它应用矩阵分解技术，使得每次只需要更新 Lagrange 乘子的一个分量，提高了收敛速度。

二、支持向量机应用

（一）支持向量机在疾病预测方面的研究

在我国登革热仍然是一个重要的公共卫生问题，近年来其发病范围不断扩大，发病率不断上升。对中国登革热发病率仍缺乏准确及时的预测。Guo P. 等旨在使用先进的机器学习算法来开发一个准确的登革热预测模型，研究通过收集 2011—2014 年广东省每周登革热病例、百度搜索查询和气候因素（平均温度、相对湿度和降雨量），建立登革热搜索指数，结合气候因素建立预测模型。候选模型包括支持向量回归（support vector regression，SVR）算法、逐步线性回归模型（stepwise linear regression model，SLRM，注意，这通常不是一个特定的算法的名称，而是一个描述性的术语，用于表示通过逐步选择变量来构建线性回归模型的过程）、梯度增强回归树算法（gradient boosting machine，GBM，有时也简称为 GBM，即 gradient boosting regression，但 GBM 更常见）、负二项回归模型（negative binomial regression model，NBM）、最小绝对收缩和选择算子（least absolute shrinkage and selection operative，LASSO，在线性回归中，LASSO 通过引入 L_1 正则化来实现变量的选择和系数的压缩）线性回归模型和广义加性模型(generalized additive model,GAM),通过交叉验证技术选择的 SVR 模型准确预测了过去 12 周和 2014 年大暴发高峰期的疫情,所提出的 SVR 模型取得了更好的性能,这些发现也有助于政府和社区对登革热疫情作出早期反应。

台湾省等亚热带地区季节性流感活动多变,易导致防疫工作出现问题,Cheng H. Y. 等旨在利用机器学习开发预测模型,以进行实时流感样疾病预测。研究人员开发了 4 种机器学习模型(自回归综合移动平均、随机森林、支持向量回归和极端梯度增强)建立了一个机器学习模型框架,对给定的一周和随后的 3 周进行每周流感样疾病预测,并使用叠加的集成方法来整合这些预测。研究结果表明,这种机器学习和集成方法可以在 4 周内做出准确、实时的流感样疾病预测,从而促进决策。

空气质量在东亚被认为是一个重要的公共卫生问题,Kang Y. 等旨在建立模型,利用 Trotrospheric Monitoring Instrument (TROPOMI)数据估算东亚地区 NO_2 和 O_3 的高空间分辨率地表浓度,研究将各种卫星变量、基于数值模型的气象变量和土地利用变量进行融合,采用机器学习方法,对 SVR、随机森林(random forest,RF)、极端梯度提升(extreme gradient boosting,XGB,通常简称为 XGBoost)和轻梯度提升机(LGBM)4 种机器学习方法进行了评估,并与多元线性回归(multiple linear regression,MLR)作为基本统计方法进行了比较,同时还模拟了海洋表面的 NO_2 和 O_3 浓度(即方案 1 的陆地模型和方案 2 的海洋模型),通过三种交叉验证方法(即随机、时间和空间)验证了所估计的表面浓度。对于方案 1,机器学习模型(SVR/RF/XGB/LGBM)产生的结果都明显好于多元线性回归,这是因为当与目标具有线性关系的输入变量不足时,机器学习能够更好地解决非线性关系;此外基于树的 RF、XGB 和 LGBM 的性能优于 SVR;与方案 1 相似,基于增强的 XGB 和 LGBM 优于其他模型,虽然海洋模型(方案 2)的表现略低于陆地模型(方案 1),但它们仍显示出相当的解释力;此外当仅使用距离海岸线 1 公里以内的站点的参考数据进行验证时,两种方案的性能结果更接近。

COVID-19 对全球公共卫生安全造成了巨大的危害,在每天新增病例和死亡率很高的情况下,在一周的时间窗口内预测新病例的数量非常重要,这有助于公共卫生系统制定应对 COVID-19 的战略规划,AI 模型的应用可能有助于处理类似于 COVID‐19 的时间序列的动态行为，Darwish A. 等采用贝叶斯回归神经网络、立体主义回归、k 近邻、分位数随机森林和支持向量回归，并结合最近采用的预处理变分模式分解（variability mode decomposition，VMD），将时间序列分解为若干固有模式函数，所有的人工智能技术都在时间序列预测任务中评估了提前 1、3 和 6 天巴西和美国五个州的累积 COVID‐19 病例，之前的累积 COVID‐19 病例数和每日温度和降水等外生变量被用作所有预测模型的输入，结果显示结合 VMD 的混合模型在准确性方面明显优于单一预测模型，特别是当预测范围提前至 6 天时；作为预测变量的外生变量重要性排序从高到低依次是过去累积的病例数、温度和降水。由于评估模型在最多 6 天前预测累积 COVID‐19 病例的效率较高，在未来或许可以作为有前景的预测模型，用于协助制定公共政策以减轻 COVID‐19 暴发的影响。

唐氏综合征（Down syndrome, DS）是最常见的染色体非整倍体疾病之一，产前筛查和诊断测试有助于胎儿的早期诊断和适当管理，并让父母在知情的情况下选择是否终止妊娠。为了实现高检出率（detection rate, DR）和降低假阳性率（FPR），人们进行了大量的研究。其中，Zhang H G 等使用 SVM 算法、分类回归树算法和 AdaBoost 算法对产前 DS 筛查进行建模和分析。研究人员设计并开发了基于合成少数过采样技术（SMOTE）-Tomek 和自适应合成过采样技术的智能算法，对产前筛查信息数据集进行预处理，并建立了机器学习模型，最后评估了人工智能算法在 DS 筛选评价中的可行性，结果发现，SVM 算法和分类回归树算法在 DS 筛选数据集上取得了良好的效果。

第五节　EM 算法

EM 算法是 Dempster 和 Rubin 提出的一种广泛用于极大似然估计迭代算法。EM 算法每次迭代蕴含着两个步骤：步骤 E，其中我们得到期望值；步骤 M，对 E 步算出来的期望进行最大化。当模型中含有隐变量，我们不能再简单地使用极大似然估计。此时可以使用 EM 算法估计模型的参数。EM 算法的基本思想是：如果样本服从分布参数 θ（如果已知），则可以从步骤 E 中观察到的训练样本中推断隐藏变量的期望值,本节先描述 EM 算法的原理,再介绍一些推广的算法。

一、EM 算法原理

这里用 Y_{obs} 表示观测到的数据,Y_{lat} 表示没有观察到的数据,即关于隐变量的数据,$Y_{com}=[Y_{obs},Y_{lat}]$ 表示完全数据集。$l_{com}(\theta)$ 表示是关于待估参数 θ 完全数据的似然函数,$l_{obs}(\theta)$ 表示是关于待估参数 θ 观察数据的似然函数。EM 算法通过不断重复 E 步和 M 步直到收敛以此来最大化 $l_{com}(\theta)$。记 θ^m 为第 m 次循环得到的对 θ 的估计结果。

E 步:在给定观察数据的情况下计算 $l_{com}(\theta)$ 的条件数据期望。

$$Q(\theta \mid \theta^m)=E[l_{com}(\theta)\mid Y_{obs};\theta^m]$$

M 步:求将 $Q(\theta|\theta^m)$ 最大化的 θ。

$$\theta^{m+1}=argmax_\theta Q(\theta \mid \theta^m)$$

知识拓展

从直观上理解 EM 算法

想要从数学推导上理解为什么 EM 算法一定会使估计的似然函数不断变大,直到最后收敛,就一定需要引入 Jensen 不等式。这里就不过多赘述,主要从直观上来解释,即坐标上升法。从上面的 EM 算法的步骤中,可以看出是依此进行 E 步和 M 步。其优化的过程其实就像画台阶一样,相当于一个变量保持不变,另一个变量优化到最大值,再在这个基础上优化上一个保持不变的变量,这样一步一步交替地进行优化依此来达到最大值。

二、EM 算法推广

当完全数据的对数似然函数变得非常复杂的时候,在 M 步直接最大化可能没办法直接求解出。Meng 和 Rubin 提出了 ECM 算法，该算法与 EM 算法的主要不同之处在于，使用计算更简单的多个 CM 步骤来代替复杂的 M 步骤。CM-step 可能是闭环形式，或者它本身可能需要迭代，但是因为 CM 最大化是在更小的维度空间上，所以它们通常比 EM 算法 M 步上要求的相应完全最大化更简单、更快、更稳定，尤其是在需要迭代时。ECM 算法在迭代次数方面通常比 EM 收敛得更慢，但在总计算机时间上可以更快。更重要的是，ECM 算法保留了 EM 算法很好的收敛特性，如单调收敛性。Liu 和 Rubin 于 1994 年提出 ECME 算法，它是 ECM 算法的推广。在 ECM 算法中，CM 步骤最大化了完整数据的对数似然函数期望，而 ECME 算法在 CM 步骤中直接最大化了某些约束下观察数据的对数似然函数。通常，ECME 算法的编码比 ECM 算法更繁琐，但会获得更快收敛，特别是它允许更容易地评估收敛性。Fessler 和 Hero 提出了 EM 算法的进一步扩展，称为空间交替通用 EM 算法，他们使用适当较小的完整数据空间按顺序更新参数的小子集。这种方法非常适用于图像重建等参数数量较多的情况。Meng 和 van Dyk 结合了 ECME 和 SAGE 算法，提出了交替 ECM 算法。该算法在 CM 步骤内进行了数据增强方案，在迭代内和迭代之间根据需要进行变化。通过这种灵活的数据增强和模型缩减方案，数据增强的数量减少了，从而实现了高效的计算。与 AECM 算法在 EM 迭代之前确定工作参数的最佳值相比，Liu 等人考虑了在每个 EM 迭代中最大化完整数据对数似然函数来获得工作参数的最佳值。这种方法称为参数扩展 EM(PX - EM)算法。PX - EM 算法已经得到进一步发展，称为一步延迟 PX - EM 算法，用于计算最大后验(maximum A posteriori estimation，MAP)或最大惩罚似然(maximum penalized likelihood estimation，MPL)估计。ECME、AECM 和 PX - EM 算法与 EM 和 ECM 算法的收敛结果类似。之前这些方法都主要是对 M 步来进行改进，但是对于 E 步，有时候要获得期望的显示表达也是很困难的。蒙特卡洛 EM(Monte Carlo expectation-maximization，MCEM)算法用于使用蒙特卡洛方法解决该问题。由于在步骤 E 中引入蒙特卡洛误差，单调性丢失，难以估计其收敛性。但在某些情况下，该算法以高概率接近最大化器。Levine 和 Fan 指出在使用这个算法的时候关键问题是确定蒙特卡洛模拟容量以及监视收敛。Booth 等人和 McCulloch 考虑了指定蒙特卡洛模拟容量和停止规则的替代方案。Robert 和 Casella 讨论了使用 MCEM 算法计算标准误差。

三、EM 算法应用

描绘癌症发病率的图谱已成为公共卫生研究中的有用工具，可以提供有关疾病发病率空间变化的有用信息。通常情况下，这些图谱是使用在县或普查区等区域汇总的计数数据生成的。然而，随着地理信息系统和相关数据库的激增，获得癌症病例和适当对照对象的准确空间位置变得越来越容易，但在估计疾病风险的空间变异时，这些数据点的年龄和吸烟状况等协变量信息经常被遗漏。Jonathan L. French 提出了一种当协变量未完全观察到时绘制癌症风险图的方法，研究使用 logistic 广义加性模型对这些数据进行建模，使用混合效应模型表示法获得线性和非线性效应的估计，并开发了一个 EM 算法来解释缺失数据和随机效应。EM 算法作为一个通用算法，可以作为寻找似然或后验密度函数的标准模型，把随机效应作为潜在变量，EM 算法在求得给定观察统计中的完全数据对数似然的条件期望$(\psi; y, b) = \log p(y, b; \psi)$和将该期望值作为 ψ 的函数最大化之间迭代，Dempsteret 等人（1977 年）认为 EM 算法将给出的观测数据似然得到最大似然估计。事实上由于观测数据的可能性是对数凹的，EM 算法因为不会陷入局部模式将会很好地工作，因此能够使用 EM 算法来获得控制平滑量的固定效应和方差分量的估计，也就有了一种既能处理缺失数据又能自动选择最佳平滑量的方法。

在生物医学或公共卫生研究中，通常需要收集受试者的生存时间和纵向分类结果，以及受试者的特征或风险因素，研究人员通常感兴趣的是寻找预测生存时间和纵向结果的重要变量，这些变量可能在同一受试者内相关，但现有的联合分析方法一般适用于处理连续的纵向结果，需要为分类的纵向结果分析开发新的统计方法。Choi J. 等建议同时建模生存时间分层 Cox 比例风险模型和纵向分类结果与广义线性混合模型，引入随机效应来解释生存时间和由于未观察到的因素造成的纵向结果之间的依赖关系，并利用 EM 算法对模型参数进行点估计，利用观测信息矩阵估计模型参数的渐近方差，仿真结果表明，该方法在有限样本下具有良好的性能。同时研究也使用了来自卡罗莱纳头颈癌研究（Carolina Head and

Neck Cancer Study，CHANCE)的数据说明此方法，并基于研究人员的同步分析和使用广义线性混合模型和 Cox 比例风险模型分别进行的分析来比较，结果显示研究所提出的方法比单独分析能够识别更多的预测因子。

第六节 AdaBoost 算法

Boosting 算法来源于 PAC 学习模型，基本思想就是试图通过产生数个简单的粗糙模型。Schapire 首先提出了原始的 Boosting 算法，是一个多项式算法。Freund 后来提出了一种更有效的算法。但是这两个算法共同的缺点是需要提前知道弱学习的精度下限，这在实际中很难实现。1995 年，AdaBoost 算法被提出，其效率与 Boosting 算法相同。其优点是不用任何关于弱学习的先验知识，即在实际问题中我们不知道的部分，因此它可以轻松解决实际问题，本节介绍 AdaBoost 算法以及关于它的改进算法。

一、AdaBoost 算法

AdaBoost 算法可以看作是 WMA 算法的简化。AdaBoost 算法首先会给每个训练样本随机分配权重，在每次迭代中调整权重，只提高错误分类样本的权重并通过几个简单分类器的投票获得强分类器。标准 AdaBoost 算法只能应用于二分类。考虑以下形式的二进制分类训练数据集：

$(x_1, y_1), (x_2, y_2), \cdots, (x_N, y_N)$，其中 $x_i \in R^d$，$y \in \{+1, -1\}$。

具体步骤如下：

这里假设迭代 M 次，记每次迭代得到的权值分布，分类误差率和分类器，分别为 D_m，e_m，$G_m(x)$，$m=1, 2, \cdots, M$。

（1）初始化训练数据的权值分布：

$$D_1 = (w_{11}, \cdots, w_{1i}, \cdots, w_{iN}), \ w_{i1} = \frac{1}{N}$$

（2）对 $m=1, 2, \cdots, M$ 重复计算下面①～④步：

1）使用具有权值分布 $G_m(x)$ 的训练数据集学习，得到基本分类器：

$$G_m(x):X \rightarrow \{-1, +1\}$$

2）计算 $G_m(x)$ 在训练数据集上的分类误差率：

$$e_m = P(G_m(x_i \neq y_i)) = \sum_{i=1}^{N} w_{mi} I(G_m(x_i \neq y_i))$$

3）计算 $G_m(x)$ 的系数：

$$a_m = \frac{1}{2} \log \frac{1-e_m}{e_m}$$

4）更新训练数据集的权值分布：

$$D_{m+1} = (\omega_{m+1, 1}, \cdots, \omega_{m+1, i}, \cdots, \omega_{m+1, N})$$

$$\omega_{m+1, i} = \frac{\omega_{m, i}}{\sum_{i=1}^{N} \omega_{m, i} \exp(-a_m y_i G_m(x_i))} \exp(-a_m y_i G_m(x_i)), \ i = 1, \cdots, N$$

根据之前计算出来的 $G_1(x), \cdots, G_m(x)$，得到最后的分类器：

$$G(x) = sign\left(\sum_{m=1}^{M} a_m G_m(x)\right)$$

二、AdaBoost 算法改进

改进 AdaBoost 算法，主要着手点集中在调整对权值的更新，改进 AdaBoost 的训练方法和结合其他算法等等。Schapire 和 Singer 将 AdaBoost 只适用二分类的问题拓展到多分类问题中。Jones 提出了非对称的 AsymBoost 方法，该方法在正负样本出现误检时给出不同的权值更新方式，增大正样本的比重，减小负样本的比重。此外，NAdaBoost 算法也是一个代表性算法，这里主要是设置困难样本的权值上限，达到减缓过学习的问题。AdaBoost 训练时间较长，所以改进 AdaBoost 的训练方法主要集中在提高训练速度。Stan 等人提出了 FloatBoost 算法。FloatBoost 算法的精髓在于替换表现不好的弱分类器，强分类器用于实现相同效果的特征数量远小于 AdaBoost 算法。Mallapragada 等人于 2009 年也是基于提高分类器的性能提出半监督的 Boost 算法——SemiBoost。Baumann 等人提出了 SEAdaBoost 算法，主要通过找到对称分类器来时间缩短。P-AdaBoost 算法在第一阶段跟原算法一样，但在第二阶段采用并行方法来提高训练效率。有文献指出 AdaBoost 算法实际上采用有约束的梯度下降法最小化一个类间距分布有关的指数函数，如果样本点存在噪声或者样本错误，因随着迭代的增加它们的权值会呈指数增长，造成算法性能下降。由此一些研究者对算法进行改进，用其他形式的函数取代指数函数以减小算法对噪声的敏感度。EAdaBoost 算法是 AdaBoost 与 K 邻近算法结合，高效的噪声样本处理提高了算法精度。

Batsch 在文献指出 AdaBoost 和 SVM 实际上是一类算法，也有许多二者结合的算法，如 AdaBoostSVM 算法，用 SVM 算法训练弱分类器，再用 AdaBoost 生成强分类器。此外还有将 AdaBoost 与随机森林结合的方法——AdaBoostRF 算法。还有一些其他的改进方法，如 Xu 等人提出了 EMV-AdaBoost 算法，Freund 和 Schapire 提出 AdaBoost. R 算法来应用于回归问题。

三、AdaBoost 算法应用

AdaBoost 算法在预测方面的相关研究如下。

为了提高血糖预测的准确性，Wenbo W. 等将 VMD 方法、核极限学习机（kernel extreme learning machine，KELM）和 AdaBoost 算法（VMD ELM-AdaBoost）相结合，构建了多尺度组合短期血糖预测模型。Anand P K 等则提出了一个个性化的血糖监测系统（personalized glucose monitoring system，PGMS）的架构，PGMS 由单个设备上的侵入式和非侵入式传感器组成，最初通过有创和无创地测量血糖来训练机器学习模型，然后根据患者的糖尿病情况以及血糖范围，将成对的数据和相应的误差科学地划分为 6 个不同的簇，使用 AdaBoost 算法对每个聚类进行训练，以建立唯一的误差预测模型，最后根据患者的特点对这些误差预测模型进行个性化地校准。一旦预测的非侵入性血糖值的误差在可接受的误差范围内，该设备就会个性化地允许患者进行非侵入性血糖测量。此外研究人员还在两个不同的数据集上验证了 PGMS,性能分析显示,预测值的平均绝对相对差异(mean absolute relative difference,MARD)异常降低到 7.3% 和 7.1%,而非有创血糖测量值为 25.4% 和 18.4%,非侵入式预测值的 Clarke 误差网格分析(clark error grid analysis,CEGA)图显示数据集 1 中 97% 的数据位于 A 区,3% 的数据位于 B 区;数据集 2 中则有 98% 的数据位于 A 区,2% 的数据位于 B 区。

乳腺癌是女性好发的最危险的疾病之一,乳腺筛查是一种早期发现乳腺癌的方法,可以降低死亡率。Pak F. 等提出了一种基于非次采样轮廓波变换(nonsubsampled contourlet transform,NSCT)和超分辨率(super resolution,SR)的数字乳腺摄影乳腺癌检测和分类新算法,该算法包括预处理、特征提取和分类 3 个主要部分。使用 AdaBoost 算法对良性和恶性疾病的概率进行分类和确定,在乳腺图像分析协会(mammography image analysis society,MIAS)数据库上获得的结果表明,与最先进的方法相比,该方法具有显著的性能和优越性,在未来或许可以成为新的乳腺癌早期筛查方法。

Yin Y 等建立了一个机器学习模型,用于在中国江苏地区通过两种性传播途径识别乙型肝炎病毒(hepatitis B virus,HBV)和人类免疫缺陷病毒(human immunodeficiency virus,HIV)共同感染的患者。为了识别与 HBV 共感染的 HIV 个体,研究人员采用决策树、随机森林、带决策树的 AdaBoost 和极端梯度 boosting(XGBoost)决策树 4 种算法构建了一个机器学习模型,使用最优机器学习算法计算每个变量的检测值,研究结果显示单变量 logistic 回归结合 AdaBoost 算法可以在无创检测的情况下准确筛查 HIV 合并感染的 HBV 危险因素,但仍需要进一步研究,以评估该模型在各种环境下的实用性和可行性。

💡 案例讨论

案例

本例预计用决策树算法根据乳腺肿瘤细胞的不同乳腺特征来预测是否是恶性肿瘤,使用 UCI(University of California,Irvine)大学机

器学习网站上的威斯康星乳腺癌开源数据集。该数据集收集了一共
569位患者乳腺肿块活检样本的细针穿刺（fine needle aspiration，
FNA）得到的数字化细胞核形态特征。数据集一共包括了32列，其中
第一列是患者的身份信息（identity document，ID），第二列是患者乳
腺肿块的诊断信息，即是否患有乳腺癌，其中M代表恶性，B代表良
性，后面30列则分别是患者关于以下10个乳腺特征的平均值、标准
误和最差值。这10个主要的乳腺特征，依次为半径（即细菌核从中央
到周边店的间距）、纹理（即灰度值的标准误差）、细菌核周长、细菌核
表面、光滑度（半径范围宽度的部分改变）、紧凑度（周长^2/面积－
1）、凹度（轮廓凹部的严重程度）、凹点（轮廓凹部的数量）、对称性
和分形维数。其中，一共212个患者患有乳腺癌，357个患者乳腺
肿块是良性。由于篇幅的原因，此处给出该数据的前5行和前5
列（表7－1）。

表7－1 乳腺癌数据集前5行前5列

ID	诊断	半径平均值	纹理平均值	周长平均值
842302	M	17.99	10.38	122.80
842517	M	20.57	17.77	132.90
84300903	M	19.69	21.25	130.00
84348301	M	11.42	20.38	77.58
84358402	M	20.29	14.34	135.10

　　本例需要预测的结果是诊断的结果，这一个二分类量，首先考虑
使用分类树。原来数据集中有30个可以使用的特征，由于该案例分
析的目的讨论决策树的使用，所以本例将所有的特征都考虑进来，具
体操作的时候可以根据对课题的掌握程度以及对数据变量的预处理
对变量进行筛选。本例使用python软件中的Sklearn. tree软件包中
的DecisionTreeClassifier来进行树的建立和修剪。本例将原始数据
集按照7:3分为训练集和测试集。最后得到一个3层7个叶子的决策
树，在测试集上的精度可以达到92%。最后得到决策树如图7－3
所示：

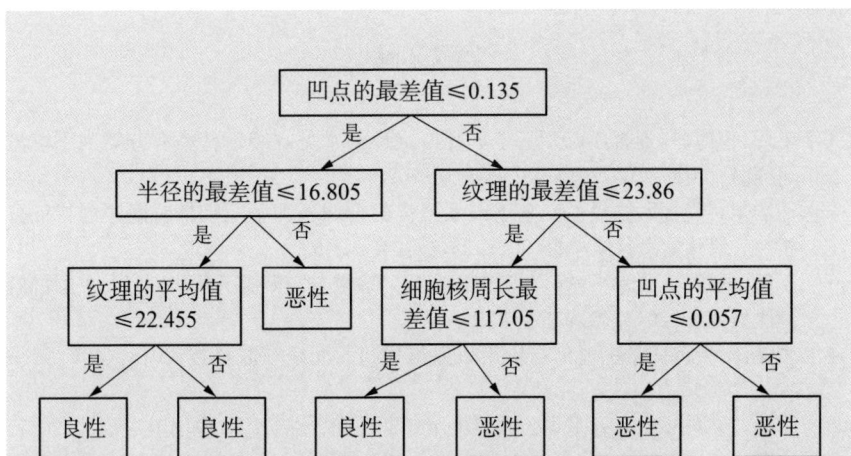

图7-3 案例分析得到决策树

在测试集上得到的精度较高,效果较好。

讨论

(1)假设有一位患者各项指标如下:半径最差值18,纹理最差值22,凹点最差值0.12,细胞核周长最差值117,凹点平均值0.05,纹理平均值22。根据图7-3,请问该患者的肿瘤细胞是恶性还是良性?

(2)在官方网站上下载该数据,考虑修改测试集和训练集的比例,看看对决策树有什么影响?

本章小结

本章对机器学习中的经典算法进行了概述,重点描述了决策树、聚类、贝叶斯方法、SVR、EM算法和AdaBoost算法的定义和基本概念,详细介绍了这些算法的具体运算过程及优缺点,以及这些算法在发展过程中的变化及改进,罗列出来了近年来的公共卫生领域应用这些算法的前沿文献,还给出了决策树算法的案例讨论,使大家可以从中掌握和熟悉这些算法,并将其运用到公共卫生领域中。

参考文献

[1] 王臻,李傅冬,刘碧瑶,等. 基于贝叶斯定理的常见呼吸道传染病分类判别模型研究[J]. 预防医学,2016,28(9):870-873.

[2] 谢聪慧,吴世新,张晨,等. 基于谱系聚类的全球各国新冠疫情时间序列特征分析[J]. 地球信息科学学报,2021,23(2):236-245.

[3] 于敏,平智广,张水平,等. 西安市出生缺陷地域分布聚类分析研究[J]. 中国妇幼健康研究,2020,31(2):267-272.

[4] 张博洋. 支持向量机理论与应用研究综述[J]. 无线互联科技,2015,(19):111-12.

[5] 张慧,于贞杰. 山东省基本公共卫生服务资源配置评价[J]. 中国卫生统计,2017,34(1):106-109.

[6] 张子威,黄秋昊,陆羽,等. 中国居民预期寿命及其影响因素的空间差异分析[J]. 地球信息科学学报,2021,23(9):1575-1585.

[7] 章永来,周耀鉴. 聚类算法综述[J]. 计算机应用,2019,39(7):1869-1882.

[8] 朱军,胡文波. 贝叶斯机器学习前沿进展综述[J]. 计算机研究与发展,2015,52(1):16.

[9] ANAND P K, SHIN D R, MEMON M L. Adaptive boosting based personalized glucose monitoring system (PGMS) for non-invasive blood glucose prediction with improved accuracy[J]. Diagnostics, 2020, 10(5): 285.

[10] ANKERST M, BREUNIG M M, KRIEGEL HP, et al. OPTICS: ordering points to identify the clustering structure [J]. ACM Sigmod record, 1999, 28(2):49-60.

[11] BABENKO D, SEIDULLAYEVA A, BAYESHEVA D, et al. Ability of procalcitonin and C reactive protein for discriminating between bacterial and enteroviral meningitis in children using decision tree [J]. Biomed Res Int, 2021, 2021:5519436.

[12] BAUER E, KOHAVI R. An empirical comparison of voting classification algorithms: bagging, boosting, and variants [J]. Machine learning, 1999, 36(1):105-139.

[13] BIRANT D, KUT A. ST DBSCAN: An algorithm for clustering spatial temporal data [J]. Data & knowledge engineering, 2007,60(1):208-21.

[14] BRADLEY P S, MANGASARIAN O L. K plane clustering [J]. J Glob Optim, 2000,16(1):23-32.

[15] BREIMAN L. Randomizing outputs to increase prediction accuracy [J]. Machine Learning, 2000,40(3):229-242.

[16] RANA K K. A survey on decision tree algorithm for classification [J].

International journal of Engineering development and research, 2014, 2(1): 1-5.

[17] BRISCOE E, FELDMAN J. Conceptual complexity and the bias/variance tradeoff [J]. Cognition, 2011,118(1):2-16.

[18] CHANG C C, LIN C J. LIBSVM: a library for support vector machines [J]. ACM Trans Intell Syst Technol (TIST), 2011,2(3):1-27.

[19] CHATO C, KALISH M L, POON A F Y. Public health in genetic spaces: a statistical framework to optimize cluster based outbreak detection [J]. Virus Evol, 2020,6(1):veaa011.

[20] CHEN G, LERMAN G. Spectral curvature clustering (SCC) [J]. Int J Comput Vis, 2009,81(3):317-330.

[21] CHEN X Y, MA L Z, CHU N, et al. Classification and progression based on CFS GA and C5.0 boost decision tree of TCM zheng in chronic hepatitis B [J]. Evid Based Complement Alternat Med, 2013,2013:695937.

[22] CHEN X W, ANANTHA G, LIN X. Improving bayesian network structure learning with mutual information based node ordering in the K2 algorithm [J]. IEEE Trans Knowl Data Eng, 2008,20(5):628-640.

[23] CHENG H Y, WU Y C, LIN M H, et al. Applying machine learning models with an ensemble approach for accurate real time influenza forecasting in Taiwan: development and validation study [J]. J Med Internet Res, 2020, 22 (8):e15394.

[24] CHOI J, CAI J, ZENG D, et al. Joint analysis of survival time and longitudinal categorical outcomes [J]. Stat Biosci, 2015,7(1):19-47.

[25] CUESTA H A, COFFMAN D L, BRANAS C, et al. Using decision trees to understand the influence of individual and neighborhood level factors on urban diabetes and asthma [J]. Health Place, 2019,58:102119.

[26] DA SILVA R G, RIBEIRO M, MARIANI V C, et al. Forecasting Brazilian and American COVID-19 cases based on artificial intelligence coupled with climatic exogenous variables [J]. Chaos Solitons Fractals, 2020,139:110027.

[27] DENG C, LIU Y, XU L, et al. A MapReduce based parallel K means clustering for large scale CIM data verification [J]. Concurr Comput, 2016,28(11):3096-3114.

[28] DIETTERICH T G. An experimental comparison of three methods for constructing ensembles of decision trees: bagging, boosting, and randomization [J]. Machine learning, 2000,40(2):139-157.

[29] ELHAMIFAR E, VIDAL R. Sparse subspace clustering: algorithm, theory, and applications [J]. IEEE Trans Pattern Anal Mach Intell, 2013, 35(11): 2765-2781.

[30] FARSHAD M, GERBER C, MEYER D C, et al. Reconstruction versus conservative treatment after rupture of the anterior cruciate ligament: cost effectiveness analysis [J]. BMC Health Serv Res, 2011, 11:317.

[31] GAO Y, GAO F. Edited AdaBoost by weighted kNN [J]. Neurocomputing, 2010, 73(16 - 18):3079 - 3088.

[32] GUO P, LIU T, ZHANG Q, et al. Developing a dengue forecast model using machine learning: a case study in China [J]. PLoS Negl Trop Dis, 2017, 11 (10): e0005973.

[33] HUNTINGTON S, WESTON G, SEEDAT F, et al. Repeat screening for syphilis in pregnancy as an alternative screening strategy in the UK: a cost effectiveness analysis [J]. BMJ Open, 2020, 10(11): e038505.

[34] ISHWARAN H, KOGALUR U B, BLACKSTONE E H, et al. Random survival forests [J]. Ann Appl Stat, 2008, 2(3):841 - 860.

[35] ISHWARAN H, KOGALUR U B. Consistency of random survival forests [J]. Statistics & probability letters, 2010, 80(13 - 14):1056 - 1064.

[36] KANG Y, CHOI H, IM J, et al. Estimation of surface level NO(2) and O(3) concentrations using TROPOMI data and machine learning over East Asia [J]. Environ Pollut, 2021, 288:117711.

[37] KARACAN I, SENNAROGLU B, VAYVAY O. Analysis of life expectancy across countries using a decision tree [J]. East Mediterr Health J, 2020, 26(2): 143 - 151.

[38] KEERTHI S S, GILBERT E G. Convergence of a generalized SMO algorithm for SVM classifier design [J]. Machine Learning, 2002, 46(1):351 - 360.

[39] KIEFFER A, HOESTLANDT C, GIL-ROJAS Y, et al. The public health benefits and economic value of routine yellow fever vaccination in colombia [J]. Value Health Reg Issues, 2019, 20:60 - 65.

[40] LEVINE R A, FAN J. An automated (Markov chain) Monte Carlo em algorithm [J]. J Stat Comput Simul, 2004, 74(5):349 - 360.

[41] LI J, CHEN Q, LIU B. Classification and disease probability prediction via machine learning programming based on multi GPU cluster MapReduce system [J]. J Supercomput, 2017, 73(5):1782 - 1809.

[42] LI X, WANG L, SUNG E. AdaBoost with SVM based component classifiers [J]. Eng Appl Artif Intell, 2008, 21(5):785 - 795.

[43] MA Y, DERKSEN H, HONG W, et al. Segmentation of multivariate mixed data via lossy data coding and compression [J]. IEEE Trans Pattern Anal Mach Intell, 2007, 29(9):1546 - 1562.

[44] MADAN S, DANA K J. Modified balanced iterative reducing and clustering using hierarchies (m - BIRCH) for visual clustering [J]. Pattern Anal Appl,

2016,19(4):1023 - 1040.

[45] MALLAPRAGADA P K, JIN R, JAIN A K, et al. Semi boost: boosting for semi supervised learning [J]. IEEE Trans Pattern Anal Mach Intell, 2008,31 (11):2000 - 2014.

[46] MERLER S, CAPRILE B, FURLANELLO C. Parallelizing AdaBoost by weights dynamics [J]. Computational statistics & data analysis, 2007,51(5): 2487 - 2498.

[47] NAKAMURA M, NOMIYA H, UEHARA K. Improvement of boosting algorithm by modifying the weighting rule [J]. Ann Math Artif Intell, 2004,41 (1):95 - 109.

[48] NG S K, KRISHNAN T, MCLACHLAN G J. The EM algorithm [M]. Handbook of computational statistics. Springer, 2012:139 - 172.

[49] PAK F, KANAN H R, ALIKHASSI A. Breast cancer detection and classification in digital mammography based on Non Subsampled Contourlet Transform (NSCT) and Super Resolution [J]. Comput Methods Programs Biomed, 2015,122(2):89 - 107.

[50] RAHEEM E, KHAN J R, HOSSAIN M S. Regional disparities in maternal and child health indicators: cluster analysis of districts in Bangladesh [J]. PLoS One, 2019,14(2):e0210697.

[51] RAO S R, YANG A Y, SASTRY S S, et al. Robust algebraic segmentation of mixed rigid body and planar motions from two views [J]. Int J Comput Vis, 2010,88(3):425 - 446.

[52] RASTOGI R, SHIM K. PUBLIC: A decision tree classifier that integrates building and pruning [J]. Data Mining and Knowledge Discovery, 2000,4(4): 315 - 344.

[53] RODRIGUES A, CAVALCANTI A L, PEREIRA J, et al. Use of the health services according to social determinants, health behaviors and quality of life among diabetics [J]. Cien Saude Colet, 2020,25(3):845 - 858.

[54] RODRIGUEZ J J, KUNCHEVA L I, ALONSO C J. Rotation forest: a new classifier ensemble method [J]. IEEE Trans Pattern Anal Mach Intell, 2006,28 (10):1619 - 1630.

[55] SINGH S, GUPTA P. Comparative study ID3, cart and C4. 5 decision tree algorithm: a survey [J]. Int J Adv Inform Sci Technol(IJAIST), 2014,27(27): 97 - 103.

[56] VIDAL R. Subspace clustering [J]. IEEE Signal Process Mag, 2011,28(2): 52 - 68.

[57] VON LUXBURG U. A tutorial on spectral clustering [J]. Stat Comput, 2007, 17(4):395 - 416.

[58] YAO S S, CAO G Y, HAN L, et al. Prevalence and patterns of multimo rbidity in a nationally representative sample of older Chinese: results from the China health and retirement longitudinal study [J]. J Gerontol A Biol Sci Med Sci, 2020,75(10):1974 - 1980.

[59] YE Y, WU Q, HUANG J Z, et al. Stratified sampling for feature subspace selection in random forests for high dimensional data [J]. Pattern Recognition, 2013,46(3):769 - 787.

[60] YIN Y, XUE M, SHI L, et al. A noninvasive prediction model for hepatitis B virus disease in patients with HIV: based on the population of Jiangsu, China [J]. Biomed Res Int, 2021,2021:6696041.

[61] ZHANG H G, JIANG Y T, DAI S D, et al. Application of intelligent algorithms in down syndrome screening during second trimester pregnancy [J]. World J Clin Cases, 2021,9(18):4573 - 4584.

第八章

深度学习算法

💡 **学习目标**

(1) 掌握卷积神经网络的基本概念。

(2) 掌握深度置信网络的基本概念。

(3) 熟悉卷积神经网络的流程和相应的基本应用。

(4) 熟悉深度置信网络的流程和相应的基本应用。

(5) 了解不同的算法的优缺点以及相应的改进算法。

单层传感器第一次将神经网络的研究实现,但该并不能处理线性不可分问题。为了解决该问题,Rumelhart 等人提出了 BP 神经网络。2006年,Hinton 等人的论文引发了 2006 年的深度学习浪潮。深度学习主要用于网络各级无监督的预训练,将该级训练的结果输入下一级,最后由预先准备好的网络采用对照训练法(BP 算法)进行调整。目前广泛使用的深度学习模式如下所述。

第一节　卷积神经网络

一、卷积神经网络发展

1998 年,Lecun 等人提出了一种基于梯度的反向传播算法,卷积层扮演着至关重要的角色。卷积神经网络(CNN)是由输入层、卷积层、池化层、全连接层和输出层组成的。一般而言会有多个卷积层和池化层,它们依次交替排列。由于每个进入卷积层的神经元都与输入有局部连接,因此神经元的输入值是通过对局部输入的偏移量和对应的连接权重进行加权来实现的。上述的过程是一个卷积过程,所以称为卷积神经网络。下文以 Lenet‐5 为例介绍卷积神经网络。

输入层:这里输入的是图片像素矩阵。灰度图像只有一个通道,即这时像素矩阵为 $m \times n$,若是 RGB 图像则有 3 个通道(红色通道、绿色通道、蓝色通道),即为 $m \times n \times 3$。

卷积层:首先,数学里面定义的卷积是计算特征和的分布。这里卷积层同样也是起到相同的作用,即这里用一个较小的矩阵作为卷积核,对原始的图像矩阵做卷积。简单而言,一个卷积核就像一个手电筒一样,先照到原始的图像矩阵一块位置,然后做卷积,相当于求得这一块的特征和,那么当这个卷积核走完整个图像矩阵,就会得到一个特征和的矩阵。这里卷积核的大小一般是 3×3 或 5×5。 对于卷积核移动的补长一般设置为 1,此外也可以指定不同的步长。当这个卷积核在图像边缘时,即相当于"手电筒"有一部分照到了外侧,这时需要来判断是否需要对图像外侧采用补零操作。若进行补零的操作,并且假设步长为 1,那么最后得到矩阵就和原图像矩阵的维数相同。若不补零,采用的是 3×3 卷积核,那么最后得到矩阵维数为 $(m-3+1) \times (n-3+1)$。 不同的卷积核,显然会起到不同的效果,如边缘检测、锐化、高斯模糊等。

池化层:池化层是根据池化函数对网络输出进行下一步的调整,紧接着卷积层,一般来说,它会起到二次提取的作用。池化函数用相邻输出的总体统计特征代替该位置的输出,常用的有最大池化和平均池化函数。Boureau 等人给出了关于最大池化和均值池化的详细理论分析,除此以外还有随机池化、混合池化等等。对于非线性层,全连接层以及输出层都不是 CNN 特有的网络层,就不再详细介绍。非线性层里,Jarrett 等人探讨了卷积网络中不同的纠正非线性函数,可以很大程度提高卷积网络的性能,Nair 等人也验证了这一结论。因此,非饱和非线性函数通常用作当前 CNN 结构中的激励函数,如 relu 函数。Bengio 等指出深度网络不仅可以促进特性的再利用还可以在高层次的表达中能获得较多的抽象特征。

二、卷积神经网络算法的变形算法

Krizhevsky 等人在 CNN 的基础上提出了 AlexNet 网络,取得当时竞赛的最好的分类结果。由于 Alexnet 网络使用了 dropout 技术,因此该模型在训练过程中更具稳健性,改善了过度拟合。Szegedy 等人提出了具有超过 20 层的 GoogleNet 网络,使用 3 种卷积运算,可以大大提高信息利用率。Simonyan 等人使用卷积核的 3×3 卷积层来增加网络的深度,并提出 VGG 模型。如上所述,该模型的核心是用多个小卷积核替换大卷积核,这样不仅减少了参数的数量,还提高了决策函数的判断性。但是 AlexNet、GoogleNet 网络和 VGG 模型都只能接受固定大小的输入。He 等人提出一种 SPP-net 模型,该模型是在 CNN 的最后一个卷积层与第一个全连接层中间加入一个空间金字塔池化层,SPP 层能够使 CNN 不同大小的输入却产生大小相同的输出。在层级很深的深度网络模型中,除了存在梯度扩散,还存在退化问题。批规范化是解决梯度扩散问题的一种有效方法。残差网络(ResNet)通过引入捷径连接技术将输入跨层传递并卷积结果相加来解决退化问题。除此以外还有一些经典的改进方法:NIN 模型、STN 模型等。

三、卷积神经网络算法的应用

(一) 卷积神经网络算法在疾病监测及筛查等方面的研究

疟疾是一种由疟原虫引起的传染病,通过蚊子叮咬传播。症状包括发热、头痛和呕吐,严重时出现癫痫和昏迷。快速诊断和后续治疗是缓解严重症状进展的最有效手段。然而,许多致命病例被归因于难以获得用于疟疾筛查的医疗资源。在资源匮乏的环境中,使用光学显微镜在带有 Giemsa 染色的薄血涂片上检查感染的严重程度,需要经过培训的技术人员进行繁琐的手动计数。为了解决非洲疟疾流行及其共存的社会经济制约因素,Zhao O. S. 等提出了一个利用现有资源的基于手机的自动化筛选过程,通过使用 CNN,利用 SSD 多盒对象检测架构,快速处理通过光学显微镜获取的薄血涂片,以 90.4% 的平均精度分离单个红细胞的图像,然后实现一个 FSRCNN 模型,将 32×32 低分辨率图像放大到 128×128 高分辨率图像,PSNR 为 30.2,而传统双三次插值的基线 PSNR 为 24.2。最后,研究人员利用改进的 VGG16 CNN 将红细胞分类为感染或未感染,在平衡类数据集中的准确率为 96.5%,这些顺序模型创建了一个简化的筛查平台,为医疗保健提供者提供给定样本中感染疟疾的红细胞数量,此研究的深度学习平台足够高效,可以在低层智能手机硬件上单独运行,无需高速互联网连接,极大地提高了资源匮乏国家和地区的疟疾检出率。

蚊子传播的疾病是全世界人类发病率和死亡率的主要原因,由寄生虫(如疟疾)或病毒(如登革热、寨卡)通过受感染的雌蚊叮咬传播而引起。在全球范围内,数十亿人面临感染风险,造成了巨大的经济和公共卫生负担。因此监测蚊虫种群和防止这些疾病传播的有效方法至关重要。Khalighifar A. 等提出了一种基于社区科学的实用方法,使用智能手机监测蚊子种群,研究将深度学习算法(Tensor Flow Inception v3)应用于智能手机记录的与 6 种蚊子相关的光谱图图像,开发了一个多类别蚊子识别系统,研究所提出的这种新技术,可能作为在关键的地区准确有效地监测蚊子种群的一种方法。

人体跌倒是一个全球性的公共卫生问题,大概每年造成 3 730 万人重伤和 64.6 万人死亡,对卫生系统造成直接的财务损失,对社会生产力造成间接的影响。目前人体跌倒检测和预防是健康领域研究的一个焦点问题,Santos G. L. 等考虑了物联网和雾计算环境下的跌倒检测的深度学习,提出了一个由三个卷积层、两个 Maxpool 和三个全连通层组成的 CNN 作为深度学习模型,准确度、精密度、敏感度、特异度和 Matthews 相关系数等被用做评估指标,研究评估了 CNN 与现有研究中使用的另外两种方法及使用 3 个开放数据集的性能。实验结果表明,与长短期记忆方法(LTSM)- ACC 和 LTSM - ACC Rot(长短期记忆方法的一种变异)相比,使用数据增强的 CNN 模型 CNN - 3B3Conv 具有更好的跌倒检测结果,并且可以证明应用数据增强技术在准确性和精确度方面都提高了深度学习的性能,在未来或许可以应用于人体跌倒的监测和预防。

非酒精性脂肪肝及其不良后果是一个日益增长的公共卫生问题,需要横断面成像进行无创性诊断和肝脂肪定量,Graffy P. M. 等研究一种基于深度学习的非增强 CT 自动脂肪肝定量工具,使用三维卷积神经网络,以确定大型筛查队列中脂肪变性的患病率。Li X. 等提出了一种基于快速 RCNN-FPN 架构的新框架,用于检测癌症筛查试验细胞学图像中的异常宫颈细胞,研究人员通过在特征金字塔网络(feature pyramid network,FPN)中注入可变形卷积层来扩展更快的 RCNN-FPN 模型,以提高可伸缩性。

💡 **知识拓展**

疟疾是由人类疟原虫感染引起的寄生虫病,传染源是疟疾患者和带疟原虫者。疟疾的传播途径:经雌性按蚊叮咬人体传播,少数病例可因输入带有疟原虫的血液或经母婴传播后发病,母婴传播的疟疾称为先天性疟疾或经胎盘传播的疟疾。在我国最重要的疟疾传播媒介是中华按蚊,是平原地区间日疟的主要传播媒介;山区的疟疾传播以微小按蚊为主;在丘陵地区则以嗜人按蚊为重要媒介;在海南省的山林地区,主要的传播媒介是大劣按蚊。人对疟疾普遍易感,感染后虽可获得一定程度的免疫力,但并不持久。

(二)卷积神经网络算法在疾病预测方面的研究

在毒理学研究中,使用深度学习方法分析各种疫苗的毒性机制、模式、途径和作用,可以减轻临床试验的压力并节省研究成本。Zhao T. 等基于肽的疫苗开发需要准确预测主要组织相容性复合体 I(MHC I)蛋白与其肽配体之间的结合亲和性,对于一些只有几十个肽的等位基因,深度神经网络相较于浅层神经网络能够更好地适应较少的数据,在处理输入为矩阵的问题时,CNN 可以自己找到最关键的特征,与传统的神经网络模型相比,CNN 更适合预测绑定亲和力。

Weichenthal S. 等开发了一种新方法用于预测室外空气的污染浓度,以支持改善公共卫生的全球行动,研究利用比利时佛兰德斯约 20 000 次地面测量,结合航空图像和深度神经网络,估算年平均室外二氧化氮(NO_2)浓度,最终模型仅使用图像作为模型输入,解释了 $NO_2$79% 的空间变异性,这种新方法提供了一种估算环境空气质量大规模空间变化的替代方法，对于世界上没有详细排放数据或通常用于估算室外空气污染浓度的土地利用信息的地区可能特别有用。

💡 知识拓展

主要组织相容性复合体（major histocompatibility complex，MHC)是一组编码动物主要组织相容性抗原的基因群的统称。人类的 MHC 被称为 HLA(human leukocyte antigen，HLA)，即人白细胞抗原；小鼠 MHC 则被称为 H-2。HLA 位于人的 6 号染色体短臂上，H-2 位于小鼠的 17 号染色体上。

MHC 可以分为经典 MHC 与非经典 MHC 两类，经典 MHC 包括 MHC Ⅰ、MHC Ⅱ、MHC Ⅲ基因，分别编码 MHC Ⅰ分子、MHC Ⅱ分子、MHC Ⅲ分子。

💡 案例讨论

案例

针对现有传统方法在脑肿瘤图像分割上的不足，本例提出一种基于改进的 CNN 的脑肿瘤图像分割算法。将 DenseNet 和 U-net 网络结构相融合，以提高对图像特征的提取能力。为了扩大卷积核的感受野，采用了空洞卷积。将分割结果通过完全连接的条件随机场循环神经网络进行精细分割输出，从而得到精确的脑肿瘤分割区域。

此实例采用 MICCAI BraTS（brain tumor image segmentation benchmark)2018 数据集，其由 210 个 HGG 和 75 个 LGG 案例组成，由 1～4 个评估专家手动标注，并且他们的标注得到了有经验的神经放射科医师的批准。对于每位患者，我们提供原生 T_1 成像、T_1 加权成像、T_2 加权成像与磁共振成像液体衰减反转恢复序列 Flair 4 种模态的 MRI。MRI 来自 19 个机构，采用不同的协议、磁场强度和 MRI 扫描仪获得。将每个肿瘤分成坏死、非增强肿瘤(标记 1)、水肿(标记 2)

和活性/增强肿瘤（标记4）。

实验采用基于Tensorflow作为后端的Keras深度学习框架，使用Adam优化算法，设置学习率为0.001，Dropout层的rate参数设置为0.2。Epoch设置为100，训练集与验证集的比例为4∶1。将CRF-RNN中的场均迭代次数设置为5，以免出现梯度消失或爆炸问题，并缩短训练时间。

为了评估模型对脑肿瘤分割的性能，本例使用如下3种评估指标：

（1）相似系数（dice similarity coefficient，DSC，其值用DSC表示）：DSC用于度量模型分割得到的脑肿瘤与标注的脑肿瘤之间的相似程度，相似系数越接近于1，则分割的准确率越高。

（2）灵敏度（sensitivity，SEN，其值用SEN表示）：SEN表示正确分割得到的脑肿瘤像素占标注的脑肿瘤像素的比例。

（3）阳性预测率（positive predictive value，PPV，其值用PPV表示）：PPV表示正确分割得到的脑肿瘤像素占总的分割出来的脑肿瘤像素比例。

本例分析讨论了改进的DenseU-net-CRFRNN的算法原理。本例所设计的网络在BraTS 2018数据集上进行分割所得到的结果与专家手动分割标注结果的对比可以看出，所设计的模型得到的分割结果已经非常接近于专家手动标注的结果，加入CRF-RNN模型分割得到的结果边缘特征更加明显，分割精度更高。模型的DSC、SEN、PPV指标都较好，由此可见，模型具有较好的泛化能力，且稳定性较强。DenseU-net-CRFRNN模型的DSC、SEN、PPV指标都高于DenseU-net模型，因此本文提出的模型分割性能更好。

讨论

（1）此例所提方法主要是对整个脑肿瘤区域进行了分割，考虑对数据集提供的4个子区域分别进行分割预测是否会提高分割的效率？

（2）将网络提升为3D网络，直接对MRI图像进行分割，而不是进行切片处理等操作，是否会提高分割的效率？

第二节　深度置信网络

一、深度置信网络发展

深度置信网络(deep belief nets，DBN)作为一种深度神经网络，由多层受限玻尔兹曼机组成。受限玻尔兹曼机结构包含显式和隐式神经元，其中显式元素用于输入训练数据，隐式元素用作特征检测器。其中层内之间的神经元不连接，层与层之间的神经元双向连接。受限玻尔兹曼机的训练过程实际上是计算最有可能产生训练样本的概率分布，即获得决定训练样本最大概率分布的影响因子权重。DBN可以用来解决无监督学习任务以降低特征的维度，也可以用来解决监督学习任务以建立分类模型或回归模型。为了训练DBN，有两个步骤，逐层训练和微调。逐层训练是指对每个受限玻尔兹曼机进行无监督训练，而微调是指在无监督训练结束后，使用误差反向传播算法对DBN的参数进行微调。

二、深度置信网络改进算法

有许多研究者根据不同的应用场景，对DBN算法进行改进将其和其他的方法进行结合，也有一些学者直接改进其算法上的缺点。下面就从这两个方面介绍一下改进算法。先介绍深度信任网络结合其他方法的实例。有文献将DBN与支持向量机相结合，运用不同的微调策略和不同的网络结构提升效率。Jiang等人采用混合置信网络模型，将DBN和Softmax回归分类器结合使用，实验显示该方法比支持SVM和KNN更好。Chen等增加了基于深度信任网络解决图像识别和分类问题的退出策略。深度信任的网络算法在训练的时候有一个"特点同质化"的现象。解决该问题需要调节隐藏单元的稀疏性，主要方法是在受限玻尔兹曼机训练中引入稀疏正则项。Hu通过引入对比散度的稀疏约束，使得模型具有较小的重构误差，并使用折衷系数来解决饱和问题。Chen等人通过引入基于流行的局部性来保留对受限玻尔兹曼机隐藏层的约束，最终学习到稀疏和区分性表示。

三、深度置信网络应用

新冠疫情严重威胁着健康、社会和经济成本,许多发达国家已经开始接种疫苗,但大多数非洲国家正在等待分配疫苗储备,并正在使用临床公共卫生(clinical public health,CPH)战略来控制这一流行病。变种(variant of concem,VOC)的出现、疫苗供应渠道的不平等以及当地特定的后勤和疫苗交付参数,增加了国家 CPH 战略的复杂性,并扩大了对有效 CPH 政策的迫切需要。大数据和 AI 机器学习技术和协作有助于对多个数据源进行准确、及时、局部细致的分析,为 CPH 决策、疫苗接种策略及其分阶段推广提供信息。早前成立的非洲-加拿大人工智能和数据创新联盟(ACADIC)旨在开发和利用机器学习技术设计非洲的 CPH 战略、最大限度地跟踪和实现群体免疫的阶段性进展,利用人工智能和大数据优化新冠肺炎疫苗在非洲的推广策略。Mellado B. 等利用大数据和基于人工智能的技术来应对 9 个非洲国家的疫苗政策问题,通过开发和使用机器学习模型,协助设计疫苗接种战略,包括利用深度神经网络(deep neural networks,DNN)来分离两类数据集:严重疾病(重症监护室、高级护理和死亡率)和不太严重的疾病(从普通病房出院的受试者)等。

在环境方面,用基于集成的深度学习和融合多个来源的大数据,Mariam Girguis 等开发了一个 PM2.5 预测模型,利用基于自编码器的全残差深度网络来模拟 PM2.5 排放、传输和弥散因素及其他影响特征之间复杂的非线性相互关系,该方法可以推广到其他地区,包括那些 PM2.5 一直难以预测的主要城区、沙漠、密集烟雾事件、积雪和复杂地形混合的地区,同时预测的不确定性估计还可以为暴露和健康研究中模型的进一步发展和测量误差评估提供信息。

本章小结

本章对深度学习中的经典算法进行了概述,重点描述了 CNN 和 DBN 的定义和基本概念,详细介绍了这两种算法的具体运算过程以及优缺点,以及这两种算法在发展过程中的变化及改进,罗列出来了近年来的公共卫生领域应用这些算法的前沿文献,使大家可以从中掌握和熟悉这两种算法,并将其运用到公共卫生领域中。

参考文献

［1］ CHEN D, LV J, YI Z. Graph regularized restricted Boltzmann machine ［J］. IEEE Trans Neural Netw Learn Syst, 2017,29(6):2651－2659.

［2］ GRAFFY P M, SANDFORT V, SUMMERS R M, et al. Automated liver fat quantification at nonenhanced abdominal CT for population based steatosis assessment ［J］. Radiology, 2019,293(2):334－342.

［3］ HE K, ZHANG X, REN S, et al. Spatial pyramid pooling in deep convolutional networks for visual recognition ［J］. IEEE Trans Pattern anal Mach Intell, 2015, 37(9):1904－1916.

［4］ HINTON G E, SALAKHUTDINOV R R. Reducing the dimensionality of data with neural networks ［J］. science, 2006,313(5786):504－507.

［5］ HINTON G E. A practical guide to training restricted Boltzmann machines ［M］. Neural networks: Tricks of the trade. Springer. 2012:599－619.

［6］ JADERBERG M, SIMONYAN K, ZISSERMAN A. Spatial transformer networks ［J］. Adv Neural Inf Process Syst, 2015,28:2017－2025.

［7］ KHALIGHIFAR A, JIMéNEZ GARCíA D, CAMPBELL L P, et al. Application of deep learning to community science based mosquito monitoring and detection of novel species ［J］. J Med Entomol, 2022, 59(1):355－362.

［8］ KRIZHEVSKY A, SUTSKEVER I, HINTON G E. Image net classification with deep convolutional neural networks ［J］. Adv Neural Inf Process Syst, 2012,25:1097－1105.

［9］ LECUN Y, BOTTOU L, BENGIO Y, et al. Gradient based learning applied to document recognition ［J］. Proc IEEE, 1998,86(11):2278－2324.

［10］ LI L, GIRGUIS M, LURMANN F, et al. Ensemble based deep learning for estimating PM(2.5) over California with multisource big data including wildfire smoke ［J］. Environ Int, 2020,145:106143.

［11］ LI X, XU Z, SHEN X, et al. Detection of cervical cancer cells in whole slide images using deformable and global context aware faster RCNN FPN ［J］. Curr Oncol, 2021,28(5):3585－3601.

［12］ MELLADO B, WU J, KONG J D, et al. Leveraging artificial intelligence and big data to optimize COVID－19 clinical public health and vaccination roll out strategies in Africa ［J］. Int J Environ Res Public Health, 2021,18(15):7890.

［13］ RANZATO M, POULTNEY C, CHOPRA S, et al. Efficient learning of sparse representations with an energy based model ［J］. Adv Neural Inf Process Syst, 2007,19:1137.

［14］ ROSENBLATT F. The perceptron: a probabilistic model for information storage and organization in the brain [J]. Psychol Rev, 1958,65(6):386.

[15] RUMELHART D E, HINTON G E, WILLIAMS R J. Learning representations by back propagating errors [J]. Nature, 1986,323(6088):533 – 536.

[16] SANTOS G L, ENDO P T, MONTEIRO K H C, et al. Accelerometer based human fall detection using convolutional neural networks [J]. Sensors (Basel), 2019,19(7):1644.

[17] WEICHENTHAL S, DONS E, HONG K Y, et al. Combining citizen science and deep learning for large scale estimation of outdoor nitrogen dioxide concentrations [J]. Environ Res, 2021,196:110389.

[18] ZHAO O S, KOLLURI N, ANAND A, et al. Convolutional neural networks to automate the screening of malaria in low resource countries [J]. Peer J, 2020,8: e9674.

[19] ZHAO T, CHENG L, ZANG T, et al. Peptide major histocompatibility complex class I binding prediction based on deep learning with novel feature [J]. Front Genet, 2019,10:1191.

第二篇

场景和技术

第九章

智能公共卫生场景

💡 **学习目标**

(1) 熟悉医疗机构中传染病监测智能化应用。
(2) 熟悉慢性病监测与智能化管理所面临的挑战与发展的方向。
(3) 熟悉健康危险因素的智能化管理。
(4) 了解延续式慢性病信息化健康管理模式的发展现状。

第一节　传染病监测与管理智能化场景

重视传染病监测和持续提高监测效率,灵活运用智能化领域成果成为了重要命题。目前,传染病监测领域与智能化管理联系得十分紧密。

健康医疗大数据为公共卫生监测提供了大数据相关技术,可实现疾病模型分析和追踪疾病暴发及传播方式与途径,提高公共卫生监测和反应速度,有效提高公共卫生部门对传染病和重大疫情的应急管理能力。公共卫生部门通过覆盖区域的卫生管理信息平台收集信息并建立居民的健康信息数据库,利用大数据技术对公共卫生数据进行实时监测和分析,快速监测传染病的发生,全面监测疫情的发生,并通过疫情监测进行预警和处置。通过生物因素、社会因素、环境因素和家庭遗传因素等多领域数据与医疗卫生数据的融合研究,利用基于大数据的深度挖掘分析技术进行比较和关联分析,可以找出真正威胁公众健康的危险因素,进而对社会公众的生活领域进行有针对性的干预,提高居民健康水平。大数据整合了人口统计学信息、各种来源的疾病与危险因素数据，进行实时预测分析，可提高对公共卫生事件的辨别、处理和反应速度，可以实现全过程跟踪和处理，有效调度各种资源，对危机事件做出快速反应和有效决策，从而极大减少全社会的医疗支出，降低传染病等疫情的感染率。

医疗机构是国家传染病网络直报系统数据重要的信息来源，传染病疫情报告是为各级政府提供传染病发生、发展信息的重要渠道，是作出决策并与有关部门及时采取预防控制措施的重要前提。从长期邮寄卡片和统计到 2004 年 1 月起的传染病信息报告在全国采取网络直报以来，报告的及时性和正确性得到了极大提高，为及时发现和处理传染病疫情提供了有力保障。我国《传染病信息报告管理规范》中明确规定：甲类传染病和按甲类管理的乙类传染病报告时限为 2 h，乙类和丙类报告时限为 24 h 之内。实现传染病网络直报是信息时代医院发展的必然趋势，利用信息系统进行院内传染病上报，已经成为医院传染病疫情报告管理的主要方式。近年来，已经实现了从在基层卫生防疫站使用了电子传染病管理系统，并将传染病疫情报告采集数据的应用软件集成到各个需要报告法定传染病的计算机工作站上，进行传染病报告卡的管理，到后来在医院信息系统（hospital information system，HIS）中，嵌入传染病报告卡，通过电子诊断控制传染病上报。通过智能化传染病报告管理系统可提高传染病报告依从性与工作效率，有助于传染病的早发现、早隔离、早治疗。通过将传染病报告与诊疗流程相结合，在医院信息管理系统基础上，融合医院信息管理系统、检验报告管理系统、医学影像管理系统，利用智能化信息获取、共享与精细化的报告流程开发建立传染病报告智能化报告系统，为传染病报告提供一种智能化的管理方法。

随着大数据技术和人工智能技术的发展，基于大数据的传染病监测系统解决了数据查询效率问题。此外有的医院还通过对医生站诊断、传染性检验检查报告的拦截，实现了传染病的智能上报。目前，医生在院内 HIS 中，填写传染病报告卡后上报到感染管理办公室，感染管理办公室人员审核后手工上报至国家传染病疫情报告网，存在着准确性不高、漏报率高、及时性难以保证等缺点，对国家传染病疫情的及时防御造成很大困扰。因此运用信息化手段与人工智能技术，进一步提高了传染病的报告率、及时率、准确率及自动化程度，改变临床医务人员被动报告为系统主动监测,并自动生成传染病报告卡进行报告,从而达到全方位实时监控也是目前传染病监测一大智能化管理热点场景。

第二节　慢性病监测与管理智能化场景

一、不同水平慢性病监测与智能化管理

(一)政策水平慢性病监测与智能化管理

慢性病监测与智能化管理系统需要更积极的政策环境。就目前的状况来看,中国不少地方政府部门都意识到慢性病管理的必要性,已将其载入相应的政府文件。医疗服务主管部门对慢性病管理既有监督职责,又积累了丰富的数据资料,从而成为全国最大的基础信息拥有者,并具有很大的市场垄断力。而随着国家电子政务建设的进一步开展,政府部门需要建设大数据分析中心,以集成各机构现有系统。

利用可视化技术、报表集成、图像展示等方式支持政府开展信息化与自动化的智能管理。利用大数据分析的及时更新与全面数据挖掘,评估与检测各个区域、群体慢性病相关风险因素,预警慢性病变化趋势,提出地方性疾病预警与干预对策,优化资源配置水平。为循证公共卫生决策过程提供了精准高效的技术支撑,为制订长期政策和构建现代慢性病防治管理体系提供参考依据,进而优化顶层设计,有效提升慢性病防控管理水平。

目前,我国政府对与医疗相关的服务工作予以重要保障。为了减少重大疾病带来的经济困难,我国目前对一些重症、罕见疾病等出台了减免措施,给予患者相应的医药补偿。慢性病的时间通常比较长,花费也很昂贵,也会对患者造成一定的经济负担。因此,通过基于大数据分析的慢性病卫生管理系统,能够了解与政府整体有关的慢性病总体的发病情况、疾病类型及患者数量等情况,对于出台合理的医药政策、降低患者疾病负担等具有很大参考价值。

(二)社区水平慢性病监测与智能化管理

大数据管理创新彻底改变了中国慢性病康复管理模式的状况,由传统的以医务人员为核心的管理模式,逐渐转化为以慢性病患者为主体的

健康管理模式,这一管理模式的变革真正实现了以患者为核心的健康管理模式。在大数据管理背景下的慢性健康管理系统中,患者可以使用可穿戴式智能设备将自己的健康体征信息数据上传给云平台、健康照护机构以及社区卫生服务机构,通过可链接健康管理数据的云平台服务器,以此来收集患者的所有健康数据。以云服务器为中心构筑的慢性病患者健康管理网络,减少了许多慢性病管理的困难。通过所构建慢性病患者健康管理,医疗机构可以不受时间、空间上的地域约束,而随时随地对患者的健康信息进行风险评估。针对需要进行健康引导的人群,可通过网络社交平台、手机、短信等沟通手段进行点对点的健康引导。针对潜伏期长、危险事件发生可能性大的人群实施持续追踪、监测、危机报警,为患者提供全面的智能化安全管理与治疗方案。

大数据分析促进各类医疗机构融合,大大降低了医院相关的投入和患者沟通成本。大数据分析场景下的慢性病患者健康管理系统的建设实现了各级医疗机构的无障碍交流,各级健康服务部门在进行慢性疾病的交流联系上做到了智能化和自动化。慢性疾病患者需要更换治疗单位后,目前的各相关部门能够通过云服务器系统直接得到患者原有的各种健康症状信息以及诊断资料,降低了患者的治疗时间,取消了重复式检测、化验过程,极大地提高了应急处理效能。

（三）患者及家庭水平慢性病监测与智能化管理

一般的慢性病是指潜伏期长、发病缓慢的病,这种病最初并不严重,因此常被人们忽视。随着人们对健康生活要求的提高,对慢性病的关注程度随之提高。从医学角度看,许多慢性病只要及时发现、治疗,就能完全治愈,不会导致随后病情加重或并发症出现。因此,有必要建立以大数据为背景的慢性病健康管理体系。基于目前我国互联网及技术正以相当快的速度发展,以及对于智能设备和可穿戴仪器的大量使用,在大数据的背景下慢性病健康管理体系建设的数据采集成为了可能。通过相关设施设备,能够对于佩戴使用者的各种健康数据,如心率、脉搏频率、血糖、血压等的监测,也能够进行使用者的睡眠品质、烟酒的摄取等的测量。通过综合采集人类有关卫生及健康的一些信息和数据,评估人类健康状况。该健康管理系统能为患者及家人提供合理的自身健康管理预警信息和方案,为他们制订科学计划、改善身体健康水平、改善不良生活习惯等方面提供方便。

💡 **案例讨论**

案例

上海市加强公共卫生体系建设三年行动计划(2020—2022年)"医防融合"慢性病综合服务管理项目(GWV-7)报告中提到,完成慢性病风险多来源数据综合监测和评估应用支撑系统建设,提供多来源慢病监测数据汇聚和分析、慢性病及其危险因素定期监测、个体和群体风险评估、社区诊断等决策分析、监测人群结果实时反馈等功能。实现数据快速调用和实时分析、常态化监测和评估、临床诊疗大数据短平快补充监测、打通监测与管理,发挥综合监测与评估服务效力。运行慢性病一体化管理系统,开展"以人为核心"全程健康管理服务管理。基于个人慢性病健康管理档案,提供慢性病综合管理信息登记、综合风险评估、整合筛查、共病管理服务,支撑居民自我管理。建立慢性病健康管理档案并完成健康风险评估217.61万人,61.99万人接受整合式共病随访服务。高风险人群发现和管理人数增加9倍,实现防治关口前移;减少重复随访358.9万人次,防治效率大幅提升。研究建立基于大数据的慢性病综合管理服务指标体系,形成7个模块,121个评价指标,实时对服务情况进行预警、排名、达标等指标评价和动态展示。

讨论

(1) 此项目是在哪个或哪几个水平上进行慢性病监测与智能化管理?

(2) 你认为开展此项目对于慢病管理有怎样的意义?大数据在其中发挥了怎样的作用?

二、延续式慢性病信息化健康管理模式

(一)概述

随着中国信息化的高速发展、医疗数据处理能力的快速增长,中国医

疗卫生产业也开始步入了大数据分析智能云时代。大数据的发展与运用给中国慢性病信息管理事业指明了全新的发展方向，通过采用分层数据链的信息获取方式和集中的"医院—社区—家庭"的慢性病信息化发展模式，实现了慢性病信息管理。与以往的"信息孤岛式"的模式进行比较和发现，它结合单一的信息收集、运动和营养处方评估、目标制订和简单的电话监督来实现。"医院—社区—家庭"慢病数字化护理康复模式建立起医院与社区网络数字化资源共享信息化平台，借助三甲医院医疗资源优势，并与社会卫生管理站、慢性病患者和相关医务人员紧密衔接。三级医疗机构的医生与护士积极进行延伸治疗，医学专业组织对慢性病患者群制订个性化康复教育计划、举办有关慢性病的健康知识的讲座、进行技术培训与测试，提高慢性病患者群自我健康管理水平以及生活质量、增强共同居住者或者亲戚朋友等相关人员和护理工作者的慢性病防治能力以及相关医疗机构的慢性病诊治能力，维护慢性病患者群身体健康，减少治疗支出，节省医疗成本。

（二）信息化在慢性病管理中的应用

计算机及信息化技术的日新月异，社会网络服务的迅速发展，促使人们工作环境与生活方式不断地改变。将健康现代技术运用于慢性病管理工作中的最大好处就是，在患者长期不到医院接受相关的治疗情形下，就可以把患者目前的疾病控制状况、诊断经过及日常药物服用状态等信息发送给相应的医务人员，同时将健康管理的相关信息发送给患者，以期提升慢性病患者的自我健康管理的能力。通过相关信息系统技术及有关的信息化设备的使用，大大提高了人们的自由参与性、多终端互动，进一步完善了医疗机构内高效实时化的无缝隙服务，信息化管理、远程网络技术的发展推动了全区性医学信息化平台的建设与传播信息资源共享。此外，对于推广医院管理新思维、创新模式也具有重要促进意义，把虚拟、有组织的医院业务扩展至各基层医院和社会，进一步发展以患者为中心的"医疗—患者—护理者—环境"多功能链式业务模型，进行定性、量化、实现定向业务，进行信息系统互连、共享，进而实现全范围、全群体覆盖，进行对患者的全程管理。

（三）发展现状

海外发达国家纷纷投巨资建立区域健康信息化系统，通过信息服务，全球健康行业将建立从住院、出院到护理康复的连续性的健康服务体系。以电子健康档案、电子病历技术为基础的慢性病数字化管理平台是重点领域，一个从采集健康相关的数据开始、记录和共享技术到健康监测技术、慢性病远程管理技术应用的区域健康数据系统的技术与方法日益完善与成长。但目前我国的真实情况却是，管理模式不够完善，仅仅依靠单一水平的健康管理就想达到比较全面的效果无疑是非常困难的。虽然医院对业务管理、临床、远程医学咨询等信息系统进行了相应的设置，但上下联系、双向转诊的分级诊疗模式在实践中却并不有效。大医院过分拥挤、就医问题现状仍然严重，社会医疗专业人才和设施的不足现状并没有改变，以及患者和护理人员的健康教育合规性水平缺乏提高等，均很容易出现所谓的分断型服务。另外，基于当前中国的管理现状、文化背景、受高等教育程度和基本国情，并不能及时正确改变国外慢性病模式，取而代之的直接应用，似乎只是走了一个形式，没有发挥真正的作用。联动、多赢的"医院—社区—家庭—带一路"新型慢性病健康服务网络模式，是当前中国云时代大卫生战略的基础需要。通过借助互联网及 APP 相结合的有关服务，有效推动家庭护理健康化慢性病治理，进一步强化由三甲医院引领、社区与基层医疗卫生机构牵头、患者及其护理人员的积极参与、区域内医疗机构和患者及护理人员之间的联系与交流，实现对市民与医疗人员的家庭健康服务，在有效促进政府资金使用的同时，使卫生服务资源共享。

三、慢性病监测与智能化管理面临的挑战与发展方向

（1）目标群众对信息技术接受度低，缺乏全员参与意识。

有关资料表明，老年人是慢性病患者群的主体，同时老年人的各种思想比较传统，新事物的接受程度比较低，自身卫生能力比较薄弱。目前治疗康复领域的可穿戴设备市场五花八门，但是目前市场上的设备产品质量存在很大差异，且很难进行区分。另外，也因为一些关键芯片、感应器的研究缺失，相关市场上很多可穿戴设备都是比较低端的。由于低端仪器本身所固有的局限，客户体验差，不能准确获取患者健康体征信息，部分收集上的信息准确性也不高，降低了客户对仪器的黏附度。但是，目前由各相关医疗机构所统一制定的电子健康档案系统在推行时面临较大挑

战，对患者的远程诊断造成了麻烦。数据分析化是在当前的大数据分析背景下，慢性病患者卫生管理系统建设的技术难题，在大数据分析的具体运用中也存在着诸多棘手难题。同时，构建以大数据分析为背景的慢性病健康管理系统将对整个国家产生巨大的好处，同时也是科学发展所带来的巨大红利，但构建这种健康管理系统必须采集大量数据分析，但从数据采集上做到全民参加却很难，而且只有极少部分人参加，因此很难实现健康管理系统的功能与效益。最后，政府在进行健康群众教育与推广工作中，很难很好地注意大数据分析的渗透工作，因为这样不利于提高普通民众的健康管理意识。

所以，社会有必要普及大数据管理观念，积极推行移动慢性病管理。社会也应该开展各种讲座，积极推广移动慢性病管理，使广大市民意识到在信息化技术下慢性病防治管理的便捷与安全性，进而接受新型慢性病防治管理技术。在发展专业权威的慢性病管理设施设备与健康手机应用技术的同时，社会也要负责引导市民利用这一类设施设备，构建自我管理健康档案系统，使他们切实地参加慢性病的自我管理。全科医生及家庭医生之间应该结合在线和上门随访，以保证医生与患者之间的良好交流。而政府部门则需要出台相应的技术标准，以规范与第三方合作。从而实现患者、社会、政府部门三者的共同防治慢性病，并合理推动大数据分析技术在慢性病管理中的运用。

（2）数据非结构化、加工利用存在问题，数据挖掘有待进一步加强。

目前，仅有不到 20% 的医药卫生大数据是以结构化的方式存储的。慢性病管理工作的有关过程和阶段中，从患者处获取到的电子慢性病管理数据都是相当多的，而社会上形成的电子健康档案及地方政府所整理的电子慢性病数据，必然涉及影像、资料、数据、诊疗信息等的非结构化数据。这些数据的信息量与重要程度还无法确定，但如果相关收集与整理的计划被搁置，将会造成大量慢性病的数据信息与实际操作中的误差。传统的大数据分析方法也存在着很大的问题，研究信息的多重异构特性，并选取恰当的数据模型加以设计与验证，是运用大数据分析的重点。而大数据分析技术应用的主要目的，就是创造人性化的决策方法。而由于日常生活中保健信息和健康诊断信息之间并没有共同使用的参考关系，因此基础医学、生物医学等技术都成为了慢性病监测管理的主要障碍，要完成以大数据分析为核心的循证健康监测工作并不简单。

政府构建信息资源共享渠道,形成全国统一的电子卫生数据库规范和电子健康档案制度,积极探索标准化的移动管理装置及联网手段,促进有关政府部门之间的慢性病资源共享,为减少政府数据收集与使用上的困难和成本应充分发掘相关数据的使用价值。同时,积极宣传和指导公民健康合理共享和利用个人健康数据资源,使广大民众共同参与慢性病管理工作,实现全民健康管理目标,以积极构建国家慢性病健康数据管理信息库为纽带,积极推动产学研深度融合,积极促进健康医学临床与研究大数据分析应用,从慢性病健康数据管理信息化中促进健康数据化与智能化,积极推动研发效率提升与重点学科建设加快。

(3) 基础设施建设不到位,数据收集困难,慢性病大数据开放共享存在问题。

实施慢性病管理,需要患者、社会和政府部门的积极配合。而目前基于可穿戴设备以及慢性病管理应用系统等有关生命与健康的数据资源都比较复杂,无法规范对健康信息平台的访问,社会、地方政府组织及相关医疗机构也未能形成系统的健康数据库规范标准,且与慢性疾病管理相关数据采集信息内容不统一、数据库格式不统一、记录系统不完善等问题,使得各健康数据管理平台之间无法有效连接,从而形成了信息孤岛,难以实现对健康数据管理的有效统一。

目前,不少慢性病健康信息所有者都指出,医疗计生机构所处理的信息往往只有在健康领域的单位内部应用,而各领域数据之间无法共享,严重制约着中国慢性病防治信息化的开展。所以,必须做好健康医学大数据分析的建设,打造高效的技术服务,保证数据品质,提高分析能力。根据国家慢性病患者卫生管理制度要求,在有关单位中推进总人口卫生医疗大数据规范框架建立,形成有关健康保障、公共卫生人口计生、医药消费、医疗服务和健康综合监管方面的大信息规范框架,形成服务内容、大数据口径、分类目录、数据交换接口、要制订的接入接口、数据服务内容、与数据共享和信息安全保密有关的标准和框架,并推进建立国家二级总人口卫生数据系统。同时,有关单位还应借助国家大数据中心,集成企业全员人数、城镇居民电子健康档案、个人电子病历等三级信息库,共同建立互相数据共享的区、县两级人员卫生数据网络平台,从而形成全国卫生健康信息系统大数据中心。

（4）缺乏专业技术人才，慢性病大数据安全保护存在问题。

目前，构建基于大数据的慢性病健康管理体系需要解决许多问题，包括相关的系统功能性问题、协调性问题、兼容性问题、不同的客户端设置、系统安全问题等一系列问题。这就要求优秀的信息技术人员完成相关体系研究与构建，以推动相关体系的发展，而中国目前没有这方面的大数据管理信息技术人员。另外，由于强大数据通信的各级共同控制慢性病，也不可避免地会牵扯到个人资料、病史、身体状况等基本信息和身份密码等特殊信息，因此加密过程中也会存在密码被盗的问题，有时甚至还会遇到动机不良的网络攻击。另外，信息公开共享必须是在重视患者的知情同意的医疗伦理下实现的，患者个人信息泄漏的问题也限制了大数据的公开。最后，因为中国人数巨大，慢性病大数据的获取、存储、管理、利用也关乎到公民切身利益以及国家安全。

所以，完善大数据分析的应对法规，做好安全管理体系建设势在必行。健康安全是大数据公开与共享的前提条件，因此，政府部门应当做好慢性病管理安全体系建设：进行大数据平台与服务提供商安全评价，以及制定健康安全标准和保护患者信息安全等的相应立法都要完善，规范慢性病管理数据的应用范围，对关乎国家利益、公共安全等的关键信息做好安全监控与警示。同时，慢性病管理部门必须在法规规定的区域内合理应用关键数据分析，承担风险民事责任，以持续提升健康安全保障水平。建立健全健康慢性病卫生管理系统数据库开放、保密等数据安全等级审批原则，坚持医学伦理准则，强化信息安全和隐私权保障，重视内容安全性和技术安全，严格规范了数据使用痕迹管理制度，强化了健康病医学数据库的访问行为管理需要，保证可控、可追溯性。对所有的数据泄露事件或风险均可追溯到有关责任人，有效保障了个人隐私性和健康数据安全，坚持隐私保护、安全可控。健康医学大数据挖掘应当掌握算法学习、信息数据分析、医学知识、管理知识等多种专业的能力。所以，做好知识的基础建设，以培训高素质人员才是根本基础。而大数据挖掘则是一个跨部门的研究，需要各个行业的科技人员相互配合，以充分发挥自身的专长，发掘大数据分析的潜能，共同实现研究目标医疗卫生部门并通过与高等院校和科研院所联合，培训技术人员缓解研究人才匮乏的情况。

💡 **知识拓展**

国内有关大数据安全的法规政策

2012 年:《全国人大常委会关于加强网络信息保护的决定》。

2013 年:《电信和互联网用户个人信息保护规定》。

2015 年:《促进大数据发展行动纲要》。

2016 年:《关于国民经济和社会发展第十三个五年规划纲要》提出实施国家大数据战略。

2016 年:《中华人民共和国网络安全法》。

2016 年:《国家网络空间安全战略》。

2017 年:《中华人民共和国网络安全法》。

自 2017 年《中华人民共和国网络安全法》颁布以来,信息安全的立法进程越来越紧凑,越来越关注大数据的安全问题。

第三节 健康危险因素监测与管理智能化场景

根据综合健康医学模式的观点,对健康危险因素进行划分,主要可以分为 4 大类:生物遗传因素、行为和生活方式因素、环境因素及卫生服务因素,这种健康危险因素的划分技术不但可以和流行病学中多因子多果的因果推理概念遥相呼应,而且同时还可以更有效地指导和控制健康,这种划分技术也迅速获得了社会普遍的接受和使用,并且能够很好的契合很多流行病学上的理论,比如多因子多果的因果推断理论,而且能更好地管理和控制指导因子,很快就被社会各界接受与使用。

一、健康危险因素的监测

很多病症,尤其是慢性病的形成过程是各种危险因素长时间累积、叠加的过程,必须持续、全方位、动态监控。利用智能设备检测、收集到的身体周围环境参数、生命体征参数、运动状况等,产生了大量数据。大数据技术可以把这种海量数据在云端与个人存储管理共用,建立一个全面的大系统个人健康档案信息库,为个人预防对象干预提供了方向和基础。收集居民的生物遗传信息,进行数据整合,汇总到平台后,进行数据识别与分析,分析疾病的发生是否与遗传因素有关,可以对具有危险因素的人群进行实时监测。除遗传原因之外,也会导致抽烟、酗酒、熬夜、滥用毒品、不当膳食、缺乏运动、不合理驾驶等人群不良生活方式,通过可穿戴设备进行识别和实时监测。同时,可以收集和管理居民的每日饮食、锻炼行为,智能识别和监测危险因素。目前,一些可穿戴设备实现了对用户情绪的监测,如 Imec 可穿戴耳机,用户一旦佩戴该耳机,就可以对影响健康的社会环境因素如刺激、紧张等进行智能化识别和相应的监测。由于人们对医院服务需求的逐步提高,许多医院也对医疗服务因素开展了相应的实时监控工作,以防止出现医院服务质量的降低、误诊漏诊、医院内交叉感染等现象,最终达到提高医疗服务质量的目标。

除此之外,更常见的是对自然环境因素的监测。环境监测的大数据信息可以大致分为 2 个领域,一是由环境监测机构本身所形成的信息,如生态环境监测数据和污染源排放信息,其中以结构化信息居多,其大数据时间跨度约 40 年。另一类则是由外部形成的数据,主要是基于人的实际活动形成的客观环境的数据信息,非结构化数据所占比重较高,且时间跨度也不同。典型的如气象数据都在 100 年前以上,但现代人和环境中的有关数据却往往与年份相同。将来,基于基础数据源系统中的不同类型的数据可以通过数据提取、分发、清洗、转换、加载等过程存储在数据共享平台上。应用环境监测大数据分析平台的最大好处,是整合和挖掘了大量的、以往并不被广泛关注的水体、空气质量、土壤污染源监控视频信息系统"大数据",尽管来自社会网络的信息内容大量发散,缺乏有效组合,信息内容价值密度相对低下但仍然嗅到、捕捉、整合和处理了大量具有重大生态环境信息意义的大数据资料,给环境数据系统发展创造了全新的深度,进而实现了提升全国环境质量与综合评估水平的目标。

二、健康危险因素的智能化管理

基于对健康危险因素的即时检测,以及相关信息的获取,通过运用健康比较研究、单个疾病的研究、疾病模型和健康趋势研究等大数据分析手段开展数据挖掘与研究,从而通过模型判断个人和群体的健康状况,及其在未来罹患特定疾病的可能性等。来源于大数据分析的健康预测模型,其准确率与拟合性能够取得比较好的水准。大数据分析技术和生物医学专业知识结合,对人的基本生存条件、健康模式、关键检测项目,进行科学合理的保健指导,并提出了保健干预措施。运用大数据分析技术对健康风险要素实施全程、全方位的干预,是现代保健管理工作的基础工作,也是"三级预防"措施的有效实施。

经过智能化的计算,能够识别健康危险因素的主次。针对体检到的健康数据,进行身体风险因素评估,包括普通、高危、疾病群体,按照目标实施评估,建立个体化干预方案,实施分级干预。对普通群体进行科学培训,针对不同疾病群体实施针对性的健康促进治疗方法,针对高危群体实施个人化指导。在这个进程中,基于大数据分析技术的健康监测能够完成对健康风险因素的全过程、全方位干预。同时,对人群健康风险因子、相关阳性的指标(有病史和新发现)、发病的风险频率等动态进行研究评估,建立人群健康风险因子监控数据库,提供人群干预策略建议。

在此基础上,根据实时监测的健康危险因素,系统智能地作出了分类与管理。当数据异常波动或被检测高于设定阈值的两种情形出现时,系统自动触发警报模块,产生的警报值具有等级差异,响应机制将被及时启用以实现健康危险因素的智能管理。

💡 **知识拓展**

三级预防

第一级预防指的是在病症前期,根据发生诱因(生命条件、心理、社交条件等)而进行的根本性防治,同时第一级预防也是预防医学的终极努力方向。

第二级预防指的是在病症的治疗在诊断前期做好早期发现、早期诊断、早期治疗的"三早"预防措施。对传染病的第二级预防还应有早隔离、早报告措施。以抑制或推迟病情发展促进病变逆转,减少再发生或避免转入慢性或长期致病携带者的阶段,从而减少现患率。

第三级预防针对已确定治疗的患者所进行的及时、合理的处理措施,以防止患者病情继续变化、促进身体机能康复、防止并发症和致残;对于已丧失运动功能的应采取康复治疗方法,尽可能修复并保存机能,使其能够从事活动和延续生命。

第四节　全生命周期促进医防融合场景

由于影响健康的因素具有广泛性、社会性、系统性等特点,所以全生命周期健康管理贯穿人的整个生命线,主要针对婴儿期、幼儿期、儿童期、少年期、老年期等不同年龄段的个体或群体提供连续的健康监测与管理,对健康影响因素进行综合治理。根据不同阶段的需求特点,通过母婴保护、儿童营养、青少年健康促进、老年人保健等计划对重点时期的重点人群进行健康干预。通过这些措施,推进健康管理的关口前移,准确降低健康危害的发生概率,减少疾病带来的损害,从而实现健康长寿的目标。

随着社会经济的发展,科学技术的进步,人们工作压力越来越大,生活节奏变快使得人们的起居不规律、饮食不健康,人们经常处于亚健康的状态而不自知。但是这些变化已经危害到了人们的健康,应该引起各方面高度关注。如何全面、科学、精准地减少健康问题发生概率,成为当前的工作重点。目前相关部门已经采取了行动,即通过数据整合搭建全生命周期数据收集分析平台,达到防治结合的目的,如对个体或群体健康体检,完成健康数据的收集整理,然后通过相关算法进行分析评估,提出针对性的健康管理方案,促进预防疾病的理念深入人心,并在健康咨询中进行扩展教育,使人们了解营养健康、心理健康、运动健康的重要性。同时积极开展健康教育、健康专业人才培养、健康产业工作,系统、深入地进行科研。这必将是一项困难、复杂、紧密联系且必须有健康大数据支持的系统工作,需通过现代信息技术、人工智能技术构建健康大数据平台,发挥平台的功能和优势,才能促进各项健康工作科学、有序、高效开展,助力全民健康管理、健康干预和健康促进体系建设。

一、突破单一体检模式,打造全周期服务闭环

人们对健康需求越来越大,智能化管理并应用体检大数据,使其能够充分发挥预防保健的作用变得越来越重要,以体检大数据为基础,建立健康管理专家服务平台必将得到更广阔的发展。健康管理是通过系统全面检查、分析、评估个体或群体的健康状况,从而干预健康危险因素,提供健康指导的全过程。激发个体、群体以及整个社会对健康的关注,预防并阻断健康危害因素的损害,早发现、早治疗、早康复,将健康资源充分整合起来,减少疾病死亡率和医疗成本。充分利用数据化、信息化、网络化的潜在优势,跟踪服务就诊前(预防、监护)、就诊中、就诊后(随访、个性化咨询)全流程,并将医疗健康服务拓展到医院外部,提高整体医疗服务水平,是未来数字医疗信息行业的主要发展方向。目前已有相关人员整合微信服务平台、会诊平台、教育平台、电子商务服务平台、健康体检服务平台,基于健康体检大数据,建立健康管理专家服务平台。借助手机或视频远程会诊,客户可以知晓自己健康情况并寻求对应的诊疗服务。平台还可以依据客户检查结果和个性化需求,提供养生保健、健康监测、疾病咨询等多方面的健康教育与医疗咨询服务。

二、以健康数据为纽带,创新医防协同机制

创新医防协同机制,就是要把疾病预防机构和医院协同起来,为人民健康服务,才能使我国公共卫生体系真正为老百姓服务。在疫情防控常态化阶段,中央全面提出健全分级诊疗制度和完善医防协同机制等重点任务。2020年7月,中央又出台《医疗联合体管理办法(试行)》,旨在加快推动医联体建设,逐步实现医联体网格化布局管理。近年来,基于健康体检大数据,以专科为突破口搭建医联体,不断创新各种“筛查-诊疗”模式,实现绿色诊疗服务,构建医防协同机制。美年健康与国家呼吸临床研究中心、中日友好医院呼吸中心就体检人群呼吸疾病的筛查、治疗、随访和队列研究等达成战略合作协议,将肺功能检查和胸部低剂量CT检查纳入常规体检范围,并宣布与国家级呼吸专科医联体内的医疗机构

诊疗服务全面对接。同时宣布与中山眼科中心携手，成立"眼科专科体检医联体"，针对体检中心、社区卫生服务中心等基层医疗机构，通过远程医疗影像技术平台，探索"分布式影像采集＋集中化影像分析"的服务模式，实现优质医疗资源服务下沉，并通过创新技术提升阅片和诊断效率。

2020年，美年健康与南京医科大学签署战略合作协议，双方将在医疗卫生领域的人才培养、学科建设、健康管理和医疗资源等领域开展深入合作，结合双方资源优势，共同推进产、学、研、用深度融合，助力大健康产业蓬勃发展。此外，美年健康根据全国布局，多地与区域医院建立医联体联盟，如武汉市肺科医院与武汉美年健康达成战略合作，来自医院肺结节、纤支镜、放射影像、医院感染方面的4位专家成为美年健康的特聘专家，提供医疗技术支持和培训，并在体检环节对肺结节问题进行把关，共同解决体检者肺部问题；拉萨阳光医院、拉萨阳光妇产医院签约拉萨美年健康体检中心，就"绿色就医通道、医疗质量支持、专家会诊"等方面达成战略合作共识等。美年健康通过与国内顶级医学院三甲医院建立各学科联盟和检后持续随访制度，合理安排需要治疗的患者，将健康管理得到更有效延伸，进而形成体检、跟踪、随访、治疗的单病种健康管理闭环服务，助力国家创新医防协同机制。

三、推动改革深入，走医防特色健康路

我国成立了医防融合领导小组，在医院设立医防融合办，将碎片化医疗资源整合起来。业务上融合妇幼、精神卫生、皮肤病院等机构功能，队伍上也增强了这方面的力量。在街道社区卫生服务中心，由总医院与疾病预防控制中心共同组建慢性病防控队伍，以及一支慢性病防控宣讲团，通过融媒体宣教，增强居民慢病防控意识。同时还组建CDC＋社区疫情流调队、采样队，为应对疫情做提前准备。信息融合，共享疫情信息简报，包括我国疫情报告情况、同类疫情情况、疫情风险提示以及慢病防控资料等；技术融合，由总医院安排专家在中心进行技术指导和坐诊，每月安排一次专家健康宣教进社区，每季度派质控团队对基层医疗机构各部门进行指导；绩效融合，总院、市区CDC、分院三位一体形成医防融合的新模式，使优质医疗资源下沉。通过专家下基层诊疗，既促进分级诊疗和基层

首诊,让患者留在基层,同时也提高了基层医院的收入。

慢性病一体化信息平台对慢性病患者进行分级、分类、分片、分标管理。分级,即建立总医院、疾控、分院、村卫生所三级慢性病管理网络;分类,即对高血压、糖尿病、严重精神障碍、肺结核患者分类管理;分片,即总院慢性病管理团队分片包干基层分院;分标,即根据患者的症状、体征和危险因素,进行分级、分层评估,加贴标签管理。通过医防融合,要实现几个目标,一是公卫医生与临床医生之间的协同;二是彼此间业务的融合;三是信息与数据的融合,通过公卫系统与临床系统的有效结合,做到事半功倍。我国政府有关工作人员提出,我国医改在历经"治混乱、堵浪费"和"建章程、立制度"阶段后,目前已进入以人民健康为中心的"治未病、大健康"的阶段。为了加快"以治病为中心"向"以健康为中心"转变,推动我国医防融合改革向纵深发展,希望能够成为国家级医防融合试点城市,在政策等方面得到支持。这位工作人员强调,我国医改,未来要打造出一批新的医防融合的特色亮点,走出一条我国特色的健康之路。

本章小结

本章对智能公共卫生场景进行了概述,主要分为传染病监测与管理智能化场景,慢性病监测与管理智能化场景,健康危险因素监测与管理智能化场景,全生命周期促进医防融合场景这四大类展开介绍,重点论述了慢性病监测与智能化管理所面临的挑战与发展的方向,强调医防融合的重要性以及可行的措施。

参考文献

[1] 白雅婷,韩琳,刘金萍,等.基于网络的2型糖尿病患者医院-社区-家庭三位一体健康管理模式的构建及应用[J].中国全科医学,2016,19(31):3795-3798,802.

[2] 程芳.健康医疗大数据应合规发展[J].法人,2019(1):68-69.

[3] 单雪晴,纪慧.基于慢病健康管理大数据研究的安全共享伦理思考[J].中国医学伦理学,2020,33(6):727-730.

[4] 高圆圆,谢波,孙子林,等.医院-社区-患者-志愿者一体化慢病管理新模式的构建研究[J].中国全科医学,2013,16(28):2624-2626.

[5] 解辉.大数据技术在环境监测中的应用[J].环境监控与预警,2016,8(4):62-66.

[6] 李辉,陈奇,林鸿波,等.信息化和大数据应用助推示范区建设精准发力——浙江省宁波市鄞州区慢性病综合防控示范区建设经验[J].中国慢性病预防与控制,2018,26(3):212 - 213.

[7] 李玲.推进全生命周期健康管理[N].北京:人民日报出版社,2020.

[8] 孟润堂,罗艺,宇传华,等.健康大数据在公共卫生领域的应用与挑战[J].中国全科医学,2015,18(35):4388 - 4392.

[9] 秦月兰,李珍,龚蓓,等.应用 SWOT 分析延续式慢性病信息化健康管理模式的应用现状及展望[J].中国实用护理杂志,2018,34(6):471 - 476.

[10] 任今方.大数据技术在健康管理中的应用研究[J].开封教育学院学报,2018,38(12):287 - 288.

[11] 宋晓宇,徐文妹,陈静,等.慢性非传染性疾病管理模式研究进展[J].预防医学,2019,31(9):901 - 905.

[12] 隋栋梁,于杰,范子亮,等.大数据技术在健康管理领域的应用[J].世界最新医学信息文摘,2015,15(4):174 - 175.

[13] 汪鹏,吴昊,罗阳,等.医疗大数据应用需求分析与平台建设构想[J].中国医院管理,2015,35(6):40 - 42.

[14] 王雪,刘景鑫,张洪侠,等.医学健康大数据平台建设实践与探索[J].国际护理学杂志,2020,39(22):4031 - 4040.

[15] 吴萍,刘轶,杨凌.传染病报告智能化管理系统建设的实施与应用[J].甘肃医药,2018,37(09):843 - 845.

[16] 吴茜,毛雅芬,施雁.对构建医院-社区-家庭慢性病延续性护理模式的思考[J].中国护理管理,2013,13(8):96 - 99.

[17] 武丽君.以慢性病管理为抓手,创新医防融合新模式[J].中国乡村医药,2021,28(9):71 - 72.

[18] 徐明珍,汪栋材,吴海滨,等.大数据背景下慢性病健康管理系统的构建研究[J].工程技术研究,2018(2):250 - 251.

[19] 徐志祥,王莹.我国医疗行业大数据应用现状及政策建议[J].中国卫生信息管理杂志,2017,14(6):822 - 825.

[20] 杨文萍.优化顶层设计发挥主体作用——上海市静安区慢性病综合防控示范区经验交流[J].中国慢性病预防与控制,2018,26(3):208 - 211.

[21] 叶天瑜,王高玲.医疗健康大数据在慢性病管理中的应用研究[J].卫生经济研究,2017(2):67 - 69.

[22] 张杰,孙晓生.基于"治未病"思想的中医健康管理模式探讨[J].中医药管理杂志,2017,25(23):142 - 145.

[23] 张小亮,王忠民,景慎旗,张翔,缪姝妹.医院传染病智能直报系统的构建[J].中国卫生信息管理杂志,2020,17(5):651 - 655.

[24] 张兴文,唐莹,张义雄.卫生信息化下的医院-社区-家庭三位一体老年慢性病健康服务模式探讨[J].中华全科医学,2013,11(10):1602 - 1603.

［25］祝旭.大数据背景下慢性病健康管理系统的构建与应用研究［J］.信息与电脑（理论版），2019(7):12-14.

［26］HEDWORTH A B, SMITH C S. The Great Lakes Regional Stroke Network experience［J］. Prev Chronic Dis, 2006,3(4):A128.

第十章

健康水平的监测

💡 **学习目标**

(1) 掌握血糖无创监测与有创监测的区别。

(2) 掌握使用大数据进行营养状况监测的优点。

(3) 熟悉智能血糖仪的分类。

(4) 熟悉测量血压的新型智能设备。

(5) 了解可穿戴设备用于监测营养状况的具体应用。

(6) 了解血糖无创监测的实现方式。

第一节　血压的智能监测

一、基于智能手机和蓝牙技术的无线数字血压计

（一）传统血压计存在的不足

随着医学仪器现代化、智能的进展，血压测量仪的选用也日趋多元化。由于血压是对人体健康十分重要的指标，反映着人类心脏和毛细血管的健康，在临床上往往被看作是对病情检查和治疗效果评估的重要依据之一。如能即时测定人体内血压相关数据，就能够即时检测个人心血管的健康。但是常规的水银血压计不但尺寸太大、搬运很麻烦，并且要通过心音进行检测，而且还要求专门的医护人员使用。血压计的测量准确度因为容易接受测量者的主观因素，以及环境噪声的干扰等而较低。基

于压力的袖珍示波器测量方法,广泛用作体外血压测定。通过测量血流
由阻力状态逐步转为流动状态,并测量在袖带内所形成的脉搏摆动波形,
用以测量血压。但该技术所生产的血压计的重量很大,而且搬运比较麻
烦,实时检测精度也较低,因此必须在被测试镇定后进行进一步检查。否
则,检测结果的准确度就会降低。具备了无线传输功能数字血压计除数
字血压计的原始能力以外,还追加了无线数据传输能力,可以进行对脉搏
的即时检测,并且,还可以将脉搏数据通过蓝牙设备传送并保存在便携应
用程序上,通过进行健康观察和生理研究有利于对患者实施更准确高效
的检查诊断以及治疗。

(二)无线数字血压计的功能介绍

该类型的数字血压计控制系统采用了外接式产品设计,以 STC89C52
单片式微型计算机为基础,使用了串行链路的传输方式,系统总体设计如
下。控制系统一般由血压信号采集模组、数据处理模组、充放电气控制模
组、液晶显示模组、按键控制模组和蓝牙模组等构成。在计算处理过程
中,由血压感应器收集的人体血压信息,输入至微控制器(microcontroller
unit,MCU)的内部 AID 变换单元,再进行 A/D 采样和运算得出血压数
值。将血压结果传输至 LCD1602 液晶输出后保存为数据,最后发送给蓝
牙。蓝牙模块还具有链接外围器件与数字血压计的功能,从而实现数据
的无线传送(图 10-1)。

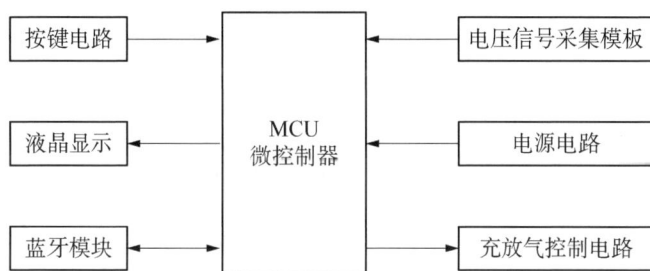

图 10-1 无线数字血压计系统总体设计框图

对袖带进行连接并完成之后,再接上电源即可进行测试人体血压。
通过单块 STC89C52 对气泵发出控制指令,气泵就开机给袖带充气并收
集相关信息。将收集到的信息经带通滤波后重新传到单块计算机里面,

从而实现放大、AD 转换和信息数据处理，以获取收缩压和舒张压的数据和信息。血压数据通过蓝牙配对后传送至手机上，并由对应的 APP 储存并展示。同时监测的数据呈现在 MCU 的液晶屏幕上，由系统进行快速的排气运算。在血压监测的过程中，如果出现在正常指标范围之外的数据，系统就会产生警告。

　　另外，为使得硬件资源达到合理的配置，还设计了方便更广大消费者使用的个性化接口。蓝牙数据传输软件系统的终端是基于安卓技术的接口。借助 Android 技术，蓝牙数据传输系统不但能够管理所有功能，还能够对系统数据实现接收、分类、保存、传送和复杂的人机交互。使用者需要事先启动蓝牙搜索装置，之后从设备清单中选取需要链接的产品，并创建能够使用蓝牙传输数据的产品链接。一般 Android 手机的所有蓝牙产品都能够使用任何蓝牙产品实现查找，而一般的任何蓝牙产品也能够在三百秒之内查找产品，程序还能够使用回调函数返回值。一旦选择了"拒绝"或在操作过程中发生了出错，则回调函数将回到常量，并在允许时间完成了与蓝牙的链接。再将蓝牙模块与蓝牙串口进行成功的链接之后，即可将测试的脉搏信息进行相关的处理之后，通过测试端口无线的方式转发到手机。此时，每分钟的脉搏数据、收缩压和舒张压就会出现在相应的手机端 APP 上，具体的界面如图 10-2 所示。

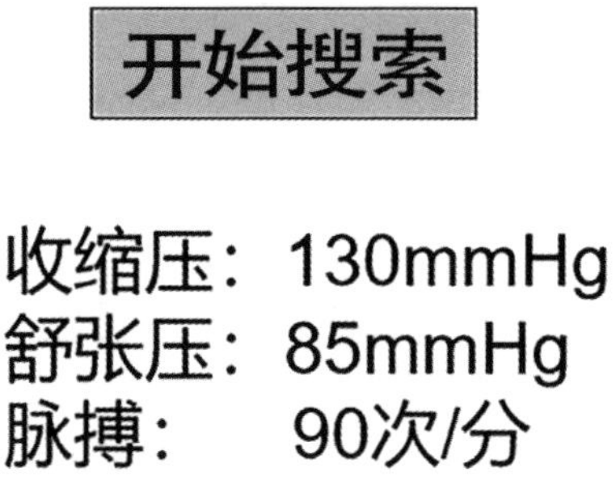

开始搜索

收缩压：130mmHg
舒张压：85mmHg
脉搏：　　90次/分

图 10-2　无线数字血压计智能手机 APP 端显示界面

二、基于智能手表的血压智能监测

（一）"喜荷"血压血氧心电图手表

其实，在这个"物联网+健康"的时代，很多智慧腕表也有测量人体血压的功能。"喜荷"血压血氧心电智能手表是一种重点针对老人研发、打造的可穿戴智慧电子产品,集合多种智慧于一身,超高准确度检测身体各种参数信息,为老人掌握自我保健能力提供一个物联网系统。"喜荷"血压血氧心电图腕表以互动载体造型选择最适合老人传统认知的腕表,随着时间的推移,这种设备对于老人而言就是崭新的事物。为提升老人对新电子产品的接受度,"喜荷"最后还是使用智能手环这一形式,以满足老人的认知逻辑,既方便老人用时动手,从心理上来说,也能带给老人一种满足感与共鸣。

该产品充分考虑到老人对各生理学基本机制的知觉面、生物体面和思维面退化情况,"喜荷"的界面设计简单而又大方,字数一目了然,图标美观。无论数字或图标,均选择最大尺寸,以使老年人看得明白,并准确阅读信息,正确使用产品。选择辨识率更高的颜色,大型彩屏也让老年人对这一类产品的认知障碍这一问题得到了相应的解决。鉴于"喜荷"智能手表的功能具有多样性,为了简化页面内容,提高老年人的认知度,"喜荷"智能手表采取了多页面切换的方式,在确保智能全面实现的同时最大化地精简了页面信息。为适应老年人的多样化需要,其界面设计也由老年人自己选定,如图 10-3 所示。

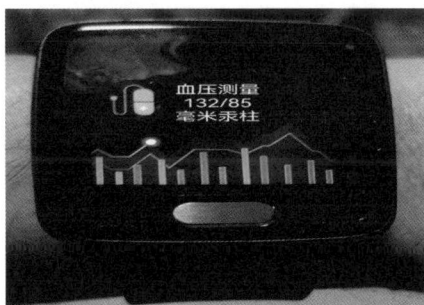

图 10-3 "喜荷"血压血氧心电图手表的界面

"喜荷"智能手表全面集成了老年人的生活需要与智能,将老年人对生活管理的各种要求与手表上的各种智能和人机功能交互匹配。它能够实现血压的即时监控,可对比分析获得的各项信息与平均值,只要下载其应用程序并将家人添加至朋友中,就可以对当天的血压数据进行查看,确保家人不在老人身旁就可以掌握他们健康情况的第一手信息。此外，还可以设定手环报警，如果某些指标过高，手环会震动提醒。"喜荷"智能手表支持血压的自动定量检测，生成记录并上传到 APP。使用了最新的蓝牙5.0芯片技术，能应对市面上99％的苹果和安卓智能采集，30 mAh 大电池可续航10天，对老年人血压监管起到了相当大的作用。

（二）其他类型的血压监测智能手表

实际上，除了"喜荷"这个智能手表之外，还有很多类似的智能手表可以进行血压的实时监测，如立活龙智能手表，可以通过传感器蓝牙和通信模块向手机的传感器蓝牙和通信模块发送血压数据，存储在手机 ROM 存储器中，通过手机微处理器进行控制和处理等。有很多智能手表可以进行血压的实时监测。执行在便携式 ROM 存储器内的 APP 应用系统软件，经过调度对数据库系统中预先加载的风险或经过优化的预设值曲线软件数据结果做出对比与分析，在结果到达或超出预设值后，发送预警消息。另外，华为还将开发可佩戴血压检测设备，以先进国内医疗技术的精准血压检测设备为基础，并结合业内专家探索从检测到早期干预的高血压创新主动保健服务。

随着大数据和人工智能的发展，智能手表的出现使得血压的实时监测和预警成为可能，相关人群也能更及时、准确地了解和干预自己的血压水平，享受更健康的生活。

第二节　血糖的智能监测

一、智能血糖仪

由于大数据分析、云端科技知识的广泛应用及新信息技术的深入普及，对医疗健康产业发展形成了巨大的影响，并直接促进了相关产业的迅速发展。智能血糖仪产业通过运用云端科技平台，进行患者、医生、社会和医疗服务设施之间的信息交互，实现了共享。对智慧医疗设施的信息分析，从而形成了便捷、互联、高效智慧的健康管理和医疗公共服务环境，并有助于形成健全的物联网医疗系统，有效缓解看病难、看病贵、医疗资源紧张、交通事故频繁等现状。通过互联网，智慧血糖仪和系统可以帮助更多的人通过测量并监控周围人血糖值的变动状况,从而有效控制了血糖。互联网智慧血糖计基于中国传统血糖仪,加入网络智能方案,配套应用软件与控制系统等,既可作为患者的临床监测记录,又可作为消费者,进行院内外的统一管理。

(一)智能血糖仪的分类

智能血糖计一般包括蓝牙版智能血糖计和 GPRS 版智能血糖计两类,蓝牙芯片组一般使用微波的频率进行工作,传输速度达 1 Mb/s,最高传播范围为 10 m,10 m 范围内的信息利用蓝牙技术将传送至软件平台。蓝牙技术将数据结果自动上传给院内医师远端 App,等待时间仅需 5 s,非常短。同时具备多种类型的血样支持功能(毛细血管全血、冠状动脉血、静脉注射血和新生育血),且利用虹吸原理,需要的新鲜血液较少,一般仅为 0.8 μL 即可,血糖检测的适用范围较广,为 0.6～33.3 mmol/L。GPRS血糖仪通过 GPRS 设备进行传输,8 s 之内将会把相关测量结果同步至平台上并进行显示,等待时间非常短,并能手动采集,血量仅 1 μL。其血糖测定范围为 1.1～33.3 mmoL/L,适合于不同的环境温度(10℃～40℃)、湿度(20%～80%),和宽泛的红细胞压积范围(20%～70%)。

(二)智能血糖仪的平台构建

系统平台主要分为一个硬件监控平台和三个应用软件服务系统,分别为:①慢性病硬件监控服务网络平台,主要进行血糖的监控;②院内医师信息化服务网络平台,主要发挥着集合院内患者健康档案、医学检测、统计分析乃至医患咨询服务的作用;③院外患者移动服务网络平台,主要会进行卫生文档的完善、信息的监控及收集、医患技术的咨询和健康管理。大数据分析平台主要包括以下三个部分,即包含平台体系架构图和平台功能框架、大数据基础结构。如图 10-4 所示。

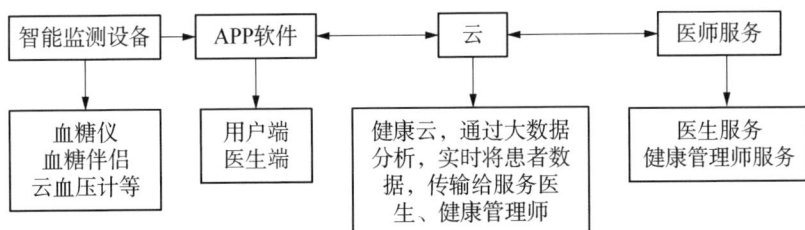

图 10-4 平台体系架构图和平台功能架构、大数据基础架构图

（三）智能血糖仪的实际使用

患者入院后，由医生通过扫描患者姓名为患者制备文件，并在服务平台上制作个性化病历。而医生在使用智慧血糖仪对患者进行严重慢性病医学检测时，把收集到的体征参数上传到网络平台上，由医生通过登录医方的相关程序，可以完成查看效果和反馈的服务等。患者在出院时可扫描科医生二维码带回，从而完成了与治疗医生的长期追踪联络工作。而处于院外时间这一阶段时，可以将患者平时经过智慧硬件监测的数据分析成果上传到云网络平台，平台数据库使相关卫生管理预案自动化对患者的运动、膳食、药物等提供了建议。同时，相关医务人员还可以关注患者的院外信息，从而成为科研回访的主要内容，在患者出现意外病情时提供了应急方法，从而提升了抢救水平，更好地促进了患者的健康管理。

二、血糖无创监测

（一）血糖无创监测与有创监测的比较

目前，血糖浓度的测定大致分有创和无创方式。有创检测的方式大致有二类，一类是在医院抽取静脉血后，用生化测定仪测定静脉血中葡萄糖浓度；另一类则是用家用血糖计检测指尖毛细血管中的血液，再通过电化学方式检测其葡萄糖浓度。

在无创方式下，无需与血液发生直接化学反应测定血糖，均采用间接方法计算血糖含量。因此，从理论上分析，无创血糖检测方法的性能不如传统的有创直接测量方法，要在技术上真正实现无创连续血糖检测是非常复杂的，需要高水平的多学科团队合作进行研究开发。目前，无创血糖检测的技术方向主要包括近红外、中红外光谱技术、经皮透析技术、拉曼光谱、眼部测量、其他光谱技术、传感器测量热量及多参数间接计算、其他身体代谢物及其他技术路线八种。

目前，有创血糖测定设备可以更加精确高效地反映血液中葡萄的血糖含量，但是这种检测具有时间局限性，必须在每日内反复抽取，特别是在饭后、运动后及用药后的状况下，这对于患者而言很困难的。皮下植入式血糖测定技术，即使是将微型葡萄糖刺激感应器直接植入皮下的智能设备，通过对组织液中的葡萄糖含量进行相应的检测，从而推测血浆中的葡萄糖含量数值，感染疾病的风险也会增加，所以无创血糖测定方法更适用于实时血糖监测。

（二）血糖无创监测的实现方式

在对血糖的无创检测中，较为经典的方法是近红外光谱法，近红外光是指波段 780～2 500 nm 的电磁波近紫外线，对葡萄糖液、血清溶液等葡萄糖含量的预测实验取得了很大的测量准确度。目前，作为与近紫外线无创血糖检测技术密切相关的新产品，NFC 的产品健糖宝、Biocontrol Technology 公司 Diasen-sor1000 也是可以对血糖进行相应的检测的。但由于人类个体差异、生物组织的成分存在差异，会对近红外线光谱产生干扰，从而对模型精确度产生影响，检测稳定性降低，可重复性较差。

另外，还有汗液测量技术，由韩国首尔国立大学的技术人员发展出了一个贴片，在身体肌肤上加以附着，0.01 mL 汗水便可利用贴片焊接内的感应器测定血糖值，以期一劳永逸地缓解高血糖并发症患者的血液测量的困难。汗中的糖比正常血浆中的要低得多，所以很难加以检测，而汗水中存在的乳酸和其他物质也会干扰血糖值的检测数据。所以，3 个感应器用来跟踪血糖值，另外 4 个感应器则用来测量汗水的酸度，还有 1 个湿度感应器则用来计算汗水的含量，最后所有的数据都被传输给便携式电脑并加以分析，统计出血糖值。实验结果表明，该技术的测量结果和传统试剂盒的测量结果非常接近。研究专家们指出，这是在无痛、非应激糖尿病治疗方面的意义重大新进展。

美国科研人员利用对人眼友好的透明物质和微电子学原理相结合，研制了一款新型的电子隐形眼镜用于检测罹患糖尿病的穿戴者的血糖含量。这种眼镜所使用的葡萄糖传感器通过与电极反应所产生的微弱电流流到泪液，并利用测量电流来直接测量泪液中的葡萄糖含量，而泪液中的葡萄糖含量能够直接反应血浆中的葡萄糖含量。就这样，新型传感器能够检测穿戴者的血糖含量，传递有关数据，医务人员也因此能够更加精确地控制患者的进食和用药状态等。该设备和包括射频调制天线的计算机芯片，共同构建于由聚酯树脂合成纤维制作的平板基板上。基本测试结果表明，尽管葡萄糖含量非常低，这种新型传感器仍可精确测量。

事实上，已经有很多机构开始研究利用隐形眼镜来测量血糖值，比如谷歌公司。相关产品的外观和一般隐形眼镜很类似，但最大差别的地方是结构。在镜片上配备了成千上万的微小水晶管，并且镜片外部还被类似头发那么细小的触角所覆盖着。而谷歌则在智能隐形眼镜原型的二层镜片之间，安装了相当小的无线晶片和葡萄糖感应器来检测血液中的血糖值。新的充电系统也能够利用无线电频获得电能。但研发人员还在探究怎样把 LED 指示灯装在镜片上，这样的话一旦患者血糖水平过低或过高，智慧隐形眼镜上就会闪现出警报。据谷歌公司表示，智慧隐形眼镜的电子设备都十分小，看上去如同发亮的小圆点，而无线天线则比头发还细。

除了谷歌公司，在韩国也有相关的组织开展了隐形眼镜血糖测试的相关工作，成功地用人造眼泪对隐形眼镜开展了试验，在初期的模拟试验中，在低于葡萄糖浓度的眼泪中成功测试了血糖浓度，随后又在兔子身上的试验中获得了成功。目前，这个研究没有用人体或人类的眼睛进行试验，如果成功，必将给全世界的糖尿病患者带来健康福音。

第三节　营养健康状况的智能监测

一、我国营养健康状况监测的现状

国家经常开展的城乡居民营养状况与卫生监测，不但能够为制定《中国居民膳食营养素参考摄入量》提供相关信息与数据支撑，同时能够了解我国城乡居民的营养状况，部分营养素是短缺还是过剩，这对于传染性疾病的防治管理具有重要作用。但由于我国城乡居民营养和卫生监测还存在一定缺陷，而且，中国营养数据采集的准确性大大滞后于发达国家。美国每 2 年开展一项国民卫生与营养监测，有关数据、研究手段、监测方法、趋势研究等资料一般都会在当年于政府疾控中心网页上进行公布。而我国在 2002 年进行的城乡居民营养与健康调查却在 2004 年才进行发布，10 年内，也就是在 2010—2013 年所开展的我国城乡居民营养与健康状况调查直到 2015 年才公布。

在中国饮食结构与疾病的演变发展快速、社会信息互动繁荣的今天，滞后的人口数据还无法为有关措施的出台奠定足够的基础。另外，中国的营养活动也和发达国家一样滞后。入户调查和可移动监测中心共同组成了美国的全国健康和营养调查。同时,将入住者答卷分成筛查答卷、健康关系调查问卷、样本参与调查问卷及家庭问卷四部分,由专家调查员到接受问卷调查者家里开展问卷调查。另外,为降低对环境因素所产生的影响,中国在 1999 年起引进了可移动监测中心,可以在每个调查点控制的条件下进行身体检查,从而实现了血样、尿样及其他食物样本的收集、处理、贮存与运送。同外国国家比较,中国的营养研究在体格检查、化验检测、饮食研究、标本运输和数据共享等领域,尚有很大差异。尽快建设中国的营养检测信息库,及时获取数据可以提供最新的数据从而建立中国营养素参考摄入量,有效发现存在于营养素和慢性病之间的相关联系,早期有效防治慢性病。

二、利用大数据进行营养状况监测的优势

利用大数据分析开展营养状况调查,能够大幅降低人员投入、资金成本、技术投入等,显著提升研究质量,同时在统计分析与结果核实上较常规方式具有科学性与可靠性。利用大数据分析开展营养监测研究,就能够把各种疾病及人类的饮食习惯和数据联系起来,并能够获得以往所不能获取的客观数据链,从而实现了食物与营养研究的真正目的。所以,大数据分析技术能够从一个人的饮食习惯和膳食质量中,对一些慢性病做出预防的措施,不但能够给研究工作者带来技术的信息帮助,而且能够对我们的膳食改变提出预防措施。大数据分析技术是未来产业发展趋势和信息数据整合研究的重要途径,也是社会发展的趋势。

三、营养健康状况智能监测的实现

(一)营养类 APP 的应用

目前,中国市民对于营养状况的每日监测往往是借助各类营养相关APP 进行的,以营养类 APP 为例,目前其已大致具备了这样一些功能:其一是对食物中营养元素的统计,在使用者完成了数据录入之后,它将对各种食物的糖类、蛋白质和脂类这 3 种主要营养素含量,以及微量营养素含量加以统计。然后会对热量进行计算,不仅可以根据用户输入的数据计算其摄入的热量,还可以根据用户的性别、身高、体重、年龄等推荐一天需要摄入的热量,记录运动消耗热量。以卡路里值为导向,可对膳食产品实

行规划型生产或订制,针对年龄段、性别、体型等为用户制订膳食营养规划、健康计划等,注重个人定制、个性化原则,是为未来营养指导的方向趋势。

融合前沿的饮食管理技术与科学的养生保健知识,与移动网络、大数据分析、人工智能相结合,将"营养健康"带入普通百姓家中,让每一位居民有均等的机会享受居家营养健康服务。平台连接数千户家庭,以家庭带动个人,最终促进全民参与,推动健康中国共建共享。平台收集的大量数据信息也为政府制定相关营养健康政策提供数据参考和决策支持。

(二)可穿戴设备的应用

营养健康 APP 的使用方式大多为由使用者手工录入信息,但近年来,慢性病控制的"可穿戴设备"也开始慢慢进入社会,这种仪器可以利用该软件录入姓名、年龄、身高、健康标准、职务、个人史、家庭史等健康信息,利用可穿戴设备检测血压、运动方式、脉搏、心率、睡眠、体重、生活模式等生物数据及健康行为监测数据,并利用设备记录血糖、血脂等生物指数。由系统根据各项指数给出使用者的健康状况。另外,消费者也能够通过自己体内各种指数的变动来评估一段时间的人体健康状况。这些智能穿戴装置能够随时了解自身健康数据、户外运动情况、慢性病症情况等健康数据。

一方面,通过采集包含健康状况和病情预警内容的个人健康信息,以及生理与行为监测数据,并上传到云端系统,再通过对就诊后由医生所采集的健康信息,进行统计分析与数据挖掘,同时根据个人的基因图谱、完整病史信息等多种监测数据比较分析个人健康的风险因子,从而获取比传统诊断更精准、合理的医学干预、健康意见与个人保健建议。

另一方面,由疾控、医疗机构、研发组织等对所采集到的健康信息进行大数据分析、管理和数据挖掘,并利用网络信息技术将数据上传到云端服务器,从而实现了云端储存、管理和数据共享,以方便有关组织对个人健康开展远程管理,并进行健康咨询服务和引导,同时慢性病中心也能够运用大数据分析预测个人慢性病的发展。如何发掘人们在可穿戴设备中所获取到的大量健康状况数据,在对于人类慢性病趋势的研究、有关部门的健康政策制订,个人自身健康的管理都十分有积极意义。

（三）智能电子秤的应用

除了手机营养类 APP 和可穿戴设备外，近年来还出现了智能电子秤等新的测量工具，以更快速、更智能的方式评估用户的营养健康状况。

和普通的电子秤比较，智能秤的最大优势就是能够测量更多的身体指标，比如体重、体脂肪率、基本新陈代谢量、骨头重量等数值。原理是使用生物电阻抗技术，由厂商在秤表层加上 ITO 导电薄膜或导电金属片，赤脚踩踏时产生的闭环电极，由于油脂中不导电，水分导电，因此计算电流值、电阻值配合重量值即可测算出人体脂肪的数据。所以，若要测算人体脂肪量，就需要赤脚进行测量。

以"好轻"智能秤为例，除检测体重和体脂之外，这种智能秤还可以检测 BMI、肌肉、骨头质量、水分、基础代谢水平、体龄等信息。在采用智能秤前，用户必须填报个人姓名、年龄段、身高等个性信息，而智能秤则基于使用者的相关信息，并根据测得的体重和体脂数据进行统计，以便获取相应信息，判断用户的营养健康状况。与此同时，"好轻"智能秤也采用了手机蓝牙同步技术，有独立的应用程序，针对家庭用户，每台秤都能分别记录并管理不同人的营养科学数据。

除了"好轻"电子秤外，华为和小米也推出了类似的体质电子秤。华为的智能体脂秤 APP，以及小米体脂秤可以即时收到消费者所测试的重量、脂肪率、水分率、基础代谢量、肌量、成骨率、BMI 等相关的一系列信息，并自动计算结果，通过一键生成的重量报告可以直接判断消费者的减重计划或者体重增加是否合理，并给出个体化的活动方法和膳食意见。不同的是，华为智能体脂肪计的可测指标比小米多出体龄和蛋白质的测定两项。智能电子秤的出现，使人们对自身的营养状况有了更方便快捷的监测手段，更有效地进行自身的健康管理。

（四）ICU 中呼吸机的应用

事实上，医院 ICU 已经有先进的呼吸器来实时监测患者的营养状况。处于营养不良状态的 ICU 患者实际上承担着很大的风险，患者的营养状态监测和数据像隐藏的力量，是威胁的同时亦是重要的武器——适量的营养摄入和监测对 ICU 诊断与治疗有很大的帮助，也是保护患者生命的重要内容。营养师需要精确的测量工具来避免过量或不足的营养供应。现在营养师大多只能用测量方程来估计卡路里消耗，这种测量方法在超过 60％的情况下是不准确的。在如此的历史背景下，GE 医疗开发的 CARE SCAPER860 呼吸器堪称世界领先，这是首次将 ICU 患者的健康监控延伸至营养数据的解决方案。能够持续精确监控患者的能量代谢情况，并集中突出展现这些信息。营养大数据的引入，能使 ICU 的营养值直线提高，全面保证 ICU 患者的护理与健康。采用个体化的营养保障措施能够适应患者的营养需要，帮助住院临床医师有效减少患者感染量，减少 ICU 住院费用。CARE SCAPER860 呼吸器的应用，为挽救大量 ICU 内危重患者、保障患者健康、传播广泛爱心作出了巨大贡献。

💡 **知识拓展**

营养监测在 ICU 中的主要意义

ICU 患者机体中出现的高分解代谢过程，是由神经内分泌激素、机体因子及其脂质介质等联合影响的，与新陈代谢障碍水平、较高应激因子的影响范围和身体情况等因素有关。在 ICU 的患者普遍存在营养不良的问题，通过早期营养支持能够改变在 ICU 的患者情况。对 ICU 患者进行营养评估，并且对处于 ICU 的患者给予适时的营养支持，这样能够有效提高患者的营养状况，使得细胞代谢维持在正常水平，并保证组织器官的结构正常，可以发挥应有的功能，调节危重症患者的代谢和免疫状态，调节神经内分泌等功能，降低医院性感染，降低病死率可以缩短 ICU 停留时间。

第四节 其他生理指标的智能监测

一、智能 T 恤

麻省理工学院的研究中心开发出了电子纺织品合体配套元件，即 E-

TeCS,是一种在服装中编织传感器并且可以对体温、呼吸、心跳和身体迹象进行检测的电子衬衫。这个装置中包括了 30 个温度感应器和加速度计。采用强力材质,如压缩内衬,穿上它就可以对身体施加轻微压力的,也可在正常运动状态中穿着。外部看不到传感器,而是采用了与普通衬衣同样方式的编织方式。传感器也可在正常使用情况下进行,将传感器进行拆除后在另一件衣服中进行编织再使用同样也可以。为实现低成本要求,麻省理工研究院的可佩戴感知工艺的主要设想的生产方式是采用当前的数码编织和柔性 PCB 装配工艺,其采用的每个感应器都是现成的部件。在产品设计中,最关键的一步保持每个感应器和皮肤间的相对气压超过 25 mmHg,以实现最精准的感应器读数,但同时还要确保整体舒适。另一项设计目标则是能够通过目前的数码编织工艺和更灵活的 PCB 装配工艺来制造这种工艺技术,以实现每个人使用的感应器都更易于使用。该工艺设计成本与其他的工艺技术(如微加工)相比相对较低。将来这种衬衣的生产成本将超过今天毛衣的生产成本。随着研究进展,研发人员将研制多种类型的产品,包括裤子,并尝试利用其他感应器检测血氧含量及其他生活数据。

二、智能耳机

这里所提及的智能耳机不仅可以实现声音的收听,还可以监测心率和血氧指数,主要对脉搏波输出的波形数据、实时心率和血氧进行计算,并上位机传送数据,采取蓝牙传递的方式。佩戴者可以利用上位机软件所输出的结果,进行对自身健康情况即时检测。

Imec 可穿戴耳机可将人脑、心脏活动、心率和 3D 加速度计数据保存在系统中,或传送到智能手机上。录制的数据最远可以实时发送到 10 英里外的接收器。此外,该设备还可以使用自适应滤波器,使用带通滤波来创建高质量的脑波信号,并过滤中间运动伪影引起的阻抗和失真。同时,该无纱线头安装装置的消费用途包括参加情绪松弛状态的监视和集中力训练的游戏。研究人员还提及,它可以应用于注意力训练、睡眠训练和注意力缺陷多动障碍症(attention deficit hyperactivity disorder,ADHD)的治疗。

💡 **知识拓展**

注意力缺陷多动障碍

　　注意缺陷多动障碍(ADHD)是小儿期常见的精神失调，但随着对该病认识的增加，目前已发现该病同样出现在成人。ADHD 的儿童，常常表现为注意力不集聚、不能控制自己的冲动及坐立不安的现象。成年人则表现在无法计划好他们的生活与每日简单的工作，这是最主要的问题，所以注意力不集聚和坐立不安往往属于次要状况。美国疾病管制局指出，治疗 ADHD 必须经由接受过专业训练者进行相应的服务提供，不然会出现误诊并开具错误药方等现象，可以说非常危险。

三、智能运动鞋

　　一款基于云端平台的多功能智能跑步鞋，包含通过无线网络相连的鞋、云 PC 服务器，以及应用终端。鞋体系统包括设置于鞋体和鞋体下部的监控模组、体重监测模组、电源模组，电源模组依次接入控制器模组和体重监测模组，使用控制器模组接入体重监测模组、温度感应器和红外线传感器，然后使用无线缆接入云 PC 服务器和应用终端。称重感应器检测用户的身体重量，并按照用户的身高测算用户的身体重量指标，一旦达到正常指标后，在 PC 服务器上呈现的红色标识文字显示超重，而自动生成科学跑步指南则会在用户双脚插入多功能跑鞋时，将红外线感应器开启，在 PC 端表示已完成测试。如果你在应该跑步时还久坐，手机对你进行相关提示，表示你需要动一下。温度传感器可以实时检测腿部体温并进行报警。通过 GPS，使用者能够在移动应用程序中发现正在奔跑的路径。此外，它还具有能力将所有步数数据发到达 PC 客户端，并记录到数据库中。这款智能鞋的设计特点拥有精准的温度控制、大数据分析，以及周期性提醒功能。

　　基于云平台的多功能智能运动鞋产品特点体现在：首先，温度传感器监测腿部体温，在环境温度失控的状态下报警，避免因体温异常而降低用户体验感受。接触式温度感应器采用在运动鞋与双脚的中部直接安装温度感应器并进行对接来检测体温更加精确。当观测到环境温度超过 28℃时,启动半导体的冷冻片进行制冷。低于 28℃时,半导体制热片在获得合适的环境温度之前开始发热。随后,通过称重感应器检测用户的实际重量,并利用大数据分析统计用户的实际重量比,如重量比不在正常范围内,将在上位机上呈现红色的预警提示,将用户的每次测试数据记录到云端平台上。红外线感应器可以通过侦测使用者使用跑鞋的频率,并利用大数据分析,周期性地促使用户跑步。与此同时,半导体冷冻制热性能片可以通过分析温度传感器所采集的温度数值,使多功能跑鞋内部的温度控制合理地控制在正常范围(28℃～30℃)。而利用 Wi-Fi 无线技术,就能够实现远程管理,仅通过使用手机应用内的一键搜索功能,跑鞋就能够及时发出声音来告警,而利用语音报警,使用者就能够了解跑鞋在家里的具体位置。

四、智能袜子

目前,商家已经发布了"Owlet 智能袜"。通过半短袜的设计和尼龙扣,将脉搏血氧计传感器轻轻粘贴到宝宝脚掌上,可以即时记录下宝宝的心率和血液氧气含量。父母之间仅需要看台座和应用程序,就能够随时读取数据。而当生命体征超出设定的安全区域时,底座和 APP 产生巨大噪声和红色闪烁,提醒护理人员注意。袜子能够使用底座快速充电,底座距离婴儿的最远距离是 30 m。

针对糖尿病患者,由加拿大诺丁汉多伦多学院和哥本哈根、旧金山的一些企业合作开发了智能袜子,能够向患者报告可预测性信息,如何时患者的双脚将会溃烂,因此可以对药物进行相应调整以及改变一些生活习惯使得这种情况不会发生。同时,相关消息也能够直接利用患者的智能手机,发送到医生的个人计算机上。该公司还指出,糖尿病患者由于神经受损而开始恶性循环,腿部长期处在危险边缘,因此很难确实感觉到足部溃疡在何时出现。更奇特的是,这双袜子不仅可以反复穿,还可以反复洗。穿上这双袜子后的感觉和普通袜子没什么区别。制作精巧,穿着舒适,监测健康,随时向医生发送患者的健康信息的智能袜子给全世界的糖尿病患者带来益处。

💡 **知识拓展**

糖尿病患者的脚部溃烂（足溃疡）

糖尿病足溃疡是高血糖人群严重并发症的体现，早期症状往往不太明显。糖尿病患者微血管病变、血黏度增高、微血流紊乱等因素致糖尿病微循环障碍，这是糖尿病足的主要病因与病理依据，更是影响糖尿病足预后的主要决定性原因。糖尿病患者的脚溃烂后，脚会发生剧烈疼痛。这大多是患者周围神经疾病，或者周围心血管疾病产生的征兆，而一旦患者不进行适当处理，就会存在截肢的风险。

五、智能腕带

智能腕带的出现，不但有助于改变传统的老人健康服务急救体系，还能够为急救患者争取更多的机会，从而帮助形成老人的无缝保健服务，形成老人24 h不间断的无缝保健服务。采用RFID技术的智能腕带可以详细记载着患者医疗资料、卫生数据及其完善的个人生活资料。它有利于医务人员在对患者进行合理诊断之前，迅速、详细掌握疾病史、药敏反应、药物治疗状况等患者资料，以便提出针对病患个人基本状况的处理方法，以实现更好治疗。相关医生与专家也可以利用数据为他们进行远程问诊及咨询服务，以便得到更高效、准确、廉价的诊断咨询服务。

同时，通过这类设备可以实时监测各类机体相关数据，如血液系统功能生化免疫检查（血脂、葡萄糖值等）、循环功能（心功功能）检查（心率、心输出量等）、呼吸系统功能检查（肺活量等）等。患者可以依据自己的状况选用实时检测方法，减少费用的支出，并以更加轻松的方式进行检测。智能腕带还具有定位系统，当位置检测系统被激活后，就可以实现即时、迅速、精准定位。当医疗机构对患者实时监测中心观察到患者身体出现异常的情形时，根据智能腕带这一设备所提供的正确且非常准确的信号，适时派出救护车，并在现场为患者进行合理的抢救处理，可节省拨打急救电话时间，这为患者的生命急救争取了时间，风险也随之降低。

最后，相关医疗机构的医生可利用患者在监测中心获得的资料与数据,向老年人提供有关患者的生活护理措施和疾病治疗方法。它极大程度使得老年人希望积极治疗自身已获得的疾病及"治未病"的需求得到满足,促进老年人卫生护理能力增强,进而改善老年人的生活水平。

案例讨论

案例

王大爷是 A 市一个社区的独居老人,靠微薄的养老金生活。他有一个儿子在 A 市工作。居住地距离王大爷 3 公里,平时工作很忙,只是节假日偶尔来看望一下王大爷。王大爷身体一直不太好,伴有严重高血压、糖尿病等慢性病,收缩压有时高达 170 mmHg,而舒张压可达 110 mmHg,基本靠服用降压药维持生活。而且王大爷文化程度低,只上过小学,对疾病和健康知识知之甚少。再加上年纪大,文化水平低,无法使用智能设备,对复杂的智能手机、手表等有抵触,害怕接触。距离王大爷家 1 公里处有一个社区卫生服务中心,但王大爷并不想经常去社区卫生服务中心接受检查和治疗。只有当身体出现严重不适时,才会到社区卫生服务站中心接受相关的检查、诊断和治疗。王大爷住的小区内租户多,流动性大,小区内其他居民也很少与王大爷交流接触。加上王大爷天生孤僻,朋友很少,基本上都是一个人独来独往。但王大爷喜欢散步,早起在小区周围闲逛,或以慢跑或散步为中心进行锻炼活动。

讨论

(1) 结合本章内容,谈　谈可以利用哪些设备对王大爷的身休健康水平进行相应的智能化监测。

(2) 你将如何向王大爷介绍这些设备并使得他愿意使用?

本章小结

本章概述了以大数据和人工智能为背景的健康水平监测,阐述了多种生理指标的智能化监测,主要介绍血压、血糖仪、营养状况的智能检测,重点强调血糖无创监测的实现方式，强调可穿戴设备对血压的监测方式。最后，介绍了智能 T 恤、耳机、运动鞋、袜子、腕带这些生活中常见物品在智能化后对生理指标的监测方式，它们更自然、方便地改善了用户的生活，实现了实时监测。最后以王大爷的案例启示学生们在了解各设备功能和优势的基础上根据实际情况，选择正确的设备，思考如何对用户进行相关生理健康指标监测。

参考文献

［1］薄婷婷，任向楠，王艳，等. 中文营养类 APP 现状及评价指标体系研究进展［J］. 现代预防医学，2020，47（9）：1584－1587.

［2］高云，王毅，赵佩凡. 基于云平台的多功能智能运动鞋［J］. 信息与电脑（理论版），2019，31（18）：145－146.

［3］谷歌研发可测量血糖含量的智能隐形眼镜［J］. 传感器世界，2014，20（2）：46.

［4］韩旭，古恒，王枞，等. 中国智慧医疗健康 2017 发展报告［M］. 北京：北京邮电大学出版社，2018.

［5］汗液贴片取代扎针，实时追踪血糖水平［J］. 传感器世界，2017，23（3）：46.

［6］季莹，赵志远，章继刚. 智能监测 预警疾病——立活龙推出癌症心血管病预警智能手表［J］. 网络安全和信息化，2018（1）：53.

［7］金新政，舒占坤，陈先波. 老年人健康服务新模式：智能腕带［J］. 中国卫生质量管理，2011，18（2）：89－91.

［8］康文杰，王勇，俸皓. 云平台中 MySQL 数据库高可用性的设计与实现［J］. 计算机工程与设计，2018，39（1）：296－301.

［9］刘坚强，王永才. 基于示波法的电子血压计系统设计［J］. 单片机与嵌入式系统应用，2010（4）：62－65.

［10］刘霞. 智能隐形眼镜：健康的"守护天使"［J］. 发明与创新（综合科技），2011（3）：27.

［11］刘雪，杨晓玲. 大学生电子健康档案与智慧医疗［M］. 北京：冶金工业出版社，2018.

［12］罗克研. 华为公布三项健康研究发力可穿戴市场［J］. 中国质量万里行，2021（2）：95.

［13］麻省理工学院开发可穿戴智能 T 恤［J］. 传感器世界，2020，26（8）：45－46.

［14］牛怡君. 基于大数据背景下健康管理的食品营养运用研究［J］. 现代食品，2020，（14）：129－131.

［15］齐刚. 从颜值到实用性　华为智能体脂秤 VS 小米体脂秤［J］. 计算机与网络，2018，44（4）：20－21.

［16］沈义民,裴利坚,汤守健,等. 生物医学信号测量实验系统设计［J］. 实验技术与管理,2015,32(11):75-80.

［17］宋波,杨艳利,冯云霞. 医疗大数据研究进展［J］. 转化医学杂志,2016,5(5):298-300,316.

［18］王峰,黄刚. 基于云平台的计算机实验教学中心建设［J］. 实验技术与管理,2014,31(12):121-123,143.

［19］王亚楠. 智能血糖仪与管理系统［J］. 信息与电脑(理论版),2018(22):120-122.

［20］王烨,于欣平,曹薇,等. "互联网+营养健康"的设想与应用［J］. 营养学报,2016,38(4):322-325.

［21］韦白杨,黄素梅,黄美秋,等. 电子血压计与汞柱式血压计测量结果的差异性分析［J］. 医学信息(上旬刊),2011,24(5):2579-2580.

［22］魏道培. 智能袜:糖尿病患者的福音［J］. 中国纤检,2016(4):136.

［23］闫昆仑. 每逢佳节胖三斤,怎么破?——"云麦好轻"智能体脂秤一周体验报告［J］. 消费者报道,2015,(3):84-85.

［24］颜延,秦兴彬,樊建平,等. 医疗健康大数据研究综述［J］. 科研信息化技术与应用,2014,5(6):3-16.

［25］尹晓琦,钱建生,杨玉东,等. 基于智能手机与蓝牙的无线数字血压计［J］. 实验技术与管理,2018,35(3):131-134.

［26］余德林,高磊,孙金海,等. 大数据技术方法在健康管理中的应用［J］. 解放军医院管理杂志,2016,23(1):44-48.

［27］昝佳,赖红波. "物联网+健康"下老年人可穿戴智能产品交互设计研究——以"喜荷"血压血氧心电智能手表为例［J］. 设计,2021,34(8):148-151

［28］张大伟,赵刚,洪瑞金,等. 人体无创血糖检测的发展与现状［J］. 光学仪器,2017,39(5):87-94.

［29］张锋,温鸿天,黄镇宏,等. 基于物联网技术的人体云健康监护及预警系统［J］. 计算机测量与控制,2015,23(6):1898-1901.

［30］周游,於寅斌,罗义波,等. 电子血压计与水银血压计重复测量血压的研究［J］. 中国心血管杂志,2015,20(4):271-273.

［31］"智能袜子"实时追踪婴儿心率和血氧［J］. 纺织检测与标准,2018,4(2):11.

▶ **第十一章**

健康危险因素的识别与管理

💡 **学习目标**

（1）掌握智能化水平下受检者的体检流程。

（2）掌握大数据背景下疾病筛查的重要意义。

（3）熟悉环境危险因素的分类及相应的识别和管理方法。

（4）了解通过面容识别进行相关危险因素的识别与管理的原理。

（5）了解通过高通量测序的分子诊断进行对应疾病筛查的优势。

（6）了解新的可携带智能设备在行为和生活方面的危险因素识别中的应用。

第一节　生物遗传危险因素的识别与管理

生物遗传危险因素主要涉及与基因直接有关的病症和基因上与其他危险因素联合影响的病症，如年龄、民族、疾病基因史、性别、体重、身高等，目前主要通过人脸识别及基因检测的方法来实现相关因素的识别。

一、面容识别

（一）面容识别的实现原理

近年来，新一代 AI 技术在癌症放疗靶点的筛选和生物图像影像治疗中的运用已经表现出了卓越的优点，在生物识别技术领域中，人脸识别技术也算是其中一个主要的分支，通过对生物特性的辨识，以及利用计算机技术获取人脸特性信息,基于这些特性和已知模式进行验证,目前正在进入医疗行业。在医生为患者所进行的诊断与相应的治疗过程中,考虑到目前世界上存在非常多的遗传综合征种类,并且相关的经验欠缺,即使是资历较深的医生相关经验也不是很足,因此相关疾病误诊、漏诊的现象经常出现。而人脸识别技术的成熟使得可以根据所搜集到的有关数据对遗传综合征进行识别,并且在探索过程中已经发现,如果使用该项技术对遗传综合征进行相应的诊断,准确率也很高。具体的原理由以下 4 个部分所组成:特征数据集形成、识别模型建立、新患者面部信息提取、分类判读。

　　第一步需要做的是根据已经明确诊断的遗传综合征患者的图像按病因类型建立资料集,第二步则是进行如 Gabor 小波变换(Gabor wavelet transform)、局部二值模式(local binary pattern,LBP)等传统方法在相关数据集的患者照片上人工设置面部特征标志点,设置完成之后就可以提取面部特征以形成每个综合征识别模型。近年来,一种"训练法"出现,即利用计算机进行深度学习。具体来说是将患者照片和正常人的照片进行分类后对软件进行训练,形成识别模型。而在训练过程中,对新患者的测试过程包括拍摄受试者的面部照片,在提取面部照片中的面部特征后采取识别模型,并进行分类判读,得到诊断结果。

　　(二)面容识别的发展历史

　　20 年间,有许多专家都尝试过应用生物识别方法对遗传综合征进行鉴定,2003 年,Loos 等人率先应用生物识别方法成功检测了 5 种综合征,即 CdLS、多糖贮藏症 Ⅲ 型、脆性 X 综合征、Prader-Willi 综合征和 Williams-Beuren 综合征。这项对 55 个具有上述 5 种不同遗传综合征的患者照片进行研究,首先对面部特征进行提取,针对各综合征的特定人脸模型进行构建,之后就是人工部分,对患者面部每张照片设置 32 个标志点,采用 Gabor 小波变换处理人脸几何信息,之后就会得到测量数据,在此基础上与已知的面部模型进行比较诊断。该验证方法如下:将各患者照片与其余 54 张照片建立的面部模型进行比较分类,最终诊断准确率为76%,而临床专家正确识别率仅为 62%。该研究发现,综合征的面部特征形成特定的面部图形,进而可以利用计算机提取患者的面部信息,与特定的面部图形相比,进行诊断。这是人脸识别技术首次成功应用于遗传综合征人脸识别，也说明计算机运用人脸识别技术对遗传综合征的诊断具有可行性。

随着近年来人脸识别技术和基因检测技术的飞速发展，目前已成功应用于数十种以上遗传综合征的诊断，其中以 CdLS、DS、22q11.2 微缺失综合征及努南综合征（Noonan syndrome，NS）为代表的疾病研究较多。

（三）面容识别的发展前景

人工智能和机器学习技术的创新和应用，正有力改变着医疗科研以及相应的护理。目前，人脸识别技术在遗传综合征中的诊断应用已成为一个研究热点，不仅仅在遗传学领域，也在人工智能领域。这一项技术不仅可以帮助临床医师对患者早期实现正确的诊断，也将有助于更好地管理和治疗患者。这些技术未来的应用可以促进创新研究及新的遗传综合征的发现，也可提高对已知遗传综合征的认识。

但目前该类研究的总体数量较少，涉及的疾病种类不多，大型遗传综合征群和健康群中的验证比较缺乏。同时，在上述多项研究中，在训练样本和待检患者中，我国的人群数量均极少，因此目前在国内推广的可能性尚不清楚。同时相关研究还处于一个比较新的阶段，尚未广泛推广到临床应用中。

二、基因检测与识别

近年来，由于高通量组学技术及医疗大数据分析的开发，系统流行病学层出不穷。系统流行病学是现代流行病学的重要组成部分和重要内容，研究分子、细胞、组织、群体活动及自然环境中多层次、多组学的病症发展可能性的统计模式，为未来危险情况进行相关的统计建模与预警预测。

实际上，随着目前以全基因组关联研究（genome-wide association study）、甲基化研究、代谢组分析等为代表的组学研究的兴起，为找出发病的原因及潜在的干预靶点，提供了大量宝贵的资料。英格兰、丹麦、芬兰、瑞典等欧盟国家的医院和门诊通常记录的电子病历数据（electronic health record）大数据，不仅是推进临床流行病学研究和改善患者护理的强有力工具，而且还广泛应用于传染病危害预警模式的构建。

实际上，通过基因分型得到 SNP 位点碱基，并与当前互联网大数据

中存储的大量 SNP 位点参考数据集成。基因检测对于这些基因多态性
的功能变化及对代谢和信号途径的影响,使受试者更清楚地了解自身高
危疾病与哪些基因有关、该基因引起的疾病有哪些靶向治疗药物等信息,
建立完整的评分体系,使普通民众对不同疾病的抗病能力、药物的敏感
度、疾病治疗方案的偏好有量化的理解,真正使得个性化的治疗及个性化
的健康管理成为现实。此外,随着基因检测人数众多、大数据库越来越
大,使人类 SNPs 网站信息进一步丰富,不断提高人类对疾病的了解和掌
握,实现早期检测、早期预防、早期治疗,提高人民的健康水平,预防疾病,
做好个性化、针对性的健康管理。从全社会的角度来看,该系统可使得减
少患这一种疾病的人在一定程度上减少,并减少医疗资源不足的社会
压力。

知识拓展

单核苷酸多态性

单核苷酸多态性(single nucleotide polymorphism,SNP),主要是
指在人类基因组层次中的由单核苷酸变异所产生的 DNA 序列多型
性。它也是人类可遗传突变中最普遍的一类,占全部已知多型性的
90%以上。单核苷酸多态性广泛分布于人的基因组内,一般每 300 个
碱基对中只有一个,其数量为 300 多亿个。由于单核苷酸多态性是由
单碱基交换或传递而产生的双态蛋白标记,可由基长插入或丢弃而产
生。因此 SNP 既可以在基因序列内,也可以在基因组以外的其他编
码序列中。

第二节　行为和生活方式危险因素的识别与管理

健康危险因素中的行为与生活方式因素又称为自创健康危险因素,
指的是因为自身活动而产生或由于生活方式所造成的相关危险因素。行

为生活方式也与常见的慢性病和社会疾病有关，不良行为生活方式主要有酗酒、经常熬夜、抽烟、不合理膳食、滥用毒品、缺少体育锻炼等。

所以，必须通过人工智能＋大数据分析构建高精度风险预警模式，进行该健康风险的早期辨识，针对生活方式、心态、工作压力、睡眠质量等身体健康风险的精准辨识，从而形成了居民"身体健康预警器"。

一、问卷、手机 APP 以及可穿戴设备的利用

通过问卷调查、手机智能营养应用等软件的应用，收集和管理居民每天的饮食、锻炼行为，集中在某个平台上，在计算机编写算法后，智能化筛选出其中包含的危险因素及时反馈居民，提醒他们改变不健康的行为模式。另一方面，可通过部分可穿戴设备实时监控用户行为，可穿戴设备设有用于拍摄环境图像和接收现场声音的摄像机和记录器，在行为状态为异常状态时，控制摄像机采集环境图像记录器可以进行相关音频的采集，将现场信息发送到与可穿戴设备相关的移动终端，经 AI 智能识别后，如果发现吸烟、饮酒、不合理驾驶等用户不健康行为状态，将及时记录并发出相应报警。针对新冠肺炎，可即时检测到被检测者的体温、心率等信息，并可检测佩戴口罩是否正常，能够判断是否需要人工对被检测者临床观察。可以确保实时监控流感病毒携带者的体温情况和轨迹趋势，并确保在公共场合经常戴口罩，提醒周边人员小心传染风险，在合理减少病毒传播危险的情况下减少了卫生部门的医疗压力。

二、新的可携带智能设备的利用

其实，随着技术的提升，智能设备也越来越广泛，已经被带到人们生活的每个方面，包括头戴式手机、谷歌眼镜、GoPro 等，第一视觉的影像功能也越来越丰富。与单一的第三视觉图像信息比较，随着第一视觉的图像信息越来越丰富与精准，再加上以学习为表征的计算机学习技术的蓬勃发展，由于多媒体数据的信息提取和处理过程的关键技术也日趋完善，利用人工智能更准确地识别日常生活中的不良生活方式，可及时预警以促进相关行为的变化。

所以，运用云计算技术、大数据分析技术全面发现健康状况发生变化的信号，在产生病变以前实施有针对性的防治干预，成功阻断、推迟或者

改变病变的产生与进展过程从而达到保障市民身体健康的目的。

第三节　环境危险因素的识别与管理

　　健康危险因素中的环境一般分为生物自然环境和经济社会环境,生物自然环境危险因素一般分为生物性危险因素(如细胞、菌类、病毒、寄生虫等)、物理学性危险因素(如噪声、振动、离子射线等)、化学性危险因素(如毒物、杀虫剂、废气、城市污水等);经济社会环境危险因素则一般分为社会政治、国民经济生活投资收入、文化教育、职业、住房条件、与家人关系、心理健康影响、工作压力程度及各种经济社会生活事件等。

一、自然环境危险因素的识别与管理

　　环境监测的大数据来源大致有两方面,一是由环境监测部门本身所形成的历史数据,包含重要生态环境监测资料和主要污染源排放量资料,以结构性资料居多,大部分资料时期跨越将近 40 年;另一类则是由外界环境形成的信息,大多是由人类活动所形成的与自然环境有关的大数量信息,非结构化数据所占比重最高,时间跨度也参差不齐,典型的是中国气象统计已有一百余年,但现代人对与自然环境有关信息的往往持续时间相近。

　　生态环境的质量监控数据与资料,可划分为大气环境监测、水体监测、土壤检测、噪声监测、降水检测、气象环境监测、电磁辐射检测、林木植物保护质量等,主要涵盖了环境质量监控站、生态功能保护区、资源保护区、所覆盖的生态环境保护区等生态敏感区域。主要通过国家环境质量监控系统产生,用以评价整个国家生态环境质量情况。而环境污染源排放信息则可划分为废气污染物源、工业废水污染源、固体垃圾的监测信息等。涵盖了环境污染源基本状况、环境污染源调查、治理设备运行、总量管理、环境污染防控、环境污染应急等的环境监测信息。人口行为所形成的环境数据,主要可以划分为经济建设信息、基础气象、地方情况、人口经济数据、用水量、家庭用电量、生活垃圾、道路交通信息。主要来自各类官方数据年鉴、互联网、新闻媒体等。

当前环保的重点正逐渐转向到人民身体健康保障领域,有毒有害环境污染、重金属污染和自然环境中各种疾病危险性的检测、鉴定与评估将逐渐变成主要检测项目。这不但需要完善的仪器设备与手段,更需要科学合理的健康危害评价方法。利用对环境危险因素及其对人类健康的不良影响与危害度的估计,衡量危害或暴露于这些环境危险因素的个人健康的可能性。其特点采用风险度作为评价标准,把环境变量大数据分析与日常生活、疾病预测、人口资源等结合起来,把环境污染危险度和人类健康有机联系,并采用模拟研究,定量评价污染危害人类健康的可能性。

同时,通过人工智能,不仅可以改进传统的环境监测系统,而且可以大大提高环境因素识别的效率,降低环境因素识别信息错误的概率。

(一)大气环境危险因素的识别与管理

中国大气监控和分析系统大致包括以下部分:应用层、感知层、网络层等。在整个结构的最下部为感知层,采用感应器组成传感器网,利用无线通信模块把采集到的自然大气环境传输至网络层。网络层在这里起着沟通纽带功能,有数个互联网子节点,共同构成了数条传输线,能够集合起来把数据传送给应用层,应用层最后处理这些数据,同时也能够使用人机交互平台展示这些数据。

例如,2018年在监测识别某地大气环境的过程中,利用大气环境监测智能识别平台对大气环境进行监测危险因素识别。利用AI平台中的感知层检测当前大气烟雾浓度、二氧化碳含量、湿度等参数,利用感应器将有关信号送入平台。网络层对所收集的数据信息进行了筛选,将数据信息的来源、范围通过计算方法、通信子网络等确定,将数据信息整理出来后再传递到应用层。而另一方面,应用层则主要负责整合好的数据信息,将处理好的数据信息直接显示在屏幕上,使员工能够了解当地的大气环境状况和可能存在的健康危险因素。

(二)水环境危险因素的识别与管理

目前,各环境监测单位普遍采取化学法、光电方法、卫星影像等方法与手段开展水质环境监测,但上述手段大多具有时效性不足、资源消耗量大的缺点,从而出现环境监测效果较差的情况。在各领域都广泛使用AI技术的新时期,水环境监测还应该积极运用,并进行相关人工智能平台的合理构建。首先需要进行设计,这个设计一定要以平台设计原则为标准进行,而单独设计也是必不可少的,主要是针对各模块,必要确保各模块之间相互独立性的实现,确保后期模块升级无障碍。此外,模块间接口参数不是仅仅需要标准化,更需要结构化,使各模块能够无故障地相互交换。另外,优选选择通用的模块构成部件,准备系统的升级。

在对某河流进行水环境监测的过程中,利用水环境监测人工智能平台对该河流在一定时间内的环境状况进行监测,设定拍照周期,将获得的图像信息转发给水环境监测人工智能平台,通过处理图像信息,可以识别其中的健康危险因素。通过可视化的图像信息,可以直接了解当前河流的环境污染问题,根据实际污染情况采取适当的对策。

(三)土壤环境危险因素的识别与管理

土地环境监测和其他环境监测工作相比,首先要建设土地环境监测系统。整个体系主要包括了无线传感器网络和土壤监测中心 2 个部分,在无线传感器网络中各感应器、传感器节点及其路由节点和协同结点彼此串联连接,并分布于被检测地区的不同角度。其中感应器结点主要承担着对土壤中各信号的采集工作。路由节点负责传感器结点和协同节点间的数据通道,负责沟通工作。协同节点负责把路由结点传送的数据到土壤环境监测中心,最后通过各土壤信息根据土地的情况做出判断确定其中的健康危险因素,采取适当的防护或控制措施。

与此同时,利用中国环境监测大数据分析系统的AI特性,集成并挖掘了大量丰富的、以往从未被广泛关注的水体、天气、污染源监控视频等的"大数据",对仍然有生态环境数据价值的生物信息数据要嗅、抓、整合、处理,并赋予数据系统一个全新的价值内涵,以最终达到生态危险因素监测识别的目的,及时采取相应的对策,改善人民健康。

二、社会环境危险因素的识别与管理

关于行为生活方式的识别,主要针对心理情绪和紧张程度。惠州TCL 移动通讯公司专门设计并制造了一款可穿戴设备,能够及时实现情绪的唤醒。可穿戴设备包括控制器、心率测试电路、阻抗检测电路、体温测试电路等,至少一项测试电路,与控制器连接,能够对使用者的心率、呼吸次数、体内电阻及体温改变率做出测试,同时与控制器相连接的加速度测量电路和提醒电路也包括其中，分控制器可以监测电路的测试结果，并智能化分析判断测试结果有无超出其对应的正常范围。而加速度检测电路也能发挥其独有的作用，当出现一个及以上检测结果超过常规范围时，会进行判断是否处于运动状态，而提醒电路的作用则在于发出提醒消息，在用户不运动时会发出相应的信号。该设备可以较快且准确识别佩戴的状态，如若出现不良行为还会提醒佩戴者注意。

对智能手表、手环之类的智能穿戴设备来说，它必须具备人体的睡眠、心率、血糖、降压、血氧等健康监测功能。在用户紧张的时候，心率、血压等健康监测功能可以实时监测并通过健康大数据的智能分析为用户提供合理的建议，缓解用户的焦虑和紧张情绪，促进人群健康。

💡 **知识拓展**

情绪对于健康的作用与影响

（1）影响人体抵抗力，现代医学指出，若人体拥有一个良好的情绪，相关的生理机也能够达到良好状态，使免疫抗病体系达到最高作用，抗击病毒攻击。

（2）情感有助于治疗或引起病变，据心理学家调查表明，人情绪激动时肌肤会变红发热，人紧张或发怒时肌肤则会显得苍白和冰冷。人的情绪骤变会导致皮肤过敏，从而影响毛发。同时喜悦和健康的情绪还可促进创伤愈合，促使病情好转。

（3）情绪可能影响泌尿和神经机能，干扰精神功能。长期紧张忙碌，生活不如意时，也很容易产生失眠、脱发甚至神经衰弱等的一系列精神障碍现象。受巨大、突然或长期的精神打击也可产生精神障碍。

第四节　卫生服务因素的识别与管理

健康危险因素中的卫生服务因素是指医院服务中出现的所有不利于

卫生保障与增进的因素,如诊疗效率低下、误诊漏诊、医院交叉感染、健康管理体系不健全等。将患者的诊疗信息及康复情况输入大数据平台,利用 AI 技术进行智能化的数据分析,根据特定算法,利用携带的医学知识库海量数据,识别医疗质量低、有误诊现象的患者,并将相关信息及时反馈给医务人员。

同时,利用 AI 实时监测医院各项指标,如发现或可能发生院内交叉感染现象及时发出预警,并进行相应处理。对于重点科室,如 ICU 这样极易发生交叉感染的医院场所,一些医院开始了实时智能监测的探索。例如,ICU 单元能够把心电监控、呼吸机与输液泵等信息和医院的工作环境传送至网络系统,主要涉及 HIS 设备、监护仪、呼吸机、超声机和内镜技术应用,远程传输技术等也包含在内。一方面,经批准后,可实现专家通过手持移动终端、PC 终端或专用指挥中心终端等,远程实时监控患者生命体征和所在环境情况,从而完成了远程指挥、远程监督、远程查房、远程问诊等,信息立体化、智能化、可进行闭环式无缝衔接患者的诊疗;另一方面,利用人工智能对其中的各项指标,特别是院内环境指标进行实时分析和监测,一旦发现异常,及时发出预警以防止不良事件的发生。综上所述,依托大数据分析平台的人工智能医学的发展将是全新的医学环境下的必然趋势,医疗机构可以为患者提供更安全有效的服务,促进其更好地恢复健康。

第五节　基于健康体检的健康危险因素的识别与管理

随着人民的生活水平的提升,对自身健康状况的需求及对于相关疾病的防治意识日益提高,进行体检也是当前民众卫生保健的内容。这也从一定意义上促进了中国"以健康促进为中心"医疗服务的迅速成长。通过 AI 和大数据技术的有效运用,一方面使得体检过程变得更加快速、精准,使相关服务质量有效率都显著提高;另一方面形成了数据共享、整体性较高的管理方式,并通过国家健康管理系统、疾病预警系统等的大规模建立,实现了体检信息和大数据系统的高效整合目标。

一、AI 智能健检机器人的应用

许多健康管理中心都采用 AI 技术,所以健康信息管理服务中心的体检用户在进行体检活动时,先必须通过智能体检管理系统的预订服务并填报信息预订体检,在预订完成后,再按照约定日期到体检中心。AI 智能体检机器人提示体检项目过程,并指导顾客使用 AI 全过程检测系统实现快速体检,为每个客户提供全过程的检测引导。服务试点服务器通过局域网连接到各医生端、护理站,智能导诊。由用户注册后进行各科检查,体检完毕后,将报表送到前台并进行导检系统 AI 演算,专家协助分析体检数据并做出健康评价,再做出身体风险因素分析,并提出安全保障措施,最后制作安全体检报表。AI 智能体检机器人贯穿了整个体检流程,指导在体检前待检员工规范体检,以减少体检耗时,并提升客户满意度。另外,AI 智能体检机器人还能够利用人脸识别功能自动识别客户姓名,播报迎宾送客语,在体检前即时同步客户体检进度,并提示体检中异常事项,同时提供保健疗养咨询及休息娱乐等多种方案,如在新冠疫情防控期间,发热、未戴口罩者也可发出警报从而引起注意。如图 11 - 1～11 - 3 所示。

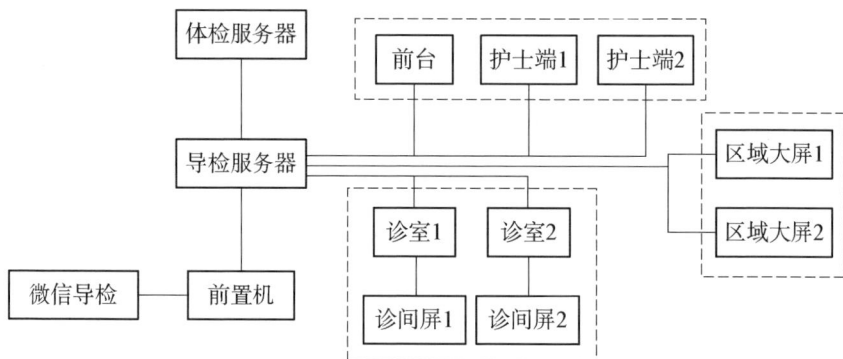

图 11 - 1　AI 智能健检机器人工作原理示意图

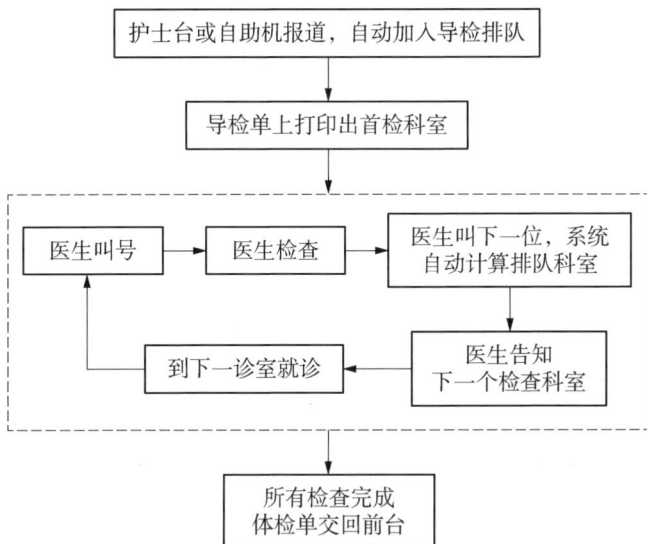

图 11-2　AI智能健检机器帮助体检流程示意图

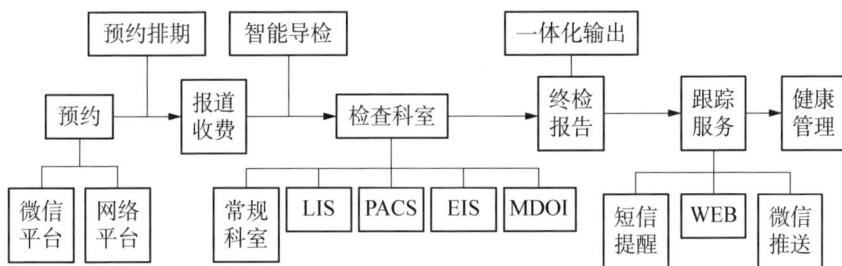

图 11-3　AI智能健检机器人引导体检流程图

　　健康管理AI的使用大大提升了被检者的体检效率,由于体检结果可详查,能够快速确定漏检、拒检的项目,从而减少因漏检导致受检者对身体的信息过于局限的现象和问题。另外,该智能体格检查技术能针对疾病诊断情况自主做出判断,根据发放的医学检验结果,可以自行对比过去的医学检验数据,最大程度防止漏诊或误诊现象的出现,更好地识别健康危险因素。针对体检结果提供科学合理的健康促进意见,以辅助提高了身体健康管理水平,让体检人不但能够通过此次体检知道了自己的实际身体状况,还能够得到更科学合理的健康促进意见,从一定程度上提高了体检服务质量,可以让体检结果更具实际意义。AI实现了降低成本、高效、增加服务端"生产率"的技术核心价值。AI 在大卫生领域能够一定程度上弥补医学人才短缺，减少漏诊、错诊现象，提高医生工作效率和健康危险因素识别效率。

二、健康体检大数据的应用

与此同时，由于个人的各类体检指数等信息大量累积，产生了大量的体检数据。下一步要进行的是各个区域的卫生医疗大数据共享。因缺少理论指导和实践经验，大量数据没有被充分利用，将造成极大的损失。要把这些信息作为影响国人身体健康和科研的主要基础，也可以在保障被检者信息安全的情况下，利用计算机云技术建立地方与全国体检科学资源共享系统，引导各地体检单位转变观念。需要进行网络平台建立，打通数据孤岛，进行科学资源共享，最大程度地发挥信息的社会作用。利用大量的数据，不仅可以对居民的整体健康水平进行宏观分析，还可以利用 AI 智能识别其中的健康危险因素，制定相应的策略，为全人类的健康做出巨大贡献。

其实，体检中心在大数据分析方面的运用还体现在为每个用户定制的检查项目设计上，而体检的主要目的就是为了检测潜在的健康风险。在中国传统概念中，名医凭借经验对患者的不同情况做出诊断，但在信息无处不在的年代，将基础服务交给机器会达到更好的效果，因此体检机构须将信息运用到各个业务中。此外，体检机构还以体检信息为基础，研发智能健康穿戴式设备、智能健康设备，如针对睡眠品质不理想并因此产生重大健康风险的患者，将已记录的有关睡眠品质的智能设备和反馈的体检结果中的资料加以对比，参加体检人员将从中得到更为人性化的意见，并将数据用作未来诊断的基础。

第六节　基于疾病筛查的健康危险因素的识别与管理

一、疾病筛查的重要意义

目前，我国医疗数据利用率低和浪费等问题突出，医疗大数据研究还处于起步阶段，开发更有效的数据存储、管理、应用、共享平台，使医疗大数据得到更充分的利用对于发挥医疗大数据的最大效益和提高疾病诊疗水平,改进健康管理具有极其重要的意义。通过建立健康大数据分析系统,进行健康信息的分类、储存与获取,进而向市民推荐智能化的保健方法、患病风险与慢性病处理对策建议,为医疗行业发展提供有力指导。建立健康管理的医疗大数据平台后,通过综合医院体检中心体检数据、用户可穿戴设备健康数据,以及用户基因检测数据、大数据分析的方法,构建完整、准确的健康评估和健康干预算法,建立微信及 APP 等移动终端提供方便快捷的健康管理结果查询和健康建议等服务。

完成体检后,所有居民的体检数据将会自动汇总在一个统计平台上。该平台将会利用已取得的大量数据进行统计分析,并对流行疾病、慢性疾病等做出筛查、发展趋势分析和暴发警示,为公共卫生机构的防治干预规划与行为提供强力根据与参照。而调查结果也显示,根据血常规、血生化、尿常规数据分析而构建的肿瘤风险预警模式可于早期锁定肿瘤高危群体,准确度达到了 95.5%。通过体检数据建立的健康风险评价体系能够预警疾病风险。通过建立风险因素、防控方案、卫生教育方案等策略,能够在一定程度上减少疾病的风险,实现保护和提高身体健康的目的。利用健康医学大数据分析,构建特定慢性病危险预警模式,实现对高危个体的辨识与筛选,提醒患者及时发现潜伏病变,进行早期判断与早期诊断,对疾病防治关口的前移有着重大作用。

二、传染病的筛查

疾病的筛查与检测重点在于进行慢性非传染病检测,而传染病筛查重点则是利用中国传染病大数据中心进行,利用传染病集中性疾病检测支持软件进行重大传染病的检测、预警等工作,并建立了传染病检测统计分析技术和支持的政策体系,利用"互联网＋传染病监测"技术进行传染病分析与对疫情控制开展智能化工作,实现大数据分析技术在公共卫生中的广泛应用,进一步增强疾病管理部门对传染病的有效防治意识。针对新冠病毒,也通过 AI 自动测温和健康码查询早期筛查。

三、慢性病的筛查

针对慢性病的相关筛查,主要包含糖尿病、高血压等检测及恶性癌症病变检测。糖尿病、高血压这一类疾病的筛查一方面可以通过体检实现，另一方面可以通过一些智能穿戴设备，监测和智能化分析血糖和血压，实现糖尿病、高血压的筛查。

针对癌症的早期检测，个体能够利用基因筛选方法，早期找到潜在的病原基因，从而防止恶性肿瘤的产生，以基于高通量序列测定的肺癌分子诊断试剂盒为例。高通量测序技术（high-through put sequencing）是针对传统测序的一次革命性变化。百万至十亿个 DNA 分子的一次并列测序，但通常读长较短。高通量测序科技又称为"下一代"测序（next-generation sequencing，NGS）科技，能够一次检测数十万或几百万序列，是目前使用最普遍的测序技术。与传统的肿瘤影像学和免疫组织化学诊断技术相比，肿瘤分子诊断技术"追根溯源"，发现引起肿瘤的深层基因突变，因此诊断优势明显。

与传统的基因诊断手段相比，基于高通量序列测定的分子诊断具有高通量、高灵敏度、不需要理解遗传背景的优点。该技术的创造性和先进性在于项目在多基因、多位点的集成式检测技术系统——高通量序列测定和大数据分析的基础上开发了针对肺癌靶向治疗的分子基因检测试剂和影响潜在临床治疗手段的特定分子基因标志物。它整合了中国肺癌人群的基因变异特异性指标，建立了现有靶向治疗与特定突变的相关性，建立了适合中国人群乃至中国不同地区的肿瘤突变数据库，为肺癌的正确治疗提供指导和依据，提高了诊断和治疗的准确性。此外，通过优化核酸提取方法和条件，利用多重 PCR 扩增目的基因序列和芯片杂交技术富集基因片段，逐一解决基因突变丰富度低、临床活检样品量少等问题，提高了肺癌样本基因检测的灵敏度。

该技术开发了一种多重效用的分子基因检测手段。针对部分肺癌肿瘤组织获得困难和组织样品获得量少的问题，开发出可以检测低至 10 ng DNA 的组织样本和外周血样本的基因检测手段，同时一次检测可获得 300 多个位点的突变信息，节省费用和时间。目前肺癌的一个亚类——小细胞肺癌的治疗手段仅限于放化疗，迫切需要新的治疗手段和生物标志物的研究开发。通过高通量及分子生物学的相关技术，开发了针对小细胞肺癌的潜在分子治疗方案和可能治疗选择的分子基因标记。该技术是基于高通量序列测定的肺癌基因检测技术上的成熟，体外诊断安全可靠。

试剂盒可应用于临床和大健康领域。第三方检验报告的广泛使用，为临床医师准确判断和处理癌症病例提供了参考服务。临床分子诊断检查报告的提供可以指导临床医生对肿瘤患者的精密治疗。该产品以大数据分析为基石，为亚健康患者提供癌症早期检测服务，可起到早发现、早诊断、早治疗的作用。

案例讨论

案例

　　在新冠疫情防控已成常态的情况下，一名外国男子乘飞机返回A市，完成集中隔离后，原本应该进行7天的居家隔离。结果，在家隔离的某一日，该男孩突然前往A市的一间奶茶店买了奶茶，之后经核酸检测结果呈现阳性，A市一天新增了2例新冠肺炎的本土传染者，以及3例本土无症状传染者。A市政府迅速做出反应，市、区政府的疫情防范紧急处理机制也迅速启动，并全面展开流行病学研究、有关人员调查、抽样检查和防控管理，并实施了有关公共场所和生活环境的最终消毒措施等防控举措。这5人已被转移至市公共卫生医疗临床管理中心进行进一步处理，并进行了流行病学研究，紧急寻找密切接触者，进行相应的核酸检测和隔离，对相关环境进行采样和消毒，排除相关场所物品和环境样品。在流行病学研究中，主要通过疾控人员肉眼观看监控回放，和密接在同一空间接触，如果没戴口罩，就是次密接，集中隔离14天，如果戴了口罩就是"高筛"，采取2＋12管理措施。找到相应人员后及时联系找到他们并采取相应的隔离措施，对周围环境的有关人员实施了核酸检测，确保新冠病毒感染不扩散。

讨论

　　（1）A市针对本次新冠疫情事件主要识别了哪些危险因素？

　　（2）面对这种情况，是否可以利用大数据和AI来进行危险因素的识别和疫情的防控？该如何利用？

📑 本章小结

本章对大数据分析和人工智能背景下的健康危险因素的识别与管理做了相关综述，研究重点在生物遗传危险因素的识别与管理、行为和生活方式危险因素的识别与管理、环境危险因素的识别与管理、卫生服务因素的识别与管理这4个角度展开，并且重点介绍了大数据和人工智能背景下健康体检和疾病筛查对于人群健康的重要性，强调了应该依靠人工智能和大数据促进人群的健康。并且列举新冠疫情下的一个具体案例，启示学员们思考如何在现实生活中利用人工智能和大数据解决具体的实际问题。

参考文献

[1] 段玲玲,赵铭珊. 人工智能在环境监测中的应用分析[J]. 环境与发展,2020,32(10):177-178.

[2] 胡守兴. 人工智能+健康医疗的研究和应用[J]. 软件和集成电路,2019(4):10-13.

[3] 黄涛,李立明. 系统流行病学[J]. 中华流行病学杂志,2018,39(5):694-699.

[4] 姜喆. 人工智能在环境监测中的应用[J]. 节能与环保,2020(Z1):99-100.

[5] 蒋琦,陶沁,吴军,等. 贵州省传染病疫情预警与应用实践[J]. 疾病监测,2020,35(7):633-636.

[6] 李晴辉. 健康风险评估系统的实现与应用[J]. 中国数字医学,2013,8(11):25-27.

[7] 李辛,王秀敏,王剑. 人脸识别技术在遗传综合征诊断中的应用[J]. 中华实用儿科临床杂志,2019(1):73-75.

[8] 马立伟,曾强,吕秋平,等. 大数据癌症风险预测系统[J]. 世界复合医学,2015,1(1):63-67.

[9] 任海英,吴睿. 构建健康体检数据与大数据平台融合的思考[J]. 智慧健康,2018,4(32):7-8.

[10] 宋卓,易感基因检测报告生成软件 V1.0. 湖南省,人和未来生物科技,2015-12-11.

[11] 王仕洪. 大数据在健康体检行业的应用价值分析与展望[J]. 东方企业文化,2015(11):257.

[12] 袁杨,关健. 健康体检数据共享现状与应用展望[J]. 中国卫生信息管理杂志,2018,15(6):633-636.

［13］张理纯.人工智能体检系统在健康管理中心的应用［J］.中国医疗设备,2020,35
(7):95－98,147.

［14］赵飞,兰蓝,曹战强,等.我国人工智能在健康医疗领域应用发展现状研究［J］.中
国卫生信息管理杂志,2018,15(3):344－349.

［15］BASEL VANAGAITE L, WOLF L, ORIN M, et al. Recognition of the
Cornelia de Lange syndrome phenotype with facial dysmorphology novel analysis
［J］. Clin Genet, 2016,89(5):557－563.

［16］HIPPISLEY COX J, COUPLAND C, BRINDLE P. Development and validation
of QRISK3 risk prediction algorithms to estimate future risk of cardiovascular
disease: prospective cohort study ［J］. Bmj, 2017,357:j2099.

［17］SULTAN A A, WEST J, GRAINGE M J, et al. Development and validation of
risk prediction model for venous thromboembolism in postpartum women:
multinational cohort study ［J］. Bmj, 2016,355:i6253.

［18］VALENTINE M, BIHM D C J, WOLF L, et al. Computer aided recognition of
facial attributes for fetal alcohol spectrum disorders ［J］. Pediatrics, 2017, 140
(6):e20162028.

第十二章

智能化健康行为管理

💡 **学习目标**

（1）掌握基于互联网和人机交互的智能化随访管理间的区别。
（2）掌握基于互联网和人机交互的健康行为管理间的区别。
（3）掌握自动行为改变评估的两种方法。
（4）熟悉基于互联网的健康管理服务平台的三个部分。
（5）了解基于互联网的智能化随访的优势之处。
（6）了解基于人机交互的智能化随访的优势之处。

第一节　基于互联网的智能化随访管理

　　网络的智能化随访服务是对传统业务的革新和融合，把医院的患者随访工作融合在平台上，并建设医师的个人网页，使患者就诊后可以直接通过医生网页上传相关资料，医务人员按照患者病情分类，与患者有效沟通，这种方法不仅可以将相关健康保健的知识传输给患者，使随访从被动变得主动起来，还能使得医患关系更加融洽。同时，医务人员的经常随访、患者的积极配合，能够随时掌握患者情况的变动，进而帮助患者治疗、进行相关的统计分析、累积经验，同时也促进医疗科研工作的发展和医疗技术人员业务水平的提升。

一、平台的构建

　　任何产品的创新都以应用为最终目标。单一的在医院内的服务方式和日益增长的需求并不相符。依托于互联网的智能随访系统,通过采用目前主流的即时通信技术和大数据分析等技术手段,对患者基础信息进行导入和收集,对随访方案进行制订和实施,对反馈信息进行统计与大数据分析,并集健康小贴士的信息服务功能于一身。该系统所提出的双向反馈功能,一方面能够推动规范化、系统化随访管理工作的开展,还能够为健康护理科学研究奠定基础。另一方面,能够避免患者查阅信息时受到时间与地域局限,同时能够基于他们的需求进行反馈,尊重患者的自主权。

平台数据库中应该包含患者姓名、年龄、联系方式、性别、住址等基本内容,并且同时提供医疗信息系统及移动护理系统电话,保证该电话内容真实、可信、全面。而患者的住院号,相关的住院科室、床号、出入院时间与住院时长,术后出院检查与治疗等内容也应包含在内,并按照科室、术后出院检查与治疗等内容对患者进行了分级,从而进入不同的随访模式。最后,还应包括患者的病历信息,即医嘱信息、住院记录、病史记录、出院小结、检查结果等。其中,患者出院小结和出院带药情况需要特别关注,便于相关工作人员者在访前快速了解患者病情和出院情况。

录入信息后,由系统完成对患者分级和病情划分,并通过根据病型和专家共同制订的随访方案/长期护理计划模板,自动匹配应对方案。并需要及时对患者需求信息进行反馈,以便达到患者随访内容的正确性与个体化,实现"以患者为中心",让患者能够积极地参加随访,获得全方面正确的诊后咨询服务,并评估随访成效,做好数据统计与分析,使得护理人员能够有效调整随访方法,更好地改进随访。

二、互联网随访实施的过程

(一)前期的准备

各科室首先针对科室工作需求建立本科室的随访模板,模板中提供电话访问、微信问卷、复查指导与提醒、健康教育等多个方案,科室可以灵活选择。模板制作完毕后,管理系统每天自动按照相关要求制作相应任务,工作人员按照各项任务进行相应工作,除电话的随访任务手动完成外,其他各项任务管理系统则自动利用微信等公共账号进行。患者的全部随访任务结束后,管理系统自动终止随访,而相关工作人员也可按照实际状况提前结束随访，或单独追加随访各项任务。月末信息系统自动产生随访人次、随访频率、重大病例的随访频率等有关数据，以方便管理部门及时了解医院总体的随访状况，具体过程如图 12-1 所示。

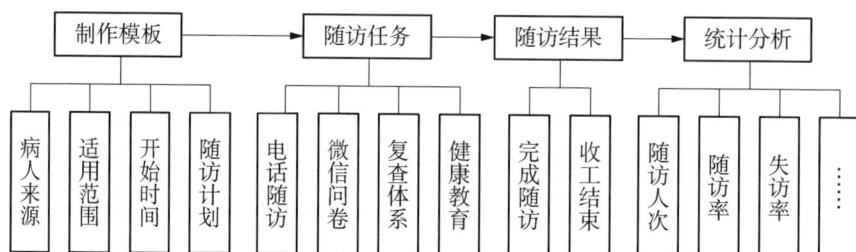

图 12-1　互联网随访流程

完成随访模版制作后，系统将符合要求的患者加入模板，然后按照模板维护的要求制作随访任务，生成任务清单。随访流程中除了采取电话方式进行的随访会生成相应的工作人员，其他微信问卷、复查指导与提醒、健康管理等信息，均通过微信公众账号主动推送给患者，无需介入。

（二）电话随访的实现

电话随访由工作人员与患者进行通话，记录相关的问题。为方便开展，管理系统还配备通话盒子和耳机，可以利用系统的通话盒子界面，通过直接选择"打电话"。管理系统自己使用通话盒子拨打客户的手机，也取消了自己手动拨打，在减少出错的同时更加方便。同时，该接口还整合了患者的基本情况、医院情况、历史就诊等具体信息内容，工作人员能够迅速掌握其发病情况和医院状况，尤其是出院小结情况和出院带药等具体情况及相关信息内容。电话连接后，相关工作人员按照之前设定的访谈内容向患者询问，记下回答。当记录完毕提交后，代表该随访工作已经完成了。

（三）微信随访的实现

微信问卷可以通过公众账号发布给患者，分为单选问题、多选问题、下拉问题、单行文字问题、多行文字问题、填空问题、日期时间问题等几种方式，随访工作人员可按照要求对试题、答卷内容设计，并可以制订本科室所需要的连续随访问题。然后,系统自动按照随访计划通过微信公众账号向患者手机上推送问题,患者使用手机软件完成答卷,并完成问题内容。

复查提示和健康教育可在微信公共账号主动发布给患者,内容可自主管理,包含文章、视频等,并实现简单排版,设置适合自己需要的提示和健康教育功能。设置时间后,系统将按照目标时间自动把信息通过公众账号发布在其手机上,具有提示和警告的功能。

(四)特殊情况的处理

针对呼叫不能接通或出现死亡等特殊状况的患者,可自动结束任务,亦可按照实际状况给患者追加任务,整个随访流程更加灵活,适应各种患者随访的需求。数字化的最主要目的在于使各种信息电子化,有利于信息存储和后期统计调查。根据业务管理科室的情况对有关数字的统计分析后将形成综合报表,包括有效随访人次、有效随访率、重大病情人次、重大病情随访率、失访率等,以便于管理工作人员及时了解随访状况,还可根据管理各科的情况资料进行统计分析,便于医院对患者的管理工作,并且可建立科研工作原始数据。

三、与传统随访相比的优势之处

在以往的治疗方法中,患者普遍存在着事前治疗缺失、事中服务效果差,甚至事后不治疗的问题。利用"互联网＋智能随访",患者能够利用个人医生网络,及时掌握医生所介绍的健康科普知识并做好相应的工作,做好事前防范。在就诊治疗时,由于和医生在之前进行交流与互动,患者更加信赖医生,医生更加熟悉患者情况。患者经过治疗后出院时,也能够通过医生的个人网络对治疗后的情况及时做出回复,向医生进行反馈,从而增加了医务人员和患者之间的交流。专家们能够利用个人网络,最大限度地传播最新的医疗资讯、最新的医学科技、最真实的健康科普文章,患者能够通过掌握有关科学知识来理解和防治疾病,从而对抗疾病,并由此扩大医疗信息交流渠道,构建了融洽的医患关系。此外,方便的沟通方式省去了医生来到患者家中、患者到医院求助的时间和精力,对患者的信息也可以通过互联网更准确地获取,大大提高了效率。

💡 **知识拓展**

随访

　　随访是指医院或有关医务人员对在医院治疗的患者采用电话联系等其他手段，定期掌握患者疾病的状况，帮助治疗的观察手段，是不断追踪了解研究其病情疗效、进展状态的方法。通过随访能够提升患者医中和医后的服务质量，有利于医务人员对患者的追踪研究，了解统计分析、积累宝贵的一手数据，同时，还可以发展医疗科研活动和培养医疗工作人员的业务素质，从而能够更好地为患者服务。简而言之，就是诊疗后跟踪和走访患者。

第二节　基于人机交互的智能化随访管理

一、平台的构建

　　大数据分析与智慧健康随访平台，将大数据分析、AI 等新科技运用于健康随访进程。采用基于规则的自动随访，对患者出院后的情况进行全面的监测。另外，通过计算机学习技术预知异常及存在的危险，形成更精确的患者画像，有助于医务人员及时了解患者的疾病恢复及复发状况。

　　大数据分析智能追踪系统与相关行业信息系统的大数据分析系统连接，设定相应的跟踪组和随访对象，实现信息提取、整合，通过数据库和规则引擎制定追踪方案。平台还需要不断实现信息集成，主要涉及临床应用数据，即患者的历史诊疗情况和医院治疗阶段数据，内容包括人口学的基本信息、一诉五史、医生所进行的相关诊断与治疗信息、手术后的相关记录、影像学及病理的检查与检验报告、基因图谱、放射性治疗方案和长期随访检查，数据即患者就诊记录以及恢复阶段数据、日常饮食及药物的使用状况、心理健康情况、体征检测、效果评估等，从而形成有关患者的一个生命周期数据档案，如图 12－2 所示。

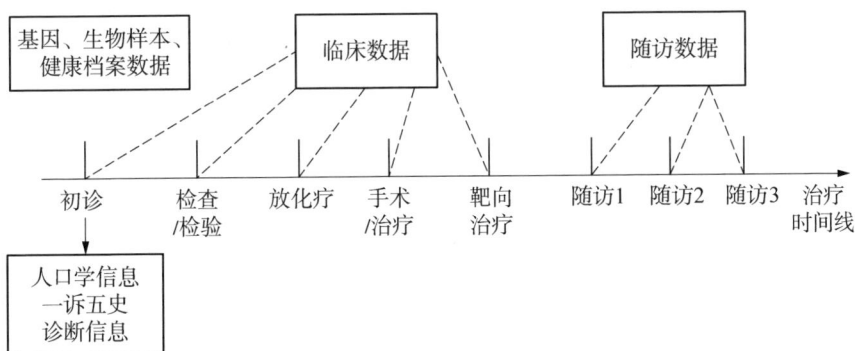

图 12－2 基于人机交互的智能化随访管理平台的构建

💡 知识拓展

患者画像

获取患者个体以及相关人群数据和在医院诊断、日常体检、慢性病监控等工作流程中所形成的大量电子病历、体检报告等信息，即可以在患者身上贴"标签条"，标签条通常会根据年龄、喜好、地域、性别、家族史、既往史等多个维度识别患者，均为具有高识别特性的标志。通过患者图像的清晰化，我们可以在很短的时间内充分了解患者的个体特征，跟踪目标患者的轨迹，了解新患出现在哪里。另一方面，我们也可以与患者传递相关信息。对符合药物和治疗方案的患者进行正确的判断和导流，可以减轻医生的工作量。

二、基于人机交互的智能化随访的实现

（一）AI 智能电话随访

使用基于 AI 的语音跟踪软件进行随访。首先，需要把即将进行随访的患者的一些最基础的信息输入到随访管理信息平台里，之后相关计算机设备就会参照之前所设定的流程智能化地对随访对象进行通话。并

且，该电话与患者进行沟通时候采取了模拟人声的技术，以更好进行沟通。当然，也同时具备了语音识别、转码、降噪、声纹识别与语音合成等高新技术，可以对与患者所进行交流的内容进行识别翻译以及智能化分析，将其中有效信息进行提取，并自动化生成本次随访的结果进行储存，与之一起进行保存的还有相关的录屏与翻译信息，都是以结构化的方式进行相应的保存的。与基于互联网的随访相比，AI 智能手机跟进完全可以通过人工智能实现，而不需要依靠医务人员，可以大大减轻医务人员的工作压力。

相关研究表明，从语义识别的准确性来看，AI 电话随访识别精度较好，不管是男性还是女性，是老年患者还是中青年人群，准确性都达到了较高的水平。然而，准确性也会因为一些不可避免的因素而降低，比如患者所在的环境较为嘈杂，有较重的口音，以及患者不能准确理解，或者出现复杂逻辑判断等一系列问题。按照目前的情况，AI 随访能够准确识别与处理一些闭合性问题，但对于开放性回答并不能很好识别与处理，还需要不断进行优化与升级，如可以对说话技巧进行改进，不断收集患者的对话以此来对语音识别答案库进行丰富，以提高准确性。

这表明，AI 语音随访技术在社区慢性病监测中具有良好的应用潜力，是可行的，节省了人力。今后应加强以下方面的工作：第一点，需要使得电话信息准确性不断提高，以此来增加通话的成功率。第二点，应对公众采取新技术的教育、通过显示单位名称对来电号码进行认证、在社区开发更多应用场景等措施，提高居民对 AI 监控的接受度与参与度。关于这项技术在 AI 方面的应用研究仍然需要在更多地区和人群中进行不断探索，以期其更好发展。

（二）AI 机器人随访

随访机器人一般采取国际通用的自动化聊天机器人，以 AI 科技为基石，而其 AI 引擎一般具备语言识别功能模块、语音识别功能模块、机器学习功能模块，乃至情感分析功能模块。上述功能模块还促使聊天机器人在与人类交流中变得更为自由，所以在远程治疗中的随访自动化机器人也是处理大规模出院患者随访难题的合理解决办法。其最大特点是患者出院后能对随访机器人针对挂号服务、医疗用药情况、饮食卫生等方面提出咨询，随访机器人针对患者的情况给出 AI 意见。

随访机器人通过利用新一代 AI 信息技术自动获取已治疗病患的私人基本资料,并按照国家慢性病控制计划安排的需要,定期启动将个性化随访表单传递至患者的陪伴机器人终端,患者可以采用语音或手动键盘的形式进行读取消息,以语言交流形式解决个性化随访表单难题。机器人的背景声音被自动识别并转印在随访表格中,而随访表格也将自动保存到随访系统中,由机器人负责评分并提供相应的结果。这样实现了系统的自动计时、推送、问答、存储、计算等工作,极大降低了医护时间,提升效率。同时,通过信息系统按计划自动推送的健康知识问答服务,对患者进行基本专业知识解答、重复或多次试验的多种形式,逐步提高对患者的基本保健常识知晓率。

三、与人工随访相比的优势之处

和人工随访比较,采用了人机交互的自动化系统随访也有着不少优势,而且随访的实现也是由计算机系统自行完成的,而不需要人工干预。它运用 AI 技术,为患者提供全新的就诊感受,同时运用语音识别和自然语言处理手段,获取患者评价和建议,提升识别准确率、回复准确性,帮助医院有针对性地改进医院业务,提高服务水平。但是,在患者侧噪声影响和语音模糊的现象可能干扰语音辨识的精度。其次,由于 AI 可处理的交互逻辑比较简单,在面对突发状况时,较难灵活处理。最后,在患者的感受上,机器人的声音尽量贴近于真人声音,但在音调、语速、情感的表现上却与真人声音比较偏弱,会干扰患者的信息接收感受,这些也是 AI 的发展方向。

第三节　基于互联网的健康行为管理

我国需要以"互联网 +"为基础,结合社区健康管理信息化的实际情况,建设相对应的服务网点,搭建基于互联网的服务平台,为居民提供远程健康管理服务,探索新的健康管理模式。基于互联网的健康管理服务平台包括远程健康管理数据采集模块、健康管理大数据分析模块、健康干预和医疗模块 3 部分。

一、健康数据采集

居民进行健康评价及健康干预的基础是其档案的连续性和完整性。互联网、云技术的发展将使得收集相关健康档案的方式越来越多样化。对血糖高、痛风等严重慢性病患者群来说，必须定期检测自己的人体血糖、尿酸等指数，单靠不定期的医疗生化数据检测无法达到长期监测的效果要求。需要及时有效监控患者相关的生化数据，与主治医师在线咨询，依据自我生化指数合理调节膳食、药品等摄入状况。在此基础上，一套远程健康管理系统被开发出来，这一套系统既包含硬件，也包含软件系统，居民不需要前往相关机构，居家就可以通过医学传感器对自己的一些生理指标进行相应的测量，而测量之后的数据则会自动进行传输，并且保存在社区卫生服务中心的服务器中。除此之外，居民亦可通过移动终端进行相关的平台登录，并将体检资料手动上传到该社区健康管理服务平台进行管理。

二、健康数据分析

健康评估主要包含两个部分，分别针对健康指标和健康风险进行。首先会搭建一个社区健康管理大数据的平台，平台搭建之后就可以分析相关居民的体征指标，并对健康进行相应的分级，主要有三个级别，分别是健康、亚健康、疾病。其中，亚健康包含低、高风险，而疾病包含慢性病和重病，并分析疾病居民的危险度，以对发展趋势及相关危险因素进行正确评价。

三、健康行为干预

基于居民健康的评价结果，相关医务人员会对居民开展针对性的健康干预和医疗治疗，其中需要对患有亚健康和慢性病的居民给予积极的健康干预。可以采用各种网络设备，如手机 APP、微信公共平台账号等社会元素，打造社会-居民网络交流平台，随时互动，达到疾病防控、促进身体健康、减少危害等目的。首先，基于市民生活信息，有针对性地定时向市民发布卫生常识、用药指导、心理健康辅导。其次，也可以对居民、患者进行健康教育，利用慕课、微课方式给他们提供相关的医疗保健知识。也可以建立医疗知识库,以构建 SNS 医疗问诊交流共同体。居民也可以通过相关医学知识库,与社区医务人员、居民进行交流,社区医务人员应当给予准确回答,以此也可以增加市民对社区医务人员的认同感,加强居民与社区医务人员、居民的联系,更好地发挥社区医疗的作用。社区居民也可以进行体检时间、就诊时间的预订,并可以对个人健康档案以及有针对性的个人健康管理方案进行查看。对于病情较为严重的患者,也应构建社区—医院网络交互系统,为他们及时提供相关医疗服务,并解决看病住院的问题。

在形成线上和线下相结合的大数据关联系统上,医生与患者之间形成了有效的卫生管理系统,增强了医生内部的信息互动力量,有利于形成全国统一化的医疗服务平台。构建精细化的健康管理系统,必须突出信息化诊疗业务的内在价值,为患者提供人性化诊疗服务,以实现健康管理的运作目标。但是,基于互联网的健康行为管理主要还是依靠医务人员所进行相关的数据分析和行为干预,对他们的时间和精力消耗也较大。

知识拓展

健康管理

健康管理以现代保健概念(生理、心理与社会适应能力)、新的医疗模型(生理—心理—社会)和传统中医药治未病为导向,运用现代医疗和现代管理经济学的思想、技能、方式和技术手段,全方位进行对个人和社群的整体健康状态及其直接影响个人健康的风险因素评价,有效干预正常并连续跟踪健康服务对象的医疗活动和流程。以防止和遏制慢性病的发生进展、减少医药花费、改善人民生活品质为主要目的,对个人和社群开展健康教育,以提升人们自我管理的健康意识与水平,并根据与其生存方式有关的健康风险原因,通过提供健康资讯收集、健康检查、健康测评、个性化的健康管理方法、进行卫生干预等手段以不断地改善。

第四节　基于人机交互的健康行为管理

一、慢性病健康管理机器人

慢性病健康管理机器人，是指可以和患者开展信息互动和交流、进行相应的体育锻炼、膳食引导和心理健康干预，以及任务推送和疗效评估等的慢性病健康自我管理方式的机器人，主要包括慢性病患者群戒烟、限酒、控制油盐、多吃蔬菜、睡眠健康、促进体育运动等的科学生活方式，同时能够增强对慢性病患者的自我管理保护意识，从而提升对慢性病患者的自身生活控制合规性和治疗能力（图 12－3）。

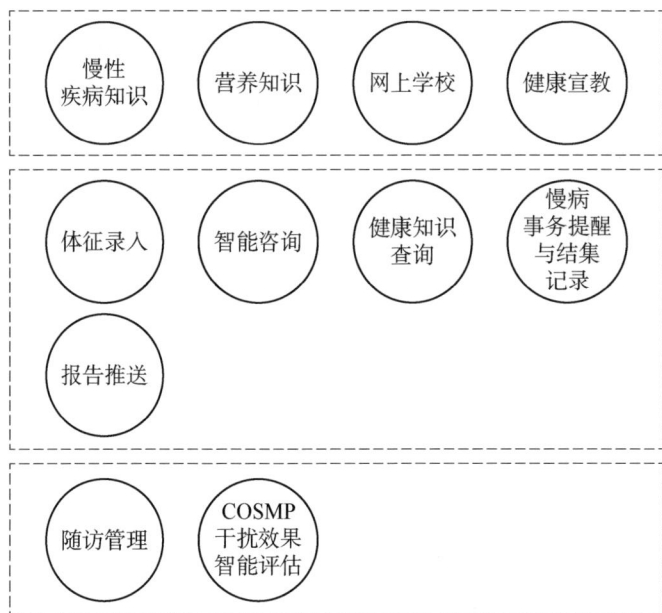

图 12－3　慢性病健康管理机器人功能模块介绍示意图

在处理传统的蓝牙、无线通信智能医疗设备时，因为版本、机型、厂牌、产品等的各种差异，往往会产生设备接入端口不断调整的问题，本系统通过采用语音识别技术,建立了特征语言专用库,并经过专业训练形成了语音输入的特征语言专业模块。患者通过和机器人实现的语言互动,就能够录入重量、血压、体温、血糖、身高等基本体征数据信息,并上传到个人的健康档案中实现文档化(图 12 - 4),从而增强了患者体征在录入时的语言互动感受,也大大降低了基本体征数据信息获取门槛。

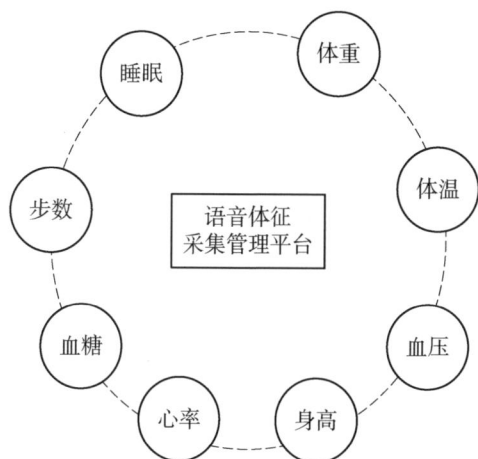

图 12 - 4 慢性病健康管理机器人具体功能介绍示意图

慢性病管理机器人是通过慢性病百科系统展示慢性病的各种知识库,并与专家知识库相结合,并整合健康知识、运动内容的一个关于慢性病保健管理的知识库系统,智能化为慢性病患者群提供全方位的健康管理保健知识的平台。通过与专业健康相关网站的互动,人们可以快速获取慢性病各时期的基本营养要求与膳食禁忌信息,为慢性病患者群建立全面的慢性病健康养生信息咨询平台。通过不同的营养搭配,可以避免患者营养过剩与营养不良的两个极端状态,使健康管理做到更好。另外,给慢性疾病患者也提出了各个发病阶段的饮食禁忌建议,以确保饮食安全。

同时,慢性病管理机器人还利用整合了大量文献,并根据临床设计导则、药物导则、试验与检测导则、医学质量、服务标准、健康安全准则库等相关数据库,采用网络本体语言(web ontology language,OWL)技术建立了可实现智能问诊的慢性病语义本体信息库。慢性病患者群可以使用语言 AI,利用语言对卫生常识和传染病的基本知识提出询问,语言 AI 可以利用语音识别转换患者咨询的提问，对句子做出结构形式化分词，再利用分词比对反映慢性疾病的本体知识库，从而获得提问回答并由语言 AI 回答患者。

所以，慢病健康管理机器人的使用，能够迅速高效地收集慢性病患者群的症状信息，结合患者自身健康数据中心，确定自身病情情况，适时将相关信息与治疗计划通知患者的家人，促进慢性病症的治愈。语音机器人的消息传递与提示有助于改善患者自身不健全的生活习惯，对食物、运动、工作与休闲做出合理的计划与控制，提高患者的自主组织程度、自我管理能力与合规性。但必须指出，目前慢性病健康管理机器人并不是完美的，在某些地方还是存在问题，需要人机的密切配合，还需要更长时间的应用检测与认证等，因此机器人的交互体验也必须完善与提升。

二、智能家电

智能家居系统的智能功效分为安全、舒适、方便等，最重要的非安全莫属，是健康的家庭环境、食物、睡眠、饮用水等大卫生预防和家庭康复、科学生活方面进行的生活管理技术。健康医疗管理业务的基础并非单纯的监测，而是完整的家庭健康信息管理业务，其服务内容必须具有对所有人员的健康情况进行个别的监管，同时对相关人员展示监测数据，由专门的医生进行实时健康管理等特点。随着大数据分析、机器学习的运用，智能家居已经由智能单品化、互联互通，逐渐演变到了智慧场景、智能家居时代，并具备大数据驱动下的智能家居健康管理业务特点，如图 12 - 5 所示。每个平台都内置了算法，个性化程度非常高。

在智能厨房服务平台上，用户也可以进行个性化的设置与操作。可以以自己的身体状况为基础，进行饮食禁忌、用药计划等的设定。智能家电可以进行相应的注意提醒和干预，自动对用户的相关行为进行日常监控，保证饮食的合理性与用药的及时性，促进更健康地生活。室内空气环境服务平台也会进行相应的监测，对室内氧气、二氧化碳、PMas 等参数进行监测，并调控各种相关设备，从温度、湿度、清洁度、新风、风感 5 个维度自动调节用户健康舒适的空气环境，保证用户能够安心舒适地在家办公、学习，与此同时，日常饮食、体重变化、运动数据的算法比较可以为用户更加科学合理的计划。

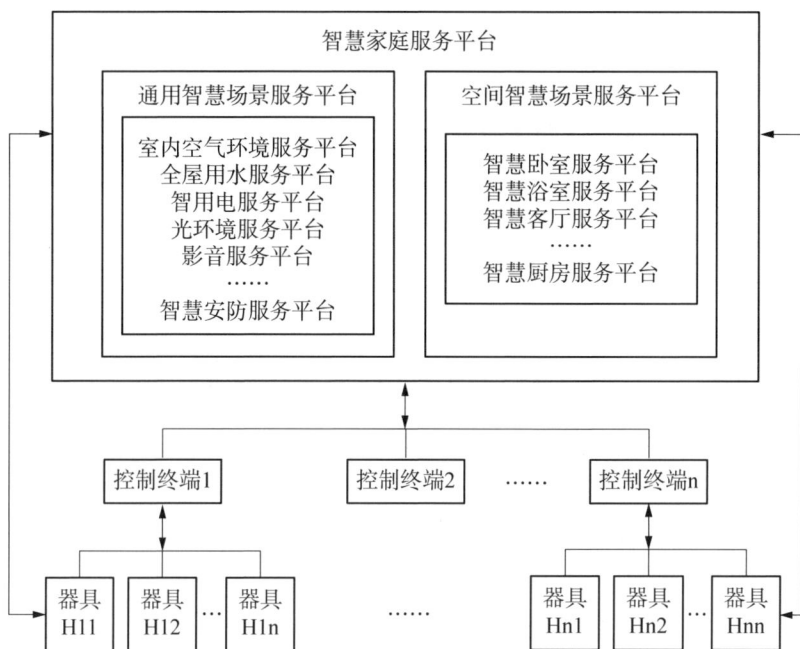

图 12-5 智慧家庭服务平台示意图

　　智能卧室服务平台可以进行相关数据的收集,主要通过空调、睡眠枕、手环等设备进行,并可以对用户的深度睡眠、浅睡等状态进行实时监测,当识别到用户进入深度睡眠之后,还会将空调自动调节到适当的睡眠温度、风速,自动执行安全防备。目前,还出现了基于多模式人机交互的健康信息管理电视,包括:信息输入模块:输入用户健康信息;输入交互模块:收集图像信息、声音信息、环境信息、文字输入信息等;健康监测模块:在监测状态下,根据采集到的图像信息、语音信息判断用户的健康状况,根据健康状况异常的种类执行相应的操作,根据采集到的环境信息提供相应的提示;输出交互模块:在交互状态下,根据采集到的图像信息、语音信息、环境信息等,通过图像、文字、语音方式与用户交互,发送到云健康管理中心。此发明能够理解用户的行为意图,通过人与电视的多模式交互的方法实现电视与人的健康信息管理,实现对用户行为的监督、判断、识别,促进其健康行为的管理。另外,智能净水、智能新风设备、智能杀菌的鞋盒、智能马桶等产品,使家庭生活更加健康。以智能水杯为例,通过对其智能监控、人性化记录和提醒、蓝牙应用、用户饮用水计划的定制和管理,实现收集饮用水相关数据的丰富内容和较高的应用价值。

借助这些智能家居健康服务平台的应用,消费者将能够解锁更为多样、精细化的家庭健康医疗护理和日常生活健康场景,从而实现更健康的家庭模式,在有效实现家庭健康医疗的执行同时也能够避免定点定时到诊所治疗的繁琐。

第五节　自动行为改变评估

健康行为的变化是指个人为防治相关疾病和保护自己身体健康,从不利于身心健康的行为模式或习惯逐渐转变为有利于健康的行为模式或习惯的具体过程。发现个人健康行为改变过程中的信息框架效应,从而明确了信息框架在个人健康行为改变过程中的重要意义,不但可以完善信息框架效应和个人健康行为之间相关性问题的研究,而且还可以完善个人健康行为的干预方法,从而能够推动个人健康行为的改变。

目前,对患者健康行为变化的自动评价主要有以下两种方法:首先,通过针对慢性疾病患者所上传提交的健康管理规划与实施状况、随访表填报状况、卫生专业知识考试成绩比较,系统自动评价阶段的健康管理工作成效,主要以用户主动的方式进行相关问卷、数据录入或相关考试。人工智能自动根据分数评估健康行为的变化。另一个途径是将系统提供的症状信息和患者的健康值进行比较,对症状变化、生活习惯、锻炼与饮水情况进行综合研究,综合判断患者的健康状况。基于评估结果,将针对患者的健康情况和前期管理结果重新制定健康管理方案,在平台发送给语音机器人,机器人将采用语音光闪烁方法提示患者或以声音形式提示,从而进行全新的健康管理方案,并重新开展以健康管理培训、技能培训能力评估、实施健康管理行动、健康管理成效评估等周期进行的慢性病健康自我管理工作。利用语音机器人将完成对慢性病管理方案项目的实施、记录、再评价、培训、反馈、再评估的循环、螺旋不断上升的健康管理。

案例讨论

案例

近年来,基于 AI 的发展,移动营养运输车出现了。移动营养素送餐车主要包括自动计算终端、自动收费管理系统、自动支付管理系统,精准获取各就餐者在每餐摄入的各餐食物量,通过科学计算每餐食物所对应的能量以及各餐的营养素值,并通过时点判断就餐者的饮食习惯以及出现的情况,同时也根据个人状况精准推荐科学化的膳食方案。基于健康饮食管理的设计、移动健康营养运输车的互联功能,用户能够在自身的微信公共账号,即时查询本人每顿饭的饮食数量、生活记录和健康营养数据表格。根据信息系统给出的科学合理饮食方案,有效调节本人的饮食结构和营养素摄入量比率,实现自身饮食营养素摄入量的数据化、透明化控制,用科学方法防治与之相关的疾病。但同时也有可能失灵,监控和反馈可能出现偏差,机器人的交互体验也需要不断改进和提高,未来还需要更多注意用户隐私安全等问题。

讨论

(1)你认为移动营养送餐车属于本章所介绍的健康行为管理的哪个部分,为什么?

(2)你认为移动营养送餐车目前还存在哪些问题？将来该如何改进？

本章小结

本章对智能化健康行为管理进行了概述,阐述了互联网、AI 应用于随访和健康行为管理的相关情况,并进行比较。分析其所存在的不足与优势,以及未来可以进一步发展的方向。最后,介绍了自动行为改变评估的概念与两种方式,并以移动营养送餐车为例,启示学员们思考,在健康行为管理领域,互联网和 AI 够发挥哪些作用,又存在什么缺陷,未来又将如何改进以更好促进人群的健康。

参考文献

[1] 陈强,朱月兰,丁腊春,等.慢性病管理语音机器人的设计与应用[J].中国卫生信息管理杂志,2020,17(1):121－124.

[2] 陈雪梅,周兰姝.我国远程健康管理干预策略的研究现状及建议[J].护理研究,2016,30(25):3076－3079.

[3] 陈艳,何静,石钰,等.以慢性肾病管理为主导的随访信息系统建立与应用[J].中国数字医学,2017,12(12):24－26.

[4] 仇志琴,付梦晗,吴家静,等.基于"互联网＋"的智汇随访平台的设计[J].电脑知识与技术,2021,17(22):3－5,23.

[5] 丁腊春,刘朝鸣.孕产智能问诊本体知识库研究与应用[J].医学信息学杂志,2018,39(1):51－54,76.

[6] 丁腊春.基于远程语音体征监测机器人的居家健康管理系统研究与设计[J].中国数字医学,2018,13(10):44－45,48.

[7] 窦强.慢性病管理知识平台的建设与研究[D].太原:山西医科大学,2016.

[8] 方芳,沈同平,郑少莹.基于"互联网＋"的社区健康管理服务模式研究[J].电脑知识与技术,2018,14(28):54－55.

[9] 高岩,刘秀华,张尧.电子信息随访系统在糖尿病患者胰岛素规范管理中的应用[J].护理管理杂志,2016,16(5):372－374.

[10] 郭俊,扈长茂,张力,等.病例分型在医疗质量评价的应用[J].解放军医院管理杂志,2001(6):433.

[11] 黄桂新,刘小兰,许元文,等.大数据技术在随访健康档案平台中的应用分析[J].中国数字医学,2016,11(2):7－9,18.

[12] 焦利敏,李红伟,胡亚欣.智能家电在智慧家庭健康管理场景的应用研究[J].家电科技,2020(3):26－28,31.

[13] 靳荣荣.国家慢性病综合防控示范区居民高血压管理现状与效果评价研究[D].北京:北京协和医学院,2018.

[14] 李望,姚欣人,陶文星.对家庭医生团队糖尿病随访实施质量控制的效果分析[J].上海医药,2020,41(8):35－37.

[15] 刘美玲,龚桂芳,曹晓均,等.日间手术患者智能随访服务系统的设计与应用[J].中国卫生信息管理杂志,2020,17(2):218－222.

[16] 龙美元,成美娟,覃雅芬,等."互联网＋医疗"时代医院随访管理的探索[J].中国病案,2016,17(7):24－25.

[17] 佟宁.移动 APP 随访系统助力医院扩展医疗服务[J].医学信息学杂志,2017,38(10):43－46.

[18] 汪小冬,罗梦丹,卢根娣.慢性肾病居家监测与随访系统的设计与实现[J].护士进修杂志,2019,34(4):352－355.

［19］王飞,黄晓寒,王红迁,等.新冠肺炎大数据智能随访平台设计与集成研究[J].中国数字医学,2020,15(5):73-75.

［20］王锐.慢性病患者自我健康管理能力的评估研究[D]南京:南京中医药大学,2016.

［21］王思源,周峰,高俊岭,等.人工智能电话随访在高血压随访管理中的应用[J].中国慢性病预防与控制,2021,29(11):817-820.

［22］杨凯翔.聊天机器人知识挖掘方法研究[D].广州:华南理工大学,2015.

［23］于亮.基于大数据的随访智能平台的研究与设计[J].电子设计工程,2019,27(3):82-86,90.

［24］袁香婷,李爱萍,亓英.医院随访工作在医改中的作用[J].中国病案,2012,13(7):12-13.

［25］曾霞,牟书娟,刘娟.综合医院"互联网＋"随访信息系统的设计与实现[J].中国医疗设备,2020,35(8):89-92.

［26］张丙金,王蓓蓓,张志明,等.基于互联网形式的群组看病及同伴教育在1型糖尿病患儿中的应用[J].中国儿童保健杂志,2015,23(12):1300-1303.

［27］张海波,周民伟,刘晓辉,等.智能语音识别技术在医院临床的探索与应用[J].中国卫生信息管理杂志,2017,14(5):660-663.

［28］张悦,田敏,刘杰.智能语音服务系统在肝胆外科术后随访的应用[J].护理学杂志,2019,34(20):55-57.

▶ **第十三章**

大数据在传染病监测与管理中的应用

💡 **学习目标**

(1) 掌握基于大数据的传染病监测概念和目的。

(2) 掌握三类基于大数据的传染病监测平台定义和优点。

(3) 熟悉基于大数据的传染病监测平台的具体应用。

(4) 了解大数据在手足口病、流感、流行性腮腺炎监测与管理中的应用。

第一节　基于大数据的传染病监测

一、基于大数据的传染病监测概念及目的

传染病监测属于公共卫生监测，具体包括对传染病发生、流行及影响因素等进行监测。针对传染病的预防和控制，采取监测的手段是有效的，世界各国根据自己的情况确定法定报告传染病的病种。WTO 规定的国家监测传染病为流行性感冒、疟疾、脊髓灰质炎、回归热与流行性斑疹伤寒 5 种，我国根据国情增加了登革热。目前我国法定报告传染病为 3 类 40 种，其中甲类 2 种、乙类 27 种、丙类 11 种。

大数据这一名词产生于美国的阿姆斯研究中心在其数据处理中遇到数据量过大无法计算的问题中。目前，对大数据的具体定义还没有普遍的共识。但一般而言，大数据是指利用信息收集和处理技术对海量的数

据进行分析、计算和处理的总称。大数据理念的提出属于思维层面的变革,大数据的特殊之处在于能运用于对事物未来发展的趋势预测中。大数据共有 4 个重要的特征,即大容量(volume)、快速(velocity)、真实性(veracity)和多类型(variety),亦称为"4V"特征。

目前,大数据已广泛应用于各个领域,其中,以传染病监测为代表的在公共卫生领域的应用更是备受关注。传染病监测是以监测数据为基础,采用不同数据处理技术,构建高度敏感性和特异性的传染病监测预警体系,克服了传统传染病监测系统存在的监测范围局限、预警时间滞后等问题。

二、基于大数据的传染病监测平台

(一)网络直报系统

我国传染病报告信息管理系统的产生源于 2003 年非典事件,该系统基于当时原卫生部疾病预防控制局组织的要求进行研究开发,并于 2004 年 1 月正式推出。我国传染病报告信息管理系统特殊之处在于能够通过基于互联网浏览器/服务器(B/S)架构,给予各层级用户许可权限以便对传染病进行网络直报、审核确认、检查报告质量信息。该系统实施后报告时效值由原来 1 周降至现在的 0.7 天,甲类管理的传染病降至 2 h 以内。该系统综合了我国 40 多种传染病的最基本的信息,是最重要和宏观的法定传染病监测系统,其数据规模,优良监测系统的特性堪称世界第一。

基于互联网的传染病网络直报,能够系统反映当地人群所患疾病类型及高发人群的特征等发病情况,及时掌握当地准确的传染病信息,以便科学有效地采取相应的传染病防治措施。就上报速度和上传质量来说,传染病网络直报取得了巨大进步,但由于其数据不全、信息不够准确、上传不够及时,容易漏报,因此其质量还需要改善,这关系到整个传染病疫情情报工作和后续防治工作的开展。

有学者提出,为发挥互联网直报系统在传染病监测中的作用,医院应该建立完善的传染病防治和管理制度、加强医护人员的培训力度、规范门诊日志书写、提高医护人员法律意识、强化传染病网络直报的规范管理,另外还要加大公共卫生领域的财政投入力度。

💡 **案例讨论**

案例

截至目前，新型冠状病毒感染造成的确诊和死亡病例数量都远远超过 2003 年 SARS 疫情，社会危害和经济损失巨大。而从 SARS 暴发以来的 17 年间，我国医疗基础建设、卫生水平，以及配套防疫管理体系等都有了长足进步和发展，并且传染病自动化预警和防疫能力也已达到国际先进水平。在抗击疫情过程中，我国始终以公开、透明、负责任的方式同世卫组织和各国加强合作、分享信息。但我们也发现，在疫情暴发前期，国家传染病自动化预警系统未见明显及时响应。

我国传染病上报与监测预警包括国家传染病报告信息管理系统及其核心子系统国家传染病网络直报系统与我国传染病自动预警系统。国家传染病报告信息管理系统基于医疗卫生机构的法定传染病病例能够实时、在线报告法定传染病病例，此外试点和运行四级（区、市、省、国家）人口健康信息平台与其数据交换平台以及标准化统一采集电子健康档案（electronic health records，EHR）与 EMR 也提高了监测数据的完整性和准确性；通过打通医院 HIS 系统和直报系统，通过诊疗病历自动弹出或人工打开填报页，半自动提交传染病报告卡，降低了诊疗医生填写传染病报告卡的难度。上报后的传染病报告卡通过四级公共卫生数据交换平台对数据格式和完整性补充后最终采集到国家传染病网络直报系统中。国家传染病自动预警系统通过传染病报告卡采用固定阈值法和时间模型法移动百分位数法、累积和控制图法、聚集性疫情法以日为单位计算和监测分析 39 种传染病疫情情况并向基层医院和省市级 CDC 预警。

讨论

（1）请结合案例并查阅相关材料，分析为什么在此次新冠疫情国家传染病预警系统体系未见及时响应？

（2）你对国家传染病预警系统有何升级改进建议？

(二) 互联网搜索引擎

对于网络大数据的关注度在互联网技术的高速发展中不断提升。网络大数据基于网络信息处理技术获取得到,具有实时、大量的特点。研究人员能进一步通过筛选判断、统计推断等进行分析,这种方式得到的结论更全面、可靠、便捷。目前,基于互联网而开展的疾病监测相关研究正在大量进行。这些数据来源虽然不同,但都有一个共同的特点,那就是前提相同:人们在生病的时候可以通过互联网搜索相关信息,通过跟踪搜索关键词的频率来预测疾病的发生率。目前使用互联网网络数据进行预警监测应用最为广泛的疾病是流感与登革热。

Polgreen 和 Hulth 的研究分别是通过雅虎和医学网站关键词的搜索,对流感发生率进行预测,研究结果显示,基于搜索引擎预测的流感病例数和通过实验室确诊的病例数有良好的相关性。2009 年,谷歌搜索引擎对流感的判断非常准时,利用被搜索的关键词成功预测到流感暴发,比美国 CDC 的流感数据提前了一周多。Ginsberg 通过在谷歌日志中自动获取关键词的方式,建立了模型用来监测流感活动。模型预测值与疾控系统真实数据高度一致,预测流感样病例的发生可比现实情况提前 1～2 周。Polgreen 使用同样的原理在玻利维亚、巴西、印度、印尼、新加坡等地建立了登革热的监测模型。Althouse 在泰国曼谷、新加坡建立了线性回归模型用来预测登革热,其使用的方法是利用谷歌搜索登革热相关词语。以上两个关于登革热的模型预测值与实际监测结果具有良好的相关性。于伟文等利用网络数据分析了我国活禽交易市场与人感染 H7N9 禽流感病例的地理关系,对可能携带 H7N9 禽流感病毒的禽类和市场的重新定位和查询对于控制禽流感病毒传播和扩散具有重要的现实参考意义。此外,中国医学科学院袁清玉教授基于百度搜索数据分析而开发的流感预测模型进行疫情监测。该研究有两大优势:一是国内搜索引擎市场中百度的用户占有量大,产生了大量且可靠性高的数据;二是该研究数据来源丰富,除了网络实时查询数据,还综合了流感病例数与实验室检验数据,并对关键词进行筛选、过滤后确定指标并构建模型以预测流感。

将网络数据运用到传染病监测预警系统中,具有以下优点:①与传统监测系统相比,避开了其层峰式结构,具有实时、快速的特点。②与传统监测系统采集病情已经发展到治疗阶段患者的相关数据相比,基于网络的监测系统可以对病情进行实时监测,可以收集到病情或症状初期的数据,在疾病出现早期进行预警。③基于网络数据的监测系统适合于大范围人群筛查。即使在一些网络使用率较低仅为30.7%的欠发达地区或国家,基于网络数据的监测系统依旧优于传统监测系统。

但是,事物发展都有两面性,网络数据的发展同样面临着挑战:①空间分辨率不够高。空间分辨率受数据集合水平和网站搜索量的限制,以谷歌流感趋势为例,目前可以针对城市层面的流感发生率进行预测,但是对于地方性、更小范围流感的暴发预测,则缺乏灵敏度和空间分辨率。②如何将互联网数据转化为有效信息还值得进一步探索。互联网监测系统最显著的混杂因素是由媒体驱动和自我报告所导致的偏倚,目前学者们仍在探索如何尽可能避免这些混杂对预测模型结果的影响。③语言特色、文化差异等都会影响到网络监测数据的准确性。基于网络数据的传染病监测模型必须先过滤掉此类信息,规范化、标准化疾病相关搜索词,完善数据以提高政府政策制定的可靠性和正确性。④网络数据在用户隐私保护方面还存在问题。如伦理因素,数据需要去除或者排除掉特定标识。并且数据内容不能有生态学谬误,不能与个体特征相关联。谷歌机构免费提供谷歌的流感趋势预测与登革热趋势预测功能,并且在具体算法中不会泄漏关键搜索词。由此显示当涉及多个跨国公司管理时,封闭源数据尤为重要。

(三)区域卫生信息平台

区域卫生信息平台是一个数据交换和共享平台,能够连接区域内各个医疗卫生机构的基本业务信息系统。区域卫生信息平台上的数据应当按照规范统一的标准录入,以此实现互相联通的业务信息协作网络和容纳所有居民健康档案的区域医疗卫生数据中心。

传染病网络数据平台智能直报是以区域医疗卫生信息中心为媒介,使国家、省、市三级公共卫生数据平台和辖区HIS的数据平台能够进行数据的实时交换。由平台自动收集医疗机构的电子病历和居民健康信息档案,医务工作人员进行传染病信息的手工填报,升级为HIS端自动抽取患者门诊挂号信息,并弹出传染病报告卡界面,医务人员只需填写诊断信息即可。HIS系统将传染病报告卡从门诊医生端推送到防保模块,负责防保模块的医师审核后,通过国家、省、市三级公共卫生数据处理交换平台，实现传染病报告卡的数据交换，最终进入大疫病网络。

第二节　基于大数据的传染病风险预测与预警

　　传染病的预测预警是通过整合、分析健康医疗大数据，建立统计分析和数学模型，挖掘其中所传递的传染病发生、发展和流行的规律来实现的。目前，已经有许多数学模型可以对不同的传染病疫情跟踪与扩散趋势预测进行建模。目前主流的传染病模型可以分为经典传染病传播模型、基于深度学习的传染病预测模型和其他模型 3 类。传染病的建模有很长的研究历史，经典传染病传播模型包括 SIR、SI、SEIR、SIRQ 等模型，这些模型都是在分类类别上进行修改从而适应于不同的传染病进行建模。最近随着深度学习方法的出现和普及，大量基于深度学习的时空预测模型不断涌现出来。如除了采用 SEIR 模型对病毒的扩散进行了预测之外，LSTM 方法也被用于训练病毒传染和扩散模型。除了上述的SEIR 和深度学习以外，还有其他模型也被用于预测病毒的扩散和传播。一类被广泛使用的模式是复合群体模型，该类模型考虑了人类移动模式对传染病传播的影响，通过人群间的流动进行耦合而形成复杂的系统，适用于研究不同地区之间病毒的传播情况。

　　本节将从基于大数据的传染病监测平台的应用以及按病种分述基于大数据的传染病风险预测与预警模型应用展开描述。此外本章节最后还将分析健康医疗大数据为传染病预测预警提供机遇的案例。

知识拓展

传染病传播模型

　　传染病的传播模型，是以传染病的动力学机理、传播速度、空间范围、传播途径等为研究对象，用于指导传染病的预防和控制工作。

　　常见的传染病模型按照具体的传染病的特点可分为 SI、SIS、SIR、

SIRS、SEIR 模型，"S""E""I""R"的含义如下：

S（susceptible）：易感者，是指缺乏免疫能力或免疫能力低下的健康人，在与感染者接触之后容易被感染。

E（exposed）：暴露者，是指接触过感染者，但是暂时没有传染性的人，一般用于存在潜伏期的传染性疾病。

I（infectious）：患病者，即感染者，是具有传染性的患者，可以将疾病传播给易感者，使其成为暴露者或患病者。

R（recovered）：康复者，是指疾病痊愈后具有免疫性的人，如果是终身免疫性的传染性疾病，则不会被重新变为易感者、暴露者或患病者，但是如果免疫期有限，就可能会被重新变为易感类人群，进而被感染。

根据不同的传染病类型，由以上四类人群进行组合，就产生了不同的模型。

一、基于大数据的传染病监测平台应用

（一）网络直报系统预警模型

公共卫生管理部门通过计算机网络直报等方式获取传染病发生发展的数据，将实时的传染病疫情信息与同时期的历史信息相比较，将发病率超过正常范围的当作异常数据进行处理，以此发出传染病疫情传播或扩散警示，来实现传染性疾病的早期预警。同时，根据预测数据，针对性地提出干预，并追踪评价干预的实施效果，提高传染病预防控制工作的主动性、前瞻性性和针对性，最终实现阻止疫情外溢或流行的目标。这种传统的疾病预防监测模式可以在一定时间范围内获取疫情的发展情况，但对于疾病防控而言，时间即生命，通过逐级上报或直报的模式虽相对及时，但在实时性上仍稍显不足，从个别患者患病到基层医疗卫生机构接收患者予以诊治并上报，疫情可能已流行，如能在疾病流行前预测到疾病的发展态势，抢在疫情流行前头及时给予预防、干预措施，将在更大程度上保障人民群众的健康和安全。此外，无论是这种传统的疾病预防监测模式还是基于历史疫情数据，都无法获取任何无临床症状或未至医疗卫生机

构就诊的病例信息。

基于网络直报系统预警主要有以下 4 种应用模式：

1. 基于时间序列的异常探测　对近 3 年的同期历史数据中的发病数加权处理，避免暴发期较高发病数对平均值的影响，采用移动计算百分位数的方法，以天为移动单位，观察周期发病情况，并且计算同期历史数据中发病数的实际百分位数，以此预测发病率超过预警阈值的疾病。

2. 基于空间热点探测　在地图中建立活动圆形窗口扫描病例来进行空间聚类分析，在这个过程中不断调整窗口的大小与位置，根据地图中行政单位质心(乡)变动窗口的圆心，若聚类半径发生变动，则计算窗口内、外区域之间发病率的差异，统计量为可能性对数比率(log likelihood ratio，LLR)。可能性对数比率计算中，如果传染病空间分布特征属于二项式分布、泊松分布、指数分布和序数分布的一种是有对应公式进行计算的。最终选取 LLR 值最大的窗口为高发病聚类窗口，确定该聚类窗口所包含的地区，进一步计算该地区的相对危险度并检验是否具有统计学意义。

3. 探测运算流程及规则　通过时间序列的移动百分位数法对当前监测数据进行运算，当周期值＜P50 时，若以县(区、市、旗，下同)为单位病例＜10 例，则取消预警；当周期值＞P80 时直接发出预警；当周期值介于 P50 与 P80 之间时，启动空间聚集性热点探测运算，无聚集性则结束运算，有聚集性则直接发出预警。对于甲类及按甲类管理的乙类传染病，以县为单位病例＞2 例时，直接发出预警(图 13-1)。

4. 工作流程　首先在传染病暴发预警信息系统中设置各项预警参数，并同步保存在主数据库中。每天零点起，基于当日传染病数据统计表，生成用于监测地区聚集性运算所需的符合格式规范的统计数据，并同步到计算数据库中。通知监测地区聚集性运算程序即时开展相应的计算并将结果存储到计算数据库中及备份到主数据库中，最后以短信等通知方式通知预警结果(图 13-2)。

(二)基于互联网搜索引擎的传染病预测模型

互联网搜索引擎发展相当迅猛，随着其使用人群日益普及，产生了大量电子数据，这进一步带给了传染病的监测预警领域新的切入点。

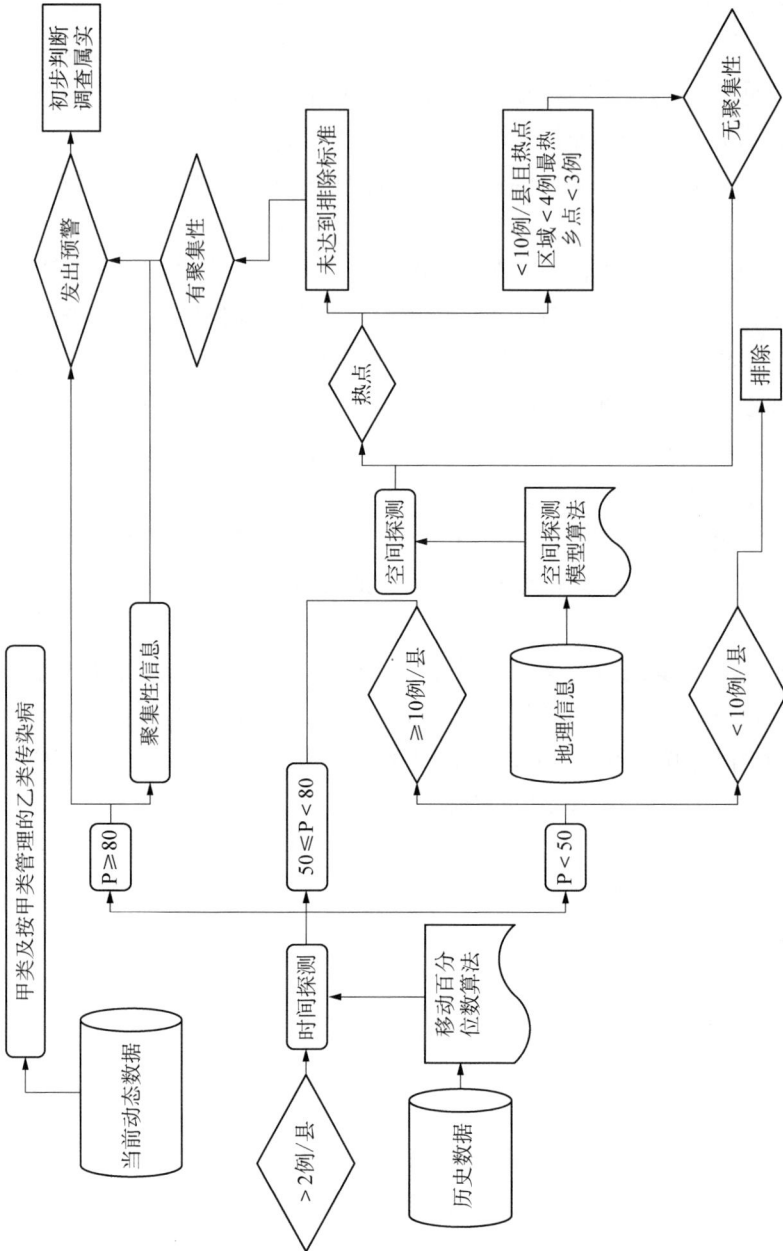

图 13 – 1　网络直报系统预警模型

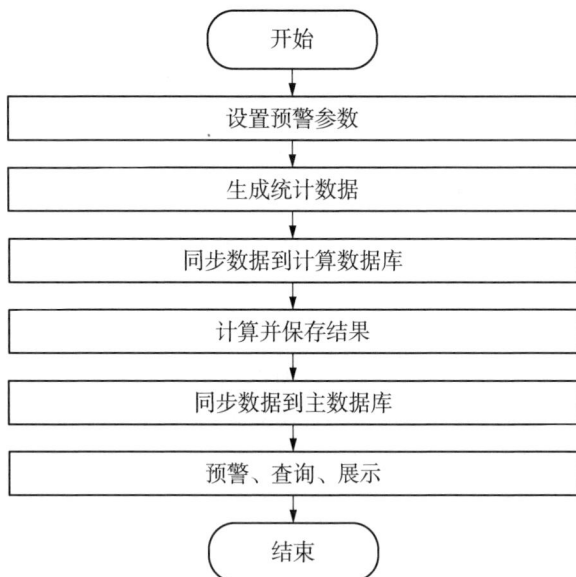

图 13-2 网络直报系统预警工作流程

　　纵观目前研究进展,研究人员使用频率最高的是谷歌和百度这两种搜索引擎平台,研究中关注人们搜索内容中涉及疾病名称、病情症状、疾病治疗手段等方面的关键词;目前,国内外研究者采用的预警预测模型种类主要有简单线性模型、多元线性模型、负二项回归模型、广义提高回归模型、logistic 回归分析模型、支持向量机模型及回归树模型。大部分学者使用广义线性模型,另外也有个别学者先对多个关键词初始百度指数加权后进行传染病监测预警分析;目前研究均为基于历史数据的拟合研究,并有个别研究进一步开展了基于历史数据的预测研究。

二、按病种分述基于大数据的传染病风险预测与预警模型应用

(一)基于大数据分析的手足口病地区发病疫情预测模型

　　我国于 2008 年将手足口病纳入国家丙类法定报告传染病,该疾病由肠道病毒感染引起。到目前为止,在所有丙类传染病中手足口病发病率最高,因此手足口病的预防控制至关重要。但是传统预测模型预测精度低、适应性差,并不足以实现当下预测预警的要求。在大数据兴起的过程

中,以机器学习和深度学习为基础的 AI 算法发展迅猛,此类算法由于具有同步运行处理与调整算法的特点,能完美解决手足口病发病率预测受多因素影响的不稳定非线性问题。

机器学习是一门交叉学科,涉及范围广,涵盖统计科学、概率论、数据挖掘等多个领域。机器学习算法种类繁多,可分为非监督、半监督、监督式及强化学习等多种学习方式;基于算法相似程度可分为决策树、回归、聚类、人工神经网络及集成算法等类别。集成算法十分强大,如用于提升模型的精准度的 Boosting 算法以及用于提高模型稳健性的 Bagging 技术等。Boosting 属于高级算法,由建模和投票两部分嵌套建模技术构成;首先通过多次迭代运算构建多个模型,接着在投票部分筛选最优模型,不断优化组合并最终生成整体正确率较高的模型。大部分机器学习库代码的质量不高,仍然需要大量的调整优化工作,而 CatBoost 只需少量调整优化步骤,便能够具有较高性能。在回顾性分析临床病例的研究中,通过机器学习算法发现,相较于其他传统算法,CatBoost 模型优势突出,其能够应用于预测重症手足口病,并且预测准确率和诊断价值都较高。

另有研究尝试将手足口病流行的影响因素纳入机器学习模型,研究者首先确定手足口病影响因素,其次对相应因素进行量化描述并处理,最后应用于 3 类模型进行分析,包括整合移动平均自回归模型、随机森林模型、eXtreme Gradient Boosting。学者们运用递归特征消除方法,降低数据维度,以弥补 eXtreme Gradient Boosting 算法具有的占用内存空间大、迭代速度慢等不足;通过不断改进,研究发现 eXtreme Gradient Boosting 的精度上要优于另外两种算法,在不同区域拟合效果均较好,得到更广泛的应用。另有部分研究旨在提高手足口病预测的精度,进一步完成了系统功能及其他非功能需求设计、功能设计与数据库设计,研究结果显示整合移动平均自回归模型搭建容易,在部分地区预测中表现较好。随机森林模型表现稳健,研究发现该算法适用于高维、特征丢失、不平衡数据处理中,因此对于不规则数据的处理中推荐优先考虑随机森林模型。

(二)基于社交网络的流感预测模型

社交网络在互联网不断发展的过程中以丰富且创新的工具和方式一定程度上替代传统社交以满足人们沟通交往等需求,融入每个人生活的各个方面。另外,每个社交网络的用户日常生活中的所言所行都能够以数据形式储存于社交网络中。特别地,我们能够捕捉到每位用户在社交网络中表达的与身体状况相关的丰富信息,包括对某特定疾病的关注、对自身疾病症状的形容、对身体状况的描述、对某些病症发展中各病程的记录等。因此,基于社交网络的流感疫情预测逐渐兴起,并迅速成为事件监测预警领域的前沿热点。

关于流感事件的全球监测研究,首先是基于用户在搜索引擎上的搜索内容开展的。国外较早开展流感等事件监测的相关研究,此类研究最经典的产出为 Google Flu Trends 服务。此项研究由 Google 的 Jeremy Ginsberg 团队主导,具体包括提取与处理各个用户在搜索引擎搜索内容和行为履历中与流感相关的信息与统计各个用户在网页中与流感相关关键词的搜索次数两方面。在处理有关流感疾病关键词的访问记录,该项研究使用线性模型。国内关于流感监测方面研究成果较少,目前百度指数依赖于广大网友的搜索及点击记录形成了流感在线监测。此外,李秀婷根据网络搜索数据实时监测禽流感发生与发展,并以国家流感中心每周报告的历史数据为基础进行模拟后的结果作为参照,研究发现历史信息与网络搜索数据分析结果具有一定的互补性,历史信息适用于预测流感发展趋势,搜索信息则能灵活应对现实情况所具有的不断变化的特点。

随着基于搜索引擎数据的流感预测预警等不断运用,研究者发现该方式存在一定局限性,并且运用基于社交网络的流感预测预警能很好克服这些缺陷。基于搜索引擎数据的流感预测预警方法存在如下局限:①基于搜索引擎数据的分析对人口规模和地域的大小较为敏感;②受经常使用互联网的用户群体特征影响较大因此常存在一定程度的选择偏倚;③用户行为的不确定性增大了数据噪声与冗余度,进而导致预测过程与结果准确性降低;④存在部分关键词未被收录到观察列表中,从而可能遗漏部分实际的搜索情况。基于社交网络的流感预测预警由于其具有的使用特征、所能存储数据范围与特点等能够克服基于搜索引擎分析的不足,如社交网络上记录了每个用户自身的自然人属性,如性别、年龄、职业、喜好等;用户间可以通过文本、图像、声音、视频等进行互联共享,形式多种多样;用户间互动类型多样且方便开放,用户可对其他用户发布的信息进行评论、转发等互动操作;手机等的流行使得用户能随时随地通在各种移动终端分享与发布信息,并且关注度高的信息传播迅速,与之相关的数据量将会爆炸式增加。

目前研究显示，Twitter 数据与微博数据都有很高的研究及分析价值。国外学者更多利用 Twitter 数据进行分析，Culotta 等人使用 Twitter 数据监测流感传播，并比较基于 Twitter 数据与搜索引擎数据用于流感监测的差异，研究结果显示 Twitter 数据来源于社交网络能够提供更加充分用户个人信息和语义信息，因而相比搜索引擎监测流感而言基于社交网络的流感监测的方式更具优势。王睿哲对 H7N9 禽流感疫情流行 3 周前与之相关微博态度倾向进行分析，研究高致病性传染病疫情在社交媒体上的行为特征与规律。并且也有研究者专注于社交网络数据的情感标签研究。Li Jiwe 等人基于 Twitter 数据，通过非监督的马尔可夫转换模型预测美国各州的流感暴发时间点。该研究收集了 2008—2010 年经过相应关键词过滤后的 360 万条的数据，具体包括每条 Twitter 博文发布的地理位置与用户信息，研究通过统计包含特定关键词的 Twitter 博文的出现频率，输入关键词后相关博文出现数量与地理位置的变化量，利用模型对流感相关博文的出现概率进行预测，再与 CDC 的统计数据进行比较，从而评价非监督的马尔可夫转换模型的预测效果。除此之外，也有研究者尝试使用实时更新的社交网络数据，并且设计了具有情感因素和语义信息的机器学习判别模型以提高预测流感暴发时间点的准确性。

（三）流行性腮腺炎聚集性疫情早期预警模型

时间模型、空间模型和时空模型都是基于时空分析的传染病预警方法。目前，对流行性腮腺炎的聚集性研究模型主要集中于时间模型上，空间模型及时空模型使用较少。

时间模型主要是根据传染病监测时间序列数据，运用数学模型模拟出预期值，并与实际值进行比较，对二者差异进行分析以探测传染病监测时间序列数据中的异常。针对流行性腮腺炎聚集性研究模型，常用的是 ARIMA 模型，包括序列平稳化、模型识别、参数估计与模型诊断、预测应用 4 个步骤。具体而言，模型识别是观察流行性腮腺炎监测月度数据的时间序列平稳性，如果该序列为非平稳序列，则要通过数据转化和季节性差分（一阶周期为 12）将其转化为平稳化序列，包括根据平稳序列的 ACF 图和 PACF 图识别序列的季节性成分以及根据残差序列的 ACF 图和 PACF 图识别非季节性成分两个步骤。参数估计的原则为最大似然法或无约束最小二乘法,根据序列的自相关系数和偏相关系数,经过同方法的参数选择、比较、筛选,估计出自回归移动平均过程的系数,并对各系数进行显著性假设检验。对所建立的ARIMA模型进行模型检验是否通过由残差序列是否为白噪声序列决定,具体而言其自相关系数和偏相关系数与0应当无统计学差异。如果模型检验通过,则最终依据赤池信息准则和贝叶斯信息准则进行选择。最后输入以月度为单位报告的流行性腮腺炎病例数的数据就能够进行模型预测,并观察其预测效果。

　　另也有少部分研究采取累积和控制模型(cumulative sum, CUSUM),通过不断累积计算观察值与期望值的差值,逐渐放大数据出现的波动,从而能更迅速且灵敏地监测到控制图所无法识别的微小变异的情况。然而,使用该模型对流行性腮腺炎聚集性研究时存在一些局限性:①由于普遍存在病例报告延误的现象,如病例或在事件确认后的某一天集中进行网络直报,腮腺炎预警分析的数据质量往往不高,导致累积和控制模型对于腮腺炎预警分析的及时性不够理想,模型在事件萌芽阶段无法及时做出预警;②根据既往研究,流行性腮腺炎集中发生于各级各类学校,然而在实际填报过程中,学生所在学校属于非必填字段"患者工作单位一栏",导致学生所在学校这部分数据缺失率高,以学校为单位开展预警分析困难,预警效能不高;③考虑到流行性腮腺炎多是局部暴发疫情,其波及范围大多仅在个别区县内的几个乡镇中,因此目前研究中以区县为分析单元过大。

　　针对上述当前研究中的局限,学者们也有一些建议:①强化学校公共卫生管理,建立校园晨检机制和传染病零报告制度,提高校园报告及时性;②以学校为单位开展流行性腮腺炎预警分析并在网络直报系统中尽量完善所在学校信息;③以乡镇为单位进行实时预警,进一步缩小预警分析的空间尺度以提高模型的灵敏度和特异度与及时性。

　　然而目前预警中对空间相关性关注不高,大部分预警方法独立地对单个空间单元进行预警分析。这种预警方法应用于跨区域的局部暴发事件(即同时波及几个相邻空间单元)中分析能力往往较低。因此,研究者建议在累积和控制模型算法中引入空间相关性,通过明确各分析单元间一阶或多阶关系首先建立空间邻接矩阵,并赋予不同的权重将具有邻接关系的空间单元合成新的空间单元,再进行预警分析。如有研究以流行性腮腺炎为例,以市作为扫描范围,以街道为扫描尺度,利用前瞻性时空重排扫描模型对某市流行性腮腺炎实现逐日模拟预警,探讨该模型在市级层面流行性腮腺炎聚集性疫情早期预警的效果,并与我国法定报告传染病的国家传染病自动预警系统进行比较。前瞻性时空重排扫描分析是在地图基础上建立时空二维圆柱体活动窗口,每个圆柱表示一个可能的时空聚集区域,圆柱底的圆心位置和半径决定其地理位置和范围大小,圆柱高低决定时间长短,通过圆柱底中心位置、半径大小和时间长短连续不断地变化,整个圆柱形扫描窗口始终处于动态变化,直到预先规定的空间和时间扫描范围上限,利用扫描窗口内和扫描窗口外的实际发病数和理论发病数构造检验统计量 Poisson 广义似然函数比,用其来衡量扫描窗口中的发病数是否异常,所有扫描窗口中选出广义似然函数比最大的窗口,该窗口为发病数异常程度最高的窗口,最后对可能存在异常的窗口采用蒙特卡罗法随机化检验,计算概率值,$P < 0.05$ 为差异有统计学意义。研究结果发现时空重排扫描法预警信号数较少,灵敏度较高,错误预警率较低。这说明时空重排扫描法预警模型较我国法定报告传染病的国家传染病自动预警系统更能高效地发现流行性腮腺炎聚集性疫情,并在实际工作中可以减轻工作人员的疫情确认工作。

第三节　疫情监测分析:健康医疗大数据为传染病预测预警提供机遇

贵州省是传染病流行和传播频繁的省份,其传染病流行传播具有疫情次数多、涉及人数多、覆盖范围广、传播周期长的特点。缺乏早期的监测和预警系统,会致使传染病发现和报告缓慢,最终会导致大规模的传染病暴发与流行。为了减少聚集性传染病疫情带来的损失,贵州省对传染病监测预警模型进行了两阶段研究。

第一阶段(2006—2016 年):开发传染病辅助筛查应用程序,为传染病疫情监测提供预警。

第二阶段(2017—2019 年):建立贵州省传染病大数据中心,通过建立传染病疫情数据监测、辅助分析与决策系统,基于"互联网 + 传染病疫情监测"模式进行传染病疫情监测和数据分析的信息化建设,实现大数据在公共卫生领域的应用和实施,提高疾控机构对传染病的预防控制能力。

一、早期贵州省聚集性传染病疫情监测预警模式

传染病早期疫情监测是使用贵州省自行开发的传染病辅助筛查软件,根据国家突发公共卫生事件和疫情判断标准,结合贵州省传染病流行现状和季节特点,制定符合本省实际情况的各类传染病阈值,并建立以乡镇和集体单位(学校、幼儿园、自然村等)为层级的聚集性传染病疫情预警机制,转变工作方式,由以前被动接收疫情信息到主动进行病例筛查,可能会发现集体单位中关于传染病的异常信息,同时可以监测以肠道传染病为主的新发传染病疫情和传染病死亡情况。在使用传染病疫情监测预警模式的过程中,贵州省还制定了各类传染病的处置标准和技术规范,并在省传染病疫情报告质量考评中增加了各地区传染病疫情预警应对和处置指标,省卫生健康委每周、每月、每季度和每年定期向全省通报疫情预警和处置情况,并定期向社会公布分析报告。

二、聚集性传染病疫情辅助筛查软件

贵州省于 2006 年依托聚集性传染病疫情辅助筛查软件建立了传染病网络直报系统,每间隔 24 h 将传染病病例数据导入该系统,系统根据各类传染病判定阈值自动分析并发现异常信息或传染病聚集性疫情,由工作人员审核后向省疾控中心、市(州)、县级疾控中心相关业务部门发邮件进行预警,各级疾病预防控制机构收到预警信息后,将按照规定的时限,分层次进行响应和处理。

三、传染病疫情数据中心

贵州省传染病监测数据在传染病早期监测预警机制中尚未得到充分利用,预警方法有待改进。所以,贵州省在 2017 年开始建立以互联网为基础的传染病疫情相关数据监测、采集、分析与决策系统。根据中国疾病预防控制中心在数据保护合规条款下的数据管理规定,把全省传染病相关的历史数据迁移到传染病疫情数据监测、辅助分析与决策系统中,建立传染病疫情大数据中心,在数据交换平台上实时交换传染病疫情数据,确保在不改变现有的传染病疫情报告方式的前提下及时更新数据,为进一

步开展传染病疫情监测和预警工作奠定良好的基础。

四、传染病数据监测分析及辅助决策系统

传染病疫情数据监测、辅助分析与决策系统在疾病预防控制领域使用了机器深度学习技术，依靠计算机自主学习，将工作单元、详细地址等非结构化数据进行标准化。标准化过程主要基于词典和规则执行这些单元的识别阶段，并构建预训练同义词库，以提取标准化领域中的词典信息。最后，将逐步建立一个相对标准化的省级单位核心数据库，以支持后续活动的智能筛查和预警，并不断提高准确性。该系统提供了学校聚集性疫情信息跨区域的转入和转出功能，实现了疫情处置协同和追踪管理；在系统发出疫情预警信息的同时，还会提供预警信息的链接，便于疾控人员及时监测疫情进展，了解疫情性质，综合调查评估，尽快采取相应的防控措施；疾控相关部门可在疫情预警和处置阶段及时上传疫情信息，系统中对于疫情预警的阈值可根据传染病流行季节特点灵活调整，以提高传染病的监测预警能力；集中防疫实施了全过程信息监测，使时效性得以大幅提高，并且进一步完善了传染病监测、预警、处置、监督、评价的工作机制（图 13 - 3）。

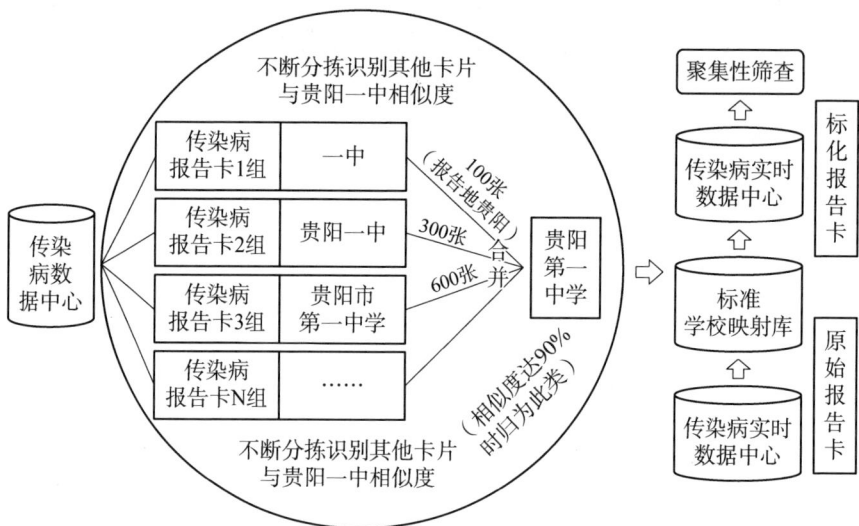

图 13 - 3 传染病监测、预警、处置、监督、评价的工作机制

五、移动终端应用

在确保信息安全的前提下,贵州省还开发了一款移动应用程序,在客户端登录"传染病疫情数据监测分析和预警系统",可以实现传染病实时数据请求、卡片质量管理、预警信息响应处置、疫情简报查阅等在线办公。贵州省还建立了与预警平台相配套的预警信息短信平台,该平台可以及时向卫生行政部门、疾控机构和医疗机构等相关工作人员发布辖区内聚集性疫情信息,与移动应用程序相结合,提高了传染病疫情预警响应和处置速度。

贵州省在传染病预警领域深入研究的基础是早期传染病预警模型的建立。预警技术、对模型的研究和应用试点分别取得了重大进展,传染病防治工作取得重要成果。首先是以肠道传染病为主的主要传染病发病率显著下降,2006—2016 年,发病率分别从 77.38/10 万下降到 13.94/10 万,下降了81.99%。其次是学校传染病和突发公共卫生事件起数和病例数逐年下降,由 2006 年 59 起,下降到 2016 年 18 起,病例数从 2006 年2 916 例,下降到 2016 年 474 例。再次是病例数在 50 例以上的暴发性传染病起数逐渐减少,从 2006 年 35 起下降到 2016 年 3 起。最后是传染病平均流行期逐渐缩短,由 2006 年的 20.40 天缩短到了 2016 年的 8.58 天。

2017 年,贵州省利用基于互联网大数据的传染病疫情监测预警模型开始监测和预警传染病疫情后,及时响应率和及时处置率逐年提高,第一阶段分别为 61.17% 和 63.67%,到第二阶段已经提高到了 97.59% 和98.51%,分别提高了 59.54% 和 54.72%;监测到的疫情数量从 405 起增加到1 328 起,报告的疫情数量从 343 起减少到 83 起(表 13-1)。

表 13-1　贵州省预警、响应、处置及核实情况

年份	发出预警信息(条)	及时响应率(≤24 h,%)	及时处置率(≤48 h,%)	聚集性疫情	暴发疫情	突发事件
第一阶段						
2006	1 506	19.92	26.83	238	39	49
2007	1 400	24.29	25.64	126	144	76

（续表）

年份	发出预警信息（条）	及时响应率（≤24 h,%）	及时处置率（≤48 h,%）	预警信息核实结果（起）		
				聚集性疫情	暴发疫情	突发事件
2008	947	37.59	46.67	194	117	94
2009	2 041	34.98	37.58	331	204	181
2010	817	43.45	44.06	163	152	54
2011	1 512	55.56	66.47	211	398	88
2012	2 144	85.73	77.57	729	1 042	159
2013	1 613	87.48	85.93	708	639	72
2014	1 207	94.86	94.53	767	46	51
2015	920	94.02	97.93	580	39	56
2016	810	95.01	97.16	405	50	23
平均值	1 356	61.17	63.67	405	261	82
第二阶段						
2017	617	96.06	97.54	148	75	45
2018	7 520	95.60	97.33	1 585	31	36
2019	12 875	99.10	99.65	2 251	44	18
平均值	7 004	96.92	98.17	1 328	50	33

　　贵州省建立的传染病疫情数据监测分析系统，基本涵盖了所有的医疗卫生行政机构、医疗机构和疾病预防控制机构，其从基层工作出发，是一个以人为本的综合平台，利用"互联网＋"技术实现了传染病数据挖掘、使用以及动态可视化，解决了人工筛查制度下，漏筛、不及时、不准确和难以监测等问题。用户使用数字证书和账户密码的双重身份验证方法，在浏览器上登录在线 b/s 架构系统，传染病相关数据不需要存储在客户端，信息推送、数据筛查、病例和流行病学调查报告审查等不需要下载到本地，对于数据的使用相比早期更加安全和便捷。该传染病病情数据监测分析与预警系统的使用，大大提高了基层的工作效率和工作质量，数据使用的深度和广度也得以大幅提高，各级疾控部门对于疫情的分析和预警能力也有了明显提升。建立及时、准确的传染病疫情预测与预警技术，对控制传染病至关重要。传染病疫情预警信号的前移，能够尽早确定疫情并进行处置，避免疫情的大规模传播与扩散，可最大限度减少传染病疫情对社会带来的危害，最大限度保护人民群众的身体健康与生命安全，体现

我国以人为本、人民至上的价值取向。

三 本章小结

　　本章对基于大数据的传染病监测进行了概述,描述了大数据的传染病监测概念和目的,并介绍了三类大数据的传染病监测平台,详细介绍了大数据在网络直报系统以及互联网搜索引擎的传染病风险预测和预警思路,展开介绍了对不同病种的大数据的传染病风险预测与预警模型实际应用,最后通过对贵州省所开展的传染病早期监测预警模型进行分享和讨论,让学员充分了解大数据在传染病监测领域的广泛应用,同时熟悉在以后工作中应对突发事件可供选择的预测与预警策略。

参考文献

[1] 丁克琴,张良,易波,等. 基于三级信息平台的宁波市传染病智能直报模式效果评价[J]. 疾病监测,2018,33(9):758 - 761.

[2] 杜淑杰. 赤峰市 2014 年医疗机构传染病报告质量调查[J]. 疾病监测与控制,2016,10(4):283 - 284.

[3] 洪荣涛,吴生根,李群,等. 中国大陆传染病监测与展望[J]. 疾病监测,2015,30(12):994 - 1001.

[4] 胡亚伟. 基于大数据分析的手足口病地区发病疫情预测模型研究与实现[D]. 成都:电子科技大学,2019.

[5] 黄思超,刘魁,蒋健敏. 基于互联网搜索引擎的传染病监测预警研究进展[J]. 疾病监测,2018,33(11):945 - 949.

[6] 蒋琦,陶沁,吴军,等. 贵州省传染病疫情预警与应用实践[J]. 疾病监测,2020,35(7):633 - 636.

[7] 李秀婷,刘凡,董纪昌,等. 基于互联网搜索数据的中国流感监测[J]. 系统工程理论与实践,2013,33(12):3028　3034.

[8] 刘文东,胡建利,艾静,等. CUSUM 模型在流行性腮腺炎早期预警中的应用研究[J]. 中国卫生统计,2014,31(4):563 - 566.

[9] 马家奇,杨维中,李中杰,等. 基于网络直报的传染病暴发早期预警信息系统架构与应用模式[J]. 中国疫苗和免疫,2008(3):263 - 267.

[10] 王海星,杨志清,郭燕青,等. 基于大数据的传染病监测预警方法及应用[J]. 预防医学论坛,2020,26(10):796 - 798.

[11] 王睿哲. H7N9 禽流感疫情早期的微博内容研究[D]. 武汉:华中师范大学,2014.

[12] 王潇,张爱迪,严谨. 大数据在医疗卫生中的应用前景[J]. 中国全科医学,2015,

18(1):113-115.

[13] 肖占沛,王燕,张肖肖,等. ARIMA 模型在流行性腮腺炎疫情预测中的应用
[J]. 中国医药科学,2016,6(2):7-9+13.

[14] 叶嘉麒,基于混合判别模型的社交网络流感疫情趋势监测[D]. 合肥:合肥工业
大学,2016.

[15] 于伟文,杜鹏程,陈晨,等. 利用网络数据分析我国活禽市场与人感染 H7N9 禽
流感病例的地理关系[J]. 中华流行病学杂志,2014,35(3):266-270.

[16] 张昌明,朱红. 大数据及其在医疗领域的应用[J]. 中国医学教育技术,2015,29
(3):294-297.

[17] 张文燕. 2017—2019 年传染病网络直报及漏报等现状调查分析[J]. 医学理论与
实践,2021,34(6):1076-1078.

[18] 周志峰,廖玉学,李学云,等. 前瞻性时空重排扫描统计量法在深圳市流行性腮
腺炎聚集性疫情早期预警中的应用[J]. 实用预防医学,2020,27(1):16-20.

[19] ALTHOUSEl B M, NG Y Y, Cummings D A T. Prediction of dengue incidence
using search query surveillance [J]. PLoS neglected tropical diseases, 2011, 5
(8):e1258.

[20] CHAN E H, SAHAI V, CONRAD C, et al. Using web search query data to
monitor dengue epidemics: a new model for neglected tropical disease
surveillance [J]. PLoS neglected tropical diseases, 2011,5(5):e1206.

[21] GINSBERG J, MOHEBBI M H, PATEL R S, et al. Detecting influenza
epidemics using search engine query data [J]. Nature, 2009,457(7232):1012-
1014.

[22] HHLTH A, RYDEVIK G, LINDE A. Web queries as a source for syndromic
surveillance [J]. PloS one, 2009,4(2):e4378.

[23] MALIK M T, GUMEL A, THOMPSON L H, et al. "Google flu trends" and
emergency department triage data predicted the 2009 pandemic H1N1 waves in
Manitoba [J]. Can J Public Health, 2011,102(4):294-297.

[24] MILINOVICH G J, WILLIAMS G M, CLEMENTS A C A, et al. Internet
based surveillance systems for monitoring emerging infectious diseases [J].
Lancet Infect Dis, 2014,14(2):160-168.

[25] POLGREEN P M, CHEN Y, PENNOCK D M, et al. Using internet searches
for influenza surveillance [J]. Clin Infect Dis, 2008,47(11):1443-1448.

[26] QINGYU Y, NSOESIE E O, BENFU L, et al. Monitoring influenza epidemics
in China with search query from Baidu [J]. PLoS One,2013, 8(5): e64323.

第十四章

健康大数据的整合与分析

⟐ 学习目标

(1) 掌握健康大数据整合平台；健康数据的建模、风险评估、预测场景。

(2) 熟悉健康大数据整合模式；健康大数据分类。

(3) 了解健康大数据整合与分析技术。

第一节　健康大数据分类

一、医院信息系统

（一）电子病历系统

电子病历，也称为基于计算机的患者记录。它是用电子设备（计算机、健康卡等）保存、管理、传输和重现的数字化的医疗记录，用以取代手写纸张病历。它将患者诊疗过程中产生的诊疗数据和检查数据集合成统一形式的记录，是最有价值的数据源。电子病历系统中主要包括病历首页、门（急）诊病历记录、住院病历记录、体检记录、转诊记录、法定医学证明及报告等数据。

（二）实验室信息系统

实验室信息系统主要指医学检测数据，包括血液学、化学、免疫学、血库、外科病理学、解剖病理学、在线细胞计数和微生物学等检验数据。这些数据来自医学检验类设备产生的数字化数据,有专用数据规范和标准,是一类结构化程度很高的数据。

(三) 医学影像系统

完整的医学影像系统包括放射科信息系统和影像归档和通信系统(picture archiving and communication system,PACS)。整个医学影像库包含病理、放射、核医学、超声、内镜等相关成像信息和诊断报告。各种医学图像由成像装置收集后,用标准形式的图像文件保存在图像系统中,用于临床诊断或医学研究。

(四) 医院管理系统

医院管理系统是医院医疗与运营管理过程中所需数据的集合,包括医疗质量管理系统、全面预算管理系统、财务管理系统、物资管理系统、固定资产管理系统、人力资源管理系统、成本核算系统、绩效考核系统和财务监管系统等产生的数据。

二、生物组学测序数据平台

生物组学测序数据平台保存通过基因检测技术获取的主要基因信息,包括基因标识符、名称、物种来源、基因组位置、相关核酸、RNA、蛋白质、基因间的相互作用、标记位点和表观遗传学信息等。生物组学测序数据的数据量较大,数据采集、处理的专业化程度较高,数据的生成、采集、分析过程需要在专门的软硬件系统平台上完成,目前主要由第三方机构或具备测序能力的医疗机构或科研院所进行收集、管理、分析。

三、区域卫生信息平台

区域卫生信息平台,作为医疗信息数据交换和共享平台,其将规划区域内医疗机构、行政管理机构及各相关卫生机构连接起来,使得区域内各信息化系统之间有效信息整合起来。地区人口健康数据大多数来源于卫生健康部门下属的医院、公共卫生服务机构、计生服务机构、基层医疗卫生机构、卫生计生管理机构,还与人力资源和社会保障、银行、保险、公安、民政、工商、教育、统计等其他社会部门具有广泛联系,主要包括居民基本信息档案、儿童保健档案、妇女保健档案、疾病控制档案、疾病管理档案、医疗服务档案、健康档案等。地区人口健康信息具有来源广、种类多、信息量大、存储分散等特点。

四、公共卫生信息平台

公共卫生信息平台是面向疾病控制机构、卫生监督机构、妇幼保健机构、慢性病防治机构、社区卫生服务机构及公共卫生研究机构提供业务操作与管理服务的应用系统。该平台主要为疾病监测与卫生监督提供信息化支撑,包括传染病、慢性病及病原体的监测以及餐饮、食品、水源的监测。公共卫生信息平台的数据包含范围较广,由多渠道所得多种数据融合形成一个或多个庞大的信息系统。公共卫生信息平台的数据采集与系统建设工作主要由各级公共卫生机构承担,公共卫生信息平台内的数据包括健康档案基本数据、疾病预防控制数据、卫生监督数据、卫生应急指挥数据、医疗救治数据、妇幼保健数据、精神卫生管理信息系统数据和血液管理数据等。

五、移动医疗健康监测系统

移动健康是指将通信技术应用于卫生保健领域,实现"健康传感终端＋移动通信平台＋健康服务",从而提供实时、连续、长期的健康服务。移动设备性能的迅速提高、无线网络的广泛覆盖、可穿戴设备技术的发展以及移动端软件的广泛普及,为健康服务和个人健康管理创造了巨大的空间。基于移动物联网技术的可穿戴监测设备,因具有便捷、易用、低负载测量等特点,迅速成为个体日常健康监测评估的主要手段。此类产品形态多样,功能逐渐丰富,佩戴后成为终端传感器,不断地收集与传递个人健康数据。

六、互联网数据资源

随着移动端设备和互联网的快速发展,健康咨询、疾病相关信息、寻医问药过程等信息出现在各大网站,互联网健康大数据包含各种网站和体检设备数据。健康网站数据包括搜索访问、网络挂号、在线问诊咨询等产生的音频、视频、图像、文字等,以及药品耗材、健康服务等销售环节产生的数据。健康监测数据包括各医疗公司研发的移动医疗检测设备和便携式生理检测产品所测出的数据,如血压、血糖、心率、体重、心电图等。

互联网数据资源还包括公开对外服务的各类文献数据库，这类数据库规范化程度较高，覆盖面广，涵盖目前主要的医学研究文献，大部分都是以文本文件存储，包括中国知网（CNKI）、万方医学网、维普中文科技期刊数据库、NSTL 外文生物医学文献数据库、MEDLINE、Elsevier、ProQuest、Springer 等国内外主要文献数据库。

第二节　多平台数据整合

一、数据采集与整合技术

（一）数据库接口采集技术

对于政府卫生主管部门、医疗机构、公共卫生服务机构中的健康医疗数据或医学研究数据等保密性要求较高的数据，可以通过与机构合作，开发建立专线接入、特定数据库访问接口、系统数据交换接口等技术方式实现数据交互。大量健康医疗业务产生的数据以数据库的形式存储在业务系统中，大部分采用目前主流的关系型数据库如 Oracle、MysoL、Cache 等存储数据。常用的接口工具有 Sqoop 和结构化数据库间的 ETL 工具，主要用于分布式大数据 Hadoop（Hive）平台与传统的数据库间进行数据传递，可以实现和 Hadoop 分布式文件系统（HDFS）、HBase 数据库和主流关系型数据库之间的数据同步和集成。

（二）系统日志采集技术

对于实时性要求较高的大数据的采集，为确保不影响医疗业务系统的正常运行，可以通过读取与解析数据库系统日志文件的技术手段实现同步。业界常用的系统日志采集技术包括 Hadoop 的 Chukwa，Cloudera 的 Flume 和 Facebook 的 Scribe 等。上述技术或工具均采用分布式架构，能满足每秒数百兆字节（MB）的日志数据采集和传输需求，在医院医疗信息系统数据库同步采集中发挥有效作用。

（三）网络数据采集技术

网络数据采集主要是借助网络爬虫或网站公开应用程序编程接口（application programming interface，API）等方式，从网站上获取健康医疗数据信息的过程。通过这种途径可将网络上的非结构化数据、半结构化数据从网页中提取出来,并以结构化的方式将其存储为统一的本地数据文件。

(四) 移动物联网健康数据采集技术

移动物联网健康数据采集技术利用移动终端的定位、记录和交互式引导功能,使用户的健康数据、个人信息得到记录与存储,建立在互联网高速通信技术之上的数据获取和交互与人的联系更加紧密。通过各类生物传感器和移动应用程序(application,APP)采集大量的运动与健康信息,主要包括:基于用户行为模式和活动记录的数据,如即时语音、视频、GPS 地理信息,运动状态信息,运动习惯信息等;基于个体身体运动状态的检测结果,如步态、步速、跌倒检测结果等;基于用户运动中生理参数的检测数据,如呼吸、体温、脉搏、血压、血氧等检测数据。移动健康可以真正实现用户随时、随地、随身获得相关健康信息。

二、数据采集标准

(一) 数据元标准

在数据建模与表示方面,对数据元的概念、描述、定义、表示、分类和注册等制定统一标准并贯彻实施的过程称为数据元标准化。数据元概念和表示类组成完整的数据元。在元数据建模的基础上,制定统一的标准规则,以该规则来收集、处理和分析现有数据,从而实现不同区域、不同部门、不同系统之间的数据共享和信息交换,减少信息重复、资源浪费情况发生,实现数据的一次性收集和多次重复利用。

(二) 集成类规范

美国医疗卫生信息和管理系统协会与北美放射学会(Radiological Society of North American,RSNA)共同组织编写了医疗信息系统集成(intergrating the healthcare enterprise,IHE),从流程角度规范了临床信息系统(clinical information system,CIS)。健康信息交换第七层协议组织从事医疗服务信息传输协议及标准研究,发布了医疗信息交换标准 HL7 Vl/V2/V3 3 个版本,这些标准收集了不同厂商用来设计应用软件之间接口的标准格式,是标准化的医疗信息传输协议。IHE 是由医务人员和企业共同发起的、用于提升医疗计算机系统之间的信息共享水平的技术框架，通过提高现有通信标准之间的协同使用水平。

（三）术语资源库

面向复杂的医疗大数据，亟需从逻辑上基于本体构建术语库与知识库，通过元数据建模完成医疗数据集成，通过国际、国内标准和规范，构建医疗数据相互通信和交互的标准，达到共享一致的目标，利用面向服务的实现技术形成开放服务接口，为医疗数据共享互通提供技术支持，从而构建一个高质量、高可用的医疗大数据源，为各种应用个性化服务提供支撑。在国际上，已形成大量的标准术语集和概念体系。近年来，国内外研究者开始注重知识库系统的智能性。从文献型知识库到知识集成型的专题知识库，再到具备知识发现功能的智能决策型知识库，是知识库发展的路径。

（四）疾病编码标准

在疾病分类方面，《国际疾病分类》是根据疾病的某些特点，按一定规则对疾病进行分类，并用编码的方法表示的系统。目前，全世界普遍使用的是第 10 次修订本《疾病和有关健康问题的国际统计分类》，称为 ICD-10。2016 年 10 月 13 日，我国发布了《疾病分类与代码》(GB/T 14396-2016)国家标准，将促进国内健康医疗及相应行业遵循和采用这一标准。

三、数据采集的质量控制

（一）医疗数据质量模型和自动测度

基于 ISO/IEC 25012 软件工程数据质量模型国际标准建立适合于健康医疗大数据不同应用场景的医疗数据质量模型与医疗数据质量度量，逐步形成符合我国国情的医疗数据质量保证架构(data quality assurance architecture，DQAA)。在 DQAA 架构的基础上研发相应的数据质量自动测度软件，针对测试的差距(正偏移和负偏移)对负偏移的缺陷数据指标做出标记，指导后续的数据智能化处理。

（二）个体主索引自动匹配

不同来源医疗数据中的个体主索引不一致，导致数据很难整合利用。为此，需研究个体主索引特征向量提取算法，自动计算并提取数据集中能够标识每条记录的特征向量集，并采用模糊匹配等算法，利用主索引特征向量在各个数据集之间对数据进行主索引的自动匹配。

（三）异构医学术语自动映射

不同来源医疗数据中的医学术语（疾病名称、药品名称等）往往采用不同的编码，成为数据整合利用的障碍。为此需结合国家相关标准，建立标准化的医学术语编码规范，并应用机器学习和语言处理等技术，研究实现异构中文术语的概念标注及其与标准术语集之间的自动映射方法。

（四）数据缺失填补

由于与医疗健康相关的指标众多，病患的数据中往往存在一定的数据缺失。通常的数据缺失填补方法包括：采用无监督机器学习、深度学习、主成分分析等降维算法利用稀疏性降低数据维度、提取数据特征；利用网络表征的冗余性和通过对数据的扰动填补确实数据；针对不同类型的资料、数据缺失模式和变量，使用数据模拟技术对相应的各种完整数据集进行模拟，在此基础上构建不同缺失率的缺失数据集，采用多重填补（multiple imputation，MI）方法进行填补。

四、健康医疗大数据的存取

（一）健康医疗大数据存取的特点

1. 存储系统的高容量　随着人口老龄化与生活水平提高，参与医疗保健、疾病诊疗、健康体检的用户越来越多，在各类医疗保健机构中产生并积累了海量的医疗数据。同时，随着新型医疗诊疗技术的发展，诊疗过程中产生了大量的数字化医学影像、组学检测、生理监测等数据。无论是在数据总量还是在个体数据方面，健康医疗数据量都呈现出指数级上升的趋势，目前个体的健康医疗数据已经达到数百吉字节（GB）级别。传统的信息化技术已经无法满足大量多元异构健康与医疗数据的产生与存储需求，健康医疗大数据系统首先要建立能够支持大容量数据存取管理的存储架构，实现高效低耗的数据资源管理。

2. 存储系统的高性能　与以往较小规模的数据处理不同，在数据中心处理大规模数据时，需要服务集群有很高的读写吞吐量才能够让海量的数据处理任务在应用开发人员"可接受"的时间内完成。这些都要求大数据的应用层能够以最快的响应速度、最高的传输带宽从存储介质中获得相关的海量数据。与其他行业的数据相比，部分医疗数据如监护数据、体征监测数据、急诊检验检查数据，具有很高的实时性要求，因此患者医疗数据的实时存储与更新对于临床科学诊疗尤其重要。

3. 存储系统的高可靠性　患者的健康医疗数据具有隐私性，要求大数据存储平台必须具备高可靠性与安全性。存储平台具备足够的安全防范技术能力，确保患者的个人隐私安全，确保医疗数据在该平台中的存储安全，确保医疗数据不被患者本人和医生之外的人使用。此外，存储平台还具有强大的数据容灾与备份功能，确保当存储医疗数据的某个节点出现问题时，可以从其他备份节点完全地恢复数据。

4. 存储系统的可扩展性　由于医疗与健康管理的资源分布具有分散性，缺少规范、统一的系统对健康医疗数据进行整合存储。这种现状不仅导致公共资源和共享资源的浪费，而且影响对个体健康状况与疾病的整体判断。大数据存储系统具备较好的可扩展性，可解决医疗资源分散性的问题。数据存储系统通过灵活的系统扩展增加整体性能和负载能力，以适应应用系统数据量扩大与数据集增加带来的需求。

（二）数据整合模式

1. 健康医疗大数据多库关联存储模式　面对健康医疗数据中多种结构化、半结构化、非结构化异构信息，需要构建一个整体的、综合性的存储方案，既能适应检索需求，又能满足动态、数据项不确定的医疗信息存储需求。在大量健康档案数据中，居民基本信息相对静止，结构化程度相对较高，因此适合使用关系型数据模型进行存储，以提高索引、查询的效率。医疗健康信息的复杂体现在很多都是动态更新的，而且项目内容是异构的，包括很大比例的非结构化医疗信息，如医生书写的病历记录、检查报告等，很难将其完全分解成结构化字段。

2. 模型驱动的专题数据存储模式　大数据的数据整合模式需要充分考虑数据资源的应用需求，实现信息模型到物理存储模型的统一。专科专病专题数据集建设围绕疾病治疗与健康管理专题，以某类疾病与健康问题为中心，在存取与展现上对数据进行整合，既可实现多个分散异构数据库的统一组织管理，又可满足专科专病数据库的个性化需求。专科专病专题数据集建设的关键是建立起覆盖临床、组学、健康各领域数据的整合模型，为健康医疗大数据互联共享、数据管理、技术研发打好基础。

（三）硬件基础结构

1. 直连式存储　直连式存储（direct attached storage，DAS）是将存

储设备通过 SCSI 接口或光纤通道直接连接到服务器,即每个服务器都有自己的磁盘、磁带机或磁带库。其特征在于,存储设备是通用服务器的组成部分,该服务器同时提供应用程序的运行,即数据访问与操作系统、文件系统和服务程序密切相关。存储在 DAS 中的数据量越大,存储和恢复的时间越长,对服务器硬件的依赖性和影响力就越强。

2. 存储区域网络 通过专用高速网络,存储区域网络(storage area network,SAN)将一个或多个网络存储设备和服务器连接的专用存储系统。其由 SAN 服务器、SAN 存储、SAN 互连 3 部分组成,使用网状通道,光纤交换机连接存储阵列和服务器主机,构建数据存储专用区域网络。SAN 是独立于内部局域网的高速存储系统,不会占用内网带宽,因此不会影响前台应用程序运行速度。与网络存储设备(network attached storage,NAS)相比,SAN 网络具有更好的扩展性。SAN 采用网络结构,服务器可以访问存储网络上的任何存储设备,因此用户可以自由增加磁盘阵列、磁带库和服务器等设备,使得整个系统的存储空间和处理能力可以根据客户的需求不断增长,且 SAN 具有更高的连接速度和处理能力。

3. 网络接入存储 NAS 结构体系通过网络接口连接到网络,主要用于实现不同操作系统平台下的文件共享应用,其作用与一个专门的文件服务器相似。NAS 设备可以直接挂接在主干网的交换机上,通过简单的设置就可以即插即用,而且进行网络数据在线扩容时也无须停顿,从而保证了数据的流畅存储。NAS 设备的安装、调试、使用和管理比传统的服务器或 DAS 设备更简单,将大大降低存储设备成本。

4. 云存储模式 云存储模式是从云计算的概念扩展和发展起来的,其利用集群应用、网格技术或分布式文件系统等功能,在网络中通过应用软件集合大量的各种不同类型的存储设备,共同对外提供数据存储和业务访问功能。云存储正在成为网络化大数据存储技术的新发展方向,在健康医疗大数据领域的应用正在普及,未来将成为大数据资源存储的主流方案。依靠云计算技术,云存储有着超大规模、高可扩展性、廉价、稳定的优势,提供了非常高的系统冗余和安全性,能够满足海量数据存储和管理的要求。云存储技术在后续平台对接整合、业务流程梳理、海量数据深度挖掘分析方面具有良好的兼容性。

(四) 存储技术和系统

1. MPP 技术架构　MPP 技术架构包括 MPP 数据库与分布式计算架构。MPP 数据库是新型数据库类型,通过列存储、高效压缩、粗粒度智能索引等多项大数据处理技术,结合 MPP 架构高效的分布式计算模式,完成对海量高密度结构化数据分析类应用的支撑。

2. Hadoop 技术架构　Hadoop 技术架构主要针对非结构化数据存储、计算、实时流处理等传统关系型数据库较难处理的数据和场景,是当前大数据领域主流的数据存储与分析平台技术架构。Hadoop 技术架构是业界研究和应用最多的云存储技术架构,通过扩展和封装 Hadoop 实现对互联网大数据存储、分析的支持是其经常出现的应用场景。Hadoop 依托开源技术的优势和相关技术的不断进步和迭代更新,能够支撑非结构、半结构化数据处理、复杂的 ETL 流程、数据挖掘和计算模型。

3. MPP 与 Hadoop 技术架构联合应用　MPP 数据库与 Hadoop 技术具有各自的优缺点和最佳适用范围。MPP 数据库适用于处理高价值密度的结构化数据,而 Hadoop 的优势在于处理非结构化数据和流数据。Hadoop 对数据的操作模型更适于只支持单次写入多次读取,数据更新性能较低,而 MPP 数据库基于关系模型,其存储结构和处理结构可以支持对数据集合的任意更新和删除;Hadoop 对 soL 兼容性不好,且调优算法复杂多样,而 MPP 数据库是关系型数据库,本身支持 soL,且执行计划有多年的积累,便于进行高效的优化。

(五) 主流数据库技术

1. 关系型数据库　以 Oracle Database、SQL Server、MysoL 为代表的传统关系型数据库广泛应用于各类医疗业务信息系统,如医院常用的电子病历系统、临床信息系统、用药管理系统、ICU 监护系统等。计算机技术和网络技术的快速发展以及硬件的不断升级和更新换代,使数据呈现爆炸式增长,越来越多非结构化数据加入健康医疗相关的记录中,如影像学、生理参数波形和腔镜视频等文件。面对海量数据的存储和处理要求,传统的关系型数据库已无法满足用户需求,甚至制约着海量数据的存储和处理。在大数据存取操作时,关系型数据库常常成为性能瓶颈。数据库的低效不仅表现为查询速度慢,还表现为高频度读取效率低,数据加载与建立索引耗时长。

2. NosoL 数据库　为了应对大数据处理的压力,在大数据数据库技术领域出现了多种为支持大规模数量集、高并发要求、高可扩展性等孕育而生的新型数据库。其中，NosoL 数据库应用最为广泛，是面向非结构化数据存取的主流数据库技术，NosoL 数据库通常运行于 Hadoop 架构平台，能够有效发挥出 Hadoop 平台分布式、高扩展、高效率的优势。

五、健康医疗大数据的处理

随着健康医疗信息化建设进程的不断加速，健康医疗数据的来源不断增多，不仅有电子病历、电子医嘱、医学影像资料、生理化验信息等医疗数据，还有体检报告、健康记录、可穿戴设备上提供的信息等健康数据。这些健康医疗"大数据"不仅规模庞大而且种类繁多，这正符合之前提到的 5 个"V"的特征。然而，巨大体量的"健康医疗大数据"在未经处理时很难创造出其应有的研究和商业价值。同时，来源广泛的健康医疗大数据结构化程度不高而且数据标准也不尽相同。因此，要实现健康医疗大数据的潜在价值，数据的结构化和标准化是关键。健康医疗大数据处理的首要任务是将原始的多源异构且难以进行计算分析的数据变成能够进行计算、统计和分析的数据。同时，健康医疗大数据相对于别的大数据，更可能涉及患者的个人隐私问题乃至国家安全问题，这使得去隐私化和数据安全也成了健康医疗大数据处理的重要任务。

总的来说，健康医疗大数据的结构化就是利用自然语言处理等计算机技术将原始数据变成没有过多冗余信息，并具有一定格式的计算机能够理解的数据。在此基础上，计算机再将这些数据转换为诸如数据链表、树形关系图、数值数据向量等便于进行高效运算的数据。如图 14 - 1，通过以上大数据整合技术，形成以大数据平台为核心、周边社区医疗服务中心为枢纽，家庭以及居民为终端，将健康数据信息辐射到周边居民，使他们受益于健康数据平台建设。

第三节　健康数据的建模、风险评估、预测

一、基于大数据与人工智能的疾病风险预警模型构建

疾病风险预测模型是指使用数学公式来预测个体当前或未来患有某

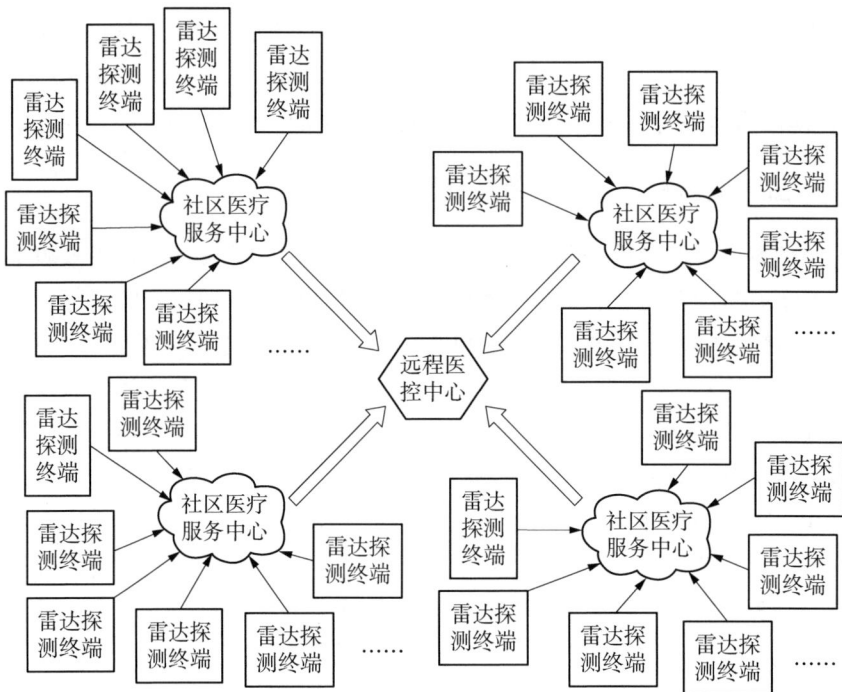

图 14 - 1　大数据健康整合平台

种疾病的概率。其建立是一项复杂的系统工程，涉及研究问题、数据集、变量、模型以及结果报告等诸多环节。如图 14 - 2 所示。

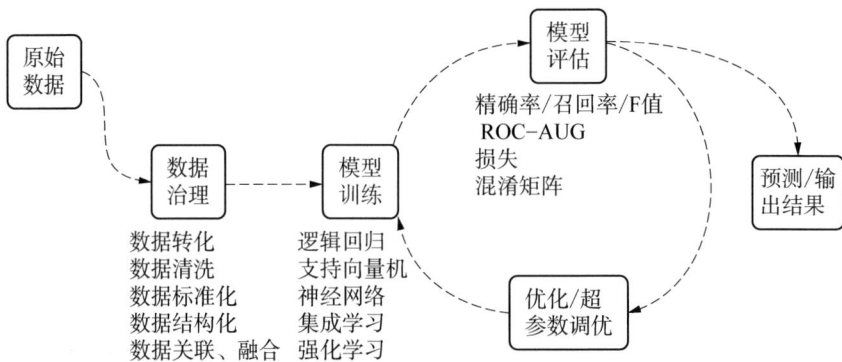

图 14 - 2　建立疾病风险模型流程图

建模流程包括真实世界数据收集汇聚、大数据治理、疾病风险模型构建、模型利用,具体过程如下。

(一) 真实世界数据采集汇聚

基于平台数据集成,以服务器为基础硬件平台,采用集群技术、分布式存储技术、分布式计算技术、ETL 技术,制定数据采集标准及处理流程,抽取结构化数据入库,使用自然语言处理(nature linguistic programming,NLP)对非结构化数据进行结构化改造,主要包括患者基本信息、病历信息、医嘱信息、体检信息、影像信息、护理信息等内容。实现真实世界数据存储和共享,为不同的需求提供更精准的支持。

(二) 大数据治理

指将收集到的数据清洗加工处理,并标准化整理,包括数据清洗流程制定、清洗流程控制、清洗质量控制、清洗过程管理等。通过规范过程和规则库,基于过程引擎构建统一的、可配置的数据转换、清洗、比对、关联、融合等加工处理过程,对异构异源海量离散的数据资源加工生产,生成容易分析且可以共享的数据。部署大数据计算框架,以多种算法库为基础,实现大数据存储访问及分布式计算任务调度、多维索引数据深度搜索及全文检索等功能。构建分布式并行计算架构,部署服务器集群,发展横向扩展功能,可以动态增加或减少计算资源和存储资源,支持 PB 量级离线计算和在线计算。部署非关系型数据库 HBase、数据仓库 Hive、数据处理工具 Sqoop、机器学习算法库 Mahout、一致性服务软件 ZooKeeper、管理工具 Am-bari 等,部署搜索引擎 Elasticsearch 用于全文检索、结构化检索和分析。

(三) 疾病风险模型构建

疾病风险模型构建是通过深度学习技术建立深度分层特征,自动学习数据表征,精准捕捉数据依赖关系,运用 Catboost、LightGBM、XGBoost、GBDT、Adaboost 等机器学习算法挖掘电子病历数据中的信息,对疾病诊断、死亡率、住院时长、无计划再入院等临床终点事件进行预测。包括:①疾病风险预测,风险预测人群结构:整合清洗相关数据资源,对某一疾病特定风险结局,建立数据分析队列;②风险因素识别:通过数据分析,自动构建候选特征,筛选潜在风险因素;预测模型构建:利用机器学习方法。③疾病风险/保护因素分析,模型特征重要性排序:使用归因算法,获得更客观准确的风险因素的 shapley value;因素属性识别:计算各因素 OR 值,明确是风险因素还是保护因素;因素与结局关系量化:利用诺莫图量化高风险因素对结局的影响程度;④疾病关联分析,探索影响疾病的其他因素;寻找伴随关系的相关疾病和因果关系的相关疾病。

(四)疾病风险预测模型利用

可以研发各种应用软件,将疾病风险预测模型结果可视化呈现出来,实现个性化诊疗,为患者量身定做治疗方案的同时,提升医生诊治水平、为医院管理人员决策提供参考。主要包括临床辅助决策、单病种大宗病例统计分析、治疗方法与疗效比较、精准诊疗与个性化治疗、不良反应与差错分析提醒、健康预测与预警、精细化管理决策支持、科研结果验证、辅助用药分析和药物研发等。

💡 知识拓展

医疗健康大数据特点

医疗大数据除了具有大数据 5 个"V"的特点外,还具有多态性、时效性、不完整性、冗余性、隐私性等特点。所谓多态性,是指医生对患者的描述主观而难以达到标准化;时效性指数据仅在一段时期内有用;不完整性指医疗分析对患者状态描述有偏差和缺失;冗余性指医疗数据存在大量重复或无关的信息;隐私性指个人的医疗健康数据是高度保密的,泄漏数据会发生严重后果。

二、机器学习在慢性病管理中的应用

(一)高血压管理

高血压是一种以动脉压升高为特征,可伴有心脏、血管、脑和肾脏等器官功能性或器质性改变的全身性疾病。据 WHO 的数据,世界范围内约有 11.3 亿高血压患者,是全球范围内过早死亡的主要原因,历来为学者研究热点。近几年,机器学习和数据挖掘技术更加成熟,其应用在慢性病管理方面的实践也日益增加。Chang 等采用决策树和随机森林等算法建立了血压预测模型,该模型综合患者体检各种参数结果来估计血压情况、疾病转归和并发症情况,能够更早地发现并控制不良后果的产生;Weng 等设计了前瞻性队列研究,数据来源于英国 378 256 例患者相关数据,建立了预测用户未来 10 年出现心血管疾病风险的机器学习模型,该模型敏感性和特异性均较好,能够显著提升心血管疾病风险预测的准确性,使得用户能够提早预知风险并进行及时治疗,大大降低了患病成本。

(二)糖尿病管理

糖尿病是由多种因素导致的以慢性高血糖为主要特征的疾病,发病率近几十年来迅速增加,目前全球范围内约有 4.22 亿的糖尿病患者,因此糖尿病管理深受国内外研究人员关注。随着科学技术的发展,数据挖掘与机器学习在血糖管理应用变得越来越常见,在这些应用中,预测血糖水平、评估血糖异常、发现并控制并发症等方面成为各方关注焦点。为了针对个人血糖管理,对高血糖或者即将患高血糖的个体进行警告,血糖预测尤为重要,其主要是通过观察并分析个体过去和目前的长期随时间变化的血糖数据,来达到预测该患者将来的血糖数值的目的。Georga 等建立了低血糖预测模型,该模型在一定时间范围内预测低血糖发生的准确率高达 90%,可有效预防不良事件出现;Zeevi 等综合血液、饮食文化、运动和肠道菌群等多种数据设计了一种算法,可以预测现实生活中个体餐后血糖反应,指导患者饮食管理,改善餐后血糖升高现象。

💡 **案例讨论**

案例

某三甲医院秉持防患于未然的思想,建立了健康大数据与管理平台,该平台包括 Chen 等建立的高血压 5 年发病风险预测模型、Chien 等建立的脑卒中 10 年发病风险积分预测模型、Liu 等人在中国多省市心血管病危险因素队列研究基础上对 Framingham 冠心病风险评估模型修正后建立的风险预测模型、Xu 等以广东生物银行队列研究重新校正和修正 Framingham 糖尿病函数并预测中国老年人 4 年患糖尿病风险的模型、孙凤等基于大样本研究的肥胖 5 年发病风险预测模型。

　　个人健康数据收集主要来源于用户建立个人档案，通过身份证或面部识别快速登录后，使用相关设备对实时上传的健康数据进行检查。健康小屋配套检测设备是统一的，其上传数据能直接导入疾病风险预测模型，保证疾病预警准确性。数据存储使用开源的 MySQL 作为数据库管理系统，一张表存储一种健康数据，用户 ID 和多张表对应，保证数据准确与完整。同时规定不同类型用户拥有不同级别权限，避免非用户利用数据牟利。

　　健康大数据管理平台疾病预警部分将人群根据性别和健康状态进行分类，首先是按性别分为两组，然后按照不同体检指标显示的健康结果进行分类，分为低危组、中危组和高危组。通过综合评价不同组之间以及相同组内的健康状况和风险因素分布，探索导致疾病发生的风险因素，从而提出如何降低该风险因素的相关干预措施以提前减少疾病发生的概率。因为生活习惯等不可控因素的变化，该疾病预警模块将会不定时地修改风险评估模型来提高风险预测准确性。如果患者进行多次测量，也可以将用户长时期录入的数据通过画图绘制，实现可视化，如健康评估趋势图，便于查看健康状况变化（图 14-3）。

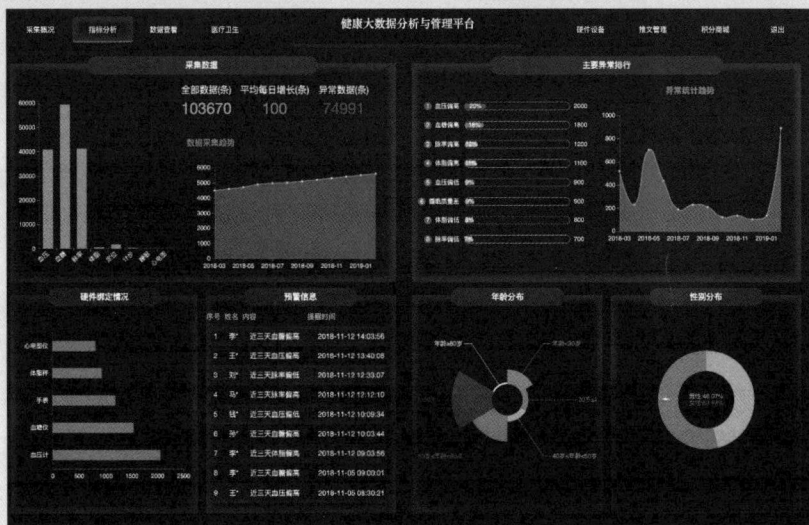

图 14-3　健康大数据管理平台

讨论

（1）如果你是医院管理者，如何充分利用健康大数据对疾病进行防控？

（2）健康大数据整合与分析的难点在哪里？

本章小结

本章对健康大数据的整合与分析进行了概述，详细介绍了健康大数据的分类和健康大数据采集与整合技术、健康大数据采集标准、健康大数据采集的质量控制方法，罗列了健康大数据的存取特点、整合模式、硬件基础结构、存储技术和系统，最后通过实践案例进行分享和讨论，让学生充分了解健康大数据的整合与分析技术和整合过程，能够在以后的工作中更加熟练地对健康大数据进行分析和运用。

参考文献

[1] 李言生，龚后武，栗翊超，苏明亮.基于真实世界数据的疾病风险预测研究[J].医学信息，2020，33(23):17-19.

[2] 刘梦苏.ETL技术在数据分析系统中的应用初探[J].信息通信，2018(8):202-203.

[3] 卢朝霞，健康医疗大数据理论与实践[M].北京:电子工业出版社，2017

[4] 孟群，王才有，汤学军，等.电子病历标准符合性测试方法学研究[J].中国卫生信息管理杂志，2013，10(2):154-156,162.

[5] 孟群.促进健康医疗大数据应用　保障"健康中国2030"建设[J].中国卫生信息管理杂志，2016，13(6):539.

[6] 苏明亮，王士泉，李伟.基于主动健康访问技术的医养结合智能综合服务管理平台研究[J].医疗卫生装备，2019，40(6):31-35.

[7] 王士泉，李言生，苏明亮，等.医疗人工智能产品应用效果的评估框架与流程研究[J].医疗卫生装备 2020，41(1):62-65.

[8] 杨晨柳，胡佳慧，方安，等.临床文本自然语言处理系统构建研究——以cTAKES为例[J].医学信息学杂志，2018，39(12):48-53.

[9] 张习梅，杨露，南原.疾病预警在健康大数据管理平台中的应用[J].医学信息志，2021，42(2):49-52,65.

［10］邹筱,赵锋. 基于变权 Shapley 值的合作博弈赋权方法［J］. 统计与决策,2010 (8):156-158.

［11］CHANG W, LIU Y, XIAO Y, et al. A machine-learning-based prediction method for hypertension outcomes based on medical data［J］. Diagnostics, 2019, 9(4): 178.

［12］GEORGA E I, PROTOPAPPAS V C, ARDIGO D, et al. A glucose model based on support vector regression for the prediction of hypoglycemic events under free-living conditions［J］. Diabetes Technol Ther, 2013, 15(8): 634-643.

> **第十五章**

基于真实世界数据的卫生技术评估

> 💡 **学习目标**
>
> (1) 掌握卫生技术评估的方法、真实世界数据的来源、医疗大数据的来源、采用医疗大数据进行卫生技术评估的优势。
>
> (2) 熟悉卫生技术的概念、卫生技术评估概念、真实世界数据的特点。
>
> (3) 了解各国卫生技术评估应用情况、各国临床证据要求及应用情况、医疗大数据发展面临的挑战。

第一节 卫生技术评估及其决策应用

一、卫生技术评估的概念

(一) 卫生技术

卫生技术(health technology)是指应用于卫生保健领域的特定知识体系,包括用于卫生保健的药物、仪器设备、医疗程序与方案、手术操作、相关的组织管理系统与后勤支持系统等,对于一个国家和地区的医疗卫生发展水平及国民健康状况起着关键性作用。

(二) 卫生技术评估

卫生技术评估(health technology assessment,HTA)是对医疗卫生技术应用的短期和长期社会效应进行系统研究的一种综合的政策研究方法，评估内容包括医疗卫生技术的安全性、有效性、成本、效益/效果及社会影响（政治、法律、伦理及道德等）。

二、卫生技术评估方法

卫生技术评估起源于 20 世纪 70 年代的美国，目前评估方法和程序日益成熟，全世界 30 多个国家和地区已经建立了自己的卫生技术评估机构，并逐步完善了整套评估机制。卫生技术评估的方法主要有：系统评价、卫生经济学评价、伦理学分析，等等。

（一）系统评价

系统评价（systematic review，SR），是指针对某一具体的医疗卫生保健问题，遵循恰当的文献评价流程，系统地收集国内外所有相关研究成果，采用统一规范的文献评价标准，筛选出符合纳排标准的文献，对其进行定性或定量分析。其中，定量分析主要指 Meta 分析，也称为荟萃分析，采用定量方法对于多篇文献中的数据进行统计学处理，最终得出一个综合的结果。Meta 分析的证据等级很大程度上取决于其纳入文献的研究类型，对随机对照试验（randomized controlled trial，RCT）的研究结果进行荟萃的 Meta 分析被认为是循证医学实践的"金标准"。

（二）卫生经济学评价

卫生经济学评价是指从卫生经济学角度对卫生技术进行分析，采用经济指标评估其临床应用价值，主要包括 3 种方法：成本-效果分析、成本-效益分析、成本-效用分析。对卫生技术进行卫生经济学评价，有助于增强卫生决策的科学性、合理性。

（三）伦理学分析

卫生技术评估中的伦理学分析，既涉及卫生技术伦理属性的评价，也涵盖对卫生技术的主体及客体进行伦理评判。具体而言，评估内容主要包括 5 个方面：①卫生技术的应用目的、技术特征与发展手段；②卫生技术对于患者生活质量、心理及其家庭造成的影响；③卫生技术的应用给社会和文化带来的挑战；④卫生技术对于政治和法律等系统的影响；⑤卫生技术对经济的可能影响等。

在伦理学分析中，常用的评估方法主要有：决疑法、一致性分析、原则主义、公众参与的互动式技术评估、广义反应均衡法等。

三、各国卫生技术评估应用情况

目前,发达国家中广泛应用了卫生技术评估,各国的评估程序大体上涵盖 3 项步骤:①议题设定;②卫生技术评估小组进行专业评估;③专家委员会予以审议并作出推荐。评估时间通常为一到两年,不过各国近年来都在探索通过完善评估模型来缩短评估时间。

尽管各国的卫生技术评估内容不尽相同,但基本都会涉及临床效果评价(系统评价)、卫生经济学评价、伦理学分析 3 部分内容。

欧洲对于卫生技术的评估,主要包括 9 项内容:健康问题与技术应用现状、卫生技术的描述、安全性评价、临床效果评价、成本核算与卫生经济学评价、伦理学影响评价、技术应用对组织机构的影响、技术应用对社会的影响、技术应用对政治法律的影响。根据覆盖的内容不同,形成了标准评估模型和快速评估模型。

美国卫生保健研究与质量监督局(Agency for Healthcare Research and Quality,AHRQ)的卫生技术评估程序,首先由联邦成员和非联邦成员共同提出议题,然后由循证实践中心(Evidence Based Practice Centers,EPCs)、治疗学教育与研究中心(Therapeutic Education and Research Center,TERC),以及为有效性提供决策的证据开发网络来开展评估,最后形成评估报告并予以公布。AHRQ 提供医保决策信息,对卫生技术的评价关注安全性和有效性两个方面。

加拿大的卫生技术评估主要包括 6 大步骤:问题识别与优化、确定评估方案、证据检索、证据综合、研究报告撰写与同行评议。加拿大的 HTA 采用了大量数据信息,并通过循证决策支持程序(Evidence Decision Support Program,EDSP)予以实现。评估内容关注卫生技术的安全性、有效性、健康获益、服务提供、战略协调性和创新性等。

英国的卫生技术评估包括单项 HTA 和多项 HTA,分别由独立的评估委员会(Appraisal Committee)来进行证据的收集与检验,严格遵循卫生技术评估指南开展评估,对卫生技术的临床效果和经济学评价结果取得共识,并给出推荐意见。在开展卫生技术评估时,英国国家卫生与临床优化研究所(National Institute for Health and Care Excellence,NICE),主要基于成本效果阈值,为国家提供政策指导建议。

第二节 卫生技术评估的临床证据来源

卫生技术评估的重点内容之一,是卫生技术的有效性和安全性,其评价依据主要是相关临床证据。其中被认为是金标准的临床证据就是随机对照试验(randomized controlled trial,RCT),但由于其"严格"的实验条件、外部效度受限、存在伦理问题等诸多限制,目前越来越多不同类型的临床证据被用于卫生技术评估领域中。

一、临床证据研究设计类型

临床证据的研究设计类型,可以根据是否施加人为干预,分为干预性研究和观察性研究两类。如图 15-1 所示。

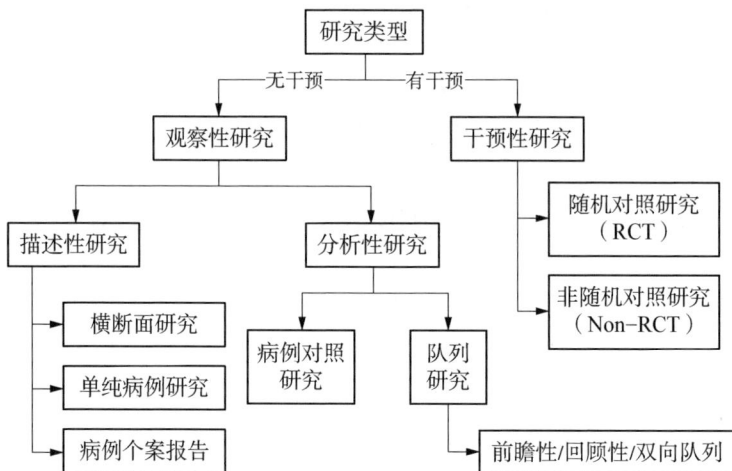

图 15-1 临床证据研究设计类型

观察性研究(observational study)是指在不向研究对象施加人为干预的情况下,观察并记录其自然状态下的特征,进行描述或对比分析的研究。根据是否存在对照组,可以将观察性研究分为描述性研究(descriptive study)和分析性研究(analytical study)两类。描述性研究没有对照组,主要包括横断面研究(cross-sectional study)、单纯病例研究、病例个案报告等形式。其中,横断面研究是通过收集某一特定时点(或时间段)特定范围内人群中疾病或健康及其相关因素的分布状况,对人群特征和疾病情况进行描述的一类研究。分析性研究是有对照组的观察性研究,主要包括病例对照研究(case-control study)和队列研究(cohort study),前者基于健康或疾病结局进行分组,回溯暴露情况;后者基于暴露情况进行分组,追踪健康或疾病结局的发生情况。

干预性研究,又称为实验性研究,是研究者有计划性地为研究对象施加某些干预措施,前瞻性地观察干预因素的改变所导致的健康结局变化。根据分组是否随机,可以将干预性研究分为随机对照研究(randomized controlled trial,RCT)和非随机对照研究(non-randomized controlled trial,Non - RCT)两类。其中,随机对照研究是遵循随机、盲法、对照原则的试验,是临床研究中的金标准;非随机对照研究由于研究对象的分组夹杂了人为因素,存在选择偏倚,证据强度下降。近年来,随着科研经验积累和临床实践需求,一些新型的干预性研究应运而生,如实效性随机对照试验(pragmatic randomized clinical trial,pRCT),即在真实临床医疗环境下,采用随机、对照的方式,比较不同干预措施治疗结果的研究。实效性随机对照试验和前述的观察性研究均属于真实世界研究。

二、真实世界数据与医疗大数据

(一)真实世界数据与医疗大数据的概念

目前,发达国家中普遍采用非临床试验数据对上市后的医药产品进行持续评估与监测,这些非临床试验数据被统称为真实世界数据(real-world data,RWD)。

国际药物经济学与结果研究协会(The Professional Society for Health Economics and Outcomes Research,ISPOR)对真实世界数据的定义为:除随机对照试验之外、在临床实践中产生的一切数据。真实世界数据可以作为随机临床试验数据的补充,用于支持医疗卫生领域的决策。

医疗大数据的覆盖范围大于真实世界数据,除了临床实践数据,还包括研发数据、社交媒体和行为数据等非临床信息。

近年来,由于信息技术的发展和电子信息系统的完善,真实世界数据的体量和多样性愈加丰富，数据可及性和质量也大大提高，越来越多地用于健康相关结果研究和医疗卫生监管。尽管如此，目前各国药物监管部门仍然将随机临床试验数据作为药品上市审批与医保价值评估的"金标准"。

（二）真实世界数据的来源

真实世界数据是人们在利用医疗卫生服务时产生的数据，而不是在实验条件下生成的数据，主要包括 6 种类型：①随机临床试验的补充数据；②实际临床试验；③患者注册资料；④医疗管理数据；⑤健康调查数据；⑥电子健康档案和病历数据。

随机临床试验的补充数据主要包括患者自己报告的健康结局信息、医疗资源或卫生服务的利用信息，以及成本信息。随机临床试验的补充数据的局限性主要源于随机对照研究的特点，如受试对象需满足严格的纳排标准、外部效度不高、干预时间和随访周期通常较短、卫生服务利用是人为设定的等。

实际临床试验具有前瞻性、随机化、研究对象为一般人群、规模较大等特点。实际临床试验数据中的临床指标，常被用于卫生技术的经济学评价，如成本-效果分析、成本-效用分析等。相较于传统的随机临床试验数据，实际临床试验数据因其研究对象更加多样化，更有可能观察到不良反应。但实际临床试验数据也有其局限性，主要体现在对于研究对象的追踪较为困难，难以收集其对卫生资源和医疗服务的利用数据，没有标准化的财务系统等。

患者注册资料也是具有前瞻性的数据，可以基于患者注册资料形成同一病种或疗法的观察队列，收集患者在真实世界中的卫生服务利用与健康结局信息，且观察的时间跨度更大。但由于患者注册资料中并没有随机化分组，故应用了特定卫生技术的患者可能与其对照组并无可比性，因此患者注册资料主要用于探索性研究，以产生新的研究假设，而无法用于检验特定的研究假设。此外，患者注册资料的另一个局限在于资料搜集具有较大的难度。

医疗管理数据主要指医疗保险报销数据库，可以基于这类数据开展回顾性队列研究或横断面研究，既有充足的样本量可以观察到罕见事件的发生，又有服务利用和费用相关数据，可以较低的成本在短时间内完成研究。但医疗管理数据也有其局限性，如研究对象仅限于有医疗保险的住院患者,观测数据仅限于住院期间产生的医疗服务利用及相关费用,可能存在数据缺失、编码错误等数据质量问题,医保报销水平与总费用间有所差异,治疗方案可能有选择偏性等。

健康调查数据是为了收集人群的健康状况、医疗服务利用、治疗模式及医疗费用等数据而专门开展调查、组织收集的数据。通常会基于研究目的,选择合适的抽样方案,来从全人群中抽取具有代表性的样本进行调查。健康调查数据的收集成本较高,采集的信息主观性较强,可能存在回忆偏倚,同时可能会缺少一些具体干预措施的信息。

电子健康档案和病历数据是人们在健康相关活动中实时生成的电子化记录数据,包含了真实的检查结果、临床诊断、治疗方案等数据,且有详细的时间序列信息。但电子健康档案数据的统计分析通常较为复杂,需要对数据进行一定处理(如个人识别信息的脱敏、不同单位的临床指标之间换算、不同系统中同一变量记录值冲突时的处理等)后才能够适合研究。

(三) 医疗大数据的来源

根据医疗服务市场中的参与主体,可以将医疗大数据的来源分为以下4类:①医院和药房的数据,是人们在就医或购药过程中直接产生的数据,记录了患者的检测结果、临床诊断、治疗模式、医疗费用等信息,是医疗大数据的核心部分;②社会医疗保险和商业医疗保险的报销数据,较为准确地记录了卫生服务利用情况及支付信息,常用于卫生技术的效果及经济学评价、医保相关政策研究;③药企或医疗器材公司的研发与销售数据,这类数据常用于新型卫生技术的开发与商业价值评估等;④患者数据,包括人们的社会人口学基本信息、可穿戴设备的历史数据、社交网络记录等,是健康行为数据的重要来源,常用于健康管理与疾病预防领域的研究。

三、各国临床证据要求及应用情况

一直以来,各国卫生部门或 HTA 组织普遍将随机对照研究作为卫生决策和制订临床指南的金标准。随着近年来,卫生信息系统的完善与新型研究方法的积累,越来越多的卫生决策部门或机构开始接受利用真实世界来源的数据来评估新型卫生技术的疗效和经济学。目前各国在开展卫生技术评估工作时,对于临床证据的要求和应用条件如表 15-1 所示。

表 15-1　各国 HTA 机构对证据的要求和应用

HTA 机构	有效性证据	安全性证据*	非 RTC 证据的应用
加拿大 CADTH	各类型的证据,尤其是与主要治疗药物头对头比较的 RCT,但重新评估过程中,非 RCT 可以作为新的证据补充提交	与有效性证据要求相同	1. 需要进行长期随访时 2. 疗效持久性需要长期验证时 3. 由于患者过少,RCT 无法进行时 4. 进行 RCT 存在伦理问题时 5. 没有头对头的 RCT 证据时 6. RCT 结果外部性较差时 7. 临床使用的药物剂量具有不确定性时
法国 HAS	根据证据等级排序,高质量的 Meta 分析;RCT;观察性研究	定期更新的安全数据;药物警戒数据;登记机构数据	——
英国 NICE	所有的临床数据,如 RCT、其他类型的干预或观察性临床研究、注册数据等	首选 RCT 和卫生监管机构报告,非对比试验和上市后监测数据也可以作为证据来源	非随机或非对照研究可以作为 RCT 证据的补充,在对数据进行使用前要进行调整和量化
美国 FDA	各类型的证据,RCT 为主要参考证据	电子健康档案;登记机构数据;上市后监测数据	进行 RCT 存在伦理问题或实施较困难时(如肿瘤、罕见病等),常利用真实世界证据(real world evdience, RWE)进行决策;使用真实世界数据来支持临床试验设计,如大型简单试验、实效性临床研究和观察性研究,以产生创新的治疗方法
苏格兰 SMC	RCT、Meta 分析,在缺乏有对照的 RCT 时其他类型 RCT 和非对照试验可以作为补充证据	监管机构数据	在缺乏主动对照的 RCT 时,安慰剂对照和非对照试验可以考虑

（续表）

HTA 机构	有效性证据	安全性证据*	非 RTC 证据的应用
澳大利亚 PBAC	RCT，在没有直接或间接方法获得 RCT 证据时接受非随机试验	定期更新的安全数据、药物警戒研究、非随机研究、其他适应证研究（不包括病例报告或短期研究）	1. 进行 RCT 存在伦理问题 2. RCT 实施较困难（如罕见病） 3. 随机试验的长度不足以有效捕获不良事件 4. 当试验的入组标准非常严格时，即治疗效果对目标人群的适用性仍需考量 在由于伦理等问题缺乏 RCT 证据的情况下，RWE 可以被考虑。RWE 可用于补充 RCT 有效性或安全性的证据，以解决 RCT 数据中的不确定性。在 RCT 和 RWE 结果冲突的情况下，RWE 可用来解决 RCT 的适用性和突出的不确定性
荷兰 ZIN	近期发表在有同行评议的期刊上的研究均可，包括 RCT、Meta 分析、系统综述、观察性研究	已确定因果关系的自愿报告	随机双盲对照 RCT 是金标准，安慰剂对照的价值较小
德国 IQWiG	RCT 是药效评估的金标准；其他研究设计只在不可以进行 RCT 等特殊情况下才可能被接受	观察性研究、药物警戒数据和监管部门数据	使用非随机数据进行效益评估需要特定的理由或特定的先决条件以及对质量的特殊要求。在罕见病中，平行比较难以进行，历史对照研究可以被接受

注：临床试验一般可同时评价有效性和安全性，安全性证据中所列为除与有效性证据来源相同外其他来源。CADTH：Canadian Agency for Drugs and Technologies in Health；HAS：Haute Autorite de Sante；NICE：National Institute for Health and Care Excellence；FDA：Food and Drug Administration；SMC：Scottish Medicines Consortium；PBAC：Pharmaceutical Benefits Advisory Committee；ZIN：Zorginstituut Nederland（即 Netherlands Healthcare Institute）；IQWiG：institute for quality and efficiency in health care.

不同国家的卫生技术评估机构对于 RWE 的接受程度也随着评审阶段不同而有所差异。总体而言，对于初次评审的药品，各国接受的证据类型较为广泛。荷兰和英国的卫生技术评估机构并不支持严格刻板地遵照证据等级开展评估工作，认为在评审罕见病药品时，若缺乏随机临床试验证据，可以对 RWE 进行重点考虑。目前，疾病负担、长期疗效、依从性等真实世界证据被广泛应用于卫生技术评估和医保目录的动态调整中，但不同国家的卫生技术评估机构对真实世界证据的参考程度和应用范畴有所差异。荷兰对于初审时来自随机临床试验的有效性证据不足，但具有较强创新性的药物，会进行二次评审，将 RWE 作为补充。意大利和法国会追踪卫生技术进入市场后的使用情况和疗效证据，并基于这些 RWE，评估其在实际临床实践中的有效性和成本效果，并进行重新定价。

总结而言，各国卫生技术评估机构对于临床证据的要求及应用条件各有不同。在对卫生技术的有效性评估中，各国评估机构接受的证据类型主要是随机临床试验，RWE 主要是在随机临床证据较难获得的领域起到补充性作用，或对随机对照试验结果进行真实世界的证实。在对卫生技术的安全性评估中，各国评估机构常利用 RWE 来对药品上市后情况进行监测与评估。在对卫生技术的经济学评价中，真实世界数据为各国评估机构提供了广泛且真实的参数来源，外部效度较高，常在医保目录调整时作为随机临床试验的重要补充证据。

第三节　大数据在卫生技术评估中的应用

一、应用医疗大数据开展卫生技术评估的优势

相比随机对照试验，采用医疗大数据进行卫生技术评估具备观察时间长、样本量大、外部效度高、可进行多种药品间比较等优势。对于大多数的卫生技术而言，其长期价值优势难以在随机对照试验中得到证实，如疫苗的有效保护期、药物依从性等，但我们可以利用高质量的医疗大数据来开展回顾性研究，以较低的研究成本实现对卫生技术的长期价值的评估。此外，医疗大数据较随机临床试验具有更大的样本量，在评估卫生技

术的罕见结局时可以显著降低Ⅱ型误差。由于医疗大数据源于日常临床实践,其涵盖的人群未设置任何纳入或排除标准,对于药品或辅助医疗服务的使用频率、强度等数据记录更为真实,因此对于卫生技术的有效性、安全性评估的结论有着更高的实际价值。最后,在真实世界中,医生在临床决策时往往需要比较同一适应证下各种药品的有效性和安全性,而临床试验往往难以实现所有竞争产品间的一一比较。医疗大数据则可以很好地支持这一研究领域,通过在全人群中筛选具有相似病情的患者,进行多种治疗方案之间的有效性与安全性评估,给出临床决策的支持性证据。

二、医疗大数据在卫生技术评估中的应用

目前已有许多研究利用医疗大数据及其特有的分析方法来开展卫生技术评估,如有学者采用 MapReduce 方法来分析非结构化数据,用于开展药物警戒研究。Wang 等通过对药物的副作用报道进行系统性文献回顾,建立模型来进行药品安全性评价。作为大数据的重要组成部分,非结构化数据还有非常大的挖掘空间,未来的卫生技术评估还需要很多针对非结构化数据的新型分析方法。

结构化医疗大数据在卫生技术评估中的应用较为广泛,主要旨在补充随机对照试验的数据局限,为医药产品的价值评估与卫生决策提供补充信息。

例如,临床试验通常受限于观察周期而难以提供患者长期用药依从性的证据,而医疗大数据则可以较好地填补这一空白。Gurel 等基于美国2007—2012 年的用药记录对肢端肥大症患者的药物依从性进行评价,采用 Cox 比例风险回归分析探究不同药物的应用对发生首次用药中断事件风险的影响,研究发现相较于使用兰瑞肽的肢端肥大症患者,使用长效奥曲肽者的首次停药风险会增加 38.5%。

此外,在药品的实际使用过程中常常会产生浪费,这在计算医疗费用时是不可忽视的,而随机对照研究中很难获得这方面的数据。医疗大数据可在这一领域对卫生技术评估与成本研究进行较好地补充。比如,Li等对 1242 例恶性乳腺癌患者进行了为期一年的追踪,观察新型靶向药帕博西尼的使用情况,精细评估其在使用过程中因剂量改变造成的浪费。研究发现,128 例患者中存在处方重叠期,平均重叠时间为 11 天,主要原

因为使用剂量的调整。作者假设癌症患者在获取新滴定的剂量后不会再使用剩余的旧剂量药物，因此估计出每位患者因抗癌药物剂量调整所致的药物浪费平均可达5 471美元。

💡 **知识拓展**

大数据分析在医院的应用场景

（1）大数据科研数据分析，包括科研临床数据对比和科研临床决策支持。前者通过精准分析包括患者体征数据、费用数据和疗效数据在内的大型数据集，可以帮助医生确定临床上最有效和最具有成本效益的治疗方法；后者旨在提供药物过敏、重点人群、慢病患者等各类警示信息及重复检验/检查提示等。

（2）基于健康档案数据的实时统计分析、远程患者数据分析、人口统计学分析、就诊行为分析等。

（3）基于基因组学数据，分析基本药物在处方中的比例，寻找基因表达的数据处理过程，进行药品市场预测等。

（4）基于各种医院管理系统数据的集中分析平台，分析医院的运营和绩效管理现状及优化策略。

（5）根据临床数据分析，提供个性化服务及自助服务等新模式。

三、医疗大数据发展面临的挑战

尽管医疗大数据具有巨大的发展潜力，但目前仍在数据来源、数据结构以及分析技术等方面的挑战。我国的医疗大数据发展主要面临以下4方面的挑战。

（一）数据可及性

我国的医疗大数据主要掌握在医保部门、各级医院、医药企业等手中，但由于目前尚无公认的数据所有权与数据使用政策，故各类主体多采取较为保守的态度，对于医疗大数据的共享程度较低，共享范围狭小，未能实现各类数据源的整合与统一，因此目前国内缺乏具有代表性的全国

医疗大数据。医药企业、科研机构、政府部门各自利用其内部的数据资源
开展研究,尚无可直接购买使用的电子医疗记录或医保索赔数据库。
2017年,KMPG公司对全球32个国家的医疗卫生透明度进行了评估,报
告的6个维度中有2个与数据相关,中国以32分的总分,居排行榜末位。
若要实现不同来源数据资源间的对接、共享与整合,前期需要显著的资本
投入,而这也成为了医疗大数据可及性的重要壁垒。

(二)数据可靠性

医疗大数据的可靠性受到其数据来源、初始目标、采集方式等诸多因
素影响。目前我国卫生信息系统中对于许多信息的记录尚未形成统一标
准,疾病诊断和手术操作中存在许多不规范编码情况,对于检查检验结果
和药品名称等内容的填报并无规范可循,许多非必填项目中缺失值的比
例非常高。此外,由于许多数据未能实现实时采集,在事后人工录入时也
常出现转录错误。在互联网医疗的就诊记录中,存在大量的患者自填数
据,若没有实际就医的诊断、检验信息进行佐证,直接用其进行分析可能
会造成较大的偏倚。由于不同来源的数据库之间尚未实现整合,同一患
者在不同时期或机构中利用医疗服务或卫生技术产品的记录常常未能形
成完整闭环,难以获取其真实的疾病历程。

(三)患者隐私保护

目前我国已出台了多部数据管理与隐私保护相关的政策法规,医疗
大数据的管理主体也有较强的隐私保护意识。但随着不同来源的数据库
日益加强关联与整合,患者的隐私保护难度越来越大。如互联网中实时
记录的患者行为数据加入之后,通过分析海量脱敏数据而倒推出身份信
息的风险也显著增加。此外,在利用真实世界数据开展罕见病相关研究
时,由于研究对象数量较为有限,若未进行科学严谨的研究设计,很可能
会造成患者身份信息的泄露。因此,随着医疗大数据的发展,我们必须要
探索,如何在发挥医疗大数据巨大潜力的同时保护好患者的隐私。

(四)大数据技术困难

由于医疗服务的复杂性、就医平台分散、实时就医患者流巨大等原
因,医疗大数据中存在大量的非结构化数据,目前各类机构其利用率普遍
较低。如何快速地对这些绝对数量巨大且持续快速增长的数据进行标准
化处理、存储、质控、整合、提取利用、即时建模与更新,并将结果应用到临

床实践当中,给技术提出了非常高的要求。此外,医疗大数据的应用还面临平台分散所致的信息孤立、标准化缺失所致的信息共享困难、相关法律环节缺失等诸多挑战。

💡 **案例讨论**

案例

2020 年起,国家药品监督管理局先后发布了《真实世界证据支持药物研发与审评的指导原则(试行)》《真实世界研究支持儿童药物研发与审评的技术指导原则(试行)》《真实世界数据用于医疗器械临床评价技术指导原则(试行)》及《用于产生真实世界证据的真实世界数据指导原则(试行)》等一系列指导原则,指导真实世界数据的收集、提取和适用性评估等,为业界和监管部门利用真实世界数据支持药械研发和监管决策提供了参考意见。

2019 年起,国家药监局与海南省人民政府先后发布《海南博鳌乐城国际医疗旅游先行区临床真实世界数据应用试点工作实施方案》《关于支持建设博鳌乐城国际医疗旅游先行区的实施方案》《海南自由贸易港博鳌乐城国际医疗旅游先行区条例》等系列政策文件,启动了海南临床真实世界数据应用试点工作,探索将真实世界数据用于药品、医疗器械产品的注册和监管决策。

讨论

(1) 结合本章内容,谈一谈真实世界数据可以为药品和医疗器械产品的研发与监管决策提供怎样的支持?

(2) 你认为在应用真实世界数据开展卫生技术评估时需要注意哪些问题? 应如何进行监管?

四、展望与建议

目前我国医药卫生体系正在向以价值为主导转型,国家医保目录的准入与调整、临床指南的修订均需对药品或器材进行系统价值评估。国家卫生发展研究中心牵头的中国卫生技术评估机制建设项目更是强调了基于循证医学的卫生技术应用。医疗大数据可以作为临床试验的重要补充,为卫生技术在真实世界中的有效性和安全性评估提供数据来源,在未来具有较好的应用前景。

为更好地促进医疗大数据的应用,制定卫生信息系统的信息上传标准与互联网联网技术规范,完善数据管理与共享的相关制度,设定隐私保护的标准和范围,将具有重要的推动意义。此外,对于脱敏后的医疗卫生大数据,可以以更加开放的态度允许有偿共享,吸引科研机构、医药企业加入到医疗大数据的应用中,增加建设大数据的资源,加速大数据技术的创新。

本章小结

本章首先概述了卫生技术和卫生技术评估的概念,介绍了卫生技术评估的方法和各国卫生技术评估应用情况,详细介绍了临床证据研究设计类型、真实世界数据与医疗大数据的概念,接着介绍了真实世界数据的来源和特点、医疗大数据的来源卫生技术评估方法。此外,还比较了主要国家卫生技术评估机构对证据的要求和应用情况。最后一部分阐述了采用医疗大数据进行卫生技术评估的优势,提出了目前医疗大数据发展面临的挑战,并对其未来发展提出了展望与建议。

参考文献

[1] 陈英耀,刘文彬,唐檬,等. 我国卫生技术评估与决策转化研究概述[J]. 中国卫生政策研究,2013,6(7):1 - 6.

[2] 葛永彬,董剑平,戴鹏,等. 真实世界数据合规探讨[J]. 中国食品药品监管,2021,(12):26 - 33.

[3] 韩屹. 医药大数据技术在药物价值评估中的应用[J]. 中国药物经济学,2019,14(5):40 - 44.

[4] 金春林,王海银,陈洁. 卫生技术评估方法、应用与发展建议[J]. 中国卫生资源,2014,17(1):1 - 2,25.

[5] 刘鹏程,陈英耀. 卫生技术伦理学评估与卫生决策[J]. 医学与哲学(A),2013,34(12):12 - 14.

[6] 隋宾艳,齐雪然. 英国 NICE 卫生技术评估研究决策转化机制及对我国的启示

[J].中国卫生政策研究,2015,8(7):74-78.

[7] 王海银,何达,王贤吉,等.国内外卫生技术评估应用进展及建议[J].中国卫生政策研究,2014,7(8):19-23.

[8] 王潇,张爱迪,严谨.大数据在医疗卫生中的应用前景[J]中国全科医学,2015,18(1):113-115.

[9] 伍毅强.大数据在医疗卫生领域的应用研究[J].无线互联科技,2016(4):116-117.

[10] 徐赫,田磊,孟蕊,等.不同类型研究设计在卫生决策中的应用情况[J].中国医院药学杂志,2020,40(18):1905-1909,1956.

[11] 杨小丽.大数据在医疗卫生中的应用前景[J].健康前沿,2019,28(3):326.

[12] 张曙欣,陈校云,黄婉茹,等.加拿大循证决策支持程序及对我国的启示[J].中国卫生信息管理杂志,2018,15(2):152-155.

[13] GUREL M H, HAN Y, STEVENS A L, et al. Treatment adherence and persistence with long acting somatostatin analog therapy for the treatment of acromegaly: a retrospective analysis [J]. BMC Pharmacol Toxicol, 2017, 18 (1):22.

[14] LI N, DU E X, CHU L, et al. Real-world palbociclib dosing patterns and implications for drug costs in the treatment of HR+/HER2-metastatic breast cancer[J]. Expert Opin Pharmacother, 2017, 18(12): 1167-1178.

[15] MEHTA N, PANDIT A. Concurrence of big data analytics and healthcare: a systematic review [J]. Int J Med Inform, 2018,114:57-65.

[16] SULLIVAN S D, WATKINS J, SWEET B, et al. Health technology assessment in health care decisions in the United States [J]. Value Health, 2009,12:S39-S44.

[17] VLADISAVLJEVIC G T, SHIMIZU M, NAKASHIMA T. Preparation of monodisperse multiple emulsions at high production rates by multi stage premix membrane emulsification [J]. J Membrane Sci, 2004,244(1-2):97-106.

[18] WANG W, HAERIAN K, SALMASIAN H, et al. A drug adverse event extraction algorithm to support pharmacovigilance knowledge mining from pubmed citations [J]. AMIA Annu Symp Proc, 2011:1464-1470.

[19] XIE F, BOWEN J M, SUTHERLAND S C, et al. Using health technology assessment to support evidence based decision making in Canada: an academic perspective [J]. Expert Rev Pharmacoecon Outcomes Res, 2011,11(5):513-521.

保障与机制

第十六章

大数据、人工智能在公共卫生领域的立法保障

> 💡 **学习目标**
>
> (1) 掌握"立法"对大数据、人工智能在公共卫生领域的重要性。
>
> (2) 掌握中国现行的与大数据、人工智能在公共卫生领域的应用与发展相关的主要法律与其特色条款。
>
> (3) 熟悉在现阶段所存在的大数据与人工智能在公共卫生领域的应用与发展的若干挑战。
>
> (4) 熟悉国外大数据与人工智能在公共卫生领域的立法经验。
>
> (5) 了解于大数据、人工智能在公共卫生领域的应用过程之中的各方责任。

2020 年新冠疫情的发生,为公共卫生领域敲响了警钟,提醒社会各界需要关注突发公共卫生事件,重视其监测与风险评估。在中国,在疫情的应对过程中使用了各类健康码与行程码,通过大数据获取对应公民的地理位置及行动轨迹信息,通过 AI 判断其如何被赋予"红、黄、绿"三色码(行程码的带"*"符号也是相同原理),以此来确定乃至于规范人民的行动轨迹,这是大数据与人工智能在公共卫生领域的实际应用。

由大数据与人工智能等现代技术为社会生活带来的便利的趋势固然不可阻挡,但同时,使用者也需要对其保持警惕与清醒。技术仅仅是一种手段,就像一把双刃剑,如何将其使用得当而不伤及自身是需要思考的。

在实践之中可以看到，技术并非万能，如果不加以适当的规制，轻则给人造成困扰与迷惑，例如，2021 年宁波"甬行码"出现后台错误，造成许多市民的电子码与其本人不相符，影响了电子码的使用。而且，由于在此期间他人信息错误地出现在了自己的显示界面中，这实际上又存在着他人个人信息泄露或被不法使用的风险；重则可能扰乱社会秩序，给防疫工作带来障碍和额外成本，如 2020 年，因在就医过程中，东莞一男子的行程码被系统错误地赋予"红码"之后，其偷偷溜出了医院。这一行为直接导致当时防疫指挥部及相关防疫人员对其途经场所进行消毒、对其行程进行追踪并定位以控制其本人。在此过程当中带来的人力、物力与财力浪费自不必多说，对于当事者本人的心理压力与负担也是不可忽视的。

"依法治国"是中国社会生活当中重要的一环，而作为社会生活的一部分，公共卫生领域的大数据与算法的实践自然也要做到有法可依。2020 年，在中央全面依法治国工作会议中提出了要在人工智能与大数据的相关法律领域看到其空白区并立法填补。这里可以看出，政府对于新技术的发展带来的社会发展抱有期望的同时，也对于针对性的法律法规等的缺失充满担忧。

法律法规在社会生活中处处都有体现，且为其平稳运作贡献着力量。交通法通过规定了道路使用的秩序给予行人和车辆等道路使用的安全；商法通过规定经营行为规则给予了各类市场主体相对公平和稳定的经营环境；医师法通过明晰医师职业领域中的各类具体内容给予了医师群体明确的权利与责任。与以上例子类似，在公共卫生领域，针对大数据与人工智能的立法保障也必将给其应用带来秩序，使得其中的相关方获益。基于此，认识到在这一领域当中的适用法律与政策及立法空白将对这一领域的发展起到积极的作用，同时应具有法律需随着社会发展与技术进步不断变化而绝非一成不变的心理预期。

第一节　大数据、人工智能在公共卫生领域的立法挑战

大数据与人工智能在公共卫生领域的应用所面临的是"大数据""人工智能""公共卫生"三个领域的交叉，而在推进领域内立法的过程当中，

其所面对的立法挑战也是多样的。本节将其按照所针对的对象不同,可以分为"来自大数据的挑战""来自人工智能的挑战"和"来自公共卫生的挑战"。由于这一领域的复杂且尚在发展之中,在此仅阐述其中部分的立法挑战。需要提前指出的是,读者在真实世界中将看到,所面临的真实的挑战会以组合的形式而非单一类别的形式出现。

一、来自大数据的挑战

(一)覆盖范围与责权归属不完全

在 2021 年 11 月发布的《"十四五"大数据产业发展规划》(下文以"大数据规划"代称)中,大数据产业链分为数个相互关联的环节,即生成、采集、储存、加工、分析与服务等。随着大数据在社会领域的应用,中国相关法律法规在逐步补充完善,但是仍有着值得进一步探讨完善之处。例如,在数据的采集以及储存环节,可有专门法规规定特定情况下所需要收集的数据的边界与收集数据后储存的限制。这是因为在无所规制的情况下,个人信息可能被毫无限制地或未授权地收集、储存与利用。进一步说,其中严重者对于个人信息的无限制侵犯所伤害的不仅是个人的人格尊严,更会带来潜在的经济与安全危险,如美国"棱镜门"事件与每年都会发生的各类信用卡信息盗取。

(二)公共卫生数据的所有权不清

公共卫生领域对于人群健康乃至个人信息的需求与个人信息所有权产生了冲突。个人信息的所有权即个人是否拥有其个人数据,是否可以决定其数据如何被收集与使用,乃至于是否可以收回其原先授权的数据等。中国在电子病历的推广过程中就已经明确了患者拥有其信息的所有权,而对其信息的使用需经患者知情同意。那么针对公共卫生所需的种类繁多的信息(地理位置、个人健康、消费记录等),政府及相关机构在执行公共卫生相关工作时是否能够忽略信息的所有权或知情同意? 如果可以忽略,那么界限又应该在哪里呢?

(三)重视程度不足

再次阅读大数据规划,会发现文件中以列举的方式提出了对于"通讯大数据"与"金融大数据"等 12 个行业的开发利用计划,但是公共卫生领域却未被提及。即便是与公共卫生相对接近的"医疗大数据"之中,强调的也是电子处方与临床辅助诊断等方面。

二、来自人工智能的挑战

（一）缺乏监管

相较于同样关注于健康的医疗 AI 被作为医疗器械受到临床试验的约束以及国家药品监督管理局的市场准入审批与监督，公共卫生 AI 并没有明晰准入条件与监管方。这样的法律法规与监管缺失有着潜在的公共卫生风险，因为没有政府或相关组织作为公共卫生 AI 在投入使用之前的有效性与安全性的"守门人"，更无论对其效果进行事前检验与事后跟踪，或是"召回"等措施。

（二）决策责任不清

AI 往往有着智能决策或者辅助智能决策的作用，而在公共卫生领域其决策有可能对公民的健康产生影响，此时如果产生了负面影响，那么问责与惩戒机制就能体现其价值。但是算法是由人编写与使用的，而没有法律主体地位的算法又难以起到承担社会责任的作用，那么该由 AI 链条上的谁来承担相应的法律责任？又应承担什么样的责任？

（三）可解释性不明

算法的可解释性是指能够对 AI 算法如何基于数据在运行后得出的结果或决策进行解释。算法的可解释性越低则对其如何得出结果的说明越难以被人所理解，即陷入了人们所称的"黑盒"。这一问题在 AI 领域的争论并不罕见。有观点认为相关立法的核心即是算法的解释性，这样方可体现对个体的尊重、技术的正当性及对算法产生危害的预防。同时，算法缺乏解释性会使其难以承担法律责任和体现法律对危害的预防作用。也有观点从可行性视角切入，认为贯彻"透明"的算法难以实现或是降低了算法预测的效率与准确性，对算法的可解释性与预测结果的准确性的取舍进行了讨论。

三、来自公共卫生的挑战

（一）公共卫生事件的多样性

从吸烟等健康行为到疫情等突发公共卫生事件都属于公共卫生所关注的范畴。公共卫生领域内容的多样性使得对其立法的过程中需要涉及大量的社会生活领域以及相关主管部门,这在提高了沟通成本的同时提升了协调相关各方的难度。

(二) 公共卫生领域的研究难以转化为现实行动

公共卫生领域的研究往往针对社会大众,以大人群为研究目标居多。这样的研究结果往往耗时耗力,即使得出一定的结果,但是其结论被科学界讨论与接受往往需要数年之久,更何况还需要被社会以及政府和有关部门理解,进而纳入相关的健康行动之中,进而对公众健康产生积极影响。因此,从研究到行动的转化是困难的。以吸烟行为为例。烟草中含有尼古丁与烟焦油等各类有害健康的物质,是多种心血管疾病与癌症的危险因素,每年有 800 多万人因其死亡。而即使对于不吸烟的二手烟受害者来说,死亡人数中的 120 万也与其有关。针对其危害,WHO 于 2005 年生效了《世卫组织烟草控制框架公约》(以下简称为《公约》),并已经包含了 182 个缔约方。中国于 2006 年加入《公约》,并要求加大宣传力度且严格管控烟草。在 2012 年首次由原卫生部发布的首份《中国吸烟危害健康报告》中指出有超过 3 亿的吸烟人群及 7.4 亿的二手烟人群。而到 2021 年,卫生健康委发布的《中国吸烟危害健康报告 2020》中,中国 15 岁以上吸烟率已经回落到 19.2%,但是仍旧拥有超过 3 亿的吸烟人群。

第二节　国外在大数据、人工智能在公共卫生领域的立法经验

一、欧盟的立法经验

以《马斯特里赫特条约》的生效为节点,在经历了长期的试探以及局部合作之后,1993 年欧洲联盟(European Union)(以下简称欧盟)成立。经过不断地发展与协商,到 2021 年底为止,欧盟是由欧盟委员会等诸多机构在方方面面共同领导的区域联邦,包含了 27 个成员国。

(一) 关于数据

在大数据的立法方面,*General Data Protection Regulation*,即 GDPR,是保护欧盟成员的公民与欧盟范围内各类用户的信息安全的重要

法律依据。这部法律之所以广为人知，在于其适用范围广（不限于欧洲本土）、影响领域多（所有涉及数据的行为都适用）以及监管严格，从各个角度看都是在欧洲地区进行数据信息相关活动所难以忽略的。这部法律为适应数据在现代社会中的重要作用而具有诸多特色的条款，包括"长臂管辖"（法律适用的主体不仅限于物理空间上处于欧盟范围内的，还包括物理空间上不身处欧盟范围内但是其与数据有关的行为与身处欧盟的个人、与向欧盟提供的产品以及对上述两个目标进行监管的相关主体）和细化的数据处理的定义。以上内容，都是其对数据处理所关注的 6 个原则，包括最小必要原则和目的限制原则等的体现。

GDPR 的立法过程体现了欧盟架构下的立法过程，在此为读者进行简述。起初，欧洲人权法院通过对 1950 年签署的 *European Convention on Human Rights* 进行广义解释以使其能对个人数据进行保护。而随着个人信息风险意识的增强，*Convention for the Protection of Individuals with regard to Automatic Processing of Personal Data*（也就是俗称的《108 号公约》）于 1985 年生效，但是由于其执行需要成员国内先行立法，因此到 1989 年也仅有 7 个成员国批准了该公约，所以实际影响有限。由于以上经验，欧盟经过 1990 年到 1995 年的漫长内部谈判后，批准了具有更强的法律效力的 *Data Protection Directive*，即 DPD。但是由于各成员国是基于 DPD 进行各自的个人数据保护立法，因此虽然相比过往的文件其具有更好的指引性作用，但是依旧不可避免地使得地区内部与成员国之间的数据保护标准难以统一。基于这一情况，为了维护和保持欧盟内部在市场和立法上的整体性，GDPR 取代 DPD 应运而生，更进一步来说其取代了原本各个成员国自行制定相关法律的情形，通过直接在各个成员国适用（即原文的 Article 99）而统一了区域内立法。

那么这一法律在公共卫生领域的实际工作中的表现如何呢？在此以欧盟对于新冠疫情的防控工作为例。虽然各个成员国的政策有所不同，但是可以看到在个人信息脱敏与"知情同意"等前提下，个人定位信息与个人健康信息被运用到新冠疫情的追踪之中。基于社会文化、法律授权及技术可行性的多方博弈在这一过程当中都起到了不可忽视的作用，而 GDPR 作为涉及个人信息的重要法律则表现出对于成员国政府行为的限制、对于个人信息权利的肯定及对其他（各国）相关法律协调作用，并在出现涉及公共安全的情景下给予了成员国一定的自由裁量权,由此参与到新冠抗疫之中。需要看到,由于欧盟成员国众多法律各异且在其内部的跨境健康威胁、不同地区的防疫政策适用和民众社会差异等情形,GDPR的实行过程将极其复杂,而且也有观点指出其对数据收集、数据使用等的严格规制与其内容的复杂会对人工智能的有效性、实用性与发展创新带来困难。

(二)关于人工智能

AI领域,欧盟近年来最为令人关注的立法活动无疑是 *Laying Down Harmonised Rules on Artificial Intelligence(Artificial Intelligence Act)And Amending Certain Union Legislative Acts*(以下简称为AIA)这部可以被称为"世界上第一份综合性人工智能法案"的草案。该草案于2021年4月21日由 European Commission 公布提交,截至2022年7月依旧处于修订与协商讨论阶段。虽然其还未正式通过与生效,且参考GDPR的经验来看,预计难以在短期内完成其完整的立法程序,但是这部法律从其诞生到其中的条款依旧对于读者理解欧盟对 AI 的看法及其如何立法以规制其行为有所帮助。另外,本章关注重点为具体的法律,对欧盟立法流程有兴趣的读者可以自行寻找相关资料或是在欧盟相关网站上阅读完整资料。

AIA的诞生无疑不是一蹴而就的,其反映了欧盟对于 AI 的关切与态度。2018年,欧盟28个成员国都签署了旨在加强区域内 AI 规范、投资、合作与研究的宣言 *Artificial Intelligence for Europe*。该宣言是在各国自行制定的人工智能计划或规划之外,在欧盟层面的总体协调。同年组建了基于 European Artificial Intelligence Strategy 的 High-Level Expert Group on Artificial Intelligence。该专家组由社会各界人士组成,其标志性成果是2019年发布的 *Ethics guidelines for trustworthy AI* 及与其配套的于2020年7月发布的 *Final Assessment List for Trustworthy Artificial Intelligence*。上述指南从7个维度对于"可信任的人工智能"进行了定义,包括技术的鲁棒性与安全性及隐私与数据监管等,而评估表则是一个详细的对照清单工具,以帮助各个主体判断其所使用或研发的人工智能是否属于"可信任的人工智能"。同样在2020年,*White Paper on Artificial Intelligence — A European approach to excellence and trust* 发布。这一白皮书指出,欧盟应建立统一的 AI 环境,通过强化其市场与技术优势来最终造福欧洲。这些内容的实现都需要建立在成员国的协调合作、人才的充裕、数据安全的保障及监管的强化之上。总之,这一阶段的欧盟在 AI 方面开始有了其明确可量化的目标及要求,但是其尚缺乏法律强制力,因此需要进一步给予过往所积累的关于 AI 的各类建议与看法明确的法律地位。由此,AIA 被提出了。

截至 2022 年 7 月所公开的内容来看,AIA 被通过之后,将会为欧盟全体成员确立一个具有强制性法律效力的 AI 活动框架。在此为读者简述其内容中部分具有代表性的条款以展示其影响。首先,基于风险控制的理念,AIA 中将 AI 划分为了 4 个不同的等级,即"不可接受的风险""高风险""有限风险"与"最小风险"。不同风险等级的 AI 对应不同的具体制约及应对措施。例如,AIA 条款中在 TITTLE II 的 Article 5 明确了符合特定性质的 AI 将被禁止使用,其类型包括:当这些 AI 可以在个人无意识的情况下扭曲其行为或造成个人或他人的身心伤害;可以利用特定群体的缺陷或不便以扭曲其行为而造成个人或他人的身心伤害;被公权部门(public authorities)及其代理用于以自然人在一段时间内的行为表现或个人特质来评价以及区分自然人的信用,进而导致其受到不利待遇;为执法目的在公共场所执行实时的远程生物特征识别,该类识别仅在以下 3 种情况下可获准进行使用:特定的潜在犯罪受害人的搜索、防范恐怖袭击以及对自然人的生命或人身安全的威胁,以及侦查或定位依据欧盟内特定法律所定义的特定犯罪行为的罪犯或嫌疑人。另外,在监管层面,AIA 要求在欧盟层面建立人工智能委员会以促进 AIA 的落实和协调各个成员国的政策,而各成员国则在本国范围内确定对 AIA 在国内的落实进行指导与监督的机构或部门。同时,AIA 也建议欧盟建立一个 Sandbox,即一个受到当局监督与指导的技术试验环境,以实现既能规范 AI 的相关活动又能为 AI 的发展与使用提供环境的目的。

就公共卫生领域而言,可以看到被广泛讨论的生物识别技术受到了AIA 法案的严格限制,例如该类技术可以利用个人数据对其定位,判断其是否处于疫区或是其是否与确诊患者有过近距离接触。而在被禁止的人工智能应用的豁免条款中并没有明确指出对于公共卫生事件的应对是否包含在其中,这无疑为其未来在公共卫生领域的使用留下了巨大的解释空间,这有待 AIA 的最终版本及欧洲法院对其中可能存在的解释空间如何处理。

二、美国的立法经验

2016 年,专题报告 *Preparing for the Future of Artificial Intelligence* 由美国白宫发布,这篇报告针对当时美国的 AI 领域进行了分析,涵盖了研究与产业以及现状、发展与未来并讨论了其可能涉及的社会、经济与安全问题。这是一次对自身全面的复盘,也与当时 AI 愈发受到社会各界关注有莫大关系。2017 年,*Future of Artificial Intelligence Act of 2017* 由美国国会推出,其进而成立专门的委员会,要求在明确 AI 定义的情况下,对 AI 的发展给予理解与支持。面对 AI 的快速发展,监管需求逐步显现,其结果之一就是于 2020 年推出的首个 AI 监管指南 *Guidance for Regulation of Artificial Intelligence Applications*。

推动立法的也可以是从错误中学习。2020 年的 *George Floyd Justice in Policing Act of 2020* 就是在悲剧性的"乔治·弗洛伊德事件"后提出,在其 SEC374(facial recognition technology)中限制了 AI 领域热门的面部识别技术在公务行动当中的使用。同样在 2020 年,*National Biometric Information Privacy Act* 在其 SEC3(collection、retention、disclosure、and destruction of biometric information)中强调了机构在采集和使用可识别的生物信息前需要获得个人的知情同意并提供包括违约与信息销毁指导在内的政策。在 2021 年,*Protecting Personal Health Data Act* 要求对个人在各类线上或线下的卫生服务中产生的数据进行立法保护,而这些数据是会被各种设备或服务所收集、处理、分析或使用的。

💡 **知识扩展**

乔治·弗洛伊德事件

非洲裔美国人乔治·弗洛伊于美国当地时间 2020 年 5 月 25 日,在明尼阿波利斯市当地警方执法过程之中被当事警员认为可疑,并被强制按倒在地。该过程中弗洛伊德反复表明"我不能呼吸了",但警员依然将弗洛伊德的脖子压在膝盖之下。弗洛伊德被从地面上抬起时已经明显无力，进而昏迷，最终不治身亡。

　　该过程被周围人群发现，并拍摄后上传到社交网络。该事件因警方过度使用暴力而受到社会各界批评，并同时涉及了对美国少数族裔的不公正待遇等问题，因此引起巨大的舆论反响。

第三节　中国在大数据、人工智能在公共卫生领域的立法实践

　　目前，大数据与人工智能在公共卫生领域的应用于立法而言是较新的领域，而截至 2022 年 7 月在中国还没有专门的法律法规存在。但是，在实际工作中存在着数个不同领域的法律法规，可以协同使用以规范各级政府在公共卫生领域所进行的活动，使得活动具有其法律依据。

一、公共卫生领域

　　中国现行的《中华人民共和国传染病防治法》（以下简称为《防治法》）、《突发公共卫生事件应急条例》（以下简称为《应急条例》）与《中华人民共和国突发事件应对法》（以下简称为《应对法》）是目前与中国公共卫生领域的实践直接相关的法律法规，赋予政府与相关部门在遭遇公共卫生事件时可以进行应对的权力。例如，在 2022 年 4 月上海疫情期间使用过的"硬隔离"方式，即通过物理手段对场所进行隔离。按照《中华人民共和国传染病防治法》第 41 条与第 42 条，其给予在甲类传染病发生地的地方人民政府实施隔离与措施的授权，使得政府具有了执行其政策的法律依据。

　　需要注意的是，在公共卫生领域不仅可能同时存在多部相关法律法规，而且这些法律法规也会随着社会、经济与文化科技等的变化而有所改变。例如，上一段所述的《防治法》《应急条例》和《应对法》就分别发布于 1989 年、2003 年、2007 年，且已经经历了 1 次修订与 1 次修正、1 次修订、1 次修订草案提交。其中，对于《应对法》的修订草案的提交就是以中国在

2020 年经历的新冠疫情为背景,在 2020 年 3 月举行的"强化公共卫生法治保障立法修法工作"座谈会之后,于 2021 年 12 月提交的。该草案目前尚处于审议阶段,但是从其修订工作之中,读者可以一窥相关法律法规变迁的部分情形。例如,草案参照疫情防控工作中的经验,基于对社会关切的回应以及报送效率的考虑,要求对突发事件信息发布及新闻采访报道的相关制度进行建立和健全工作,以应对和改善在实际抗疫工作过程中发现的部分地方出现的信息报送不及时、口径不统一、虚假信息等问题。基于在新冠疫情防控活动中出现的个人信息泄露以及个人信息过度收集问题,草案新增了针对政府及有关部门的行为规制的条款,以确保在应急处置过程之中所涉及的个人信息的处理行为的合法与安全。

💡 **知识扩展**

中国的立法程序

中国的法律设立过程可以分为提出、审议、表决与公布。

提出:全国人大主席团、全国人大常委会、国务院、中央军委、最高人民法院、最高人民检察院、全国人大各专门委员会,以及一个代表团或者 30 名以上代表联名等作为主体,可以向全国人大提交法律提案。部分主体可以向全国人大常委会提交。

审议:各类法律提案由全国人大及其常委会审议。

表决:全国人大会议以其全体代表的过半数为标准来通过其审议的法律案,以全体代表的三分之二以上为标准通过宪法的修改。全国人大常委会以常委会全体组成人员的过半数为标准通过其审议的法律案。

公布:予以通过的法律,需根据全国人大和全国人大常委会的决定,以中华人民共和国主席签署的主席令为正式文件予以公布。

二、数据与人工智能领域

中国的《中华人民共和国刑法》(以下简称《刑法》)、《中华人民共和国

网络安全法》《中华人民共和国民法典》《中华人民共和国数据安全法》和
《中华人民共和国个人信息保护法》为不同的主体在数据的收集、使用与
储存等方面制定了规制与相关责任，并明确了数据的定义与个人的权利。
《刑法》由于仅部分内容涉及数据与人工智能领域的活动，在本章不另行
介绍。下面将另外四部法律向读者进行简要介绍。

　　《中华人民共和国网络安全法》于 2017 年开始施行，是一部专门针对
中国的网络环境，对其主权、安全和利益进行规范的法律。网络安全在中
国是一个需要关注的领域，这是由于三方面的原因。首先，中国网民基数
巨大，到 2021 年已达 10.32 亿，互联网普及率为 73%。由这些数据可见，
网络已经覆盖到了大多数的国民。其次，互联网与社会生活联系紧密。
早在 2011 年，中国网络经济的规模就达到了 716.1 亿元，而到 2022 年，中
国仅工业互联网产业就已经达到了万亿规模。最后，网络安全形势严峻，
造成的损失大。有报道称，2021 年全球有 6 万亿美元的损失是由于网络
犯罪造成的。转向中国，仅在 2020 年，中国在电信网络诈骗这一单一领
域就蒙受了 353.7 亿元的损失。从以上内容读者不难发现针对网络空间
进行立法的必要性，那么该法有哪些条款与特色值得关注呢？首先，从监
管主体方面，其第 8 条就明确了中国的网络安全工作是在国家网信部门
的协调与监督之下，而电信和公安等部门则负责和监督各自责任范围内
的网络安全工作。其次，从网络使用资格方面，第 24 条明确了在网络环
境下使用服务的用户，网络运营者必须首先获得用户的真实身份信息（即
网络可信身份），否则不得提供服务。最后，从数据保护方面，其第 41 条
与 42 条则明确要求网络运营者在获得被收集信息者同意的前提下方能
进行数据收集和使用活动，且须公开使用的范围与目的，而这些收集到的
信息不能出现泄露、篡改与损毁。

　　《中华人民共和国民法典》（以下简称《民法典》）是中国的第一部且具
有基础性地位的法典。由于其内容包含了物权、人格权与合同等社会经
济生活多个重要方面，被称为"社会生活的百科全书"。这样一部内容丰
富的法典的立法过程延续数十年且几经波折。《民法典》的起草工作最早
于 1954 年开始，而在经过三次暂停与重启之后，才在 1982 年形成了作为
民法通则基础的第四次草稿。至此立法工作一度搁置，直到 2014 年的十
八届四中全会才再次对民法典的编纂提出要求。从此，其编纂工作进入

了快车道。于 2015—2017 年间完成了《中华人民共和国民法总则》的起草、审议与通过。2018—2019 年间,完成了民法典各分编的起草、审议与修改,并在提交后于 2020 年经第十三届全国人民代表大会第三次会议通过民法典最终版本。其条款中也有颇多特色内容,在此列举一则。在《民法典》中首次将"人格权"独立成编,其中明确了人格权是:①民事主体的健康权、生命权与隐私权等诸多权利;②无法放弃或转让的;③自然人个人信息受到法律保护的依据,而信息的具体内容按照不同的分类分属于隐私权和个人信息保护的适用范畴。以上内容就通过"个人信息"将《民法典》与大数据及人工智能活动联系到了一起。

　　《中华人民共和国数据安全法》是一部专门为规范数据处理活动而颁布的法律,其立法目的就是应对随着技术进步在社会经济发展过程中大量出现的各类数据,并将数据安全与国家安全相联系,因此本法主要聚焦于境内的数据处理活动。这也在一定程度上反映了党的十九届四中全会将数据明确作为新的一类生产要素之后对其的进一步重视。事实上,该法的立法工作自从 2018 年就已经开始。本法在地位上把数据安全与国家安全相联系的同时,还有其他特点:①支持为提升公共服务而对数据进行开发和利用,并明确由国家相关部门来牵头制定各类数据标准;②以数据的重要程度和潜在的危害程度对其进行分类分级并建立相应保护制度,其中重要数据的界定依照重要数据目录(尚未发布);③对各类数据活动提出了要求,并针对违法行为给出了针对性的处罚措施。

　　《中华人民共和国个人信息保护法》是一部针对组织或个人进行的个人数据收集与处理行为进行规范的法律。该法是在个人信息保护领域,在已有的散布在不同法律中的条款之上专门制定的。事实上,其需要应对个人信息在社会生活之中的地位日益重要,也要应对针对个人信息的违法活动。该法的立法工作于 2018 年开始,在此简要列举该法的部分特点。其一,在对个人信息的定义上明确将"匿名的信息"排除在外。这使得大规模的数据集的使用有了合法前提。其二,明确提出对个人信息应采取满足处理目的的"最小收集"原则。其三,当相关方以自动化决策来做出的决定可影响个人权益时,个人有权拒绝其决定。不难看出,以上内容同时涉及了大数据与人工智能领域。

　　总之,这些法律的出现都与社会经济与科技发展有所联系,具体而言或是仅在部分条款中涉及了本章所关注的领域，或是全篇表达了对特定领域的关切。但不论其是以何种形式对相关领域的实际社会活动产生影响，一如在之前所提到的，都可以针对特定问题或工作在多部法律及其特定条款之中搜寻，以明确行为与工作中的相关规制，为合理合法地进行活动提出法律依据。表 16-1 中列示了上述法律中的部分条款以供读者参考。

表 16-1　中国与大数据、人工智能相关的部分法律及其条款

施行时间	法律	条款	内容
2017 年 6 月 1 日	《中华人民共和国网络安全法》	第 42 条	网络运营者不得泄露、篡改、毁损其收集的个人信息；未经被收集者同意，不得向他人提供个人信息。但是，经过处理无法识别特定个人且不能复原的除外。网络运营者应当采取技术措施和其他必要措施，确保其收集的个人信息安全，防止信息泄露、毁损、丢失。在发生或者可能发生个人信息泄露、毁损、丢失的情况时，应当立即采取补救措施，按照规定及时告知用户并向有关主管部门报告。
2021 年 1 月 1 日	《中华人民共和国民法典》	第 1032 条	自然人享有隐私权。任何组织或者个人不得以刺探、侵扰、泄露、公开等方式侵害他人的隐私权。隐私是自然人的私人生活安宁和不愿为他人知晓的私密空间、私密活动、私密信息。
		第 1034 条	自然人的个人信息受法律保护。个人信息是以电子或者其他方式记录的能够单独或者与其他信息结合识别特定自然人的各种信息，包括自然人的姓名、出生日期、身份证件号码、生物识别信息、住址、电话号码、电子邮箱、健康信息、行踪信息等。个人信息中的私密信息，适用有关隐私权的规定；没有规定的，适用有关个人信息保护的规定。

（续表）

施行时间	法律	条款	内容
		第 1035 条	处理个人信息的,应当遵循合法、正当、必要原则,不得过度处理,并符合下列条件:①征得该自然人或者其监护人同意,但是法律、行政法规另有规定的除外;②公开处理信息的规则;③明示处理信息的目的、方式和范围;④不违反法律、行政法规的规定和双方的约定。个人信息的处理包括个人信息的收集、存储、使用、加工、传输、提供、公开等。
2021 年 9 月 1 日	《中华人民共和国数据安全法》	第 32 条	任何组织、个人收集数据,应当采取合法、正当的方式,不得窃取或者以其他非法方式获取数据。法律、行政法规对收集、使用数据的目的、范围有规定的。应当在法律、行政法规规定的目的和范围内收集、使用数据。
2021 年 11 月 1 日	《中华人民共和国个人信息保护法》	第 14 条	基于个人同意处理个人信息的,该同意应当由个人在充分知情的前提下自愿、明确做出。法律、行政法规规定处理个人信息应当取得个人单独同意或者书面同意的,从其规定。个人信息的处理目的、处理方式和处理的个人信息种类发生变更的,应当重新取得个人同意。
		第 16 条	个人信息处理者不得以个人不同意处理其个人信息或者撤回同意为由,拒绝提供产品或者服务;处理个人信息属于提供产品或者服务所必需的除外。
		第 24 条	个人信息处理者利用个人信息进行自动化决策,应当保证决策的透明度和结果公平、公正,不得对个人在交易价格等交易条件上实行不合理的差别待遇。通过自动化决策方式向个人进行信息推送、商业营销,应当同时提供不针对其个人特征的选项,或者向个人

（续表）

施行时间	法律	条款	内容
			提供便捷的拒绝方式。通过自动化决策方式做出对个人权益有重大影响的决定，个人有权要求个人信息处理者予以说明，并有权拒绝个人信息处理者仅通过自动化决策的方式作出决定。

　　为了使读者对特定问题或工作所需要涉及的多部法律及其条款有一个更好的认识与理解，本段以 2022 年中国各地实际实行的"场所码"作为例子。场所码是在各个公共场所所用的二维码，民众需在公共场所（商场或办公楼等）入口处用手机扫码后方可进入相应场所，其可以记录下公民的行动轨迹（即何时到过何地），致力于精准防疫与快速流调。首先，前文已经提到的《中华人民共和国突发事件应对法》给予了政府采取行动与措施的授权，其在第 58 条提出，人民政府应当采取或者继续实施必要措施，防止各类事件（包括公共卫生事件）的次生、衍生事件。"场所码"具有的快速流调功能，力图防止疫情扩散，同时防止疫情扩散情况下的次生灾害发生，因此从其使用目的上符合以上条款。其次，从数据使用原则的角度上，《安全法》和《民法典》提到"合法、正当、必要"原则需在对个人信息的使用中被遵循。《中华人民共和国数据安全法》第 28 条提出有利于促进经济社会与人民福祉，且符合社会公德和伦理，是开展数据处理活动所应有的目的。最后，《中华人民共和国个人信息保护法》给予了具体的数据采集与使用的规范，其第 27 条规定安装个人身份识别设备来收集和使用个人信息应当是为维护公共安全所必需的情况下方可实行，而且，除非在取得个人同意的情况下，否则这些数据不应公开或者向他人提供。综上，只要政府及相关部门对于场所码及其数据的使用符合人民福祉（抗击新冠疫情保护人民生命安全）与数据合规与安全（保护隐私与最小原则），那么"场所码"的使用就存在着其法律依据。

　　同时，为了促进这一领域的发展，中国同时存在着一些指导性文件以鼓励或限制各方行为并明确这一领域主要的发展方向。表 16-2 中列举了这些文件中的部分内容供读者参考。这些文件的内容或是对某些定义给予了明确的表述，或是对整体工作与发展进行了部署，或是针对实际工

作中的细节关注点进行了强调，总之配合着现有法律法规以及社会发展
的实际工作需要从不同的层面进行补充与指导。

表 16-2　中国与大数据、人工智能相关的部分指导性文件及其特色内容

发布时间	文件名称	特色内容
2016 年 6 月 24 日	《关于促进和规范健康医疗大数据应用发展的指导意见》	首次提出了"健康医疗大数据是国家重要的基础性战略资源"，且放在了文件的首句
2016 年 10 月 25 日	《"健康中国 2030"规划纲要》	第 24 章"建设健康信息化服务体系"中就提出"加强健康医疗大数据应用体系建设……实现公共卫生……等应用信息系统数据采集、集成共享和业务协同。建立和完善全国健康医疗数据资源目录体系，全面深化健康医疗大数据在……公共卫生……等领域的应用……"
2018 年 9 月 13 日	《国家健康医疗大数据标准、安全和服务管理办法（试行）》	将健康医疗大数据定义为"在人们疾病防治、健康管理等过程中产生的与健康医疗相关的数据"
		第 12 条与第 13 条表明应由卫生健康行政部门推进健康医疗大数据标准规范和测评工作并对健康医疗大数据标准的实施进行引导和监督
		第 32 条规定责任单位委托有关机构存储、运营健康医疗大数据，委托单位与受托单位共同承担健康医疗大数据的管理和安全责任
2020 年 2 月 10 日	《关于做好个人信息保护利用大数据支撑联防联控工作的通知》	针对新冠疫情防控背景下的数据使用进行了细化
		第 1 条指出"除国务院卫生健康部门依据《中华人民共和国网络安全法》《中华人民共和国传染病防治法》《突发公共卫生事件应急条例》授权的机构外，其他任何单位和个人不得以疫情防控、疾病防治为由，未经被收集者同意收集使用个人信息"
		第 2 条指出"收集联防联控所必需的个人信息应参照国家标准《个人信息安全规范》，坚持最小范围原则，收集对象原则上限于确诊者、疑似者、密切接触者等重点人群，一般不针对特定地区的所有人群，防止形成对特定地域人群的事实上歧视"

🔅 案例讨论

案例

A 地为追踪某未知流行性疾病在本地人群之中的传染形势,决定启用大数据与 AI 工具进行相关调查与辅助决策。

当地政府与主管部门立即对全市的出入境记录、消费记录、就医记录等数据进行汇总。利用私人企业开发与提供的 AI 工具对以上信息进行梳理之后,在排摸疾病传染模式的同时,开始追溯疑似感染者近 14 天的生活轨迹。

在进行了数日的追踪后,累计发现了该疾病的感染者若干,涉及的活动与生活场所若干。在 AI 系统的决策提案之下,有关部门决定对相关人员进行了收治与隔离,且封闭了其相关生活与活动区域。

此时,出现了两种情况。

其一,发现部分感染者在流行病学调查期间未如实披露其轨迹,虽然在事后的进一步调查与排摸之中发现了这一情况,但是已经使得这些区域未得到及时的封闭。

其二,若干感染者的个人信息(真实或部分真实)在遭到未知方式的泄露,导致其在网络流传。感染者本人与近亲属收到了各类网络谩骂与威胁,其财产受到了损失(如被解雇等)。且在官方消息之外,在各类媒体上出现了"本市已经出现了×××名感染者,疾病已经不受控制"等言论。

当地政府与相关部门开始对以上情况进行处理,并要求所有场所开始实行场所码,且所有网络留言需进行实名认证。

讨论

(1)该疾病的本身的生物学或病毒学特征(病原体类型、主要宿主等)是否对以上过程之中对数据得到使用产生影响?会产生什么样的影响?

(2)案例之中,各个相关方在行为过程当中需要遵循的主要法律法规各是什么?请举例。

　　（3）对该疾病流行的调查过程中,如果发现与在境内的境外居民相关,那么当地政府与相关部门在进行应对时有何法律依据可以参考?

　　（4）案例中的两种情况,各自触犯了中国现行的什么法律及其具体条款? 请举例。

第四节　大数据、人工智能在公共卫生领域的应用过程中的各相关方责任

　　在大数据与人工智能在公共卫生领域的使用过程中,大量不同的相关方都要参与其中,这一方面是因为公共卫生涉及全社会的方方面面,因而受到社会各方面的关注;另一方面,现代社会的高度分工使得资源与技术分散在社会各方,因此要进行大量的协调与沟通。

　　在具体过程中,可以将各方如图 16-1 归类,相互之间以信息流相联,而各类相关方具有不同的责任。

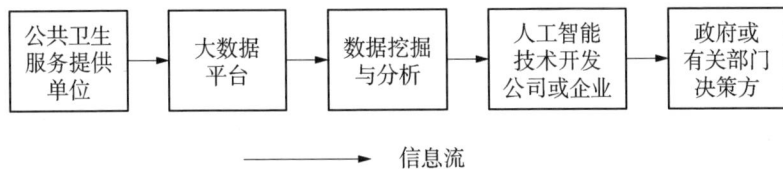

图 16-1　大数据、人工智能在公共卫生领域的应用过程中的各相关方关系

一、公共卫生服务提供单位

　　按照中国对于卫生服务机构的分类,公共卫生服务提供单位包括各级医院、疾控中心与血站等,他们肩负着为广大人民提供公共卫生服务的一线职责,也是获取与采集社会公共卫生数据的重要入口。这类机构能够如实、准确与及时地收集与汇总公共卫生相关数据,事关数据的质量。

例如，《传染病信息报告管理规范》明确了针对传染病信息报告工作，管理由相关行政部门负责，业务指导和技术支持由疾病预防控制机构负责，而医疗机构则执行首诊负责制。

二、大数据平台

大数据平台是数据的重要"蓄水池"，其最重要的责任是汇总与储存各方产出的数据。例如，在《关于促进和规范健康医疗大数据应用发展的指导意见》中提出要建设人口健康信息平台，强化其中公共卫生数据的采集与共享。作为第一批建设项目之一，南京的国家健康医疗大数据（东部）中心到2021年已经拥有55PB存储资源，江苏省有超过8 000万人的电子病历与新冠数据储存其中。同时，由于平台所拥有的大量数据易成为网络攻击的目标，因此还需要对数据的储存安全加以重视，乃至于介入到数据的传输与转移的安全。《2021年数据泄露成本报告》在分析了全球17个国家和17个行业后发现，医疗卫生行业遭受的数据泄露平均总成本为923万美元，相比2020年增长了29.5％且连续11年位居各行业成本之首。

三、数据挖掘与分析

这类机构往往是将来自不同大数据平台获得的数据进行汇总分析，从中寻找潜在规律与价值，识别与公共卫生相关的数据信号。这方面的应用种类较多，典型的案例如Meta公司的Google Flu Trends通过获取在其搜索页面上对流感样疾病或药物相关信息的查询情况，对结果进行挖掘与分析，以此为基础判断流感的流行趋势。进一步，这样的机构可以将其成果打包成各类数据包与数据库，以方便需要时调用，节约了大量的数据搜索时间。故而其责任主要是对数据的精炼与分析。

四、人工智能技术开发公司或企业

AI的优劣与数据质量具有紧密联系，因此当涉及AI的开发时就需要通过上述相关方的优质数据对算法与模型进行优化，并最终形成合格的产品（方案）用于公共卫生服务。例如，百度地图在新冠疫情期间推出的"发热门诊"与"新冠疫情分布"服务通过直观的地图展示满足了使用者的服务搜索或者避险的需求。前文已经讲到过 AI 所存在的准确性与解释性的权衡后形成产品与深入研究就是这类机构最重要的责任。事实上，由于对于企业而言，AI 或由 AI 得出的方案等都可以作为其产品，那么"企业-产品-消费者"的三方关系在 AI 产品之中依旧是适用的，其对于"产品"的质量与售后服务有其责任。

五、政府或有关部门决策方

大数据与人工智能绝不是法外之地，而且事实上涉及了大量的社会活动。因此，政府作为公共卫生及相关政策的决策者必有其位置，需要履行规制、监管与决策的职责。首先，立法以规范各方的行为是政府的重要职责。通过制定规制使得各方明确责权利并有序运行。其次，根据法规对上述各相关方的运行与产出进行评估，对于不合规的行为进行惩处以维护社会秩序。最后，通过各方汇集而来的数据、算法与结果，研判社会公共卫生形势，决策是否进行相应的干预行动。

需要额外指出，以上的分类中并没有社会基本单元的"个人"，个人既是大多数据的来源，又是服务与决策的受影响者，而如上分类是以机构进行划分的，因此不另做阐述。

在本章的最后，向各位读者补充一点，即立法相关工作不仅仅是追寻着科技进步与社会发展的脚步，还关乎社会伦理。由于篇幅限制且不希望偏移本章的关注点，因此，在此不对法律与伦理的关系进一步阐述。但是，伦理于科技进步以及立法工作之中是不可忽视的一个因素，也已经受到了中国相关政府部门的关注。在大数据方面，《中华人民共和国数据安全法》也是直接在条款中涉及，其第 8 条就提到"开展数据处理活动，应当……尊重社会公德和伦理"。在人工智能方面，2021 年，《新一代人工智能伦理规范》由科技部发布。这一于 AI 领域的各环节上都适用的规范提出了 6 项在 AI 的活动中应当符合的基本伦理规范，即"增进人类福祉""促进公平公正""保护隐私安全""确保可控可信""强化责任担当""提升伦理素养"。更进一步的，2022 年 3 月，国务院发布了《关于加强科技伦理治理的意见》，其中提出了"伦理先行，依法依规"的治理要求，并提出了要在"十四五"期间推动重要的科技伦理规范成为国家的法律，并强调了医学与 AI 领域的科技伦理立法研究。

大数据、人工智能在公共卫生领域的立法保障在中国和世界范围内都在不断构建,且可以预见会对科技与社会的发展都产生影响。古人云:生于忧患死于安乐。科技带给公共卫生领域的变化是快速的,因此是需要时刻紧跟发展而使得立法上不至于脱节,避免给科技和社会的发展造成隐患。没有意识到风险是最大的风险。期望读者能持续关注相关法律的发展,相信对读者的工作会有所裨益。

本章小结

本章内容的主要目的在于向读者说明立法工作在大数据与 AI 在公共卫生领域之中的重要性。首先,叙述了立法的重要的原因,并列举了数个在该领域立法工作之中的挑战。其次,对他国对该领域的立法进行简要介绍,以形成参考和对比。之后,对中国现行的与该领域密切相关的法律法规进行了介绍,并罗列其中部分内容以明确其在实践之中的重要意义。最后,对该领域的应用过程之中的各相关方所应肩负的责任进行了简述。

参考文献

[1] 百度百科.中华人民共和国民法典百度百科[EB/OL].(2022 - 05 - 18)[2022 - 07 - 21]. https://baike. baidu. com/item/% E4% B8% AD% E5% 8D% 8E% E4%BA%BA% E6% B0% 91% E5% 85% 91% E5% 92% 8C% E5% 9B% BD% E6%B0%91%E6%B3%95%E5%85%B8/19435116.

[2] 财新传媒.坚持清零,"硬隔离"是上海的无奈之举? [EB/OL].(2022 - 04 - 24)[2022 - 06 - 18]. https://new. qq. com/omn/20220424/20220424A04O1P00. html.

[3] 柴耀田.个人数据在治理公共健康危机中的使用-对欧盟抗击新冠疫情中个人数据使用的评析[J].电子知识产权,2020(7):74 - 84.

[4] 工业和信息化部.工业和信息化部关于印发"十四五"大数据产业发展规划的通知[EB/OL].(2021 - 11 - 15)[2022 - 6 - 17]. http://www. gov. cn/zhengce/zhengceku/2021/11/30/content_5655089. htm.

[5] 宫宜希.依法防控 依法治理:突发事件应对法拟全面修订[EB/OL].(2022 - 03 - 14)[2022 - 07 - 19]. http://www. npc. gov. cn/npc/c30834/202203/f50a8ad8be204a3ea4d919c75a9d6cf4. shtml.

[6] 光明网.我国工业互联网产业规模超万亿 应用于 45 个国民经济大类[EB/OL].(2022 - 06 - 05)[2022 - 07 - 20]. https://m. gmw. cn/baijia/2022-06/05/

35787726. html.

[7] 桂德竹,陈常松,周夏,等.疫情防控中测绘地理信息影响力分析[J].测绘通报,
  2020(7):38-44.

[8] 国家卫生健康委员会.卫健委举行信息化质控与智慧医院建设工作情况发布会
  [EB/OL].(2019-03-21)[2022-6-17]. http://www. scio. gov. cn/xwfbh/
  gbwxwfbh/xwfbh/wsb/Document/1650274/1650274. htm.

[9] 国务院办公厅.国务院办公厅关于促进和规范健康医疗大数据应用发展的指导
  意见[EB/OL].(2016-06-24)[2022-03-13]. http://www. gov. cn/
  zhengce/content/2016-06/24/content_5085091. htm.

[10] 杭州市发改委.《中华人民共和国数据安全法》解析[EB/OL].(2021-11-08)
  [2022-07-21]. http://drc. hangzhou. gov. cn/art/2021/11/8/art_1229057478
  _58902002. html.

[11] 胡元聪,李雨益.企业社会责任视域下人工智能产品风险防范研究[J].当代经济
  管理,2020,42(4):19-26.

[12] 金晶.欧盟《一般数据保护条例》:演进、要点与疑义[J].欧洲研究,2018,36(4):
  1-26.

[13] 金玲.全球首部人工智能立法:创新和规范之间的艰难平衡[J].人民论坛,2022,
  (4):44-47.

[14] 经济日报.我国履行世卫组织《烟草控制框架公约》正式启动[EB/OL].(2005-
  10-14)[2022-07-19]. http://www. gov. cn/jrzg/2005-10/14/content_
  77389. htm.

[15] 李芳,刘鑫怡.欧盟人工智能立法最新动向[J].科技中国,2021(6):35-38.

[16] 廖丽,师亚楠.欧盟大规模数据监控的赋权、制衡与挑战[J].欧洲研究,2020,38
  (6):71-89.

[17] 刘俊臣.关于《中华人民共和国个人信息保护法(草案)》的说明[EB/OL].
  (2021-08-20)[2022-07-21]. http://www. npc. gov. cn/npc/c30834/
  202108/fbc9ba044c2449c9bc6b6317b94694be. shtml.

[18] 刘俊臣.关于《中华人民共和国数据安全法(草案)》的说明[EB/OL].(2021-
  06-11)[2022-07-21]. http://www. npc. gov. cn/npc/c30834/202106/
  2ecfc806d9f1419ebb03921ae72f217a. shtml.

[19] 刘露,杨晓雷,高文.我国人工智能伦理监管需求分析及对策研究[J].中国工程
  科学,2021,23(3):106-112.

[20] 刘艳红.人工智能的可解释性与AI的法律责任问题研究[J].法制与社会发展,
  2022,28(1):78-91.

[21] 吕蕴谋.欧盟人工智能治理的规范[J].国际研究参考,2021,(12):13-17.

[22] 马长山.智能互联网时代的法律变革[J].法学研究,2018,40(4):20-38.

[23] 南京生物医药谷.今天,华为调研了国家健康医疗大数据(东部)中心[EB/
  OL].(2021-12-06)[2022-06-18]. https://www. sohu. com/a/506012308_

99992284.

[24] 浦东发布.上海全面推行"场所码""数字哨兵"服务,来看使用指南→[EB/OL].(2022-04-04)[2022-06-18]. https://www.pudong.gov.cn/006012/20220404/672292.html.

[25] 秦磊,谢邦昌.谷歌流感趋势的成功与失误[J].统计研究,2016,33(2):107-110.

[26] 人民日报.卫生部首次发布《中国吸烟危害健康报告》[EB/OL].(2012-05-31)[2022-07-19]. http://www.gov.cn/jrzg/2012/05/31/content_2149305.htm.

[27] 沈伟伟.算法透明原则的迷思——算法规制理论的批判[J].环球法律评论,2019,41(6):20-39.

[28] 唐旭锋.宁波甬行码出错,网友称个人信息遭"张冠李戴";最新:经抢修已恢复正常[EB/OL].(2021-01-14)[2022-3-17]. https://www.163.com/news/article/G0A0VODM00019K82.html.

[29] 王春晖.《网络安全法》六大法律制度解析[J].南京邮电大学学报(自然科学版),2017,37(1):1-13.

[30] 王海明.杭州健康码:风险治理的地方创新及其扩面推广之完善[J].浙江学刊,2020(3):36-41.

[31] 王灏晨.欧盟《通用数据保护条例》对人工智能发展的影响及启示[J].中国经贸导刊(理论版),2018,(17):20-22.

[32] 王利明.人格尊严:民法典人格权编的首要价值[J].当代法学,2021,35(1):3-14.

[33] 吴汉东.人工智能时代的制度安排与法律规制[J].法律科学(西北政法大学学报),2017,35(5):128-136.

[34] 吴楠.推动智能公共服务发展的政府责任[J].福建论坛(人文社会科学版),2017(12):184-189.

[35] WHO.世界卫生组织烟草专题[EB/OL].(2022-05-31)[2022-07-19]. https://www.who.int/zh/health-topics/tobacco/6♯tab=tab_1.

[36] 谢小萍,何晓波,张玲希,等.涉及医学人工智能研究的伦理审查要点分析[J].中国医学伦理学,2021,34(7):844-850.

[37] 辛巧巧.算法解释权质疑[J].求是学刊,2021,48(3):100-109.

[38] 新华社.我国网民规模达10.32亿[EB/OL].(2022-02-25)[2022-07-20]. http://www.xinhuanet.com/2022-02/25/c_1128416995.htm.

[39] 新华社.习近平在网络安全和信息化工作座谈会上的讲话[EB/OL].(2016-04-25)[2022-07-20]. http://military.cnr.cn/zgjq/gcdt/20160425/t20160425_521980325_3.html.

[40] 学而时习工作室.全面依法治国,习近平总书记这些论述掷地有声![EB/OL].(2021-03-01)[2022-3-18]. http://www.qstheory.cn/zhuanqu/

2021-02/28/c_1127150666. htm.

[41] 央广网. 2021 年全球网络犯罪造成损失超 6 万亿美元[EB/OL]. (2022 - 07 - 15）［2022 - 07 - 20]. http://tech. cnr. cn/techyw/technews/20220715/t20220715_525916158. shtml.

[42] 叶开儒. 数据跨境流动规制中的"长臂管辖"——对欧盟 GDPR 的原旨主义考察[J]. 法学评论,2020,38(1):106 - 117.

[43] 曾海燕,张今杰. 公共卫生事件中数据技术的伦理考量[J]. 湘潭大学学报(哲学社会科学版),2021,45(2):37 - 42.

[44] 曾雄,梁正,张辉. 欧盟人工智能的规制路径及其对我国的启示——以《人工智能法案》为分析对象[J]. 电子政务,2022:1 - 10.

[45] 张磊. 欧盟应对新冠肺炎疫情机制及其局限[J]. 国际论坛,2020,22(4):116 - 132.

[46] 张欣. 算法解释权与算法治理路径研究[J]. 中外法学,2019,31(6):1425 - 1445.

[47] 中国国家卫生计生委. 传染病信息报告管理规范[EB/OL]. (2018 - 10 - 17)［2022 - 6 - 18]. https://www. chinacdc. cn/jkzt/crb/xcrxjb/201810/t20181017_195160. html.

[48] 中国新闻网. 最高法:去年全国电信网络诈骗财产损失达 353. 7 亿[EB/OL]. (2021 - 06 - 22)[2022 - 07 - 20]. https://www. thepaper. cn/newsDetail_forward_13248452.

[49] 中华人民共和国国家卫生健康委员会. 国家卫生健康委发布《中国吸烟危害健康报告 2020》[EB/OL]. (2021 - 05 - 30)［2022 - 07 - 19]. http://www. gov. cn/xinwen/2021-05/30/content_5613994. htm.

[50] 中华人民共和国国务院. 互联网对中国经济社会影响日益突出[EB/OL]. (2012 - 01 - 12)［2022 - 07 - 20]. http://www. scio. gov. cn/m/zhzc/8/5/Document/1432399/1432399. htm.

[51] 中华人民共和国国务院. 中共中央办公厅　国务院办公厅印发《关于加强科技伦理治理的意见》[EB/OL]. (2022 - 03 - 20)[2022 - 03 - 21]. http://www. gov. cn/zhengce/2022-03/20/content_5680105. htm.

[52] 中华人民共和国科技部. 新一代人工智能伦理规范[EB/OL]. (2021 - 09 - 26)［2022 - 03 - 13]. https://www. safea. gov. cn/kjbgz/202109/t20210926_177063. html.

[53] 周慎,朱旭峰,薛澜. 人工智能在突发公共卫生事件管理中的赋能效用研究——以全球新冠肺炎疫情防控为例[J]. 中国行政管理,2020(10):35 - 43.

[54] 祝阳,顾梓钰. 公共服务领域运用大数据的风险分析[J]. 现代情报,2020,40(5):104 - 110.

[55] 邹伟,李婷. 技术嵌入与危机学习:大数据技术如何推进城市应急管理创新?——基于健康码扩散的实证分析[J]. 城市发展研究,2021,28(2):90 - 96.

[56] 左宇坤. 医疗创新它保底,江苏 8000 万人的电子病历都在这[EB/OL]. (2020 -

10 – 16）［2022 – 06 – 18］. https：//m. gmw. cn/2020-10/16/content _
1301681021. htm？ source＝sohu.

［57］ EUROPEAN COMMISSION. A European approach to artificial intelligence
［EB/OL］. （2022 – 06 – 07）［2022 – 07 – 20］. https：//digital strategy. ec.
europa. eu/en/policies/European approach artificial intelligence.

［58］ PERVAIZ F, PERVAIZ M, ABDUR R N, et al. Flu Breaks: early epidemic
detection from Google flu trends［J］. J Med Internet Res, 2012,14(5)：e125.

▶ **第十七章**

▶▶▶

大数据、人工智能在公共卫生 应用中的伦理规范

💡 **学习目标**

（1）掌握国内外现行的与大数据、人工智能在公共卫生领域的应用与发展相关的主要伦理问题。

（2）熟悉于大数据、人工智能在公共卫生领域的应用过程之中的伦理问题的解决办法。

（3）了解"伦理"对于大数据、人工智能在公共卫生领域的重要性。

第一节　大数据、人工智能在公共卫生 应用中的伦理规范的重要性

一、大数据与人工智能的发展挑战伦理规范

大数据不仅是数据量巨大，更是数据在动态变化。"大数据"主要应用在智能分析、行为和偏好建模、可持续性研究、在线和离线商业、生物医学研究和医疗保健等领域，数据可以是定量的和文本的，其中许多数据是用户通过在线行为生成的。

健康医疗大数据是大数据在医疗保健领域的应用，具有数据集成的广泛性、数据潜在的价值性、数据分析的相关性、数据解释的不确定性等

特点。通过结合医疗卫生专业知识，推动疾病的诊断、医疗和预防，发现人群潜在的医疗需求，有着巨大的学术和商业价值，如临床和药物研究、个人健康监测。虽然健康医疗大数据在许多方面都很有前景，但也引发了如隐私侵犯、数据失真、知情同意和所有权等伦理问题。

大数据时代的数据大到无法人为处理，传统的软件工具也难以分析和管理，需要 AI 技术的帮助。大数据必定需要与 AI 结合，AI 也需要有大数据的支撑。医疗 AI 主要应用于互联网医疗、健康管理的智能设备、影像判读和诊疗辅助信息参考、导诊和手术机器人等方面，其中也引发了如算法歧视、责任不明、数字孪生、医生定位等伦理问题。

二、医学伦理审查制度发展与管理的需要

近年来，中央政府不断出台各项法律法规，希望完善伦理审查制度，规范伦理审查机构运作，由此引出了一系列问题：如何细化伦理审查规则？如何遵循医学伦理原则？如何在切实保护个人隐私的基础上，实现健康医疗大数据的社会价值？解决这类问题有利于健康医疗大数据更好地应用与服务国家与人民。

需要成立专门的医学伦理学术委员会，对医疗 AI 的研发项目进行伦理审查，学术委员会应包括不同利益和专业的成员，如医学专家、软件专家、伦理学家、法学家、群众代表等。医疗 AI 项目的研发需要满足的伦理规范有：研发目的正当，有研发基础，涉及健康数据不宜过多，有关工程师不能隐形于项目中，研究方案中数据的处理内容要明确，做好利益冲突管理，信息系统保密、个人隐私保护制度完善，有尊重患者的伦理意识。此外，一家医院的医学伦理学术委员会只对自己医院的伦理审查负责，对于风险较高的医疗 AI 项目，应上报省级以上医学伦理学术委员会，并由多家医院伦理学术委员会共同审查。

当前我国公共卫生领域的伦理审查机构主要是伦理委员会，按其组织属性可以分为：

1. 某地区医学伦理专家委员会　如国家卫生健康委医学伦理专家委员会。这类委员会不独立，没有法人身份，行政性较强。委员会是行政授权的专家库，为政府提供咨询意见，对机构的伦理委员会进行评估和检查。

2. 某地区或行业伦理审查委员会 如四川中医药区域伦理审查委员会。这类委员会较为独立,社会性较强,可以为非法人组织。委员会自发地或被授权在区域或行业协会内从事伦理审查活动,提供学术意见的建议和咨询服务。

3. 某独立医学伦理委员会 如徐州市医学伦理学会。这类委员会完全独立,是具有独立的法人身份的第三方社会组织。受委托提供伦理审查咨询建议,开展伦理培训与评估,可不受行政干预,受市场营销,不同组织在能力上差别较大。

4. 某机构伦理审查委员会 某医院开展临床试验而建立的伦理委员会,如徐州市第一人民医院医学伦理委员会。这类委员会是医院的内设组织,依托单位法人,相对独立。为本医院提供评估和审查服务,活动规范仅适用本医院或受委托审查的其他单位。

第二节 大数据、人工智能在公共卫生应用中的伦理规范问题

随着公共卫生行业的应用进入大数据、人工智能时代,当前大数据、人工智能在公共卫生行业的应用中带来一些伦理挑战,如个人隐私信息的泄露、数据失真的不可避免、知情同意的难以贯彻、所有权的难以确定、算法歧视的难以跨越、责任主体的难以明确、数字孪生的伦理问题、医生未来的职业定位问题,如何应对这些挑战,成为大数据、人工智能在公共卫生行业的应用中的伦理规范方面亟需解决的问题。

一、大数据在公共卫生应用中的伦理规范问题

(一)隐私侵犯

过去,数据是由人为收集的,这种收集方式受个人的认知影响较大,有一点的局限性,如今大数据的数据自动收集技术,使得收集到的数据爆炸式增长,收集到了更为详细的数据,也不存在内存和时间的限制,这在无意间收集到了许多侵犯个人隐私的数据。

如何在医疗 AI 与患者隐私保护之间寻求平衡点,是当前面临的诸

多问题之一，如在利用医疗 AI 开展流行病学分析及疾病诊断时，必须依赖算法从大量病例中挖掘隐含信息进而构建合理分组，这固然有利于促进智能医疗技术创新与诊断结果的客观公正，但病例中包含较多隐私性和敏感性信息，如患者身份、门诊记录、医保记录、生物基因信息等，一旦这些数据被泄露或滥用，将会给患者带来身心困扰和财产损失。

（二）数据失真

大数据技术支持下的诊断和治疗需要真实可靠的数据，大量的数据收集过程中，可能存在数据质量问题，造成严重后果。如机器人关节置换手术，倘若数据稍有偏差，则可能造成术后患者的双腿长度不一、假体松动等不良预后。2013 年，某公司推出一滴血检出 240 项疾病的仪器，但调查发现公司检测结果不准确、上报结果违规、夸大血液检测技术，存在数据造假。相关的健康医疗大数据失信事件加剧了民众对新技术和医生的不信任。造成数据失真的原因很多，如数据采集人员能力不足，对数据敏感性不高，数据量少，无关、重复、错误、不全面数据多，数据处理技术不完善，数据监管、共享机制不完善等。

单纯依赖大数据收集而缺少人工处理容易导致数据失真，如电子病历，一般是临床医生为了自身的临床工作和患者需要而人工收集，如果由大数据收集往往容易产生大量无关、重复、错误、不全面数据，因此需要对收集到的数据进行人工审核，由于临床医生往往缺少数据审查能力，需要另外安排专业人士审核，增加了管理成本。

另外，大数据的数据收集和分析往往忽略了上下文环境，这也造成了数据失真，如社交媒体从人们的聊天记录中收集可能存在的敏感信息，往往会把一些无害的闲聊收集进来，因此需要通过确定数据使用的类别、数据收集的主体等方式尽量减少数据失真。

（三）知情同意

在健康医疗大数据应用场景中，医学研究与诊疗过程中知情同意较难，因为数据往往是为未指明的研究目的而收集的，而且数据种类繁杂、数量庞大，要获得每一位数据对象的授权统一也很难。当数据没有经过个人充分的知情同意下被自动收集利用时，存在对个人自主性的潜在影响，如移动医疗 APP 用户签署协议过程中，多数用户缺少知识和耐心去阅读并正确理解协议内容,"被动同意"侵犯个体自主性。

(四) 所有权

大数据收集上来的数据,是属于数据收集者还是数据主体? 这是个值得探讨的问题。所有权有两种形式:控制数据的权利和受益于数据的权利。例如,患者作为数据主体,医生利用大数据技术从中收集了大量数据,并在其基础上进行分析、创新和知识产权的开发,通常情况下我们认为患者作为数据主体,拥有数据的所有权,但医生利用其知识优势对数据的再处理,这部分数据一般认为所有权属于医生,患者有权利向医生索要其能够理解的数据形式,这能使患者受益,而数据的控制往往掌握在有能力处理数据的医生手里。

所有权有必要进行一定的限制,如果医生不加限制地将原始的数据全部提供给患者,这对非专业的患者来说往往是无用的,也是容易误解的。此外,医生也要有限制地修改数据,保证数据的准确性和完整性。

二、人工智能在公共卫生应用中的伦理规范问题

(一) 算法歧视

AI 技术在疫情防控各阶段的应用得益于深度学习算法,从表面来看,算法是数字符号的集合体,不像人类那样易被情绪和偏见干扰而具备客观公正性,但程序员作为算法的唯一构建者,很可能使算法本身因设计者的价值偏好而隐含歧视与偏差,加之深度学习的过程缺乏透明性与可解释性,AI 在输入数据和输出答案之间存在难以捉摸的"算法黑箱",因此这种歧视与偏见便会在算法训练中被继承和无限放大,最终得出有偏差甚至错误的预测结果。例如,在被感染患者的医疗救治中,算法开发者本身对涉及种族、宗教信仰、性别等方面存在歧视,那么就会导致这些群体在智能化诊疗中受到歧视性对待。

当前的数据保护立法无法保护所有的健康医疗大数据,因此健康医疗大数据的使用需要特定的数据库或数据保管者的约束,如伦理审查委员会。但对于私有公司来说,数据的收集和使用往往受到的限制较少,难以监管,容易引发伦理问题。

(二) 责任不明

AI 通过技术手段赋能突发公共卫生事件治理,但是从构建算法到输

出结果这一系统过程的控制权掌握在程序开发者手中,存在被科技巨头垄断的可能性,导致患者对医疗机构和医生的信任会由于责任归属问题而变得异常复杂。当人的"主观判断失误"与"数据信息缺失或系统故障"并存而导致决策出现问题时,决策失败的责任由谁来承担?就医患关系而言,引入人工智能后使得医生与患者之间增加了"医疗 AI 系统"及其开发制造商,当医生在诊疗过程中依赖 AI 出具的报告,做出了错误性判断甚至引发医疗事故时,整个医疗 AI 供应链中,包括生产厂商、程序开发人员、医生等是否及在多大程度上需要承担责任,这样的责任界定与承担问题亟需解决。

(三) 数字孪生

数字孪生是对真实世界的全生命周期在虚拟空间中映射的仿真过程。例如,根据一个人从出生到生长的所有数据,可以建立数字虚拟模型,通过该数字双胞胎,可以将人的全生命周期映射,帮助人模拟、预测未来的健康状况并干预。利用这一技术,可以辅助患者健康体检,辅助医生手术模拟。

医疗保健是将从数字双胞胎概念中受益最多的领域之一。智能可穿戴设备的出现、个人和社会健康数据的有组织存储、个性化和针对性的医疗需求及工科和医科的交叉,是智能健康领域的主要驱动力。

这表明,现实世界和数字孪生体的伦理规范会不同,通过数字孪生技术,人们可以进行现实世界中无法进行的公共卫生活动,减少医学界知识共享上过度监督的伦理阻碍。但对数字孪生体,如何定义伦理规范?当人们对数字孪生体从事现实世界中违背伦理规范的公共卫生活动时该怎么办?

(四) 医生定位

未来医疗 AI 是否会取代人类医生?目前医疗 AI 已逐渐取代了医院中一些后勤类工作,由于还处于"弱 AI"阶段,还没有独立思考和决策能力,所以在技术上只起到辅助人类医生的作用,还无法取代人类医生。但未来医疗 AI 的技术不断成熟后会如何?如果取代了人类医生,又会引发什么样的伦理问题?

💡 **知识扩展**

2021 年 6 月 28 日,WHO 发布了《世界卫生组织卫生健康领域人工智能伦理与治理指南》,该指南概括了 AI 在医疗卫生领域的应用,如较发达的国家或地区已经将 AI 应用于治疗、护理、药物研发、公共卫生干预措施等方面,使患者更好地掌握自身健康状况,同时 AI 也将有利于欠发达的国家或地区改善卫生保健服务。此外,该指南告诫不要高估 AI 对健康的益处,要警惕违背伦理的问题,如违背伦理地收集和使用健康数据、算法偏见等。

第三节　大数据、人工智能在公共卫生应用中的伦理规范问题的解决办法

一、大数据在公共卫生应用中的伦理规范问题的解决办法

(一) 数据脱敏技术、去标识化和群体隐私权

1. 数据脱敏技术　数据脱敏是根据脱敏规则,对敏感信息进行数据的变形,以保护个人数据隐私,目前的脱敏技术主要分为 3 种:第 1 种是指标准的加密算法,加密后完全失去业务属性,属于低层次脱敏,算法开销大,适用于机密性要求高、不需要保持业务属性的场景;第 2 种是基于数据失真的技术,最常用的是随机干扰、乱序等,是不可逆算法,通过这种算法可以生成"看起来很真实的假数据",适用于群体信息统计和/或需要保持业务属性的场景;第 3 种是可逆的置换算法,兼具可逆和保证业务属性的特征,可以通过位置变换、表映射、算法映射等方式实现,表映射方法应用起来相对简单,也能解决业务属性保留的问题,但是随着数据量的增大,相应的映射表同量增大,应用局限性高。

2. 去标识化　去标识化(de-identification)是指通过对个人信息的技术处理,在不借助额外信息的情况下,无法识别个人信息主体的过程。常

用的去标识化技术,包括统计技术、密码技术、抑制技术、假名化技术、泛化技术、随机化技术和数据合成技术,常用的去标识化模型包括 K-匿名模型和差分隐私模型。

3. 群体隐私权　传统的隐私权往往只注意对个人的保护,忽视了对群体的保护。上面提到的两种隐私保护技术只能保护个人隐私权,要想保护群体权,需要对滥用数据的行为进行惩罚,制定数据分析师的道德准则,签署严格的匿名协议,此外,还可以将数据安排在专门的安全保管数据库,在那里使用数据会受到严格限制,并限制一定类型的研究用途。

(二) 数据失真全流动过程防治

为了获得内容、数量、时效、呈现形式可靠的数据,针对数据失真的全过程,我们需要做到:数据失真前,做好预防工作,加强数据监管力度,提高数据可采集性,改善技术、设备质量,提高工作人员能力。数据失真时,做好控制工作,提高数据的处理能力,改善数据收集与分析方法。数据失真后,做好处理工作,要提高数据流动速度,处理原有数据。

(三) 元同意与强调低风险

1. 元同意　元同意可以解决传统的知情同意带来的数据收集无法部分收集的问题。数据主体可以在线填写一个简单的表格,勾选他们同意被使用的数据,包括:①数据类型:电子病历、组织细胞、健康数据、非健康数据、个人的或公共的、商业的或非商业的、国内的和国际的。②数据收集程度:动态同意、广泛同意、全面同意或全面拒绝,动态同意意味着他们将被要求对使用其数据的该类别中的每一个新研究项目给予特定的同意。广泛同意意味着,只有在新项目超出其广泛同意的范围时,才会询问他们。全面同意意味着他们的数据将在没有进一步同意的情况下使用。

元同意避免了传统知情同意只有“全面同意”或“全面拒绝”两个选项和“被动同意”的情况,使得研究人员收集到真正有必要收集的数据类别,同时元同意是在线完成的,数据主体随时可以更改数据同意权限。

2. 强调低风险　知情同意带来的伦理问题一方面是被收集数据者不知情,一方面是收集的数据可能对被收集者造成损害。元同意解决了用户的知情问题,从另一个角度思考,我们可以通过强调共享数据或帮助他人支持研究和创新的意愿,寻求重新定义生物库和数据主体之间的关系。将重点放在强调数据的研究中数据主体所面临的风险较小上,或许可以减少或消除对同意的需要。

（四）信托关系

金融学上，信托（trust）是指委托人基于对受托人的信任，将其财产权委托给受托人，由受托人按委托人的意愿以自己的名义，为受益人的利益或特定目的，进行管理和处分的行为。在这里，信托是指数据主体（如患者）基于对数据保管人（如研究人员、商业组织、存储库）的信任，将数据委托给数据保管人进行管理和处分，以实现两者共同利益的行为。数据主体可能会因为误读或过度依赖代表主体存在状态的数据而受到伤害，通过建立良好的信托关系，即使得数据的所有权属于数据主体，又能将数据主体无法有效利用的数据交由能够有效利用的数据保管人处理，提高数据利用率，保障数据主体利益不受损害。

二、大数据在公共卫生应用中的伦理规范问题的解决办法

（一）加强对算法设计的监督

1. 政府加强对算法设计者的伦理规范和立法　政府可以限制大数据当权者的权力，如大数据运营监管国有化、个体数据权利的法律保护、对算法工作人员的伦理规范和立法。法律应要求相关企业履行公开、透明、程序正义的义务，让算法设计者接受社会的监督。

政府有关部门应成立相关小组，要求算法设计者登记，遵守相关法律法规，保障患者权益。另外，由于算法设计者在研发过程中往往容易忽略医学伦理方面的问题，因此政府需要多促进算法设计者与医学工作者的沟通，了解医生的工作特点和患者的需要。

2. 企业加强与其他机构的合作　虽然企业处于掌握数据权力的一方，但是由于很多企业无法独自掌握和处理所需的庞大数据，也期望与政府、社会机构甚全公众合作。企业可以通过共享大数据和数据分析结果，减少数据垄断，也可以通过提供新的产品、服务、技术，帮助政府与相关机构开展大数据收集整理，在合作共赢过程中避免因过度逐利带来的权力滥用。

3. 个人提升数据素养　个人应明确数据主体权利、提高数据素养，避免依赖当权者的数据决策而在不知情中遭受歧视性后果，维护自身权益，成为算法歧视治理的主动参与者，缓解数据不平等下的社会歧视问题。

（二）根据情况不同主体承担责任

根据医疗事故发生的原因，不同主体承担不同的责任，当医疗事故是由使用或监督 AI 的人造成的，由使用或监督者承担责任。当医疗事故是由 AI 产品缺陷导致时，责任由 AI 产品流通环节中的设计者、制造商、销售商等承担责任。当 AI 本身引起医疗事故，并不能将责任归于 AI 流通环节的主体时，应该由 AI 本身承担责任。AI 本身如何承担责任？可以建立一个政府或企业主导的储备金，用来支付 AI 本身的赔偿费用（目前美国一些州已经立法，对自动驾驶汽车做了这种规定）。另外，还可以在 AI 产品的售价中加入一定量的责任价格。

💡 案例讨论

案例

美国某患者在做手术时，其外科医生用他的手术机器人进行这次手术，但过程中手术机器人显示了错误的信息，且无法将机器恢复正常，医生不得不转为人工完成手术，手术结束后一周，患者仍存在大量后遗症和并发症，患者便将该医院与机器人制造公司告上法庭并索赔，医院作出了赔偿，而机器人制造公司拒绝赔偿，因为法院认为患者不能证明他的损害与机器人故障之间有因果关系。

法院认为，手术机器人非常复杂，患者需要专家证明该机器人存在缺陷，这对患者来说是很困难的，且法院也没有同意一位完成很多次机器人手术的医生提供的专家证明，因为患者不能证明该医生对该机器人有足够的技术知识。患者需要找到对向他做手术的这个机器人有技术知识，同时又很有医学知识的专家做证明，这要么是制造商或竞争对手的医疗专家，要么是对手术机器人有深入了解的医生，但目前该手术机器人制造公司处于垄断地位，患者能找的只有后者，这对于患者也十分困难。

讨论

（1）这场由医疗 AI 引发的医疗事故存在哪些伦理问题？

（2）案例之中，各个相关主体有哪些？哪个是在行为过程当中需要承担责任的主体?

(3) 面对法院的判决,患者该如何合法维护自己的权益?

(4) 该如何预防此类情况造成的伦理规范问题?

(三) 根据对现实世界的影响

我们需要了解数字孪生体普遍引起的伦理问题,如何处理伦理问题都取决于它们所发生的背景,应基于对现实世界的影响,建立适合数字孪生体的伦理和法律规范。当数字孪生体中发生的违背伦理和法律问题对现实世界不造成影响时,可以允许其存在,反之将遭到严厉惩罚。

(四) 注重人文关怀

医疗行业注重人与人之间的沟通交流,需要医生投入情感,患者增强对医生的信任。一方面,医疗 AI 的辅助可以让医生有更多时间关注患者,增强人文关怀,这反而使得医生不能被取代,医生也因此要加强人文关怀方面的知识学习。另一方面,患者也更愿意与人类医生交流,而不是与没有感情的机器人交流,缺少患者信任,医疗活动很难完成,也使得医疗 AI 无法取代医生。

本章小结

本章内容的主要目的在于向读者说明伦理规范在大数据与人工智能在公共卫生领域之中的重要性。首先,叙述了伦理重要的原因,并列举了数种伦理审查单位。其次,分别对大数据、人工智能在公共卫生领域中的伦理规范问题进行阐述。最后,针对相应伦理规范问题分别提出应对措施。

参考文献

[1] 候雄,方钱,蒋晓庆,等. 健康医疗大数据建设中的伦理问题[J]. 解放军医院管理杂志,2020,27(6):552-554.

[2] 蒋辉,陈旻. 健康医疗大数据背景下人工智能应用的伦理审查体系构建[J]. 中国医学伦理学,2020,33(7):841-846.

[3] 刘明辉,张玮,陈湉,等. 数据安全与隐私保护技术研究[J]. 邮电设计技术,2019

(4):25-29.

[4] 罗芳. 医疗人工智能伦理问题及对策研究[D]. 武汉:华中科技大学,2020.

[5] 苏志平. 商业经济学[M]. 北京:中国财政经济出版社,1997.

[6] 吴家豪,吴超,雷雨. 大数据环境下安全数据失真机理模型研究[J]. 科技促进发展,2021,17(7):1265-1271.

[7] 约翰·弗兰克·韦弗,郑志峰. 人工智能机器人的法律责任[J]. 财经法学,2019(1):140-160.

[8] 张梅芳,李蓉. 大数据鸿沟的伦理风险治理研究[J]. 编辑学刊,2022(3):68-73.

[9] 张秋菊,蒋辉. 医疗人工智能应用的伦理设计与原则[J]. 医学与哲学,2021,42(4):22-26,31.

[10] BARRY C A., STEVENSON F A., BRITTEN N, et al. Giving voice to the lifeworld. More humane, more effective medical care? A qualitative study of doctor patient communication in general practice[J]. Soc Sci Med, 2001, 53:487-505.

[11] DOVE E S, KNOPPERS B M, ZAWATI M H. Towards an ethics safe harbor for global biomedical research[J]. J Law Biosci, 2014, 1(1): 3-51.

[12] LOMBORG S, BECHMANN A. Using APIs for data collection on social media [J]. Inform Soci, 2014, 30(4): 256-265.

[13] LEWIS C M, OBREGON-TITO A, TITO R Y, et al. The human microbiome project: lessons from human genomics[J]. Trends Microbiol, 2012, 20(1): 1-4.

[14] LIYANAGE H, DE LUSIGNAN S, LIAW S T, et al. Big data usage patterns in the health care domain: a use case driven approach applied to the assessment of vaccination benefits and risks[J]. Yearb Med Inform, 2014, 23(1): 27-35.

[15] MITTLSTADT B D, STAHL B C, FAIRWEATHER N B. How to shape a better future? Epistemic difficulties for ethical assessment and anticipatory governance of emerging technologies[J]. Ethic Theory Moral Prac, 2015, 18:1027-1047.

[16] NUNAN D, DI DOMENICO M L. Market research and the ethics of big data [J]. Inter J Market Research, 2013, 55(4): 505-520.

[17] PLOUG T, HOLM S. Meta consent: a flexible and autonomous way of obtaining informed consent for secondary research[J]. Bmj, 2015,350:h2146.

[18] WATSON R W G, KAY E W, SMITH D. Integrating biobanks: addressing the practical and ethical issues to deliver a valuable tool for cancer research[J]. Nat Rev Cancer, 2010, 10(9): 646-651.

第十八章

智能公共卫生领域中的复合型人才培养

💡 **学习目标**

（1）掌握目前智能公共卫生领域中的复合型人才培养现状。

（2）熟悉智能公共卫生领域人才发展需求。

（3）掌握公共卫生学科交叉发展动态。

（4）了解未来智能公共卫生领域复合人才培养趋势等。

人工智能是以计算机科学为学科基础，涵盖信息论、神经生理学等多个不同领域的综合性学科。大数据、人工智能在公共卫生领域中的复合型人才培养，是充分利用并且整合电子专业和计算机专业的学科重要内容，最大限度地利用多学科融合交互的优势，更好地处理健康数据，并在公共卫生领域发挥重要作用。

我国整体经济高速发展，城镇居民老龄化情况不断加重，诸多慢性疾病发病率快速上升，突发应急公共卫生事件不断发生，空气、水等各类环境污染加剧等诸多艰巨挑战的大背景，对我国的公共卫生事业现代化、公共卫生复合型人才的培养提出了新的要求。AI 时代的公共卫生领域发展，需要高素质、高水平、具有多元核心技能的复合型人才。随着"全民健康"等重要概念的提出、"大健康"观念的形成，并且"健康中国"已经成为国家战略发展的重要环节等，也对目前公共卫生领域内的人才建设和培养模式，提出了更高的要求。

第一节　健康大数据时代的机遇

随着大数据等新兴技术的不断发展和广泛应用，互联网的服务不断地蔓延到交通、环保、医疗等领域。与此同时，国家对健康愈加重视，人民健康上升到国家战略层面。2016 年发布的《"健康中国 2030"规划纲要》明确提出，要建设健康信息化服务体系，推动"互联网＋健康医疗"服务，加强健康医疗大数据应用体系建设，全面深化健康医疗大数据在公共卫生等领域的应用。医疗信息化的水平不断提高，数以亿万计的医疗卫生大数据也应运而生。此外，人们对自身健康的需求和关注度日益增长，也加快了健康数据的快速积累。目前，仅仅依靠传统的计算机处理方法几乎无法完成大规模的信息分析、可视化等过程，急需专业的人才从大量的数据信息资源中提取出有效信息，帮助政府、医院等单位做出相关决策。健康大数据时代对健康信息技术和人才提出更高要求，实现上述愿景，需要加快推进大数据、人工智能在公共卫生领域中的复合型人才培养。

第二节　公共卫生学科交叉发展需求

随着信息技术的飞速发展，大数据、人工智能与医学和公共卫生不断交融，在推动医学和公共卫生学科发展的同时，也产生了一系列前沿学科、交叉学科。

一、生物医学信息学

生物医学信息学作为具有代表性的交互学科，涵盖生物学研究、生物医学科学，还包含计算机科学、信息科学，以及生物信息学、临床信息学、公共卫生信息学等。

二、医学知识图谱

随着新兴大数据技术的不断进步和应用场景的不断增加,AI 在医疗等领域的应用日益广泛。而知识图谱技术作为一种从海量数据资料中获取结构化知识的方式,逐渐成为 AI 发展的重中之重。

目前知识图谱也被应用于公共卫生领域的场景中。在面对公共卫生事件的应对、流行病学调查和疫情发生的分析和预警等公共卫生事件场景中,知识图谱应用图存储数据的理念在治理方面起到重要作用。例如,利用知识图谱的模式可以直观地表示流行病调查中的人员分布、活动轨迹、发病时间等信息,基于知识图谱展示出的数据信息,可以更方便地用于病例之间相关性的分析,更快地分析和梳理出感染源头。同时,可以对疫情发生发展的全过程进行分析,通过追寻多个事件的因果关系,构建疫情相关事件知识图谱,帮助发现潜在的公共威胁,从源头上预防和降低舆情风险。

💡 知识拓展

知识图谱的原理,是用图模型来描述知识和建模,表达相互之间关系的技术方法,由节点和边组成,节点表示实体(entity)、概念(concept)或属性值(value);边表示实体的属性(property)或实体间的关系(relation),三元组是知识图谱的基本表示形式。医学知识图谱的应用场景十分广泛,包括语义搜索、知识问答、临床决策支持等。

三、健康信息学

20 世纪 70 年代,健康信息学(health informatics)也应运而生。健康信息学是由健康科学与现代信息技术交互而成,是研究搜集、整理并可视化健康信息的交叉学科,在医学和公共卫生领域,信息化建设领域十分关键;同时也是实践性很强的交叉学科。《"健康中国 2030"规划纲要》中健康信息建设的内容为高等医学教育的发展提供了历史机遇,同时也给医学信息管理复合型人才提出了新的要求。

第三节　复合型人才培养的现状

一、国外人才培养现状

在国外,不少国际顶尖高校开设健康信息学学科和人才培养项目,美国耶鲁大学、约翰霍普金斯大学和西北大学等开设了健康信息学人才培养项目。欧洲、澳大利亚和加拿大的顶尖高校中,哥本哈根大学、阿德莱德大学和多伦多大学等开设了健康信息人才培养项目。亚洲的日本和新加坡顶尖高校中,东京大学和京都大学开设了健康信息人才培养项目。

约翰霍普金斯大学医学院,专门设有健康科学信息学科(Health Sciences Informatics),项目由约翰霍普金斯大学医学院生物医学信息与数据科学中心(Biomedical Informatics and Data Science)部门提供。约翰霍普金斯大学布隆伯格公共卫生学院未设有健康信息学人才培养项目。

生物医学信息与数据科学中心开设的课程有:公共卫生和生物医学信息导论(Introduction to Public Health and Biomedical Informatics),临床信息应用(Applied Clinical Informatics),精准医学数据分析导论(Introduction to Precision Medicine Data Analytics),通过健康信息引领变革(Leading Change Through Health Informatics),健康数据库查询(Database Querying in Health),信息学与临床研究生命周期:工具、技术和过程(Informatics and the Clinical Research Lifecycle: Tools, Techniques, and Processes),健康信息系统:从设计到部署(Health Information Systems: Design to Deployment),HIT标准和系统互操作性(HIT Standards and Systems Interoperability),使用Python进行临床数据分析(Clinical Data Analysis with Python),电子健康记录数据的二次利用(Secondary Uses of Electronic Health Record Data),临床决策分析(Clinical Decision Analysis),健康科学信息学:知识工程与决策支持(Health Sciences Informatics: Knowledge Engineering and Decision Support),健康科学中的自然语言处理(Natural Language Processing in the Health Sciences），情报学专业人员的信息源与检索技术（Information Sources & Search Techniques for Informatics Professionals），数据驱动的数字健康创业（Data Driven Digital Health Entrepreneurship）等。

密歇根大学开设健康信息学硕士项目（Master of Health Informatics），设立在密歇根大学信息学院下。该项目为联合培养项目，涉及密歇根大学信息学院、公共卫生学院和医学院的学习健康科学系，共有15名教员。密歇根大学信息学院认为健康信息学是美国发展最快的领域之一，它开发了创新的方法来将信息和知识用于促进健康和改善健康护理。健康信息学的能力要求对信息科学、计算科学、行为科学和组织科学有充分的掌握，并对卫生系统和过程有深入的了解。健康信息学是一个深刻的跨学科领域。由于他们的技能集结合了信息和健康领域，因此接受过健康信息学培训的人员可以在各种专业环境中发挥独特且日益重要的作用。

斯坦福大学开设的生物医学信息学培训项目，是一个多学科交互的综合性培训项目。作为斯坦福大学医学院生物科学中的重要组成项目，教师均来不同学科领域，包括生物医学数据科学、计算机科学等。研究生培养项目提供博士学位和三个硕士学位，以及博士后研究员，并提供远程学习证书。该计划中涵盖多门学科，生物信息学为基础生物学中的问题开发了新的方法；转化生物信息学将我们对疾病的理解从基础研究转移到临床护理；临床信息学开发直接应用于患者护理的方法和工具；公共卫生信息学致力于解决来自卫生系统和人群的挑战性问题；成像信息学解决了生物医学图像的智能管理、解释和注释。

哥伦比亚大学也设置了生物医学信息学系（department of biomedical informatics，DBMI），位于哥伦比亚大学医学中心（Columbia University Irving Medical Center，CUIMC）内，作为美国历史悠久的信息学系之一，DBMI为临床信息系统的设计、临床自然语言处理方法和电子健康记录数据的机器学习奠定了基础。教师研究包括创新信息技术的开发和评估，促进了健康和医疗保健的改进。生物医学信息学系的研究内容涵盖医疗保健、预防和公共卫生以及生物学和医学的所有计算方面。学系内设有多项目包含临床信息学、公共卫生信息学、消费者健康信息学、临床研究信息学等。

临床信息学:也称为医疗保健信息学,是研究和使用数据和信息技术来提供医疗保健服务并提高患者监测和维护自身健康的能力。该领域涉及的数据和临床决策支持是为临床医生、患者和护理人员开发和使用的。该领域包括:收集、存储和分析医疗保健数据的方法;研究信息需求和认知过程,以及满足这些需求的最佳方式;支持临床决策的方法,包括总结、可视化、提供证据和主动决策支持;优化信息流并与护理提供者和患者的工作流程进行协调;信息基础设施的方法和政策,包括隐私和安全。

公共卫生信息学:公共卫生系统面临的主要挑战需要信息学解决方案——是否在人口变化的背景下提供基本的公共卫生服务,防止生物恐怖主义和自然传染病威胁,以及应对与生活方式相关的流行病,如肥胖和烟草使用。公共卫生信息学是旨在促进健康、保健、共同决策和消费者参与的新型护理模式的重要组成部分。该领域包括使用深入的计算和统计分析来解析流行病学数据集;生物信息学在公共卫生数据和挑战中的应用;研究现实世界的公共卫生问题并对涉及的多个因素进行复杂分析,从基因型和表型到人口水平信息;开发工具以帮助患者共享临床决策并参与他们的健康数据和相关研究。

消费者健康信息学:是一个专注于应用信息学方法和工具来理解和促进个人、家庭和社区健康的领域。消费者健康信息学特别关注赋予个人管理自身健康的能力,并开发创新方法来提高健康素养和提供决策支持,并减少参与健康管理的结构性障碍。该领域包括:研究个人的健康行为和决策,以及个人与其提供者之间的共同决策;健康行为相关理论研究,理论驱动设计原则;研究影响健康行为的社会、文化和其他背景因素,特别关注健康差异;从患者生成和自我监测数据中收集、分析和获得见解的方法;为健康消费者创建数据驱动干预的方法;应用以用户为中心的设计过程来设计和评估消费者健康干预措施的方法。

伦敦大学学院也设置健康信息学理学硕士(Health Informatics MSc)。健康信息学是研究信息和信息技术如何改变医疗保健的组织和交付,与曼彻斯特大学联合培养,旨在为英国和国际培养一支能够应对当今挑战的健康信息学复合人才,为医疗保健带来变革。该项目鼓励求知欲和批判性思维,同时将为领导医疗保健数字化转型的技术和管理角色做好准备。该项目的毕业生已在 NHS 和国内外其他医疗保健组织中担任领导职务,也有的毕业生已经进入制药公司或咨询机构的行业工作。其他人继续深造,攻读博士学位或研究金,而其他人则创办了自己的企业。该项目模块主要包括5个必修模块和4个可选模块。必修模块包括健康数据分析原理、健康信息学论文、医疗保健系统信息学要点、健康信息系统和技术(与曼彻斯特大学合作)、标准和互操作性(与曼彻斯特大学合作)。可选模块包括个人健康信息学、数字化转型项目、学习健康系统、患者安全、决策支持系统、现代信息工程、可用系统设计。

东京大学涉及 Health informatics、Health Information Management、Health Management 的相关专业名称是医学信息学,该专业隶属于东京大学医学研究生院的社会医学系。医学信息学的目标是分析大量数据,从中获取新知识,并为医学和医学的新发展作出贡献。为此,首先将在医疗过程中产生和积累的信息数据转换成便于计算机处理的格式,并对数据进行标准化处理,以便对来自多个机构的数据进行集成和分析,然后进行大规模分析,这是获得高质量的数据所必需的,还必须开发新方法,如电子病历的自然语言(文本)数据分析及基因组信息和医学信息的综合分析。

二、国内人才培养现状

《国务院办公厅印发关于深化医教协同进一步推进医学教育改革与发展的意见》要求,医学教育要完善学科交叉机制,推动医工结合,培养"医学＋X"高层次复合型医学人才。在国内,诸多高校也积极开展大数据、人工智能在公共卫生领域中的复合型人才培养。如南京医科大学公共卫生学院已经认识到了健康信息学科的重要性,在充分调研公共卫生与预防医学学科发展和人才培养需求的基础上,2017 年 12 月在公共卫生学院成立卫生信息学系,旨在发挥在卫生信息领域的教学科研、人才培养、社会服务等职能,进一步提升学科内涵。通过成立卫生信息学系(Department of Health Informatics)来专门对大数据、人工智能在公共卫生领域中的复合型人才进行培养和指导。其宗旨是,因信息技术在医疗和健康领域日益受到重视,培养卫生信息技术专业人才、开展科学研究有助于更好地促进医疗卫生事业的发展,服务"健康中国"国家战略。卫生信息学是一门涉及医学实践、科研中信息加工和信息交流的学科,是医学、计算机学、人工智能和信息管理学的新兴交叉学科。在这一领域开展系统而深入的交叉研究,将对公共卫生、医院管理、健康管理等方面产生重大影响,成为学科新的增长点,并将带动整个医学界的革新。

学界也广泛关注复合型人才的培养,中国卫生信息与健康医疗大数据学会也扮演了十分重要的角色,该学会是国家卫生健康委员会主管的国家一级学会,2017年更名为中国卫生信息与健康医疗大数据学会。这对国内大数据、人工智能在公共卫生领域中的复合型人才交流、引导和培养也起到了关键作用。

第四节 复合型人才培养问题和展望

一、复合型人才培养问题

在国内,目前大数据、人工智能在公共卫生领域中的复合型人才培养处于早期阶段,高校健康信息学科的建设还未成体系。随着大数据技术及数字医疗产业的快速发展,开设健康信息学科,培养具有相关知识与技术能力的复合型人才队伍,是落实"健康中国"的目标和实现国家战略发展的必然需求,也是学科发展和引领创新的必然要求。

健康信息人才是医疗信息化的重中之重,工作要求相关人员兼具计算机与医学、公共卫生等学科的复合知识背景。随着健康产业信息化的不断发展,公共卫生领域的复合型人才的需求和更新速度也在不断加快。

健康信息学专业人才在数据挖掘、自然语言或文本处理、认知科学,人机交互、决策支持、数据库和算法等多个领域,开发、引入和评估新的生物医学方法,用以分析公共卫生中生成的大量数据、临床研究和基因组学/蛋白质组学。目前,工业界反映很难找到具有数据、健康和信息学技能和知识的员工。同时,与没有医学或公共卫生数据经验的数据科学家、计算机科学家和统计学家等相比,许多卫生领域的雇主更倾向于雇佣健康信息专业的毕业生。高校作为培养高端专业人才的基地,高质量地培养国家发展急需、用人单位急切呼吁培养的健康信息人才义不容辞。

二、复合型人才培养的展望

复合型人才的培养未来将会更注重完整健康信息学课程的设置,综合参照国外一流大学健康信息学的教学课程,拓宽开设课程的广度和深度,开设健康信息管理、医院信息管理、系统思维、人口与公共卫生信息学、信息学计算方法、临床决策支持、疾病预防和管理计算机模型、精准医学数据分析导论、健康分析领导力等课程;同时,也会重视学科教研室和师资建设,开设健康信息学教研室,承担全校健康信息教育的教学研究、管理、指导和服务职责,坚持不断提高健康信息教学质量,不断推进健康信息素质教育,落实学校和学院科研、促进科研兴教是教研室的核心工作;形成有效的"校-院-企"三方合作机制,在《促进新一代人工智能产业发展三年行动计划(2018—2020 年)》强调,要"依托工程项目,鼓励校企合作"。需建立长期有效的校-院-企合作、联合培养的模式,这是推动复合人才培养的有效策略。由于健康信息的交叉学科属性,以健康和信息作为两个核心点不断进行融合、提升,综合运用信息技术、统计学、公共卫生等学科的理论、方法,构建健康信息的前沿学科交叉平台。以科研为基础职能,通过健康信息科研、教育和生产不同分工在功能与资源优势上的协同与集成化,达成健康信息技术创新在上、中、下游的对接与耦合的状态。通过"校-院-企"三方合作,形成综合性的研究、开发、生产交互的高效运行系统,并在运行过程中不断优化、改进。通过两个平台建设,汇聚信息技术、计算机技术、大数据挖掘技术背景的人才,共同推动公共卫生的研究与实践。

💡 **案例讨论**

案例

Amelia Averitt 在 2020 年哥伦比亚大学生物医学信息学系获得博士学位。Averitt 的硕士毕业于哥伦比亚大学梅尔曼公共卫生学院,就读生物统计学和流行病学专业。然而,她觉得她在硕士期间的学习和实践,并没有明显提升自身生物医学知识的大数据和计算方法的能力，因而她主动学习了计算机相关科学。在生物医学信息学系就读博士期间，利用自身掌握机器学习和数据科学的能力，将生物医学数据转化为可操作知识，并最终体现在她的论文中，题为"使用观察生物医学数据进行因果推理的机器学习方法"。

讨论

（1）此事件中能体现智能公共卫生领域中的复合型人才需要具备哪些能力？

（2）是否可以以此为参照，建立我国智能公共卫生领域复合型人才培养模式？

本章小结

本章对智能公共卫领域中的复合型人才培养的概述，在健康大数据时代背景下，对复合人才培养的国内外培养现状及复合人才培养中产生的问题和展望进行论述，突出了智能公共卫生领域中的复合型人才培养的重要性，同时强调培养复合人才所面临的挑战及对未来提出展望。

参考文献

[1] 陈虹，琴李. 人工智能对教学的解放与奴役兼论教学发展的现代性危机[J]. 电化教育研究，2020（1）：1-7.
[2] 代涛. 健康医疗大数据发展应用的思考[J]. 医学信息学杂志，2016，37（2）：2-8.
[3] 邵浩，张凯，李方圆，等. 从零构建知识图谱：技术、方法与案例[M]. 北京：机械工业出版社，2021.
[4] 王李冬，李文娟，安康. 复合型"人工智能应用技术"人才培养模式探讨[J]. 电脑知识与技术，2021，17（26）：101-104.
[5] 朱宇凡，赵欣，杨志强，等. "人工智能+医学"复合型人才培养展望[J]. 医学信息学杂志，2021，42（7）：83-87.

第十九章

大数据在公共卫生领域应用中的隐私保护

💡 **学习目标**

(1) 掌握目前大数据公共卫生及领域主要的隐私风险。

(2) 掌握大数据背景下隐私、个人健康信息等概念的范畴。

(3) 熟悉突发公共卫生事件下的隐私风险和应对尝试。

(4) 了解目前在隐私信息管理和保护方面的方法和思路,如全周期管理、场景化等。

学界仍在不断探索公共卫生概念和界定,但已有共识认为,公共卫生领域(的活动)特征可归纳为:以群体为对象,重点在于预防和全人群健康改善,且由政府为主导,多主体合作。为了公共卫生活动的主要目标(包括但不限于:预防、控制疾病的发生及传播;改善自然及社会环境;教育、促进与鼓励有益于健康的行为或生活方式,保证健康服务的获取质量等)和公共利益,政府及相关公共卫生及医疗机构需要获取、分析使用、储存和传递(一定量)的个体健康信息(health information),以有效识别潜在的公共健康风险,或尽快实施干预。但这种对个人健康信息的批量化、系统化获取,如疾病筛查、行为改善项目参与、医学治疗情况等,对于个人隐私而言具有巨大的潜在风险。

另一方面,以大数据、人工智能、无线传感器、云计算及基因组学,这些分属于各个领域的技术发展成果最终以数字化的形式,共同推进了公共卫生领域的"数字化变革",为疾病防控、建立人群健康画像等工作作出贡献,但大数据所具备的"4V"特征使得隐私泄露的风险和危害成指数级增加,即个人健康信息的泄露可能导致其他隐私信息的泄露;部分个体的隐私泄露可能导致更大规模的群体性隐私泄露。

以上两个原因共同导致了个人隐私与公共卫生领域大数据使用的冲突和担忧,这部分冲突在新冠疫情防控中得以集中体现,暴露出公共卫生领域中应用大数据及其相关技术时的问题。一定程度上,尊重个人隐私与促进公共健康具有一致性,但大部分促进公众健康的措施有赖于公众的信任与配合。如若不能有力地保护个人隐私,与公众建立较好的信任关系,则难以驱动个体参与到健康促进的活动中来,如主动参与疾病筛查并上报结果等。然而,二者必然会相互冲突,社会很难在维护公共利益同时完全充分保护个人隐私权,更多的是在二者之间寻求动态平衡和相互妥协。有鉴于此,本章将按照"现存或潜在问题—他者经验—国内进展—未来发展方向"为线索,讨论隐私保护与公共卫生大数据发展之间在实践层面的主要困境和解决方法的探索。

第一节 公共卫生领域大数据应用中的隐私保护问题及其原因

一、公共卫生健康领域的隐私界定与保护

清晰的概念是开展研究和实践活动的重要基础。在公共卫生领域,讨论大数据应用过程中的隐私保护问题,首先需要明确区分隐私与隐私保护两个概念的所指范畴,而后才有可能以此为基本起点,从实践层面协调个人隐私保护与公共利益之间的平衡;建立面向不同主体的权责规范、管理方法和保护措施。

基于现有的实践和研究,讨论隐私及其保护相关内容时,主要涉及三个术语:(个人)隐私、个人信息和个人敏感信息,这三者的含义在法律制定和实践层面都存在一定的重叠但又有所差异,个人信息和隐私在"私密信息"上有所重合,但个人信息的范畴略大于隐私的范畴,或者说个人信

息能实现的交互范围更大,具体比较如表 19 - 1 所示。

表 19 - 1　个人信息、隐私、敏感个人信息概念比较

项目	个人信息	隐私	敏感个人信息[1]
法律界定[2]	以电子或者其他方式记录的能够单独或者与其他信息结合识别特定自然人的各种信息,包括自然人的姓名、出生日期、身份证件号码、生物识别信息、住址、电话号码、电子邮箱、健康信息、行踪信息等[3]	自然人的私人生活安宁和不愿为他人知晓的私密空间、私密活动、私密信息	一旦泄露或者非法使用,容易导致自然人的人格尊严受到侵害或者人身、财产安全受到危害的个人信息,包括生物识别、宗教信仰、特定身份、医疗健康、金融账户、行踪轨迹等信息,以及不满十四周岁未成年人的个人信息
侧重属性	可识别性 自决性[4] 更可能与公共利益相关	私密性 主观性 个体性	私密性 可识别性 经济性
形态	信息	不限于信息	信息
与外界交互范畴	相对较大	相对较小	适中
共性	私密信息 信息化	私密信息 可被信息化	私密信息 信息化

注:1. 2021 年 11 月起实施的《中华人民共和国个人信息保护法》(下称《个人信息保护法》)则使用了"敏感个人信息"一词,考虑法律效力位阶,下文统一使用《个人信息保护法》中的"敏感个人信息"。

2. 来自《民法典》《个人信息保护法》。

3.《个人信息保护法》中,对个人信息的界定补充"不包括匿名化处理后的信息"。

4. 一般指"依循自身的意愿对个人信息进行合理的利用,以充分实现信息权利人的意志和利益"。

　　由于隐私的主观性,隐私的具体范畴可能因个体意识而有所不同。为了在实践中区分可用与不可用、愿意与不愿意被使用的信息,引入了敏感个人信息这一概念。基于上述定义可以发现,隐私的主观性以"是否被歧视或损害人格尊严"为主要依据被涵盖在"敏感个人信息"这一概念中。

　　而在公共卫生及医疗领域,如前文提到的,更多的则使用"个人健康信息"一词。一般认为个人健康信息具备周期性、可识别性,即"能够单独或者与其他信息结合识别特定自然人或者反映特定自然人生理或心理健

康相关信息,涉及个人过去、现在或将来的身体或精神健康状况、接受的医疗保健服务和支付的医疗保健服务费用",基于此定义,个人健康医疗信息兼具"个人信息"和"隐私"的特质,信息化程度较"隐私"更高,与"敏感个人信息"的概念重合度较高。但目前为止,以《民法典》《个人信息保护法》《基本医疗卫生与健康促进法》为主的相关法律尚未对"个人健康信息"的内涵和外延做出明确的表述。例如,目前个人信息及隐私的主体是自然人,但胚胎、胎儿和死者所具备的健康信息客观存在,尚未予以界定和保护。

缺乏对个人健康信息的明确界定,进而也缺乏对于个人健康信息隐私内容的界定、保护范围划分和针对性的法律法规。现有的关于个人健康信息及其隐私保护散见于《侵权责任法》《执业医师法》《护士条例》《医疗机构病历管理规定》等,主体仅限于医疗机构及医务人员,规定内容与大数据时代适应性低,远落后于现实发展。而《个人信息保护法》《信息安全技术个人信息安全规范》构建起对于个人信息保护的框架,但结合前文所述,综合考虑个人健康信息的可识别性、生物性等特殊属性和所蕴含的经济价值、科学价值,联系公共卫生及医疗领域对于个人健康信息的处理使用,需要针对个人健康信息建立专门的保护规范。虽然 2018 年发布了《国家健康医疗大数据标准、安全和服务管理办法(试行)》,但尚未上升到法律法规层面。

另一方面,法律规范层面对个人信息和隐私的界分,意味着从立法角度对"信息"和"隐私"划分出不同的保护规则、保护强度和保护方式等,但二者从外延和内涵上的天然重合性又必然会导致在实际中不容易区分可使用信息的边界导致信息管理流程混乱,乃至损害信息所有方的利益。从法律规范的实现角度而言,仍需要考虑该如何具体地对以上被法律法规予以区分的概念施以保护。例如,在未经告知情况下,公共卫生机构或互联网医疗服务企业使用 Cookie 和网络信标(Web Beacon)等采集用户行为及信息的技术所获取的信息是否属于隐私侵犯范畴?(2015 年中国第一例 Cookie 隐私案件,法院终审判决认定"百度的个性化推荐行为不构成侵犯原告的隐私权",基于用户的 Cookie 浏览记录虽具有隐私性但已不具有可识别性,因此不再属于个人信息进而不属于侵犯隐私。持反对意见者则认为浏览记录是用户的网上私密行为,属于隐私权的保护范围。

在大数据计算的背景下,用户浏览行为在一定程度上可识别性可以通过用户画像等方式重新链接回到用户个人,该如何保护这部分隐私仍然值得讨论。)

而这一问题的实际回应,相应地会影响到不同机构作为信息获取方的隐私政策制定,以及监管机构的实际执行。如有研究者针对我国应用市场中常见的移动健康医疗 APP"用户隐私保护政策"分析发现,研究样本中近一半 APP 并未界定使用中涉及的"个人信息"或"个人健康信息",而对相关概念作出界定的 APP 隐私政策,其表述也各有差异,大多笼统概括或简单举例;对 Cookie 等信息采集技术的使用也并未予以明确告知。

综而述之,当我们谈论起公共卫生领域应用大数据时的隐私保护,更多的是在谈论以信息为形态、下位于个人信息的"个人健康信息"中属于隐私的部分内容。目前我国基本构建起了具有适用性和延展弹性的个人信息保护框架,但为了更好地保护信息原生方的权益、更规范地挖掘个人健康信息在公共卫生领域的价值,对于个人健康信息及健康相关隐私的外延与内涵界定仍需要进一步细化和研究。

二、信息利用流通的各环节管理相对粗糙

1985 年,霍顿提出基于人类信息利用和信息管理需求的信息生命周期(包括定义需求、收集、传递、处理、存储、传播和利用 7 个阶段),目前的研究和现实案例表明,个人健康信息全生命周期中,对信息的操作相对粗糙,尚未建立起涵盖全周期的管理监督机制和合法合规利用的良性生态,以"事前告知—事中规范—事后救助"为线索讨论分析如下。

(1) 信息原有者的"同意-告知"环节执行不规范。

《个人信息保护法》正式构建了以"告知-同意"为原则的个人信息处理原则,处理、变更个人信息都需要提前征求同意,并针对过度授权、强制同意等问题作出了规定。此前,国内有学者以 104 款移动健康医疗类 APP 的"用户隐私保护政策"为研究对象,发现样本中不足 60% 的 APP 告知了用户收集的方式和用途;30% 的 APP 没有说明收集个人信息的种类。但近 70% 的 APP 收集了个人的身份证明信息;近 40% 的 APP 收集了个人健康生理信息数据。整体而言,对于事前征求用户同意并获得授权的执行并不规范,甚至存在通过绑定服务或降低服务质量绑架用户的

倾向，如使用 APP 时如不勾选同意隐私政策，则无法正常使用。

另外，新冠疫情中，医疗及公共卫生机构、各级政府部门乃至一般营业性场所，虽然信息原有者的"同意"被合理豁免，但"告知"应被落实。实际在收集信息过程中，信息原有者往往并未明确告知信息收集的用途、使用方式等。

（2）收集、储存、传输、利用等事中环节，各环节主体行为不规范且缺乏监管约束和数据利用方的技术漏洞是隐私信息泄露的主要风险因素。

个人健康信息被大数据技术系统性地数据化，而医疗服务机构、公共卫生机构及移动健康医疗相关经营机构具备了对个人健康信息的收集、存储、处理、利用、传递等职能或权限，以上机构为主要数据源个人健康信息可以被批量采集。随着大数据和经济社会的持续融合，个人健康信息的商业价值被不断发现和挖掘，在监管和约束措施尚未完善的阶段，也增加了健康相关隐私信息被泄漏并牟利的风险。例如，近几年，在上海、广西、成都、浙江、江苏等多地发生孕妇和新生儿信息被贩卖牟利的案件，信息泄露源头多为公共卫生部门的工作人员。

除监管失当、对工作人员的管理没有配套监管和相关培训之外，储存健康信息的系统或硬件安全也存在风险。如 2018 年 7 月，新加坡保健服务集团的数据库遭到黑客攻击，约 150 万人的个人健康信息被非法获取和复制，约占当时总人口的四分之一。泄露的信息包括病患姓名、国籍、地址、性别、种族和出生日期和身份证号等可识别信息，其中包括时任新加坡总理李显龙在内的 16 万名患者个人资料和门诊配药记录遭窃取。该事件被当地媒体称为"新加坡遭遇的最大规模网络安全攻击"。

传染病感染状态等更加隐私的健康信息泄露，尤其是艾滋病患者信息被泄露的案件，除潜在的经济损失及信息安全风险外，还对患者的生活产生更加复杂和恶劣的影响。例如，2016 年 7 月，全国 30 省份 275 位艾滋病感染者陆续反映接到了诈骗电话，骗子自称是政府部门、卫生局或疾控中心的工作人员，将给艾滋病感染者发放补助，以收取手续费的名义骗取感染者金钱。报案者们普遍反映在交谈中发现诈骗者事先已掌握他们的个人健康信息，详细至身份证信息、户籍信息、确诊时间、随访医院或疾控机构等被大面积泄露，相比于金钱损失，报案者们表示更加担心隐私信息泄露对生活的长远影响。

(三) 对信息储存、删除重视不足

目前国内个人健康信息处理者对信息的存储时限、信息删除权等问题在实践中缺乏重视。相较而言,电子病历发展较早,国家在 2017 年出台了《电子病历应用管理规范(试行)》,其第十九条规定了医疗机构保存电子病历的期限[门(急)诊电子病历由医疗机构保管的,不少于 15 年;住院电子病历保存不少于 30 年],但该规范依旧缺少对保存时间上限、退出或删除或去标识化处理等内容的明确规则。其他健康信息处理者在这一问题上的不规则则相对更加突出,如市面上包括大部分移动医疗类的 APP 在隐私条款中,普遍缺少对个人信息储存期限的明确表述,部分会提到在服务期间存储信息,用户注销后删除信息,但没有给出具体的时间。

三、突发公共卫生事件下平衡信息利用和个人信息保护

突发(重大)公共卫生事件是一种特殊的公共卫生情景,在此情境下公共利益处于更高顺位,个人信息保护的边界在有限范围内可以被突破,即个人让渡了部分权利以维护公众安全,基于此政府有权取得、利用、保留及传递公民相关信息,但相应地,政府及相关责任机构担负着保护公民个人信息安全的责任,提高公共卫生伦理和隐私保护方面的认知。

新冠疫情中,集中体现了这一公私权益之间的平衡和对政府数字治理能力的实际需求。在疫情防控中,大数据分析技术的作用愈发凸显。健康码、人脸识别、信号追踪等各类技术在疫情防控中起到关键作用,这些技术的有效使用则得益于个人信息的支撑作用。然而,疫情管控活动中利用的个人信息包括姓名、出生日期、身份证件号码、住址、电话等基本信息外,还包括地理位置、个人行动轨迹及其同行人甚至活动事由、生物特征识别信息、以往病史及新冠病史、疫苗接种情况等等,具有高识别性和私密性,涉及个体及其家庭最私密的信息,一旦公开或被不当使用会对个人造成重大影响,在疫情防控过程中对个人信息的系统化获取使个人隐私面临巨大的风险。而实践中发现疫情防控工作中集中体现了当前个人健康信息及隐私的保护困境,即:其一,保护性政策规范起步较晚,滞后于实践;其二,执行和管理不规范存在于信息生命全周期中,着重体现在收集和披露阶段。

(1) 保护性政策规范起步较晚,滞后于实践。

我国信息化发展时间短、速度快,配套制度和相关法律规范相对不够完善,相较而言缺乏一定的信息采集保护机制和共享安全规则,2020年以来,我国新冠疫情的防控中侵犯公民隐私信息的事件频发,其时尚未有针对信息保护的领域法出台,保护措施散见于以《民法典》为主的部分民事、刑事、医事法规及司法解释中。

2020年1月25日,新浪微博出现一个话题为"♯武汉返乡人员信息被泄露♯",话题内有来自全国多个省市的武汉返乡人员留言表示个人信息被泄露,并遭遇微信、电话等形式的骚扰甚至辱骂,引起重视。全国多省市区近7 000多名武汉返乡人员的信息被泄露,仅单份文件涉及信息条数可超过两千条,众多返乡人员的正常生活受到影响,更因为包括身份证、手机号码、姓名等详细可识别信息的泄露而陷入财务等其他方面的安全风险中。但由于法律规范和监管的缺失,信息泄露的相关工作人员较少被追责,且罪责程度较轻,信息泄露受害者的损失基本无法得到弥补。

为应对和避免此类事件再次发生,2020年1月29日,交通运输部迅速发布了《关于统筹做好疫情防控和交通运输保障工作的紧急通知》明确指示在疫情溯源中做好"信息保密工作";2020年3月,国家标准化管理委员会公布自10月1日起实施《信息安全技术个人信息安全规范》,针对个人信息安全问题对各类机构的信息处理活动和主管部门的监管行为予以规定;2021年8月20日,第十三届全国人民代表大会常务委员会通过自11月起实施《中华人民共和国个人信息保护法》等。以上法律规范的颁布体现了国家建设信息社会的决心和在实践中不断提高的数据治理的能力,但不可否认的是这一系列"应对性"的法律规范同时证明了我国在法律法规层面对信息治理,尤其是隐私保护的滞后性。

(2)数据管理全流程中隐私保护意识弱,执行和管理不合规。

从信息流动全生命周期视角来看,新冠疫情防控中对个人信息的收集、储存、利用、删除等环节都存在隐私保护的风险,具体而言:

其一,在收集信息前缺乏对个人的明确告知,包括但不限于信息的用途、储存方式及期限等,收集过程并不规范。

其二,收集信息的主体繁杂,各主体信息管理水平参差不齐。众多经营性场所如商场、酒店、电影院等,响应行政管理的要求收集消费者个人信息,但缺乏规范的信息保护能力和意识;部分疫情相关工作人员,如疾控中心、医疗机构、文旅公司等机构的工作人员、政府相关部门领导干部等,隐私保护意识非常匮乏,在多个信息泄露事例中成为泄露的源头。这一现象也反映出缺乏相应监管机构针对个人信息管理开展监管和要求。例如,2020 年 1 月 28 日,益阳市多个市民微信群内出现"关于益阳市第四人民医院报告一例新型冠状病毒感染肺炎病例的调查报告"的文件,内容涉及市民 Z 及其亲属等 11 人的个人隐私信息。经查,2020 年 1 月 28 日益阳市赫山区卫生健康局党组成员、副局长 S,通过微信将上述报告转发给他人并逐步扩散导致涉及市民 Z 的隐私信息被迅速传播。

其三,个人信息除去信息化分析使用外,还出于保障公众知情权和疫情防控的目的,公开对全社会披露。然而疫情发展至今近两年的时间里,各地的个人信息脱敏和信息披露程度仍尚未形成统一的要求和规范,尤其部分地区公开信息脱敏程度较低,对公民产生了被歧视骚扰、遭人违法使用信息风险等持续性消极影响。例如,2020 年 2 月 19 日,伊春市人民政府公开披露的确诊病例活动轨迹数据的脱敏处理标准过于宽松,公开披露内容包括确诊患者家庭住址(精确到门牌号)、私家车车牌号、其本人及家庭成员的工作单位等信息,但此信息的公布对于其他公众的疫情防控和自我筛查并无作用,属于过度披露。

其四,后疫情时代,各个机构收集到的个人信息该如何处理目前并未予以规范和交代,尤其是除政府机构以外的其他机构,并未建立起有效且规范的利用期限和销毁机制,对于每一个个体而言缺少有效的退出机制。近两年来个人信息泄露事件频发,长远来看容易导致公众对个人信息被泄露的不安不断累积,对包括政府机构在内的信息处理方的信任不断消耗。

第二节　国外经验与借鉴

一、立法经验

为保护个人健康数据中的隐私信息,大多数国家都出台或更新了个人信息保护立法。

(一) 美国

美国最早的隐私保护从住宅等物理空间开始,逐渐确立为人权的一部分,1974 年通过《隐私法案》(*Privacy Act*),明确隐私权受宪法保护,并随着信息技术的发展,颁布了一系列针对个人通信隐私、电子化信息的法案。针对医疗卫生领域,即说个人健康信息范畴内的隐私信息,美国主要从隐私权和消费者权益保护角度出发予以保护和规范,1996 年通过了《健康保险携带和责任法案》(*Health Insurance Portability and Accountability Act*,HIPAA)建立起针对个人健康信息的处理和保护框架。随着数据开放运动的兴起,2009 年通过了《经济和临床健康信息科技法案》(*Health Information Technology for Economic and Clinical Health Act*,HITECH),将围绕个人健康信息利用的相关规则的适用范围扩展到信息处理方的商业合作伙伴,规定其受到同等的管辖要求。

美国的健康信息保护相关立法主要遵循"知情同意原则"和"最少必要原则",强调患者的信息控制权,但更多地使用"下游保护模式",鼓励信息处理方从数据管理的设计阶段就将安全性和隐私性融入其中,从而协调个人隐私保护和健康信息的流通利用。

(二) 欧盟

1995 年,欧盟通过《个人数据保护指令》(*Directive on the Protection of Individuals with Regard to the Processing of Personal Data and on the Free Movement of such Data*)(下称"保护指令")确定了个人信息保护的最低标准;随着信息技术和互联网经济的发展,2016 年,欧盟通过《通用数据保护条例》(*General Data Protection Regulation*,GDPR)并于 2018 年 5 月底正式施行,同时废止了保护指令。GDPR 旨在规范统一欧盟各国的数据使用标准,从而建立欧盟一体数据市场,促进数据流通利用。从隐私保护层面,GDPR 对个人数据基于"个人自决权"予以严格的保护,相较于"保护指令"扩大了个人数据保护范畴(任何已识别或可识别的自然人相关的信息),确立了信息处理者等相关主体的责任并严格规定针对数据的各类行为规范等等,被认为是迄今为止发达国家最为严格的个人数据保护法律。

综合来看,欧盟 GDPR 数据保护措施更全面和严格,信息主体自决性发挥作用较强;美国相关法案的数据保护信息主体自决权与信息处理者及其相关合作者利用授权处理信息的场景基本持平,相对更有利于数据的流通利用,但在隐私保护力度上稍逊于欧盟 GDPR。另有加拿大、日本等国家的数据保护经验及数据使用伦理经验等,也可以为我国进一步协调数据利用、细化信息保护法律框架提供参考。

二、行政监督经验

(一)美国

对于数据保护采取以市场为主导、以行业自律为主要手段、以政府监管为辅助的监管模式。联邦贸易委员会与联邦通信委员会作为政府机构拥有执法权,下属消费者保护局主要调查处理各类主体(包括个人及各类组织)递交的网络隐私信息相关投诉。卫生与公众服务部民权办公室则主要负责《健康保险便利和责任法案》的执行,行使调查权、处罚权等行政职权。

(二)欧盟

GDPR 中专设了"欧洲数据保护委员会(European Pata Protection Board,EDPB)"作为欧盟最高级别的数据监管机构,并要求各成员国设立至少一个独立的监督机构对数据处理实行统一监管,该机构被赋予行政调查权、行政处罚权及诉讼权等权力。以在成员国内设置分支机构的企业为例,相关企业需要受其"主要营业场所"所在国家的数据监督机构的监督管辖;未在成员国内设立分支机构但受管辖的企业,则需要聘任一名专门的"欧盟代表人"负责数据保护的沟通事宜。

三、突发公共危机中的隐私保护经验

美国、欧盟等国家基于以上较为完备的个人信息或个人健康信息保护制度,结合前文讨论,在突发公共危机中势必需要从法律豁免、管理规范、公众配合意识等方面对公众知情权与个人隐私权、公共利益与个人利益之间的平衡做出应对。

美国联邦政府于 2020 年 3 月对《HIPPA 隐私规则》等规则内的部分规定(如患者隐私限制、通信保密要求、远程医疗设备要求等)进行了临时豁免以便更好地应对疫情的传播扩散。随着新冠病毒疫情发展以及大数据技术的广泛应用,各州政府也展开对个人隐私的保护,2020 年 11 月加利福尼亚州通过了《2020 年加州隐私权法案》(CPRA)。该提案修正并扩展了原有的《加利福尼亚消费者隐私法》(CCPA),确立了新的数据隐私权,重构了数据处理方的责任,并创建了一个独立的数据监管机构,该机构拥有行政权力以实施执行 CPRA。欧盟亦在 2020 年 3 月发布了《关于"新冠肺炎"疫情期间处理个人数据的声明》,授权各成员国于疫情期间可紧急立法,允许公共机构未经个人同意搜集个人位置、健康信息等隐私信息。

以上临时豁免和紧急立法一定程度上反映了较有前瞻性的信息管理保护法律框架和应对现实突发情况的法治策略,及时为防疫相关的信息处理措施赋予法律依据和管理依据。相较于我国响应补充出台个人信息保护相关法律及规范,对个人隐私的保护意识和保护力度无疑更强,具有参考性。

而日本除了同样出台了法律修正案等措施外,在突发公共卫生事件中的隐私信息保护与披露经验也具有参考性。此次新冠疫情中,厚生劳动省(下称"厚生省")、东京都及各都道府县的保健卫生局部/保健所以及市町村各基层保健中心构成了疫情中相关信息的处理主体。以隐私保护相关法律规范为依据和日本民众对个人隐私的维护意识为依据,日本涉疫信息的公开披露范围根据实际情况不断调整。在疫情初发日本国内尚未出现严重扩散情况时,官方发布内容中隐去患者的国籍、姓氏、确切年龄、具体居住地址、详细活动轨迹等绝大部分可识别性信息。随着疫情的蔓延,厚生省将信息披露范围扩大到患者性别、年龄段、居住地的都道府县名、症状及发病经过(入境日本日期、症状出现日期、就诊医院所在的都道府县名)等信息进行发布,并按需要不断调整。另外,地方政府则会在综合判断下公布相对更详细的信息。例如,东京都政府决定在获得对方许可及不造成名誉受损的范围内,选择公开患者在都内外曾逗留的地点、时间等具体行动轨迹。东京都政府在作出此扩大信息披露范围的决策时,对民众一并公开都政府调整决策的原因和考量,一定程度上增加了民众对政府披露行为的认可,体现相关职能部门在满足公民知情权、保障公众权益时注意保护个人隐私的治理价值观。

综合而言,以上国家的经验主要体现在:其一,慎重披露个人信息,同时保证"公开"行为本身的透明性和规范性,提高公众的认同感和安全感;其二,对个人信息的保护可以从紧到松,先从严保护个人信息,再根据公共卫生具体需求和现实情况做出具体的豁免和调整,协调保护公众的个人生活安全和公众健康安全。

第三节　国内的进展:准备采取的方法和探索

一、法律规范方面的探索

为了更好地建设数字社会,我国政府逐步提升政府数字治理能力,建立和完善数字信息利用及保护机制。近两年来,特别是在个人信息,尤其是个人健康信息方面,相关立法和规范逐步完善。

2021 年前,与公共卫生领域个人信息相关的法律法规主要散见于《中华人民共和国传染病防治法》(2004 年 12 月 1 日起施行)、《中华人民共和国侵权责任法》(2010 年 7 月 1 日起施行)、《中华人民共和国刑法修正案(九)》(2015 年 11 月 1 日起施行)、《中华人民共和国网络安全法》(2017 年 6 月 1 日起施行)、《中华人民共和国民法总则》(2017 年 10 月 1 日起施行)、《中华人民共和国医师法》(2022 年 3 月 1 日起施行)(1999 年 5 月 1 日—2022 年 3 月 1 日,施行法律为《中华人民共和国执业医师法》)、《中华人民共和国护士管理办法》(1994 年 1 月 1 日施行)等,并未形成完整体系。2020 年 5 月,全国人民代表大会通过的《中华人民共和国民法典》明确指出自然人的个人信息受法律保护,并给出个人信息的界定。2021 年 8 月 20 日,《个人信息保护法》已于第十三届全国人民代表大会常务委员会通过,2021 年 11 月 1 日起正式施行。

然而,正如前文所述,目前仍缺乏专门针对个人健康信息及其处理的立法,现行的规范主要依赖于现有法律、行政规范与行业自律相结合的方式规范个人健康信息处理行为。比如,针对新冠疫情防控发布了《关于加强信息化支撑新型冠状病毒感染的肺炎疫情防控工作的通知》《关于做好个人信息保护利用大数据支撑联防联控工作的通知》等文件,是针对新冠疫情这一特殊重大公共卫生事件,而不是普适性的个人健康信息及其相关隐私保护,未来仍需要在这一方面不断细化保护规则或立法。

二、行政监管方面的探索

我国传统上对个人健康信息隐私保护的监管主要聚焦于个人病例，以各级卫生健康委员会的医政医管机构为主导，监督的主要对象是医疗机构和公共卫生机构。但个人健康信息数字化进程不断推进，数字社会不断被构建和发展，意味着监管的对象、内容、范围、机构都需要有相应的变化。健康医疗数据除各级公共卫生及医疗机构外，还可能涉及互联网医疗健康服务相关企业（如互联网医院、健康咨询企业、互联网药店等）、电子商务平台、保险公司及相关信息技术软硬件供应商等多样化主体，因此需要多部门共同合作来进行联合监管。除了政府监管，数字化公共卫生健康领域还需要制定行业规范，实现自我约束与管理，逐步探索建立多元主体共同治理的综合监管模式。

第四节　未来建设方向

一、细化立法与监督体系

（1）制定针对个人健康信息隐私的法律法规。

充分利用大数据技术的优势，推动公共卫生健康数字化发展已成为我国推动"健康中国战略"等宏观政策的重要抓手之一，同时关系着全体国民的生物基因安全。为了更好地开发利用大数据技术在公共卫生领域的价值和作用，建立公众对公共卫生领域数据利用活动的信任，保护公民个人利益不受侵害，应研究出台针对个人健康信息隐私的专门法律，明确界定个人健康信息范围、保护方式、隐私和信息安全规则、具体违规行为和惩罚措施等。

（2）建立完善个人健康信息保护监管机制。

参考欧美的监管经验，可尝试建立多主体协调共治的个人健康隐私信息保护管理体系，即从政府层面成立专门个人健康信息隐私管理机构，从企业层面支持相关行业协会建立保护健康隐私信息的组织，从个人和社会层面鼓励成立健康数据领域保护组织，协调不同利益主体之间的权益诉求，实现数据利用与保护的相互协调。

二、提高各个主体的数据保护和管理能力

（1）面向健康信息生命全流程细化管理。

建立法律法规、行政管理规范或行业标准需要基于对数字化隐私保护框架和大数据技术的科学理解。目前国际上较通行的是隐私保护设计（privacy by design，PbD）及其 7 个核心原则，该保护设计框架已被广泛地吸纳进欧美隐私保护等国际隐私保护实践中，一定程度已成为互联网信息行业公认的隐私框架。其中"数据全生命周期保护"是其核心原则之一，即隐私保护应嵌入并贯穿信息生命全周期内每个具体环节，实现"端对端""全流程"的保护（图 19-1）。

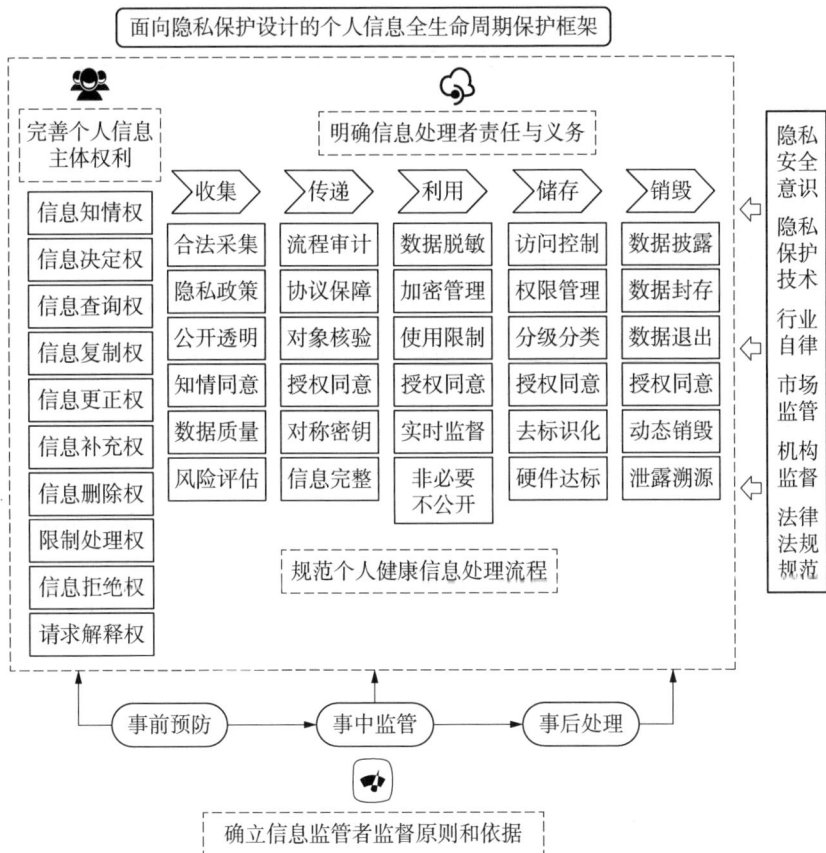

图 19-1 面向隐私保护设计的个人信息全生命周期保护框架

> 💡 **知识拓展**
>
> 信息生命周期管理
>
> 1986 年，资源管理学家 Donald A. Marchand 和 Forest W. Horton 合作的 *Info trends：Profiting From your Information Research* 正式提出了基于人类信息利用和信息管理需求的信息生命周期理论（information lifecycle management，ILM），认为信息管理与一般意义上的产品生产类似，在逻辑上存在把信息管理分为创建、采集、组织、开发、利用、清理等 6 个阶段；此后 Stephen、Gupta、McGinn 和 Hernon 相继提出了信息生命周期的组织视图、业务视图、价值成本过程等理论，并应用于图书馆和政府信息资源管理，标志着信息生命周期理论的形成。

(2) 应用"体系化""场景化"思维，构建"利用友好型"保护模式。

"场景化"（scenario）是个人信息保护领域呼应大数据技术发展和数据利用需求新出现的理念，强调将个人信息的风险与具体场景相融合，针对具体场景内的具体风险实行针对性保护措施，反对抽象地笼统泛化信息保护个人信息的风险与特定场景融合，与大数据时代所具备和实现的"精细化"特征相适应。一定程度上从原有的个体且独立的数据特征、知情同意原则的限制中解脱出来，将"嵌入式隐私保护"和"全流程保护"更加系统性地实现，以充分保护个人隐私为前提，推动数据的流通和利用，发挥大数据的多重价值。结合我国目前的隐私保护发展情况，应在建立完善的法律法规和监督体系的前提下，结合专家学者对个人健康数据使用的实践分析和预测，研究划分个人健康信息处理利用的具体场景，结合场景的具体特征、处理数据的方式、数据处理主体、利益划分等因素，识别风险并相应地制定管理保护规范。

(3) 充分认识公共卫生大数据发展的特征，建立群体隐私保护的意识。

虽然前文一直讨论的都是个人健康信息隐私保护，但我们需要理解大数据的特性及其应用方式。大量数据集中使得原本独立的数据之间开始呈现高度的相关性和聚类特征，原本分属于每个个体的孤立的隐私利益开始彼此关联。借助大数据算法及分类规则，数据处理方可以自动创建不同的数据群组，并基于群组特征进行分析和画像，从而可能发展出群体层面的隐私形态。例如，特定年龄段或具有相同病史的人群可能被划分为同一群体，而该群体的健康信息暴露可能导致其受到特殊对待。例如，出现过新冠肺炎康复者在就业中遭受歧视，即一定时限内需要求职的新冠肺炎康复者，是否感染过新冠肺炎这一信息的暴露使得此群体的利益和人格尊严遭受损害，从隐私的定义来看，可以被视作此群体享有相同的隐私信息，并需要得到重视和保护。又如，在常态下，特定商品健康医疗数据的挖掘和汇总中，往往会对个体按照某些特征或者趋势进行分组、聚类，最终形成具有共同特征的群组，在这个过程中被形成的群组也可被视为享有共同的群体隐私，隐私的内容是群组所具有的共同特征。

三、推动隐私保护技术发展

上述发展方向的实现离不开信息技术的支持，因此需持续推进自主隐私保护技术的发展。如前文提及的信息全周期保护，需要区块链、非对称加密、全同态加密、K-匿名、差分隐私等技术的有效应用和进步发展能够逐步实现"场景化"保护的构想，能够根据具体场景或公民的意愿，有限制地发布健康信息等。

案例讨论

案例

2020年4月16日，有当地市民在胶州政务网反映，微信朋友圈中流传着出入胶州中心医院的数千人名单，涉及相关人员个人信息，已严重影响个人生活，并被谣传感染了新冠肺炎。网传文件显示，就诊人员被列入12个胶州市街道和乡镇，内容包括姓名、电话、身份证号码、个人详细居住地址、就诊类型，共涉及6 000余人。经查：叶某(男，29岁，胶州市李哥庄镇人)工作中将接到的随访人员名单信息转发至所在公司微信群,该群内的姜某(男,24岁,胶州市李哥庄镇人)将名单信息转发至家人群,其家人又继续转发传播。张某(女,57岁,胶州市里岔镇人)工作中将接到的随访人员名单信息转发至家人微信群,其家人又继续转发传播。通报称,以上3人的行为,造成中心医院出入人员名单在社会上被迅速转发传播,侵犯了公民的个人隐私。依据《治安管理处罚法》的相关规定,公安机关依法对叶某、姜某、张某给予行政拘留的处罚。

讨论

（1）此事件中能体现信息生命周期的哪些流程？不规范的操作有哪些？

（2）可以从哪些地方加强监管或限制避免此类事件的发生？

本章小结

本章在大数据技术在公共卫生领域应用的背景下,首先从隐私范畴界定、隐私信息周期管理、重大公共卫生事件等角度讨论隐私保护方面主要存在的问题。其次,以美国、欧盟等为代表讨论了国外在隐私保护方面的探讨和国内目前在法律法规和行政监督方面的探索。最后,讨论了未来大数据背景下隐私保护的发展方向。

参考文献

[1] 北京日报.北京警方通报3起涉疫典型案例[EB/OL].（2021-01-05）[2022-03-09]. http://legal.people.com.cn/n1/2021/0105/c42510-31989428.html.

[2] CAICT互联网法律研究中心.《个人信息保护法》与GDPR的个人信息权利对比[EB/OL].（2021-08-23）[2022-03-10]. https://www.secrss.com/articles/33704.

[3] 陈文胜.美国健康信息隐私保护特点及其启示[J].湘潭大学学报(哲学社会科学版),2020,44(4):72-75.

[4] 冯璐,王青.日本抗疫工作中大数据运用困局的伦理学思考[J].东北亚学刊,2021(6):131-43,52.

[5] 付少雄,赵安琪.健康APP用户隐私保护政策调查分析——以《信息安全技术

个人信息安全规范》为框架[J].图书馆论坛,2019,39(12):109-118.

[6] 国家标准化管理委员会.信息安全技术个人信息安全规范(GB/T 35273-2020)[EB/OL].(2020-10-01)[2022-07-03].https://openstd.samr.gov.cn/bzgk/gb/newGbInfo?hcno=4568F276E0F8346EB0FBA097AA0CE05E.

[7] 红星新闻.违规泄露新冠肺炎防疫相关人员信息工作人员被立案审查调查[EB/OL].(2020-02-11)[2022-03-09].http://sc.sina.com.cn/news/m/2020-02-11/detail-iimxxstf0358685.shtml.

[8] 姜雯.中美加三国健康信息保护与共享的法制比较与启示[J].图书馆,2021(8):33-41.

[9] 交通运输部.交通运输部关于统筹做好疫情防控和交通运输保障工作的紧急通知[EB/OL].(2020-01-29)[2022-07-03].http://www.gov.cn/zhengce/zhengceku/2020-01/30/content_5473114.htm.

[10] 雷紫雯.日本突发公共卫生事件中的信息管理及沟通机制[J].传媒,2021(7):79-82.

[11] 李润生.论个人健康信息"利用友好型"保护模式的建构[J].行政法学研究,2021(5):79-90.

[12] 李燕.限制与保护:公共健康领域的个人隐私权[J].政法论丛,2017(2):76-83.

[13] 刘士国,熊静文.健康医疗大数据中隐私利益的群体维度[J].法学论坛,2019,34(3):125-135.

[14] 卢芷晴,张文明.加拿大电子健康档案建设经验及启示[J].中国档案,2021(3):82-83.

[15] 马骋宇,刘乾坤.移动健康应用程序的隐私政策评价及实证研究[J].图书情报工作,2020,64(7):46-55.

[16] 马骋宇,刘乾坤.中美个人健康信息保护比较研究——基于60款主流移动医疗APP的隐私政策分析[J].电子知识产权,2021(1):27-36.

[17] 马骁,陶杨.公共卫生学概论[M].北京:科学出版社,2009:2-7.

[18] 梅绍祖.个人信息保护的基础性问题研究[J].苏州大学学报,2005(2):25-30.

[19] 南方都市报.广西一医护人员倒卖8万条婴儿信息被追责　前例源头多为内鬼[EB/OL].(2020-09-29)[2022-03-10].https://www.sohu.com/a/421700979_161795.

[20] 彭诚信,杨思益.论数据、信息与隐私的权利层次与体系建构[J].西北工业大学学报(社会科学版),2020(2):79-89.

[21] 澎湃新闻.【以案普法】警惕:疫情敏感信息泄露[EB/OL].(2020-06-09)[2022-03-09].https://www.thepaper.cn/newsDetail_forward_7761395.

[22] 澎湃新闻.武汉返乡人员信息遭泄露,被误认作新冠肺炎确诊人员[EB/OL].(2020-01-27)[2022-03-09].https://www.thepaper.cn/newsDetail_forward_5644452.

[23] 澎湃新闻.泄露29名密切接触者隐私,抚州一副镇长被通报批评![EB/

OL]. (2020 - 02 - 03 08:31)[2022 - 03 - 09]. https://www. thepaper. cn/
newsDetail_forward_5755142.

[24] 齐鲁晚报. 因泄露涉疫情信息,河北燕郊一街道办工作人员被拘留[EB/
OL]. (2020 - 06 - 18)[2022 - 03 - 09]. https://linyi. qlwb. com. cn/detail/
12452758. html.

[25] 人民日报客户端. 泄露肺炎患者隐私,湖南益阳一区卫生局副局长被查处[EB/
OL]. (2020 - 01 - 30)[2022 - 03 - 09]. https://www. thepaper. cn/newsDetail_
forward_5687067.

[26] 人民网-社会频道. 云南警方暂缓拘留泄露确诊患者信息的医务人员[EB/
OL]. (2020 - 02 - 08)[2022 - 03 - 09]. http://society. people. com. cn/n1/
2020/0208/c1008-31576842. html.

[27] 粟丹. 隐私保护视角下的个人健康数据监管研究[J]. 杭州师范大学学报(社会科
学版),2021,43(1):93 - 103.

[28] 王利明. 和而不同:隐私权与个人信息的规则界分和适用[J]. 法学评论,2021,39
(2):15 - 24.

[29] 王忠,陈伟. 我国健康大数据发展的障碍及对策[J]. 卫生经济研究,2017,(11):
54 - 57.

[30] 相丽玲,陈琬珠. 个人健康医疗信息保护的研究进展与未来趋势[J]. 情报科学,
2020,38(6):170 - 177.

[31] 新京报. 30 省份 275 名艾滋患者遇诈骗　个人信息疑遭泄露[EB/OL]. (2016 -
07 - 18)[2022 - 03 - 09]. http://www. xinhuanet. com/politics/2016-07/18/c_
129153915. htm.

[32] 央广网. 泄露涉疫情人员个人信息　广州海珠警方依法处罚[EB/OL]. (2020 -
02 - 06)[2022 - 03 - 09]. http://news. cnr. cn/native/city/20200206/t20200206
_524963432. shtml.

[33] 杨朝晖,简雅娟,李树荣. 美国和欧盟基于个人健康记录隐私和安全的法律框架
比较及对我国的启示[J]. 医学与社会,2019,32(11):125 - 128,34.

[34] 伊春日报社. 伊春市公布首例确诊患者行程轨迹[EB/OL]. (2020 - 02 - 19)
[2022 - 07 - 03]. https://www. yc. gov. cn/xwzx/ycyw/2020/02/121236. html.

[35] 占南. 重大疫情防控中的个人信息保护研究——基于隐私保护设计理论[J]. 现
代情报,2021,41(1):101 - 110.

[36] 中国经营网. 海量涉疫情个人信息泄露两地公安做出行政拘留处罚[EB/
OL]. (2020 - 02 - 05)[2022 - 03 - 09]. https://news. sina. com. cn/o/2020-02-
05/doc-iimxyqvz0398976. shtml.

[37] 周净泓. 重大公共卫生事件中的个人信息保护与利用研究[J]. 四川轻化工大学
学报(社会科学版),2021,36(1):77 - 89.

[38] 朱静洁,吴大华. 突发重大传染病疫情防控中个人数据公开披露的困境及其破
解——以新冠病毒肺炎疫情防控为例[J]. 电子知识产权,2021(4):78 - 90.

[39] 邹凯,刘阳,刘钊,等.中美比较视野下我国个人健康信息管理的现状、问题及对策[J].图书馆,2020(9):92-97.

[40] CAVOUKIAN A. Privacy by design the 7 foundational principles [EB/OL]. (2011-11-01)[2022-07-03]. https://privacy. ucsc. edu/resources/privacy-by-design——foundational-principles. pdf.

第四篇

实践和案例

第二十章

新冠疫情下全民可及
口罩的上海方案

第一节　背景

作为威胁人类健康和社会经济的重要危险因素,新发重大传染病始终被重点关注。新冠疫情的暴发,更是提醒全世界有效防控新发重大传染病的重要性。任何一种新发重大传染病在流行的初期,医学界对病原体和致病机制了解都不够清晰,救治策略往往也不够成熟,此时,各种NPI(非药物干预)措施往往可以发挥重大作用。大量研究表明,口罩可以有效防止传染病患者将其感染传播给他人,使用口罩者呼出气标本中的病毒颗粒减少了60%以上。中国经验表明,在没有有效药物和疫苗的情况下,包括佩戴口罩等在内的NPI措施可能是对人群为数不多可行的保护措施,计健康者在疫情初期就开始使用口罩,可以让健康者免受呼吸道感染(尤其是针对COVID-19这样感染初期就具有感染性的病毒),可有效帮助延缓和控制疾病流行。

但在疫情初期,往往因为各种原因,口罩库存量有限,短期内产能也无法上升。例如,上海在疫情初期每日口罩供应量不足需要量的十分之一,导致民众防护用品匮乏,极易引发社会恐慌和疫情传播。在供应难以快速提高的情况下,需要动员各方力量,充分利用科学管理手段并发挥信息化技术的优势,提高口罩的全民可及性。

第二节　面临的重大问题

新冠疫情在全国各地相继暴发后，以口罩为代表的防疫物资陷入紧缺，上海急需解决在口罩供应不足、需求旺盛的情况下，提升口罩可及性的问题。疫情之初，上海口罩库存量只能维持一天半的需求。究其原因乃是上海产业结构调整，大部分口罩工厂搬迁到外地，同时，疫情暴发时期正值春节假期，工厂放假、员工返乡造成口罩产能提升困难。上海口罩产能每天不到 200 万，却有 2 480 万居民需要口罩，分配过程若不加以干预，极有可能发生人群哄抢或在特定场所聚集排队购买现象，一方面容易引起民众普遍恐慌，另一方面会有一定概率产生交叉感染，致使疫情进一步扩散。

第三节　重大问题的解决思路

口罩可及性的关键是供需在特定时点上的失衡，为此可以从"供给"和"需求"两个角度提出解决问题的思路。

（1）通过各种渠道提升口罩供给。

提升供给存在 3 种可行渠道：境内外进口口罩、向民间征集口罩和加强本地口罩生产等方法。鉴于当时全国各地口罩紧缺，上海本地民间口罩库存极为有限，上海的主要策略是提升上海本地口罩产能，并加强海外口罩的应急采购。

（2）准确识别人群需求并开展统一配售。

防护物资的紧缺突如其来，分配方式不完善可能会带来新的问题和风险，容易影响到社会稳定，这就需要政府采取应急调配措施，在准确识别人群对口罩需求的基础上开展统一的配售，精准、公平、高效、透明、便捷、有序地将紧缺物资调配给最有需要的人群。

第四节　解决问题过程中遇到的障碍和操作办法

一、遇到的障碍

（1）口罩供给短期不足且难以快速提升。

随着上海经济社会发展和产业升级，大量传统口罩生产企业外迁。在未发生疫情的情况下，上海口罩产能每天只有 200 万只，整体口罩库存仅有 2 400 万只左右。且疫情暴发正值春节期间，工厂放假导致产能继续降低，即使提前复工复产，也存在工厂防疫问题。

（2）口罩需求难以被精确识别。

在口罩供应有限的情况下，一定是实施计划供应，要按照医疗机构和人民群众的实际需求进行有侧重地分配，重点向需求程度最为紧急的群体倾斜。如何识别需求程度最为紧急的群体，需要一整套可操作的方法技术。此外，上海市还有大量的老年或残障活动不便的人群，这些弱势人群不善于使用手机和互联网，往往在社会生活中处于"失声"的状态，急需口罩但可能被需求统计所遗漏。

（3）口罩的流通运输缺乏统一的管理。

上海市的口罩配售涉及 6 家生产企业的生产协调，58 家配送企业的调度，1182 家药店的销售。生产企业、配送企业、药店分属于不同的体系，没有统一的信息系统和物流体系，既往也从未有过在统一的管理之下对于同一种产品的统一配售经验。同时，疫情防控期间由于正值春节，大量物流司机返乡过年，由生产企业向药店的配送工作难以高效开展。

（4）传统的销售方式效率低且容易发生交叉感染。

上海的口罩配售涉及生产、配送、销售等各个环节，面向商务、民政、医保、街道、居委等政府部门和生产企业、物流企业、零售药店等社会主体，环节多流程杂，仅靠传统人工填报方式是不可能完成的。只有借助信息技术和互联网技术，建立口罩预约配售信息管理系统，才能将各个环节串联起来。疫情初期，上海市内一些智慧化程度高的社区确实尝试了在线预约方式。但是，线上预约的方式也存在问题，如部分小区居民多为老年人,文化水平有限,对智能设备操作不熟练,无法进行线上预约。

（5）紧缺物资的分配存在贪污腐败风险。

口罩作为疫情防控期间的紧缺物资,无法按照市场机制调节产销,往往被政府管制,但是物资分配受到政府管制时,由于分配流程复杂、相关方多元、环节散乱、缺少统一的公众监督机制,难以保证公开透明潜藏着不同形式不同程度的贪污腐败风险,一旦发生,对于党和政府的公信力、对于疫情防控的大局都是巨大损害。

二、障碍的解决方法

（1）有序地推进口罩生产企业的复工复产。

2020年1月底,上海经信委牵头成立工作组,对上海市医用口罩生产、库存情况进行了全面排摸,包括上海市生产企业、库存、产能等底数。同时,工作组还深入企业协调生产,开辟绿色通道,帮助解决原材料供应等生产问题和困难,争取早复工、不停产。在工人上岗前做好关于疫情防控的岗前培训,对复工人员进行每日体检检测,并且在工作进行生产工作时加强自身防护。

（2）对口罩需求进行合理规划测算。

上海市商务委联合复旦大学公共卫生学院的技术人员,成立技术攻关团队,开发了口罩需求测算和分配方法,并付诸应用。技术攻关团队以平稳满足居民对口罩的需求为目标,使用不同方法对口罩配额计算进行模拟测试,推算出高精度、兼顾公平且实时性较好的配额计算方法。

（3）对于口罩物流进行统一的规划。

首先由市商务委市场秩序处根据每个社区登记数量、各仓库库存量,通过大数据精确确定每天配额,据此制定每天的配货计划。前述技术攻关团队编制了相关规划程序,从技术层面完成了分配规划工作,并通过自动化计算技术将原本需要2~3 h完成的工作简化至5 min以内。随后由上海市商务委与上海市国有企业百联集团通过会商,确定每个药店对应的口罩运输方案。B集团旗下的多家物流公司共同承担全市民用口罩批发和运输任务,每天从上海郊区十几个口罩厂运送口罩到仓库,再将口罩分发给58家企业。为确保提货环节不出错,每位提货司机还要固定人选,市商务委还要现场调度协调工作人员负责为司机登记、拍照等。配货计划、提货单、仓库、物流配送、药房门店、政府监管部门之间，建立起实时联动监测和全过程监管。

（4）政府社会协同周密安排口罩预约销售。

2020年1月31日，上海市政府召开新闻发布会，宣布采用"社区预约登记，药店凭证购买"的方式向市民供应口罩。市民凭有效身份证件到可到所在的各村居委指定地点进行现场登记预约或网上预约，居委核实身份证信息和家庭信息后，给予预约凭证并分发到居民信箱，包含预约号码、指定药店地址等信息。居民接到专人通知后，可在规定的时间段内持预约凭证到指定药店购买口罩。若出现排队状况，居委会派专人维持秩序，要求人人保持社交距离，同时会进行体温检测。上海市规定，每一户（一个居住地址）可预约购买5只口罩，每一户（一个居住地址）仅限预约购买一次。根据预约顺序，货到先得，由居（村）委会电话或公告通知预约居民。

在市政府统一协调下，市商务委负责协调6家生产企业、每日约200万的民用口罩货源、58家配送企业，负责牵头协调市、区商务部门。16个区商务部门负责指导、安排辖区内公共1182家指定药店销售工作，督促其及时在网上信息平台上报送当日进货、销售和库存信息。市民政局负责保障232个街道和6031个居村委与居民的对接与沟通工作，负责牵头协调市、区民政部门。16个区民政部门负责安排居委为有需要的居民发放口罩购买预约凭证，负责协调居委和零售药店的对口关系，6031个居委负责居民的口罩预约，1182家药店负责口罩销售口罩的药店基本上都是医保定点药店。医保定点药店在规划准入的时候就以公平布局为原则，市区每位居民15 min步行可以到达，郊区骑自行车15 min可以到达，而且医保定点药店24 h营业，方便职业人群夜间购买口罩。

（5）线上线下综合监管确保透明、公正、公开。

在"口罩预约销售信息平台"的基础上，上海市能够对全市所有民用口罩的生产、库存和销售进行统一的把握，信息平台可以追踪每一批口罩的流向。市商务委也要求1182家药店在信息平台上每日公开销售和库存信息。在发挥线上监管效果的同时，也积极开展线下监管。上海要求配送企业配备口罩配售工作专门的人力和物力，纳入政府资助和监管，对截留、破坏防疫物资的行为予以打击，设立群众举报专线。通过"线上监管—线下群众监督"的方式,共同保障口罩配售的平稳运行。

三、方案效果

（1）口罩供给量大幅提升。

2020年1月20日,上海市口罩日产能约为每天120万只,到1月底提升到180万只。2月上旬,上海17家口罩生产企业全部复工,每日口罩产能达到400万只以上。同时,口罩进口数量也大幅度增加。到2020年3月底以后,上海口罩市场价回落到2.5元/只,5月份以后基本回落到疫情前的水平,表明口罩的供给相较疫情初期已经更为充裕。

（2）口罩需求被准确把握。

在前述"口罩预约销售信息平台"的基础上,上海市结合居委会登记数据,形成了具体到某个居委的口罩数量分配公式和药店当日获得的配额计算公式,实现了对于口罩需求的准确把握。同时,工作注重公平性,并实现了对于孤老、残障等人群的全面覆盖,未发生重大的弱势人群需求遭遇忽略的事件。

（3）口罩运输高效开展。

上海市属国企B集团作为常年运输居民生活必需物资的企业,完成了高效的运输,自2020年2月初以后,少有口罩物资未配送到门店的现象。此外,通过现代化信息技术加持和所有物流相关数据的逻辑运算复核,数据差错率据统计不到1‰,节省至少1434人时/天,有效缓解政府工作压力。

（4）销售环节平稳运行。

2020年2月2日—4月23日,上海市1182个零售药店将1.38亿只口罩配售给了上海市有需要的市民,在防护民众、稳定民心、温暖人心上作出了重要贡献。整个疫情防控期间,上海未发生因为购买口罩人群聚集而产生的疫情传播,也未发生严重的公共安全事件,未因为口罩现场分配不均发生冲突。这充分说明上海市的口罩销售环节实现了平稳运行。

（5）配售数据公开透明。

从2020年2月2日—4月23日,上海共实行6轮口罩配售。根据品牌、成本、工艺的差异,口罩价格核定在人民币每只0.45~1.98元。在整个预约配售的过程中,口罩生产、配额、配送、销售、库存均能实现精准统计,实现了政府管理决策有依据、对外信息发布有底气。整个疫情防控期间,上海未发生口罩分配环节中的重大贪污腐败事件。

第五节　经验总结

（1）应对突发公共卫生事件的物资准备面临极大的考验。

应急储备物资是应对突发公共卫生事件的关键物质基础,离开了应急物资,大量的防控工作就成为无源之水、无本之木,其重要性毋庸置疑。然而,从 2020 年初应对新冠疫情的工作现实来看,包括上海在内的各地区应对突发公共卫生事件的物资准备面临着极大的考验。

首先,单纯的市场机制不足以应对重大突发公共卫生事件。市场失灵理论认为,公共物品通过市场机制难以解决资源配置的效率问题,即所谓的市场失灵表现。当市场失灵时,为了实现资源配置效率的最大化,就必须引入政府的干预力量。在突发公共卫生事件发生的过程中,由于其来势突然、冲击强烈,往往对于市场运行机制产生了巨大的冲击,使得传统上能够由市场调节的物资（如口罩、手套、防护服等）短时间内因为巨大的需求从而价格飞涨甚至一货难求,此时市场就处于失灵的状态,面临着极大的考验,必须引入政府管制的力量加以解决。

其次,包括上海在内,我国应对突发公共卫生事件的物资准备不够充分。在 2003 年 SARS 疫情之后,为应对未来可能发生的类似公共卫生事件,我国在总结相关经验教训的基础上建立了由中央政府统一领导,分类管理、分级负责的"一案三制"应急管理体系在其后 10 余年的时间里,我国相继实施、修订了《突发公共卫生事件应急条例》等法律法规,但突发公共卫生事件应急处置仍以被动治理为主,且相关政策缺乏操作性,物资配备标准适用性差,时效性差。同时,当前我国不同地区、不同阶段发生的突发事件也有所不同,虽然国家层面出台了一些储备要求文件,但总体来看物品储备形式单一,对于新冠肺炎这样影响全国范围的重大突发事件不能给予足够的支撑。

口罩可以有效阻断呼吸和飞沫传播新冠病毒,维护个体安全的重要措施,在防疫全程中扮演重要角色。2020 年的新冠疫情发生非常迅速,对于各类防护物资的需求在很短时间内急速上升，受制于工厂产能和运输物流等因素，包括口罩在内的防疫必需品在全国范围内短缺。短缺意味着一部分人的需求没有满足和对有限资源的掠夺，这均会成为疫情下的社会的不稳定因素。疫情防控期间哄抬口罩价格、制假售假和对诸多行政部门的质疑声多次出现，给疫情防控和社会治理带来了极大的挑战。

（2）全社会的良好协调联动是良好物资保障的核心。

应急的核心，是在非常规情况下对社会资源的调动和配置，考验的是政府准确研判发展态势、快速调整管理结构、高效组织应急资源、有序动员广大民众的综合能力，对于物资发放工作而言，更是如此。一次公共卫生突发事件的良好应对，应当不是一个机构或者部门的行动，而是建立政府部门之间高效协同、政府社会之间紧密协作、社会行业之间高效联动的基础上。

首先是政府部门之间需要高效地协调联动。政府在突发公共卫生事件发生时能够掌握最充分的信息，在全社会具有最大的权威，担负着天然的领导和主导作用。本次的口罩预约销售工作，由上海市商务委、上海市民政局两个市级单位牵头，街道、村镇和居委广泛参与，同时也有大量其他部门参与协调，在疫情防控期间在上海市抗击新冠疫情领导小组的统一指挥下形成了高效的联动机制——市商务委负责指导、安排辖区药店销售，市民政局负责保障街道和居村委与居民的对接与沟通，居委负责民众的具体沟通等。当然，当疫情的影响逐步散去之后，为了突发事件的"尖峰时刻"设置的部门协调合作机制的协调作用有所下降是一个客观存在的事实，亟需采取措施，把政府各部门间联防联控机制作为公共卫生应急工作的长效机制固化下来。

其次，政府与社会的联动发挥了巨大的价值。政府是应急管理工作的主导，而企业作为社会经济生活的基本单位，掌握着大量的人力物力资源，在具体的应急流程中发挥着巨大的作用。在平时，企业遵循市场规律运转，以价格信号等调节自身的经营，但是随着疫情到来，市场机制逐渐失灵，在所有口罩厂都满负荷运转生产口罩但仍然不能满足市场需求的情况下，价格再高也达不到均衡，同时口罩作为关乎民众健康的重要物资，也不能按照单纯的市场定价，在特定时段内必须采取政府指导价的方式进行销售。本次口罩销售过程中，在政府的统一管理统筹下，6 家生产企业、58 家配送企业和 1 182 个零售药店积极参与,放弃了危机局面前唾手可得的利润,为保障居民健康发挥了巨大的作用。

同时,应急工作离不开幕后支持的系统开发团队。应急资源管理与调配传统上缺乏科学规划的现实困境之中,更多时候是项目主导者(往往是行政领导)根据实践经验以"拍脑袋"的形式作出的决定,缺少科学的支撑。而要想有一个科学的规划,必须要有一个多学科融合、多学科协作的科学方法,尤其关键是必须要有一个多学科跨专业的团队。复旦大学"健康大数据挖掘与可视化创新青年团队"由复旦大学公共卫生学院领头创建,长期从事于基于大数据技术的卫生资源规划开发工作,擅长于将健康领域研究成果以信息技术形式应用于不同场景,解决健康民生领域实际问题,如曾经参与上海市医保药店的布局等。在抗击疫情的全过程中,健康大数据挖掘与可视化创新青年团队发挥自身长处,积极投入系统开发,甘当幕后英雄,有力地支撑了抗击疫情工作。

最后,广大高素质市民的积极配合,才能保证口罩配售工作的成功落地。口罩预约销售信息平台的成功实践,除了上述方面的努力之外,也与老百姓的自律性紧密相关。信息平台的有效开发外只是工作的"催化剂",成功的公共卫生应急仍然需要广大人民群众的共同努力才能实现。2020 年,上海市常住居民的健康素养水平达到 35.57%,位居全国最高水平,拥有健康素养的居民比例较 2008 年首次统计时增加了 5.1 倍,这一方面表现出上海居民对于健康的重视,另一方面从侧面反映出上海民众在重大公共卫生突发事件面前拥有高度的自律性。可以说,广大上海人民也是全民可及口罩上海方案的重要组成一环。

(3) 应遵循"平战结合"的思路应对突发公共卫生事件。

口罩分配案例表明,成功的突发公共卫生事件应对,都遵循了"平战结合"的原则,只有平时充分做好了事先的准备,才能在面对重大事件时实现高效应对。回顾本次案例中,可以发现以下几点:

第一,政府应当做好应急预案的编制工作,对可能出现的突发事件进行良好的预判和对策制定,并事先规划物资储备。上海市既往建立了一套公共卫生突发事件应对预案,在本次疫情发生后又颁布了《关于完善重大疫情防控体制机制　健全公共卫生应急管理体系的若干意见》,配套陆续出台了《关于加强本市疾病预防控制体系现代化建设的实施意见》《第五轮加强公共卫生体系建设三年行动计划》《关于加强重大疫情防控和公共卫生应急管理科技攻关体系与能力建设的实施方案》《关于加强我市公共卫生人才队伍建设的实施意见》和《关于加强我市公共卫生应急医用物资储备体系建设的实施意见》等5项配套政策文件和《上海市公共卫生应急条例》1项地方性法规,形成了"1+5+1"的政策法规文件,为全面建设公共卫生应急管理体系奠定了预案基础。其中,《关于加强我市公共卫生应急医用物资储备体系建设的实施意见》明确提出"建立健全上海市公共卫生应急物资保障体系,坚持底线思维和实战导向,全面提升公共卫生应急物资保障能力,推进公共卫生应急储备中心建设,系统思考谋划物资储备体系建设,探索建立长三角一体化的物资储备体系,实现信息共享、产业互补、保障互助"。

第二,公共卫生应急跟踪的准备,特别是应急物资的生产和储备工作应当长期关注,并被列入国民经济和社会发展规划中。上海近年来随着产业升级,迁出了一批包括口罩、手套和防护服生产企业,却并没有进行充分的物资储备,导致在新冠疫情暴发时防护物资的供给实际上是不充分的,给后续物资分配带来了较大的挑战。有专家明确指出,口罩厂、防护服公司这样的企业,单位产出、税收贡献可能不突出,但危急时刻却能发挥关键作用。因此,上海在坚持城市发展定位,进行以现代服务业为主体、战略性新兴产业为引领、先进制造业为支撑的现代产业体系建设的同时,可以考虑保留一部分基础制造业,保障城市公共卫生安全。本次疫情之后,上海市开始采取平战结合的物资储备模式,在宝山区规划了应急物资物流中心,平时作为医药物资的配送中转仓库,战时转换为应急物流基地,同时规划了一批轻工纺织类企业保留了应急状态下的转产功能,最大程度确保下一次可能的疫情来临时能够提供物资保障。

第三,注重长期培育外部智库的作用,积累一批平战结合,快速响应的技术力量,在突发事件发生时能够以最高效率切换转入应对工作,并依靠、发挥专业团队的作用助力自身工作。复旦大学研究团队能够承担本次口罩分配规划的任务不是偶然的,而是建立在长期进行基于大数据技术的卫生资源规划(特别是药店布点规划)的基础上,通过长期的研究,构建了一套完整的方法学体系,积累了大量的数据资料,从而能够在突发事件发生时快速投入"战斗",从某种意义上说,这种长期的外部智库培育工作也是"平战结合"的科研资源规划的一部分。

（4）遵循物资分配的价值取向与结果评判的五个标准。

公共卫生作为一项社会事业，所有的工作（包括口罩分配在内）都需要遵循一定的社会伦理原则。就本次项目而言，就是需要强调公平、平价、平稳、透明、可及的导向，从某种意义上来说，这些原则也是上海口罩预约销售工作成功与否的评判标准。在新冠疫情防治的全过程中，全国各地出现了多起违背上述导向的事例，影响了疫情防控工作的开展，甚至发生人群聚集和哄抢等事件，影响疫情防控甚至涉及刑事案件，而口罩分配的上海案例则依靠自身过程周密的考虑，体现了上述5点原则。

公平：指每个公民都有资格获得基本的物资分配，这体现了对公民生命权的最大程度尊重，人人生而平等，获得基本医疗卫生服务是每个公民的基本权利。本次口罩配售工作，在核定了资源总量以后，根据上海人口实际，计划了每位居民的配售数量与配售频率，并且采取药店销售的方式，确保了人人能够接受配售。

平价：一方面是价格能够负担，以河南临颍县为例，临颍县市场监管局在价格执法检查中，接到群众举报反映千芝堂大药房高价销售口罩，每支口罩达35元，严重影响了居民购买口罩，最后被处以严格的行政处罚。上海本次配售将价格核定在人民币每只0.45～1.98元，保证了所有市民能够负担。另一方面平价不是免费，需要适当提高购买时间成本和门槛，才能更大程度上保证物资流向具有客观需求的人群，这要求有效监管，及时识别物流、中转和销售过程中的违规流向和溢价过高的问题。

平稳：其核心是有序销售，包括两个方面，第一是物资分配有序，按照急迫性从强到弱进行分配。第二是销售过程的平稳有序。在新冠疫情防控的过程中，曾经数次出现了因为物资销售得不够平稳而引发不良后果的案例，例如，2020年1月31日新闻发布称"双黄连胶囊对于新冠病毒有抑制作用"后，郑州市大量居民在药店排队购买双黄连胶囊，造成了人群的聚集，其中一位市民在排队过程中感染新冠病毒，这样的事件教训值得吸取。上海通过预约销售，大大规范了销售过程，减少了排队时间，实现了销售的平稳性。又如杭州市医疗保障局将组织实施每天定量免费发放口罩，市民经过微信公众号口罩预约登记系统实名登记后身份证领取。市民在一开始的好评如潮后，发现这种领取方式也带来了人口聚集的隐患，为减少人员流动和聚集，保证发放工作的平稳运转，杭州市医保局修正方案口罩将统一配送上门。

透明：要求项目执行者能够将物资的生产、物流、运输、销售的全过程信息公开，及时回应社会关切和舆论监督。在新冠疫情防控的过程中，武汉市红十字会曾经因为物资的发放不够透明、分配原则不够清晰和分配效率不够高而被广泛质疑，一度影响了红十字会的公信力。上海方案与之相比，因为借助了口罩预约销售信息平台，实现了统计更加清晰、程序更加公开。一方面进行线上监管，借助信息系统进行详细的统计和数据发布，另一方面也设立群众举报专线，对截留、破坏防疫物资的行为予以打击，如此通过"线上监管—线下群众监督"的方式，共同保障口罩配售的平稳运行。

可及：要求不存在任何的信息死角和物流死角，保证信息收集的全面和实际购买渠道的便捷，特别是关注老年、残疾等弱势群体的现实需求。实际上，自2020年1月底全国开始实施疫情严格管控（特别是严格的口罩佩戴措施）以来，其他地方（如浙江省杭州市、广东省广州市）也采用线上小程序实名登记预约并配送上门。与上海采取了相同的方式，却没有实现相同的效果，经过比对分析，最大的问题在于容易遗漏脆弱人群，从而影响到了全民人人且及时有口罩的目标。有赖于广大基层工作人员的努力，上海实现了对于孤老、残障等人群的全面覆盖，未发生一起弱势人群需求遭遇忽略的事件，真正实现了口罩的可及。

参考文献

［1］ 韩文龙，周文.国家治理体系与治理能力现代化视角下构建公共卫生应急管理协同治理体系的思考［J］.政治经济学评论，2020，11(6)：75-94.

［2］ 韩毅，冯轶杉，老东辉，等.基于口罩性能和人群感染风险的防疫口罩选择研究［J］.中国药业，2020，29(6)：47-52.

［3］ 河南公布一批发"疫情财"案例 一药店售高价口罩被罚150万［EB/OL］.(2020-02-13)［2021-5-17］http://henan.china.com.cn/news/2020-02/13/content_41057573.htm.

［4］ 孙梅，吴丹，施建华，等.我国突发公共卫生事件应急处置政策变迁：2003—2013年［J］.中国卫生政策研究，2014，7(7)：24-29.

第二十一章

信息系统在紧缺物资分配中的实践及其效果:以口罩为例

第一节　背景

2020 年初,新冠疫情暴发,举国上下应声而动,疫情防控阻击战就此打响。由于人们对新型冠状病毒的认知有限,且疫苗研发周期较长,口罩成为控制病毒传播、保护个人安全的重要防护物品,兼具高效、安全、便捷的特点,但随着确诊人数不断增加,居民口罩需求激增,口罩生产供给严重不足。在 2 480 万人的上海,其日供应量仅 150～180 万只。口罩从日常必需品迅速变为紧缺物资。一些不法商贩趁机哄抬价格、倒买倒卖,扰乱市场秩序,甚至导致部分药店发生哄抢事件,增加了疫情传播的风险。如何合理调配口罩,保障上海市民人人可及口罩防护,成为摆在上海市政府面前的一大难题。

为确保口罩有效、公平、稳定、有序、实惠地向居民销售,以复旦大学公共卫生学院为代表,一支由 15 个学生组成的团队承担了全市口罩预约配售系统的开发工作,实现了口罩从生产、调配、运输、发放的全流程、全方位信息化管理。

第二节　面临的重大问题

纯人力分配口罩负担大,实现科学化决策困难是上海市配售面临的重大问题,也是信息系统诞生的契机。

在未研发出口罩预约配售系统之前,上海市政府采取的口罩分配模式是"居(村)委会预约登记＋指定药店购买"的方法。可是,面对拥有千万人口的上海,如何让有限的口罩在全市范围内得以迅速有效分配,仍是一道难题。上海市开启第一轮口罩预售时,明确每一户可购买五只装的口罩,每一户仅限预约购买一次,后根据预约号码顺序,由居(村)委会电话或公告通知,收到通知后,即可到指定药店购买。部分居民认为,居(村)委会登记方式较繁琐,而微信小程序预约更便捷。但小程序预约可能导致"拼手速"、黄牛囤积、机器抢购等问题,对不熟悉智能设备的老年人不公平,且最关键也是最困难的点在于当时上海市实际的口罩需求将近 1000 万,实际供应量只有 180 万。悬殊的差距,紧急的情况要求团队必须将口罩分配至最迫切需求的人群手中。这一切单纯依靠人力极难在短时间内达成,更何谈实现科学决策。

第三节　重大问题的解决思路

以大数据为基础,借助信息技术手段建立口罩预约配售系统,是解决上述问题的关键路径。疫情暴发初期,口罩分配数据量庞大,人力操作困难,需要有精细、高效的信息数据收集、处理能力,才能更好地辅助政府作出科学决策。在时间就是生命的情况下,传统的分层信息报告管理模式显然不能及时完成庞大的数据处理任务,满足数据实时更新的需求,实现最优的统筹调度方案,此时,将大数据信息系统应用在紧缺物资配送中的重要性日渐凸显。

第四节　解决问题过程中遇到的障碍和操作办法

(1) 如何确定系统组成模块?

考虑到口罩分配涉及口罩的生产、运输、销售等各个环节,面向商务委员会、民政机构、医保、生产企业、物流企业、零售药店、街道、居委等多个主体,团队在经过专家咨询与各主体紧急磋商后决定系统由 3 个模块构成,根据百姓和药店需要开发了信息填报模块,根据政府机关需要开发了信息管理模块,根据实时动态管理需要开发了监控可视化模块,每个模块具体涉及的要素在附录口罩预约配售系统介绍中有详细展示。

(2) 如何建立起规范化、实时性的信息收集渠道?

对于信息系统而言,数据收集的种类、范围和质量直接影响配售方案的精准性和执行效果。搭建信息平台提升数据自动处理能力,保障信息自动规范化采集和处理是整个口罩配售项目的关键,关系到项目的运行效率和效果。为保证项目后续工作顺利进行,项目初期就应当建立多部门协同方案和标准化的信息收集渠道。

上海市在口罩配售初期,就制定了完善的信息收集方案和部门协同措施,具体措施包括:①市级层面,市商委和市民政局根据信息平台数据决策口罩生产数量、规格和价格,确定居民配额比例,决策调配方案;②区级层面,区各部门根据各居委人数和配额比例核定居委每日配额数,根据居委对口的零售药店核定零售药店每日配额数;③居委会层面,上海市所有居委会必须做到当日上报各社区当日口罩需求总量并通知预约居民购买口罩信息;④企业方面,所有参与口罩配送的流通企业需依据零售药店配额数配送口罩;⑤药店方面,需每日在信息平台录入配送到货数、销售数、库存数。

(3) 如何理顺信息通路?

如图 21 - 1 所示,上海实践经验主要涉及 2 条信息通路,一个是需求信息,居民将需求信息通过网络等方式上报居委,居委逐层交由街道、区县汇总,到上海市层面,明确全市范围内的预约信息。二是销售信息,生产商计划当日产能,由上海市层面根据产能和需求情况,按比例分配当日产能,配售计划逐层发放到生产商、物流企业、药店、街道、居委层面,居委根据当日可以配售额度通知居民到指定地点购买口罩。基于两条并行信息通路,实现精确信息指引下的从生产商到居民手中的物流转化。

(4) 居民质疑系统如何进行口罩分配?

一开始,每个零售药店的口罩配额是根据到居委会登记需要口罩人群的数量,按比例分配,但每个零售药店的销售情况不一样,时间一长,有些零售药店卖得多,库存就少,有些药店买的少,库存就多。还存在一些

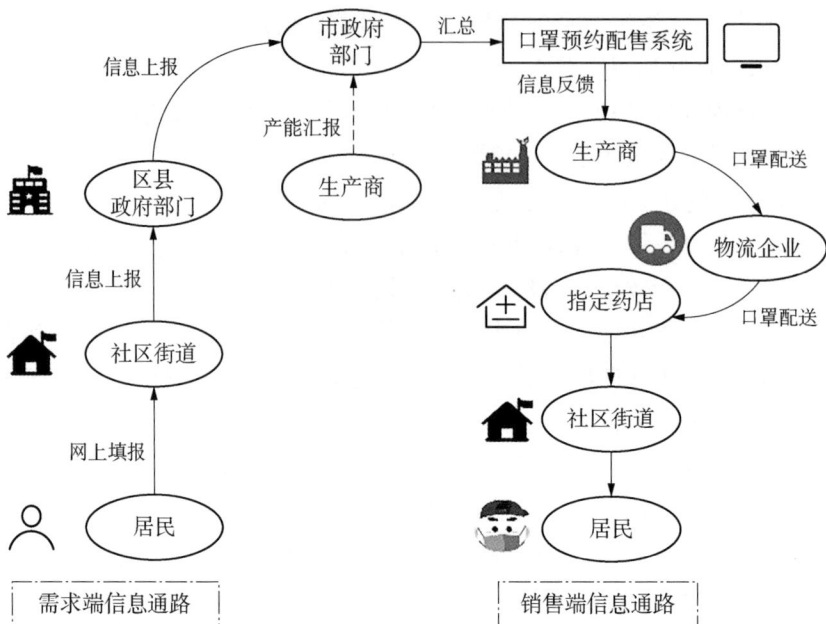

图 21-1 上海市新冠期间口罩预约配售系统信息通路简介

人为或客观损耗现象。有人提出来，应当让库存多的药店首先消化库存，少给一些配额，把配额给最紧缺的药店。团队成员熟悉信息系统和数据处理，通过联系市、区两级政府，街道、里委和药店，采取专家咨询的方法，基于人口数据，确定按居委人口的口罩分配方案，然后由系统自动计算、自动配额每个居委。通过人性协调和信息技术，很好地解决了口罩配额合理性问题，做到了让最有需要的人群尽快地获得口罩，打消了居民的质疑。

（5）如何避免高并发环境下网络拥堵导致的服务器瘫痪？

系统运行期间，居委、药店突发质问："系统怎么了？不灵光，怎么都登录不上。"一时间应急指挥中心的电话响个不停，几乎所有药店、居委的工作人员都在打电话反映情况。团队详细排查后发现是系统更新后访问量短期剧增，高并发环境下网络拥堵，导致服务器瘫痪。团队经过精准研判，调整了用户端的填报方式，错时填报，优化连接算法，升级服务器配置，使用负载均衡，同时立即调配新的服务器，加强并发量，之后再也没有发生系统瘫痪。

(6) 如何保证信息填报的准确性?

药店工作人员对申请名称的理解不一,或者申请时间不同造成信息延迟,都会给数据统计带来困难。系统投入运行的初始阶段,如果没有对需要填写的数据做进一步解释,会很难保障各方数据填写的准确性,即便居委会一线工作人员和药店工作人员填写的信息是正确的,仍然会因电脑系统中的各种问题出现偏差。"街道和药店具体名称的审批是一项复杂的工作",信息本身可能没有错,但如果书写方法不统一,就会出现问题,例如,填报信息中间有多余的符号和空格,会给信息匹配带来困难。有的药店上午报,但营业结束后再不报,也会造成数据混乱,而且系统测得的数据还需要进一步验证和比较才能进行相关运算。为此,团队开发历史数据编辑模块,给区级用户开放该功能,自主修改。采用前端自动计算的方式重新整理数据,并为药房工作人员提供次日修改数据的端口,确保数据库信息的准确性。

第五节　结果和效果

一、口罩预约配售系统的构建

团队构建的口罩预约配售系统采用 NoSQL 数据库,支持分布式架构,采用负载均衡部署,可用于高并发的生产环境。WebSocket 实时可视化数据呈现,数据呈现形式丰富,并支持各种筛选条件、地理可视化、图像呈现的最新放置。前端数据可视化界面及交互框架,美观大方,便于用户操作。模块化设计便于二次开发,适用于各类稀缺物资调配系统的开发。支持用户组和用户权限管理,方便用户账号的分级分配和信息可见性管理。

从填表到管理再到实时监控可视化,系统功能逐步建立,共分为 3 个模块,一是信息填报模块:供药店经理填写限额、结存、购销及库存信息,供居委会填写预约挂号和口罩预约号,供企业上报实际配发口罩信息。二是信息管理模块,供市、区商务委员会和民政机关实时查看销售信息,包括指定药店数量、上报药店数量、上报药店额度、上报药店采购量等,报告药店的销售量、报告药店的余额和数据的统计时间。用户只需点击即可下载表格，或查询详细填写信息。对未填表的单位，市级用户可下载未填表药店信息表，督促药店及时填表。三是实时监控可视化模块，供市、区商务委员会和民政机构实时查看动态数据。该模块可以直接看到今天上报的药店数量、药店总进货量、今天全市口罩销量、今天药店口罩剩余库存、药店上报比例、口罩销售比例、药店售罄数量和实时灌装量等，并以数据图表的形式显示。同时，用户可以看到实时的信息流数据和各区的整体数据，方便管理者更好地调整口罩的定额。与地理可视化模块集成，通过地图上不同的颜色可以直观地识别当天的预订销售率和销售率。

团队成员通过科学的规划思路，根据药店的地理、人口、规模，对上海市 16 个区、232 个街道、6 031 个居委会（村委会）、58 家医药企业、1 182 家定点药店逐一进行匹配，确保居民"不走弯路"。涉及的指定药店需每天在一定时间内上报进货量、结存量和销售额。当初始系统不完善时，往往需要人工检查数字的准确性；后来，在引入了前端自动计算和修改偏差界面后，数字的准确性和及时性得到了进一步的保证。此外，根据收集到的数据统计，系统可以综合考虑人口基数和日预订量，制订配额比例和配送量，然后将配送情况发送给物流公司。

二、系统运用效果

截至 2020 年 2 月 21 日，在上海市有关部门的协调下，上海市口罩预约配售系统涉及 6 家生产企业，每日约 150～200 万的民用口罩货源、58 家配送企业调度，1 182 家指定药店，232 个街道和 6 031 个居村委，使上海近 600 万居民按计划有序获得口罩 3 680 万个。此过程极其艰难，上海各界为此付出了巨大努力，政府部门、基层组织、制造企业、配送公司、零售店各方团结合作，精诚一心，才使得系统得以发挥其最大的效用及效果。

（1）信息系统的使用运行提高了数据采集效率。以网络线上填报取代人工层层上报，建立系统平台联通预约需求信息、配送供给信息和销售库存信息等。数据录入电子化，数据核对由区、市两级核对变更为计算机自动逻辑核对，极大减少了人工需求，缓解了工作压力。

（2）通过信息系统填报数据，实现了计算机对数据自动匹配校正处理,极大地提高了数据处理的准确性和精确性。通过逻辑上运算复核上报数据,减少填报误差,实践表明口罩配送数据差错率由最初的50%以上降至5%以下,减少约45个百分点,有效纠正了人工处理误差。

(3)信息系统的应用实现了口罩在上海市全市范围内的精准配送。配送差错率由一开始的普遍抱怨到后期抱怨成为个别现象,极大地降低了配送的差错率。口罩配送初期,面对没有先前案例作为参考,海量数据处理且需要大量一线工作人员和药店人员进行信息填报,多种因素夹杂下容易导致配送出现差错。以居委名称为例,玉兰清苑居委和玉兰居委系统不能完全识别,就会导致配送出现差率,此外药店地址变化、注册信息的变更、负责人信息变化等因素都会造成系统信息延迟出现配送错误。对此团队人员进行了大量核对工作,并建立起填写填报规范以保证信息录入系统的准确性降低配送差率。

(4)通过信息系统调配物资实现了紧缺物资的动态管理。具体而言包括决策过程到具体方案,以口罩日配送总量方案生成为例。疫情防控期间上海市口罩日配送总量经历了从180万降到150万,然后又最高提升到过640万的过程。如果没有信息系统进行物资调配,按照最初的计算方法调配方案需要至少耗费一整天时间,而通过信息系统自动计算动态更新,只需要5 min即可拿出6077个居(村)委的配额方案和1182家药店的配送方案。

(5)初步实现了紧缺物资的配给公平。2020年2月2日—11日,上海市进行了为期10天的第一轮口罩预约工作,在口罩预约售配系统的支持下,全上海共完成了29 201 540只口罩的顺利"归档",将居委、药店、物流串联起来,保障了6077个居(村)委之间的投放公平性。随着口罩投放量的增加,上海市每个居民家庭都能获得口罩供应保证身体健康。

(6)通过智能配送最大可能地减少了人群集聚。人群聚集是导致新冠疫情传播的一个重要因素,疫情暴发期间我国乃至全球多个地方都出现了因口罩缺少,民众恐慌而聚集排队争抢口罩的事件,此举动既会影响到民众生命安全更不利于紧缺物资配送,其更甚者可能会导致突发事件,以台湾省为例,台湾疫情暴发期间岛内民众出现疯抢口罩的情况,人群抢购聚集过程中暴发严重的肢体冲突。口罩一旦通过信息系统实行分时预约销售,就会大幅度减少排队集聚,更无突发冲突可言。实践结果表明疫情防控期间上海市几乎没有口罩哄抢事件或者因为口罩紧缺造成的人群集聚，使得传染风险可控。

第六节　经验总结

信息系统(information system)，是由计算机硬件、网络和通信设备、计算机软件、信息资源、信息用户和规章制度组成的以处理信息流为目的的人机一体化系统。信息系统有 5 个基本功能，即对信息的输入、存储、处理、输出和控制。自 20 世纪初泰罗创立科学管理理论以来，管理科学与方法技术得到迅速发展。在与统计理论和方法、计算机技术、通信技术等相互渗透、相互促进的发展过程中，信息系统作为一个专门领域迅速形成，经历了 3 个发展阶段：简单的数据处理信息系统、孤立的业务管理信息系统及智能集成的智能信息系统。

信息系统在物资分配中的实践由来已久，如信息技术在企业物资采购管理中的应用、信息系统在煤矿等矿产资源分配中的应用、信息管理系统在铁路局物资管理分配中的应用等等，无不涉及信息系统和物资分配的结合。但是与普通物资分配相比，目前国内信息系统在紧缺物资分配中的实践仍较少。紧缺物资无论何时何地都涵盖两个特点，一个是紧急一个是缺少，物资在分配的时候必须考虑到公平、透明、平稳、可及、平价等条件，以保证分配过程中不会引起相关不必要的震荡及问题，影响到社会运行，给国家经济发展和社会稳定造成重要影响。紧缺物资因为其紧急缺少的特性比普通物资分配难度更大技术含量更高，如何对紧缺物资进行公平、合理、平稳、可及的分配无疑是一项非常艰巨的任务。

一般情况下，管理者在进行紧急物资分配时更倾向于依据日常经验、各方面物资使用情况以及使用数据进行操作，涉及较多的人工以及人为因素可能会干扰、影响到物资分配。信息越精细，决策越科学，信息收集和处理能力越强，项目开展得越高效。换言之，信息技术能力发展水平和应用程度将决定紧缺物资发放项目的效果。信息系统作为智能、自动化的科学技术手段将其应用在紧急物资分配中可以通过科学的计算途径、分配路径更好地控制人为影响因素，实现物资分配的公平、合理、平稳及可及。面对新冠疫情的冲击,全球未来一段时间将持续处于抗疫状态,紧缺物资的分配使用无疑是各国面临的一个重要问题,探讨信息系统在紧缺物资分配中的实践及其效果是一项迫切且急需的工作。

本案例选择上海作为信息系统在紧缺物资分配中的实践典型的原因,一是上海市作为国内重要的信息技术和工业发展中心城市,本身具备先进、现代化的信息技术和计算机辅助手段,二是上海市政府、商委、卫生健康委及各相关政府部门大力支持,复旦大学公共卫生学院技术及科研团队做技术、理论支撑,可以做到动员工业发展,精确匹配需求,调动基层资源、搭建信息系统,在有限供应和大量需求的矛盾中,找到并实施一个最佳方案。

本案例涉及的紧缺物资为口罩,通过最终实践可以看出大数据和信息系统在上海口罩配售系统中承担的重要作用,这套方案和系统可以运用在其他紧缺物资分配中,信息的公开透明铸就舆论清白,以及信息的完善可以指引产能的动态调整。

(1) 信息系统助力紧缺物资分配公平。

"理国要道,在于公平正直",物资分配公平是保障社会平稳的重要基础,是各方展开良好合作的前提,只有做到公平分配才能提供平等的权利和机会,让每个社会成员的生存和发展得到保障。紧缺物资的分配公平包括:过程公平、结果公平和目标公平。在本案例中,上海市市政府筹集到一批口罩,将其按需分配到各区、街道、社区、各家各户,保证每个居民都能公平地拿到一个口罩是实现了过程层面的公平分配。不管通过何种方式让每个人都能获得平均数量的口罩是结果公平。作为 3 个公平中最难实现的目标公平,目标公平其原理是按照需求程度对口罩进行分配,即有需求的人都能得到满足,需求客观且迫切的人有权利获得更多的口罩,也就是实现这批口罩在群体层面的最大化被利用。

紧缺物资分配公平的实现深度取决于信息收集的精度,实现程度取决于信息收集处理能力,只有信息足够精确,足够准确,能照顾到细枝末节,才会让分配落实到个体差异化的需求层面,信息处理收集数据处理能力足够敏感足够强大,才会让分配差率减小,实现分配公平。

(2) 信息系统助力紧急物资销售平价。

平价在紧缺物资分配中扮演重要角色,尤其是类似于本案例中涉及的口罩这种对疫情传播具有有效的防控作用，任何存在暴露风险的人都有需求的物资。不能让任何居民因为口罩价格高昂而失去获得口罩以至于健康生存的权利。平价不等于免费，平价意味需要合理制定价格，既做到提高口罩获取门槛，不给投机取巧的不法分子可乘之机，又做到普通民众都能消费得起买得起，让资源流向真正有需求的人。售价监督是疫情防控期间口罩实现平价销售的关键，面对重大突发情况，紧缺物资的调配首先应由政府统一接管生产企业，充分发挥社会主义市场经济中政府的作用，宏观调配，统一定价。在此过程中面临的最大困难是面对动辄上百万的口罩流通仅凭人力做到良好的监控销售难以实现，必须借助信息系统及时发现违规流向，价格虚高等问题，真正做到落实平价策略。

（3）信息系统助力紧急物资配售平稳。

任何一项紧缺物资如果不能实现平稳的配售，极有可能会引起骚乱。平稳配售的内涵是有序，"有序是正确的规律和事物永久的合理性"，包括物资分配的有序、销售过程的有序。物资分配应当按急迫性遵循由强到弱进行资源分配，此过程依旧需要依靠信息的完善程度，信息越完善，分配计划和售卖措施越精细化，项目推进就会越平稳。

（4）信息系统助力紧急物资发放透明。

紧缺物资分配透明也是保障社会稳定的一个重要条件，疫情暴发初期，武汉红十字会就因为收支模糊，公开度低，不能明确说明捐赠物品来源去向等一系列问题引起了社会的广泛质疑，社会公信力降至冰点，最终由军队接管。信息不对称多会引起公众质疑，从而产生对环节的不信任，只有将紧缺物资的配送从头到尾做到信息公开透明，才能发挥数据作为"公允"的最佳诠释。

（5）信息系统助力紧急物资人群可及。

参照药品可及性理论可以将紧缺物资的可及性理解为人能够也可以承担的价格，安全地、实际地获得适当、高质量以及文化上可接受的紧缺物资，并方便地获得合理使用紧缺物资的相关信息。紧缺物资分配的可及性涉及两方面，一个是需求信息收集的覆盖度，一个是实际购买的便捷程度。需求信息收集的覆盖程度高意味着需求信息上报程度必须足够广泛，需要基层足够配合，尽最大努力回报所有需求。购买的便捷程度取决于居民到达定点零售药店的距离，可以借助信息系统对所有定点零售药

店进行规划,保障每一个居民能在 15 min 步行距离内购买到物资。可及
性需要以精确的物流信息作为指引。

　　综上所述,突发事件,尤其是突发公共卫生事件发生时难免会出现相
关资源紧缺,导致民众恐慌。面对如上情况,如果资源分配过程中再出现
效率低下、信息不透明的现象,则会进一步引起民众质疑,引发社会舆论,
激发特殊时期社会矛盾。大数据管理系统,如此次的口罩预约配售系统,
为紧缺物资的公平、平稳、平价地供应提供了一个解决方案,其有利于保
障特殊时期信息的公开透明,避免人工工作带来的繁杂,助力决策人员第
一时间提供解决方案,促使紧缺物资分配工作高效开展。

　　(6)附录:口罩预约配售系统展示。

　　信息填报:输入用户名和密码,进入登录界面。可以根据用户名区分
3 个角色。为药店经理填写定额、结存、进货、销售、库存信息,为居委会填
写预约挂号和预约购买口罩等信息,为企业上报口罩实际发放情况信息。
如图 21-2 所示。

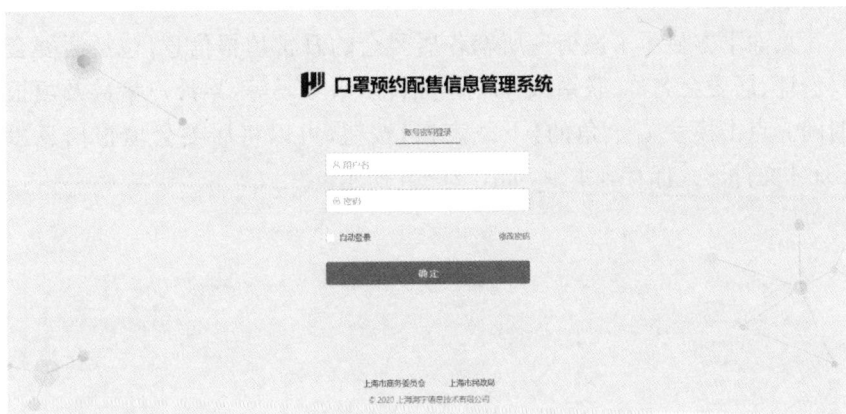

图 21-2　登录界面

　　点击左侧边栏的【药房填报信息表】按钮,进入药房信息表单页面,药
房信息表显示了当天辖区内实时药房信息的具体项目。进入该页面后,
系统默认显示当天填写的最新药房数据,包括药房所在地、药房名称、限
额、采购数量、昨天余额、已售出数量、丢失数量、当前库存、可销售状态、
修改时间等。充足的可售状态表示药店当日进货量 + 昨日余额 > 今日额

度；相反，销售状况则是不够。如图 21－3 所示。

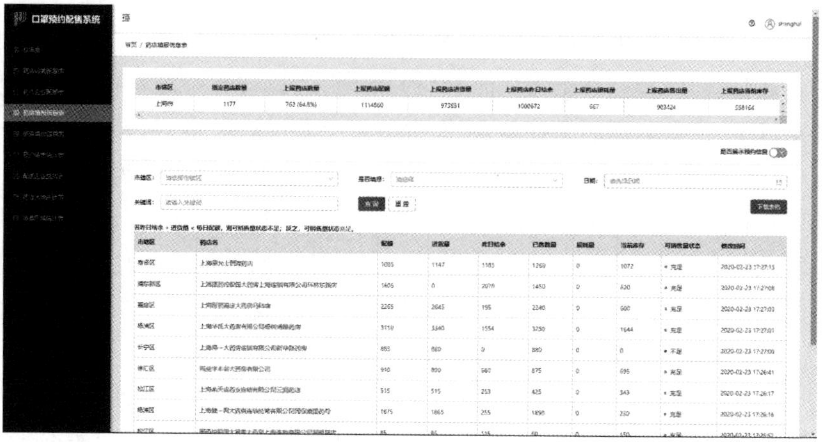

图 21－3　药店填报信息表

在页面上部模块中，显示街道的基本信息，如街道名称、街道 ID、今日户籍总数、累计户籍总数等。

页面下方显示了该街道所辖各居委会的日常填报信息，包括居委会身份证、居委会名称、联系人、联系电话、户籍号码等，累计户籍数及填报时间。点击模块右上角的【下载表格】按钮，可以将居委会填报信息以 Excel 文件形式保存到本地，如图 21－4 所示。

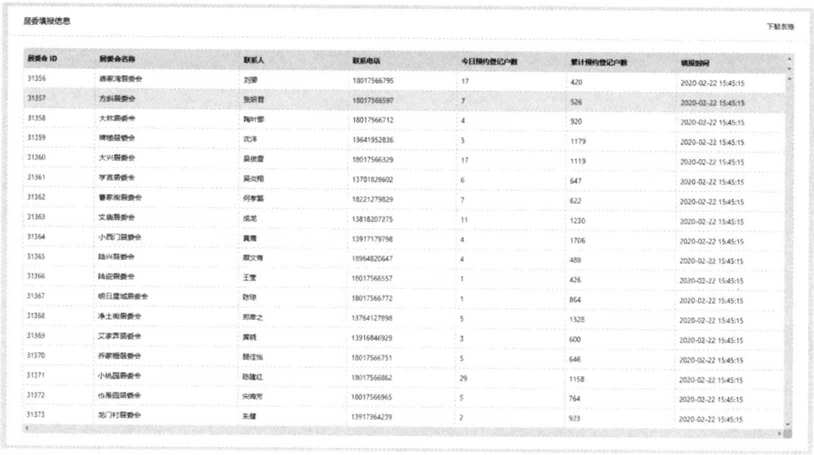

居委填报信息　下载表格

居委会 ID	居委会名称	联系人	联系电话	今日预约登记户数	累计预约登记户数	填报时间
31356	唐家湾居委会	刘瑛	18017566795	17	420	2020-02-22 15:45:15
31357	方斜居委会	张妍晋	18017566597	7	526	2020-02-22 15:45:15
31358	大林居委会	陶叶娜	18017566712	4	920	2020-02-22 15:45:15
31359	牌楼居委会	沈洋	13641952836	5	1179	2020-02-22 15:45:15
31360	大兴居委会	吴俊霞	18017566329	17	1119	2020-02-22 15:45:15
31361	学宫居委会	吴炎翔	13701828602	6	647	2020-02-22 15:45:15
31362	曹家街居委会	何孝磊	18221279829	7	622	2020-02-22 15:45:15
31363	文庙居委会	成龙	13818207275	11	1230	2020-02-22 15:45:15
31364	小西门居委会	黄鹰	13917179798	4	1706	2020-02-22 15:45:15
31365	陆兴居委会	顾文青	18964820647	4	488	2020-02-22 15:45:15
31366	陆迎居委会	王莹	18017566557	1	426	2020-02-22 15:45:15
31367	明日星城居委会	陈琼	18017566772	1	864	2020-02-22 15:45:15
31368	净土街居委会	郑章之	13764127898	5	1328	2020-02-22 15:45:15
31369	艾家弄居委会	黄晓	13916846929	3	600	2020-02-22 15:45:15
31370	乔家栅居委会	顾佳怡	18017566751	5	646	2020-02-22 15:45:15
31371	小桃园居委会	陈建红	18017566862	29	1158	2020-02-22 15:45:15
31372	也是园居委会	宋海芳	18017566965	5	764	2020-02-22 15:45:15
31373	龙门村居委会	朱健	13917364239	2	923	2020-02-22 15:45:15

图 21－4　居委填报信息

信息管理：供市、区商务委、民政机关实时查看销售信息，包括指定药店数量、上报药店数量、上报药店额度、上报药店进货量、上报药店销售额等，报告药房的余额和数据的统计时间。用户只需点击即可下载表格，或查询详细填写信息。对未填表的单位，市级用户可下载未填表药店信息表，督促药店及时填表。如图 21－5 所示。

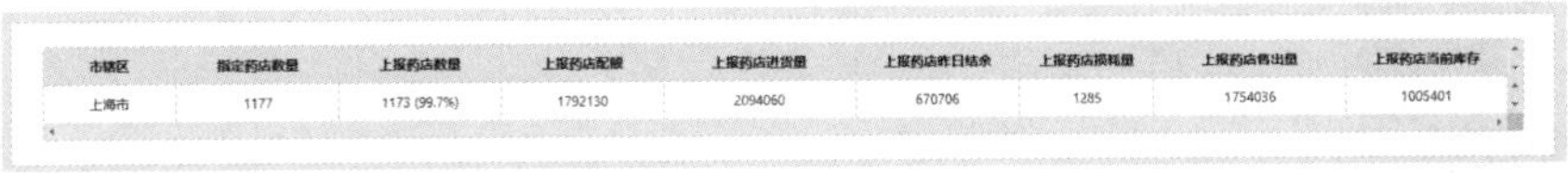

市辖区	指定药店数量	上报药店数量	上报药店配额	上报药店进货量	上报药店昨日结余	上报药店损耗量	上报药店售出量	上报药店当前库存
上海市	1177	1173 (99.7%)	1792130	2094060	670706	1285	1754036	1005401

图 21－5　详细填写信息

页面顶部的表格显示登录账号对应辖区的当前统计信息，城市账号显示该城市的统计信息。信息包括辖区内指定药店数量、今天上报药店数量、上报药店限额、上报药店进货量、昨天上报药店余额、上报药店亏损情况等，报告的药房销售量和当前的药房库存。如图 21－6 所示。

市辖区	药店名	配额	进货量	昨日结余	已售数量	损耗量	当前库存	可销售量状态	修改时间
黄浦区	益丰·山海关路店	1650	1640	370	1630	0	380	• 充足	2020-02-22 21:35:54
黄浦区	益丰江阴街店	2655	2630	632	2500	0	822	• 充足	2020-02-22 20:24:10
黄浦区	益丰新闸路店	2850	2835	3915	1770	0	4980	• 充足	2020-02-22 19:47:05
黄浦区	益丰大药房人民路店	1360	3094	190	1225	0	2059	• 充足	2020-02-22 18:22:28
黄浦区	益丰斜土东路店	1905	1895	1455	1175	0	2175	• 充足	2020-02-22 17:25:28

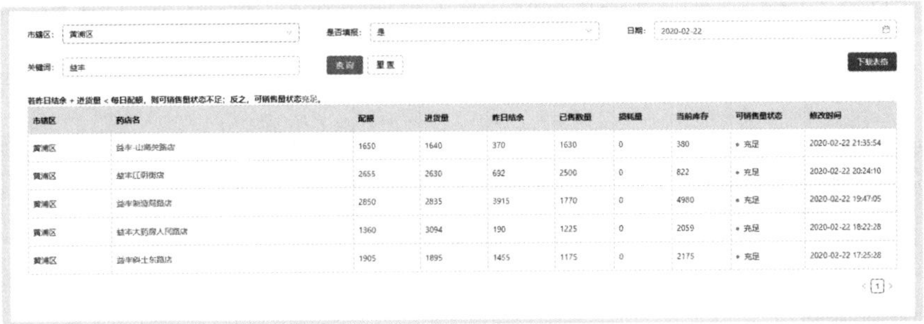

图 21－6　药店信息管理

点击【查询】按钮，在区域内过滤搜索，是否填写当天、日期和关键字，找到药店填写的数据信息

点击【下载表格】按钮，从相应的查询中下载药房信息。

单击【下方页码】查看更多合格的药房信息。

点击页面底部模块中的【是否显示预约信息】滑块，切换是否显示需要满足的药店数量和当前销售预约比例，如图 21－7 所示。

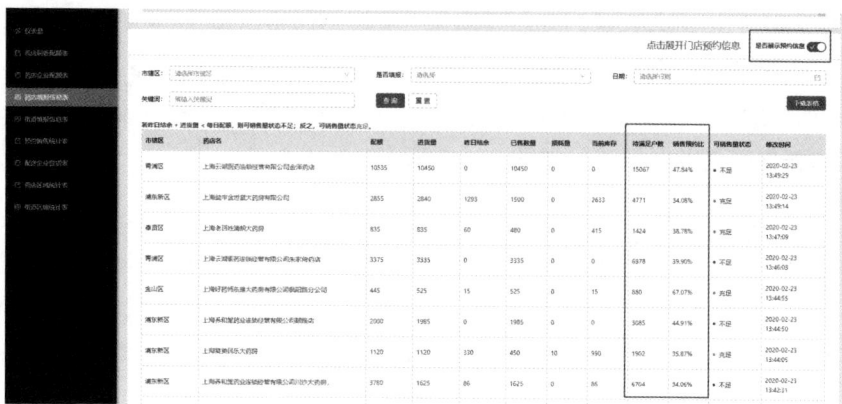

图 21-7 是否展示预约信息

　　点击左侧边栏中的【药房居委配额表】按钮，进入药房居委会额度表页面（如下图所示）。药房居委会定额表页面显示了当日上海市各居委会的信息、口罩定额数量及其对应的药房信息、药房口罩定额数量、药房存货及药房配送企业。点击市辖区、配送企业下拉框，点击【查询】按钮，按市辖区、配送企业对居委会项目进行过滤，如图 21-8、21-9 所示。

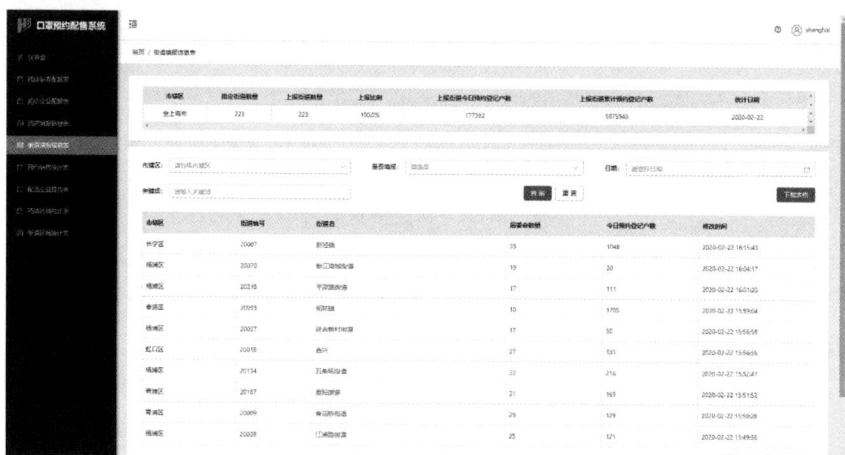

图 21-8 药房居委配额表 1

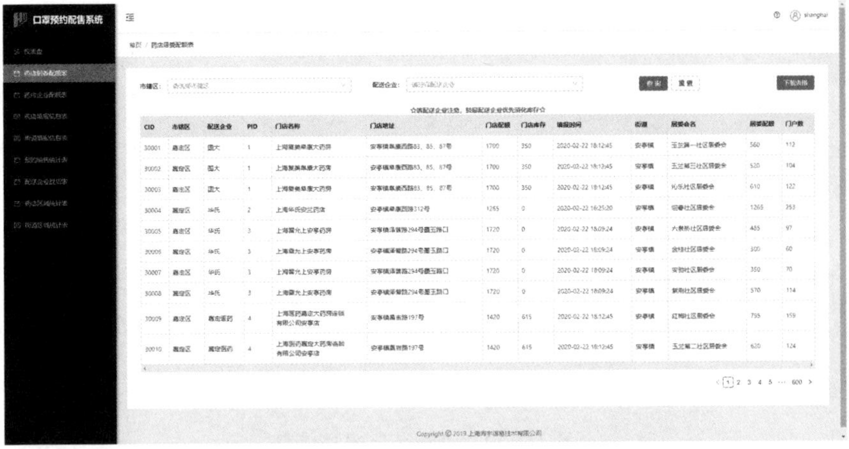

图 21-9 药房居委配额表 2

点击左侧边栏中的【街道填报信息表】按钮，进入街道填报信息表单页面，如图 21-10 所示。

市辖区	指定街道数量	上报街道数量	上报比例	上报街道今日预约登记户数	上报街道累计预约登记户数	统计日期
全上海市	223	223	100.0%	177392	5875940	2020-02-22

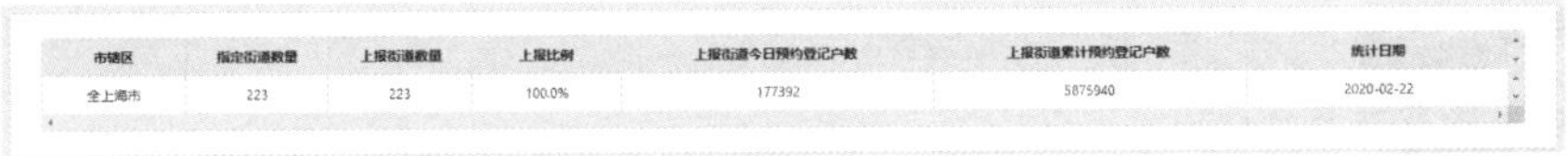

图 21-10 街道填报信息表

街道填表信息表页面显示当日辖区内街道填表信息的具体条目。进入页面后，默认显示当天最新填写的街道数据，包括街道所在地区、街道编号、街道名称、居委会人数、户籍数、修改时间等。

页面顶部的表格显示登录账号对应辖区的当前统计信息，城市账号显示该城市的统计信息。资料包括辖区街道数、今日上报街道数、上报街道比例、登记街道数、累计登记街道数和统计日期。

在页面底部的具体信息模块中，可以点击【查询】按钮，对区域进行过滤和搜索，是否填写当天、日期和关键字，查找街道填写数据信息点击【下载表格】按钮可以下载对应查询得到的药店填报信息。如图 21-11 所示。

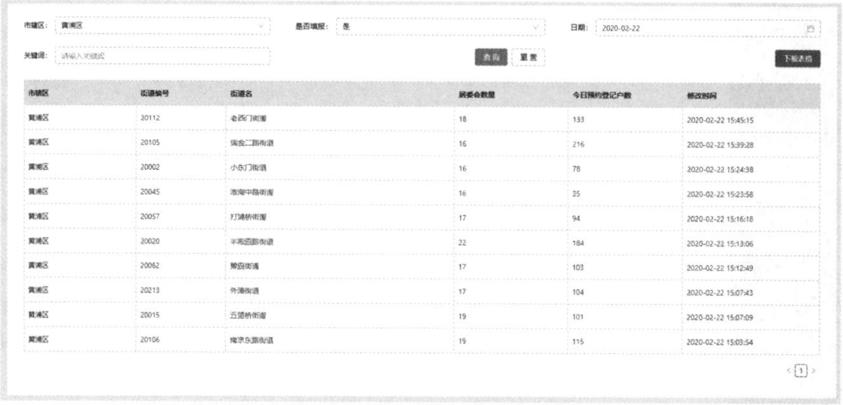

图 21-11　查询药店填报信息

单击【下方页码】查看更多合格的药房信息。

点击【街道名称】按钮,进入街道填充信息详情页面。如图 21-12 所示。

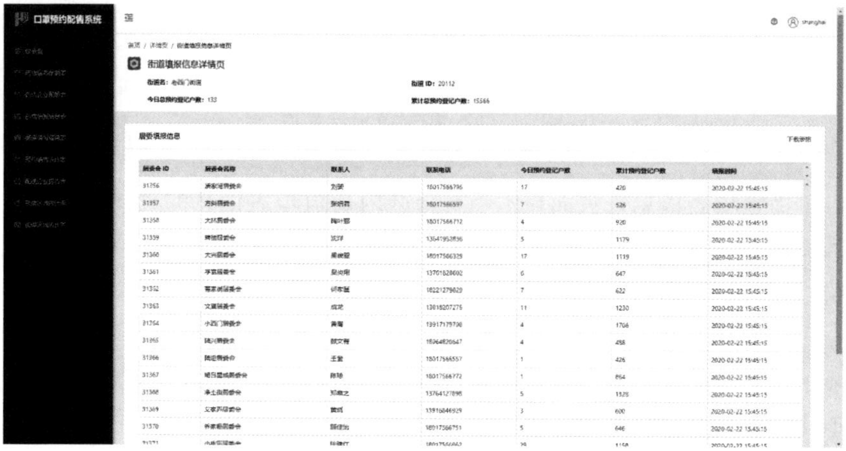

图 21-12　街道填报信息详细页

在街道面积统计表页面,点击左侧边栏的【街道区域统计表】按钮,进入街道面积统计表页面,如图 21-13、21-14 所示。

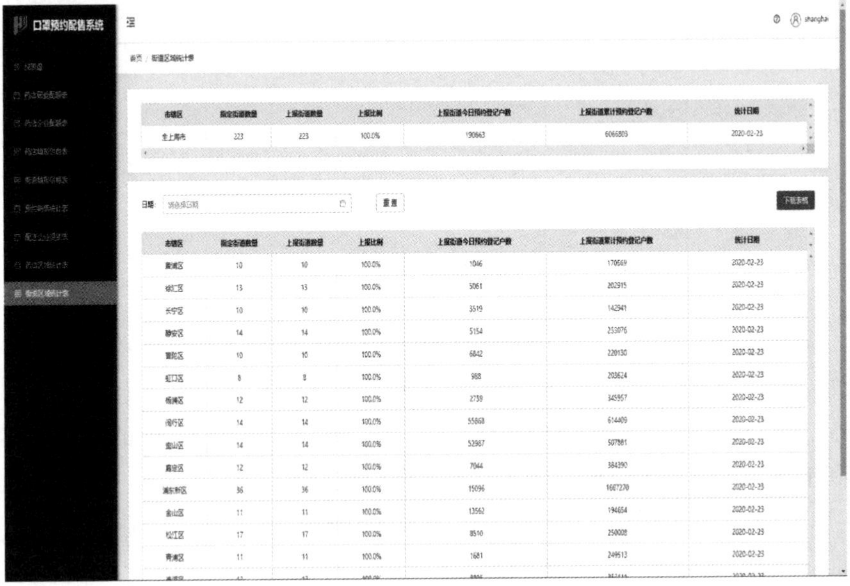

市辖区	指定街道数量	上报街道数量	上报比例	上报街道今日预约登记户数	上报街道累计预约登记户数	统计日期
全上海市	223	223	100.0%	190863	6066803	2020-02-23

市辖区	指定街道数量	上报街道数量	上报比例	上报街道今日预约登记户数	上报街道累计预约登记户数	统计日期
黄浦区	10	10	100.0%	1046	170569	2020-02-23
徐汇区	13	13	100.0%	5061	202915	2020-02-23
长宁区	10	10	100.0%	3519	142941	2020-02-23
静安区	14	14	100.0%	5154	253076	2020-02-23
普陀区	10	10	100.0%	6842	220130	2020-02-23
虹口区	8	8	100.0%	988	203624	2020-02-23
杨浦区	12	12	100.0%	2759	345957	2020-02-23
闵行区	14	14	100.0%	55868	614409	2020-02-23
宝山区	14	14	100.0%	52987	507881	2020-02-23
嘉定区	12	12	100.0%	7044	384390	2020-02-23
浦东新区	36	36	100.0%	15096	1687270	2020-02-23
金山区	11	11	100.0%	13562	194654	2020-02-23
松江区	17	17	100.0%	8510	250008	2020-02-23
青浦区	11	11	100.0%	1681	249513	2020-02-23

图 21 - 13 街道区域统计表 1

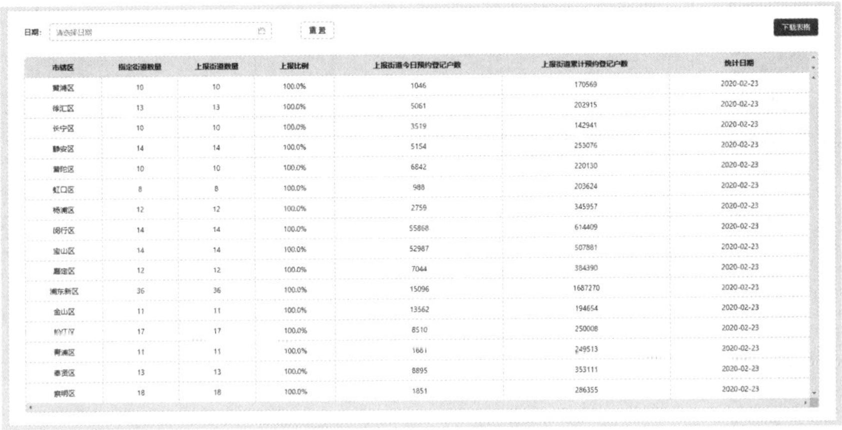

市辖区	指定街道数量	上报街道数量	上报比例	上报街道今日预约登记户数	上报街道累计预约登记户数	统计日期
黄浦区	10	10	100.0%	1046	170569	2020-02-23
徐汇区	13	13	100.0%	5061	202915	2020-02-23
长宁区	10	10	100.0%	3519	142941	2020-02-23
静安区	14	14	100.0%	5154	253076	2020-02-23
普陀区	10	10	100.0%	6842	220130	2020-02-23
虹口区	8	8	100.0%	988	203624	2020-02-23
杨浦区	12	12	100.0%	2759	345957	2020-02-23
闵行区	14	14	100.0%	55868	614409	2020-02-23
宝山区	14	14	100.0%	52987	507881	2020-02-23
嘉定区	12	12	100.0%	7044	384390	2020-02-23
浦东新区	36	36	100.0%	15096	1687270	2020-02-23
金山区	11	11	100.0%	13562	194654	2020-02-23
松江区	17	17	100.0%	8510	250008	2020-02-23
青浦区	11	11	100.0%	1661	249513	2020-02-23
奉贤区	13	13	100.0%	8895	353111	2020-02-23
崇明区	18	18	100.0%	1851	286355	2020-02-23

图 21 - 14 街道区域统计表 2

街道面积统计表页显示了全市各区街道上报数据的统计情况。进入页面,默认显示指定街道数、上报街道数、上报街道比例、今日上报街道户籍数、累计上报街道户籍数、统计日期。

在街道填写信息表页面，点击【街道名称】按钮，进入街道填报信息详情页面，如图 21‑15 所示。

图 21‑15　街道填报信息详情页

页面底部的模块显示了本市各辖区街道上报情况的统计数据。点击切换模块上方的日期，选择并查看所选日期全市各辖区药店上报情况的统计信息。点击【下载表格】按钮，将所选数据项以 Excel 文件的形式保存到本地。单击重置按钮切换回当天数据信息的默认显示。

点击左侧边栏中的【药房企业配额表】按钮，进入药房企业配额表页面，药店企业定额表页面显示了当天全市所有药店的口罩定额金额，以及面积和配送企业信息。如下图 21‑16 所示。

图 21‑16　药房企业配额表

除按市辖区、配送企业筛选查询药房信息外，还可以在搜索框中输入药房名称关键字，点击【查询】按钮，搜索相应的药房信息，如图 21‑17 所示。

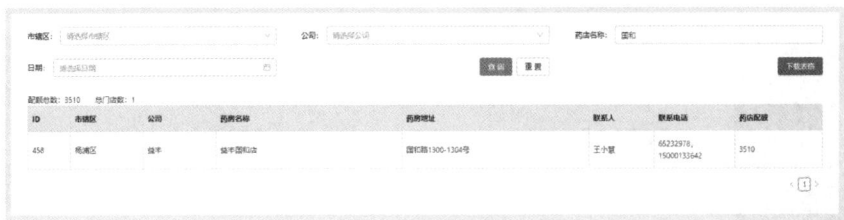

图 21-17　查询药房信息

点击日期选择框,选择日期,点击【查询】按钮,查询各药店对应日期的配额信息。点击【下载表格】按钮,将查询出的药店信息保存为 Excel 文件。如图 21-18 所示。

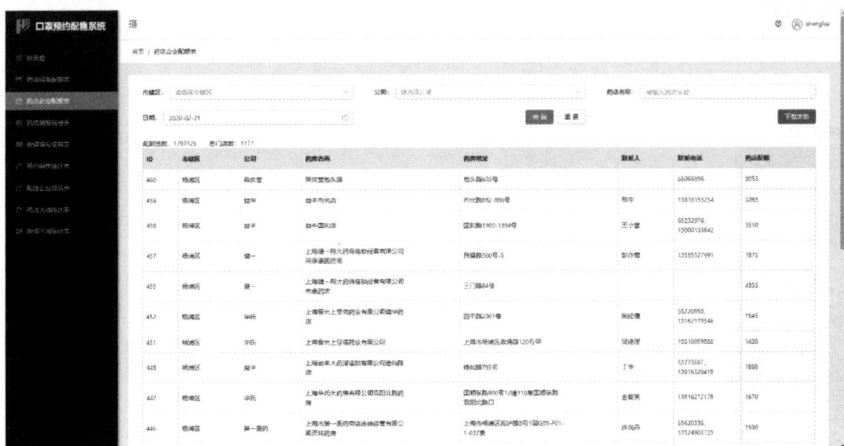

图 21-18　查询配额信息

实时监控可视化:登录成功后,用户将进入仪表盘页面。供市、区商务委员会和民政机构实时查看动态数据。它可以直接看到今天上报的药店数量、药店总进货量、今天全市口罩销量、今天药店口罩剩余库存、药店上报比例、口罩销售比例、药店售罄数量和实时库存量等,并以数据图表的形式显示。如图 21-19 所示。

仪表板页面显示由口罩保留和放置信息管理系统收集的报告数据的可视化图表。图 21-20 中所示的 10 个模块显示了系统后台采集的数据的实时状态。

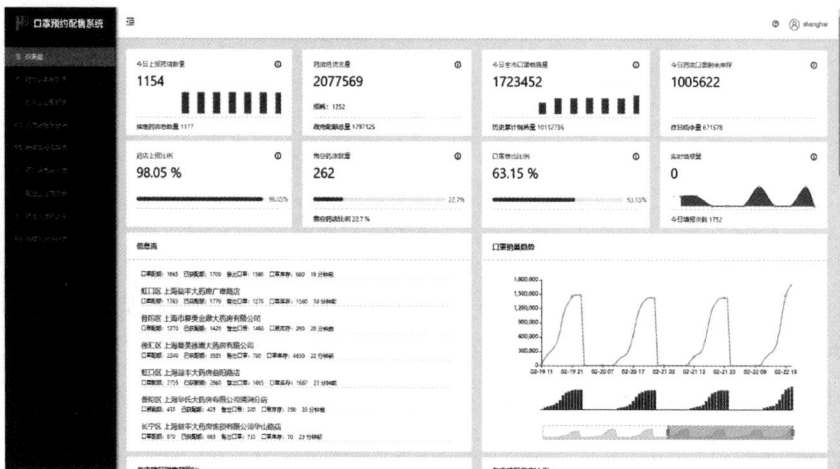

图 21-19　仪表盘页面

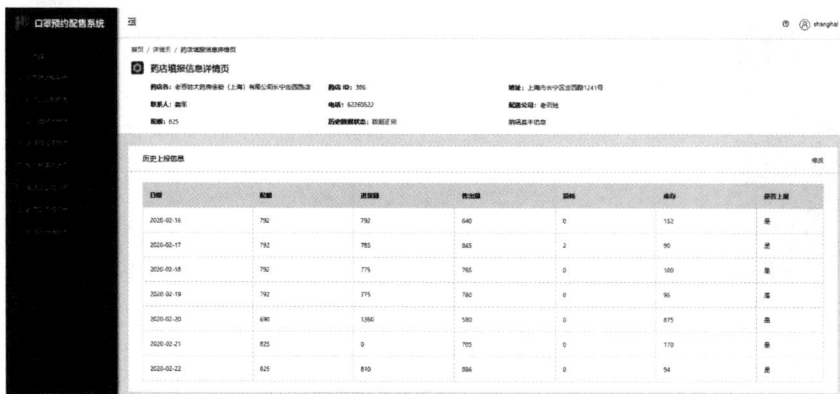

图 21-20　数据实时状态

　　将鼠标移到右上角的图标上，显示模块简介，用户可以看到实时的信息流数据和各区的整体数据，方便管理者更好地调整口罩的定额。如图21-21 所示。

　　模块显示了系统接收到的最新实时数据。单击药店名称跳转到药店填充详细信息页面。模块显示了随时间推移的口罩销售趋势。拖动底部的滑块以调整顶部图标显示的时间范围。

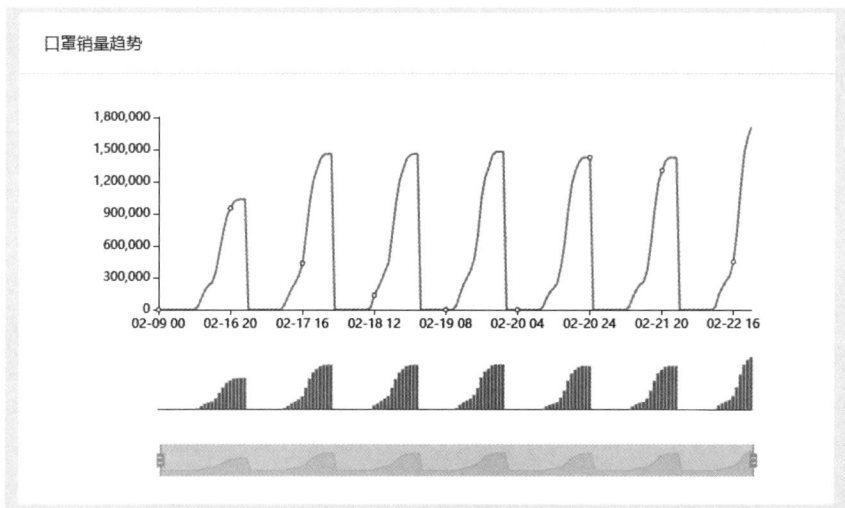

图 21-21 模块简介

与地理可视化模块集成,通过地图上不同的颜色可以直观地识别当天的预订销售率和销售率。如下图 21-22 所示。

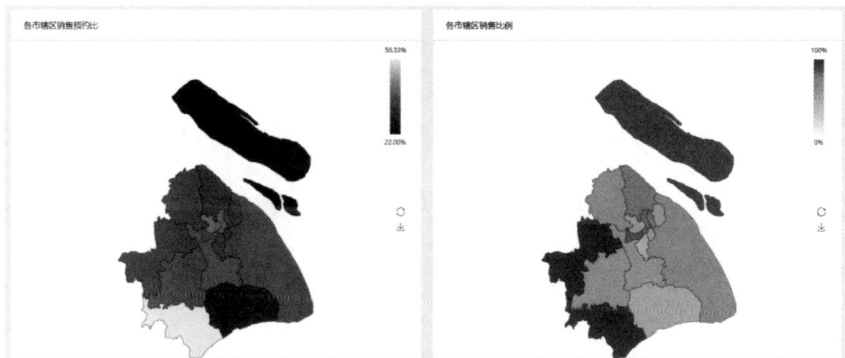

图 21-22 口罩预定和销售区域分布

图 21-22 中显示的两个模块显示了口罩预订和销售的区域分布,左图颜色越红,销售预约率越低,差距率越大;颜色越浅,销售预约率越高,差距率越小。右图中颜色越蓝,销售比例越高,库存比例越小;颜色越浅,销售比例越低,库存比例越大。将鼠标悬停在相应的市政区域上,显示具

体的销售预约比例和销售比例数据。单击模块右侧的下载按钮下载地图并将其保存为图片。下图 21-23 中所示的模块显示了今天本市口罩销售的实时数据。

实时全市统计表

市辖区	指定药店数量	上报药店数量	上报药店配额	上报药店进货量	昨日售后结余	损耗量	上报药店售出量	当前库存
上海市	1177	1162 (98.7%)	1779985	2081125	671448	1262	1733605 (63.4%)	1002759

实时区域信息表

市辖区	指定药店数量	上报药店数量	上报药店配额	上报药店进货量	昨日售后结余	损耗量	上报药店售出量	当前库存
黄浦区	29	29 (100.0%)	63430	69469	43262	13	56720 (50.3%)	55998
静安区	53	53 (100.0%)	81210	82776	17154	34	78908 (79.0%)	20988
普陀区	63	63 (100.0%)	63945	75551	42959	182	60288 (50.9%)	58040
闵行区	135	135 (100.0%)	142585	177675	62863	55	142910 (59.4%)	97573
宝山区	93	93 (100.0%)	89530	113923	19274	44	102228 (76.8%)	30925
嘉定区	76	76 (100.0%)	138220	176252	44478	15	140370 (63.6%)	80345
青浦区	42	42 (100.0%)	62285	73215	2990	10	71804 (94.2%)	4391
崇明区	45	45 (100.0%)	16275	16435	1533	11	15873 (88.4%)	2083
浦东新区	246	244 (99.2%)	616470	759529	171523	456	612034 (66.0%)	314647
松江区	106	105 (99.1%)	73920	85905	36625	65	71145 (58.4%)	50740
奉贤区	63	62 (98.4%)	100275	82751	96031	22	80660 (45.4%)	97000
金山区	46	45 (97.8%)	35825	37239	2835	3	37200 (92.8%)	2871
虹口区	41	40 (97.6%)	74595	76542	19224	67	71085 (74.8%)	23919
杨浦区	45	43 (95.6%)	126300	147972	64374	210	113785 (54.3%)	95721
长宁区	44	41 (93.2%)	38870	42090	4495	35	40360 (87.3%)	5860
徐汇区	50	46 (92.0%)	56250	63801	41828	40	38235 (38.3%)	61658

统计截至：2020-02-22 21:16:33

图 21-23 今日口罩销售实时数据

参考文献

[1] 凡超. 广州万科地产“2006～2008 发展战略”案例评价[D]. 广州：中山大学，2010.

[2] 韩贵琳. 新专利法背景下我国药品专利强制许可制度研究[M]. 沈阳：沈阳药科大学，2009.

[3] 黄舜. 基于过程的我国高技术产业技术创新效率测度[D]. 南京：南京航空航天大学，2010.

[4] 李萍. 新开河港务公司物资管理系统的设计与实现[D]. 天津：南开大学，2014.

[5] 上海市人民政府新闻办公室. 1 月 31 日上海通报新冠肺炎防控情况[EB/OL]. (2020-01-31)[2022-01-04]. http://www.shio.gov.cn/sh/xwb/n790/n792/n1114/n1115/u1ai23286.html.

[6] 叶光. 网络信息平台开发浅析[J]. 数字技术与应用，2011(10)：2.

第二十二章

上海口罩预约故事：产学研用四方结合，实现口罩配额精准投放1182家药店

第一节　背景

2019 年年底，新冠疫情突然暴发，一夜之间举国上下阴霾笼罩，国家社会经济稳定发展受挫，人民生命财产安全损失重大。上海作为全国人口最多、经济最发达、出入境旅客最多的城市之一，面临"外防输入、内防扩散"的巨大压力。2020 年 1 月 24 日，上海市宣布启动重大突发公共卫生事件一级响应机制，全力防控新冠疫情，防控的核心措施之一便是佩戴口罩。口罩作为对进入肺部空气有一定的过滤作用的卫生用品，在未能及时充分了解传染性疾病的病原体、传播方式、传播途径的情况下，包括佩戴口罩等在内的非药物措施对实现及时阻断病毒传播链条有着至关重要作用。

然而因为疫情，口罩在实际生产、售卖、分配当中出现了诸多问题，乱象丛生。例如，价格一路飞涨，影响市场秩序的同时更引发资源分配失衡。据报道，疫情暴发之后，口罩价格暴涨至 28 倍，市场上甚至出现 850元/袋的天价口罩。1 月 29 日，国家市场监管总局曝光多起哄抬口罩价格典型的案件，上海市普陀区市场监管局根据举报发现，某便利店工作人员以 69 元/袋的价格从其他便利店购进 PITTA 口罩，转手在其他平台上以近 3 倍的价格（198 元/袋）对外销售；北京某药店将进价 200 元/盒的口罩以 850 元/盒销售；天津一药店以 12 元/只购进的口罩，抬高至 128 元/只

销售。又如，口罩物资短缺导致谣言四起纠纷不断，严重影响社会稳定。疫情初期，四川省巴中市、云南省昆明市等多地均处理过以非法占有为目的，虚构代买一次性口罩的事实，诈骗他人财物的刑事、民事案件。

此时，单纯依靠市场的自我调节对口罩进行分配已经不能满足居民急迫的防疫需求，且面对无序、混乱的市场环境极易引起居民对政府公信力、执行力的质疑，更甚者，作为基础的防疫物资，口罩如果不能公平、公正、透明、有效地分配到居民手中，将会对防疫工作产生严重负面影响。上海市市政府和商务委员会对深知上述情况的严肃性和紧迫性，为解决口罩分配失调问题，市政府和商委提出依靠"互联网＋"大数据建立一套口罩生产、运输、配送、分发的综合信息系统，以期实现紧急短缺物资在短时间内合理、快速、透明分配，保障人民群众生命安全，维护社会秩序稳定，但上海市政府和商委却一时难以找到合适的信息科技公司进行合作开发。

情况紧急之际，上海市商委想到了复旦大学公共卫生学院罗教授团队。罗教授团队与上海市商委有着非常渊远深厚的合作关系，团队前期曾做过《上海市医保定点医疗机构规划》《上海市基本医疗保险定点医疗机构履约考核指标体系构建及执行办法》等研究，熟悉上海市人口、医疗卫生机构、药店分布情况并能熟练对数据进行操作应用，且团队一直坚持"产学研用"相结合的教育模式，团队实际操作能力、落地能力强，具备在短时间内快速整合资源，开发一个综合信息系统的能力。

"产、学、研、用"合作教育作为一种利用学校与企业、科研单位等多种不同教学环境和教学资源以及在人才培养方面的各自优势，把以课堂传授知识为主的学校教育与直接获取实际经验、实践能力为主的生产、科研实践有机结合的教育形式，是生产、学习、科学研究、实践运用的系统合作。2018 年，习近平总书记在中央财经委员会第二次会议上强调，"要推进产学研用一体化，支持龙头企业整合科研院所、高等院校力量，建立创新联合体，鼓励科研院所和科研人员进入企业，完善创新投入机制和科技金融政策"。

第二节　面临的重大问题

应上海市商务委员会要求，团队需在 16 h 内搭建一套可实际落地、运行的口罩生产、运输、配送、分发的综合信息系统，并于第二日便要投入正式运营。临危受命之时，如何构建起一个具备医学、计算机和软件工程的多专业、多学科背景团队？如何将同学们所学知识运用到实际中、完成一个经得起实战考验的成熟系统？成为摆在众人面前，急需解决的两大难题。

第三节　重大问题的解决思路

（1）知人善任，组建核心团队。

团队构建问题的关键解决点在于罗教授课题组前期已经有一支多学科、多专业组成的合作队伍，该队伍中既有社会医学与卫生事业管理专业的上海本地博士张同学，也有计算机专业、软件工程专业出身的同学，更有诸多与新冠疫情这类重大突发公共卫生事件紧密相关的专业——公共卫生专业的同学。但是团队成员众多，专业覆盖全面，如何挑选合适人员，统筹安排成为一大问题。作为团队"大家长"的罗教授熟知每一位成员的工作能力、行事风格及专业特长，能在最短时间内将现有人力进行最优规划、安排，做到各司其职、各安其位。最终，经过罗教授的动员和激励，形成了一支以张博士在现场指挥协调、其他成员协作配合的高效团队。

（2）产学研用结合，不断完善系统。

建成一个运作有序、操作简易、安全可靠、稳定且不受专业限制的信息系统，不可能一蹴而就，必然需要在实践中反复检验、锤炼、改进。团队成员多管齐下，一方面积极听取相关专家、用户的反馈建议和意见，一方面结合平时做研究积累的经验，最重要的是通过实战演练，不断将课堂书本知识与实操相融合，反复精进，将"死板"的知识灵活运用到系统开发的工作中，面对当下的突出问题和突发情况，不断完善系统，最终构建了一个完善的信息系统，并通过系统合理指导口罩生产分配，真正做到产出、学习、科研研究、实践应用相结合。

第四节　解决问题过程中遇到的障碍和操作办法

（1）学生分散，团队初建。

团队接到搭建系统的任务时，正值春节假期，各专业同学分散在全国各地，仅有张同学一人在上海本地，能直接与上海市委、商委、卫生健康委等各涉及单位、机构、人员进行面对面沟通交谈，且张同学善于沟通协调，能清楚、明晰、准确地掌握到各方需求及反馈信息并将其传达，所以经过罗教授统一部署后，张同学负责组织协调。团队其余人员通过线上联系动员、明确了成员分工，4 人负责前端开发、4 人负责后端开发、3 人负责宣发联系，还有等 3 人分别负责数据核准、数据对比和技术顾问，这样一个临时的攻关团队就此组建。

临时组建的团队从未接触过如此重大又紧急的任务，缺少实战经验，大家在接到任务后一头雾水，对前进的方向不明。面对此情况，负责组织的张同学与商务委员会充分沟通后，召集相关专家和有关人员，紧急举行线上培训会，将面临的情况、现阶段已有的资源、需要解决的问题向团队成员说明，指明前进方向、具体任务。面对全市 1 182 药店这样一个巨大的群体，需求反馈信息出现了"井喷式"的场面，为保障有效、畅通的沟通，团队组建了多个微信群，及时处理各种突发情况。

（2）任务紧急，"军心"不稳。

接到任务的初始阶段，成员们非常了解自己正在参与一项极具意义的工作，信息系统一旦研发成功并投入使用将保障全上海两千多万居民的健康安危，为此成员斗志昂扬、干劲十足。然而，面对越发紧急的各类任务、快速增长的繁重工作，成员们压力倍增，工作热情普遍下降，倦怠心理产生，低落情绪出现，有些同学甚至萌生出退出的想法，重振士气已成燃眉之急。面对此情况，罗教授为稳定军心，鼓舞士气，提高成员的工作积极性，保障任务顺利完成，系统及时搭建，在物质和精神上对大家给予双重鼓励。他不断向成员阐述这场任务的重要意义,"口罩配送系统事关上海市的防疫效果和上海市两千万人民的幸福,现在所做的事情是大学生回馈社会的最佳时机",调动大家的使命感和奉献精神、责任意识。除此之外他还慷慨解囊,亲自拿出一笔经费给到同学们,鼓励大家更加积极地投入到工作中。

(3)危机频出,不断优化。

1)系统使用存在问题,系统运行陷入瘫痪。

当系统上线初期,正式预约配售开始时,突发情况层出不穷。例如,药店、居委及物流等工作人员对系统使用不明确,团队成员借助前期成立的微信群,24 h 在线答疑解惑,并与多方保持不间断地沟通交流,认真听取多方反馈意见和建议,形成有效的信息反馈机制,努力改进优化系统界面和管理界面,使其更加清晰明了,简便易操作。

又如,在实际运行中,居(村)委的访问量、请求量突增,居(村)委工作人员为确保数据成功上报,反复点击提交按钮,系统需要处理的数据数在短短 1 h 内以几何指数增长,导致服务器最终陷入瘫痪。突如其来的事件,使药店填报系统、市级、区级商务委、民政管理系统均陷入停滞,市民政、市商委、区民政、区商委及各个条线的相关工作人员赶忙向团队求救。作为唯一在现场的团队成员,张同学经过和团队协商,立即作出了关闭管理系统的决定,以保证街镇填报的顺利进行。居(村)委数据填报工作完成之后,团队再轮流开放各个系统,通过错峰填报保证当天数据无疏漏,不错报。当晚十一点,系统需要功能升级完善,暂时关闭。为了确保几秒并发量,团队自筹购买了性能更强的新服务器,成员们熬夜重新部署,确保系统能接纳更多数据量,更平稳运行。经过一夜的团队协作部署,第二天上午,新的紧缺物资调度配售信息管理系统准时上线。

2)工作现场突发停电,药店数据严重丢失。

在系统运行过程中,突发状况总是不断出现。据团队成员回忆:某天大约下午 3 时,58 家配送企业已经在仓库现场准备提货,但是配售方案还未能完全生成,物流发货的工作人员、仓库工作人员、市商委、市民政的所有工作人员,全部都在等待。不幸的是,上海市商务委员会办公室突然停电,团队成员变得更加紧张,但他们知道数据绝不能出错,操之过急对解决问题没有帮助。然而此时,意想不到的失误发生了,在数据库操作的过程中,一个操作使得数据库中一整个区的所有门店数据被抹去。由于数据的缺失,填报系统和管理系统无法再正常工作,市区两级的微信工作群和门店微信群中关于系统失灵的疑问火山式喷发,纷纷涌向团队成员,如泰山压顶。

在团队负责人的组织下,团队成员们顶住巨大的精神和心理压力,强行使自己镇定下来。他们没有任何迟疑,迅速查询数据库的历史备份,尝试尽快恢复数据。幸运的是,通过拼接两天前的数据库备份和事前下载的近两天的填报数据,他们终于获得完整的数据来导入数据库,系统随之也恢复正常。晚上 7 点,经过 4 h 的鏖战,团队终于拿出了较为精准的方案,物流发货顺利进行。

3) 分配方案需要改进,不断优化满足需求。

随着各方要求的增多,系统功能也不断强大,但为了更加符合公平的配售目标,团队成员对系统内在的逻辑进行了及时改进。面对如何更优化地实现公平配售工作,口罩配额方案在原有的各个地区口罩预约数上,结合实际销售情况的大数据分析,通过加权各区实际预约购买数和预约数,联合销售情况开展区域性资源调配,根据供需安排配额方案、调控生产计划。预约但并未实际购买的情况被考虑到方案设计中,这样就能进一步筛选出真正需要口罩的区域及居民,从而满足他们的需求。

2020 年 2 月 2 日—11 日,上海市第一轮口罩预约开始,当第一轮口罩配售进入后期,系统的功能和界面也在不断改善,新的挑战随即来到团队成员的面前。为了确保扫尾阶段口罩的精准投放,团队出具了更精细化的配送方案,团队成员在核实每一个居委和药店的对应关系的基础上,结合准确的预约人数、药店库存和销售量,精确制定配送和物流方案。为期 10 天的第一轮预约配售,团队成员通过实践不断改进完善系统功能。紧缺物资配售信息系统从简洁的界面、便捷地操作到智能的调配,最大程度上压缩了口罩配售工作中庞大的工作量。

第五节　结果和效果

(1) 成功配送口罩六轮,精准投放药店 1 182 家。

从接到任务后,团队成员经过不眠不休的 16 h 工作,于第二天正式上线了口罩预约配售系统。初期上线的系统上信息填报模块的基本功能已经搭建完成,信息流动渠道基本明确,数据处理初步实现自动化。系统的上线改变了居委预约数据经过街道统计再上报至区的流动途径,并减少了人力消耗,也确保了数据的精确。

基本的配售系统搭建完成,但是针对市、区级相关干部的管理界面还尚未完善,初期的管理界面能够在用户登录后,呈现指定药店数量、上报药店配额、进货量等总体统计数据。为达成资源流向可视化、辅助管理人员实时监控、动态调控的目的,团队随后开发出实时监控可视化模块,并在 2020 年 2 月 2 日上线。

2020 年 2 月 3 日,团队完成了第一个供药店反映配额、销售和结余情况的简易填报系统。随后,在汲取各方意见以及结合实际应用情况后,上线了实时可视化模块,以便更加直接清晰、明了地反映实际配送情况,易于监管和实时改进。2020 年 2 月 7 日,上海市口罩预约配售填报管理系统正式投入使用,精准覆盖全上海的 16 个区、232 个街道、6 031 个居(村)委会,58 家物流企业,1 182 家指定药店。

紧急物调度资配售系统包含了口罩的生产、配送、销售等各个环节,面向商务委员会、民政机构、医保、生产企业、物流企业、零售药店、街道、居委等多个主体。药店管理人员可以在系统平台上填写配额量,昨日结余量、进货量、销售量、损耗量、库存量等;居委会可根据实际填写预约登记人数、购买口罩数等;配送企业可填写实际配送口罩量。系统则将填报收集的数据进行统计,综合考虑人口基数和每日预约量,按人口数、预约数和库存数量来制定配额比例和配售数量,再将配货数据发送给物流公司,物流公司根据实际数据进行配送,从而实现对每一只口罩从厂家到居民手里的追踪,确保紧缺物资口罩平稳配售到每一位需要的居民手中。

（2）团队成长受益匪浅，产学研用有效结合。

在系统实现功能的过程中，团队成员也在不断成长。虽然口罩预约配售系统受到了方方面面的挑战，但复旦大学技术攻关团队始终在它的背后，陪伴着它一同成长。各居委会上报居民预订口罩的数量，指定药店上报每日的销售量、库存及损耗，生产企业提供产量，物流企业通知配送能力……种种数据在复旦团队汇总，复旦大学公共卫生学院及软件专业的学生根据数据，精确地计算出每天每个药店的配送量。在改进系统的不断尝试中，团队成员也增长了实战技能和解决突发应急问题的能力，在知识转化为社会成果的道路上迈出了一大步。

几个月的时间里，团队保障了上海市共六轮口罩预约销售工作顺利进行，成员虽然未在抗击疫情的一线贡献自己的力量，但是也用自己的实际行动和专业知识，产、学、研、用结合，力所能及地展现了复旦师生在守护居民健康上的敢为人先的责任与担当。

第六节　经验总结

（1）产学研用有机结合，协同创造社会价值。

1）学研并行，充分利用学生团队优势。

复旦大学技术攻关团队为了实现疫情防控时期的口罩预约配售平稳、高效、公平的目标，在罗教授的领导下，按公共卫生学院学生和计算机学院、软件学院学生不同人员不同特点进行分工合作，高效、及时上线并维护了紧缺物资调度配售信息管理系统。在如此短时间内完成紧急任务，学生团队体现出了诸多自身优势。学生团队本身就是一个学习与研究相结合的团队，在复旦大学技术攻关团队这样一个团体中，通过远程连接和张博士去现场对接，诸多专业的同学及时分工，形成了不同的工作关系。计算机学院、软件学院和公共卫生学院的同学有机结合，不同维度的知识汇聚在一起，快速、方便、有效地完成了系统的上线与完善。

复旦大学技术攻关团队除了完成口罩预约配送分发系统外，还额外负责诸多与口罩配送的相关事宜。团队内公共卫生学院的学生设计并不断完善口罩分配方案，对口罩配送分发效果进行实地调研并且不断完善，

做了很多抗击疫情的有效工作。所以,多专业性决定了学生团队的综合
工作能力,可以在解决突发问题上发挥优于普通专业团队的不可替代的
能力。

　　2)产用相辅,保障上海居民口罩供应。

　　高校虽具有教学、科研和社会服务等职能,但最根本的职能还是在于
教学即人才培养,学生是高校各项活动最根本的主体及中心,而单纯依靠
学校的教授,不投入实际应用,真实项目训练不足,学生会脱离社会存在,
所学知识均为"死"知识,想要让知识书本内容、课堂教学"活"起来,实践
活动必不可少。纸上得来终觉浅,觉知此事要躬行。产用与学研结合可
以拉近高校学生创新创业教育与产业实际的距离,给学生创造更多参与
实践锻炼的机会,让学生了解社会需求,掌握产业化的发展方向,最终投
入生产应用,创造社会价值。在本案例中,团队成员通过社会实践,将所
学知识立体应用,推进了以口罩为代表的紧缺物资分配系统的研发,并基
于该系统指导了疫情防控期间上海市的口罩生产与分配,最终达到保障
人民群众生命安全的目的。

　　(2)提高团队凝聚力,应对突发紧急状况。

　　复旦大学口罩预约配售技术攻关团队,用自己力所能及的力量,学有
所用将知识的能量贡献给抗击疫情、保卫家园的工作,用专业和耐心攻克
了在口罩预约配售过程中的一个又一个难题。15 名大学生精心维护着系
统,他们两个月里是这样的状态:电脑放在床头,每天一早起来,第一件事
是打开电脑,然后一直工作,随后下床再把电脑放到桌子前进行工作;然
后吃饭的时候也是在电脑面前吃,一直到深夜,睡觉前再把电脑搬到
床头。

　　一个团队成立以后,真正的挑战才刚刚开始,要想生存并稳定发展,
必须基于良好的沟通交流机制、勇往直前的忘我精神和强大的抗压能力,
形成团队凝聚力。万人操弓,共射一招,招无不中。团结提高工作效率,
涣散分裂必然导致效率低下。

　　提高团队凝聚力,首先需要合适的人放在合适的位置上。一个团队
向来是成员术有专攻,让正确的人去做正确的事,把合适的人分配到合适
的位置上,使各成员最大化地做到各施其能,各尽所长的同时增强协同
力,互通互补,进退一致,让团队的整体没有短板。

其次，需要建立和谐有效的沟通机制。团队凝聚力在内部表现为团队成员之间的融合度和团队的士气，士气的鼓舞主要依靠沟通管理，是影响团队协作成功的基础。一个高效沟通的团队应该做到"上情下达，下情上达"，可借助以微信为代表的各种社交工具，及时传达反馈意见建议，保证沟通畅通无阻。

最后，团队整体必须拥有对共同价值的认同原则。团队凝聚力是无形的精神力量，是将成员紧密联系的纽带，团队的凝聚力来自团队成员自觉的内心动力，来自共识的价值观，是团队精神的最高体现。人心齐，泰山移，正是以来自公卫学院张博士为代表的15位复旦学子，坚定不移地秉承着保障上海市居民健康的信念，团队才能取得圆满成果。

（3）培养爱家爱国情怀，践行服务人民理念。

抗击疫情是大学生体现家国情怀的生动教科书，也是大学生践行家国情怀的社会大课堂。在给北京大学援鄂医疗队全体"90后"党员回信中，习近平总书记指出："希望你们努力在为人民服务中茁壮成长、在艰苦奋斗中砥砺意志品质、在实践中增长工作本领，继续在救死扶伤的岗位上拼搏奋战，带动广大青年不惧风雨、勇挑重担，让青春在党和人民最需要的地方绽放绚丽之花。"

复旦15位学子中，有党员、有团员、有群众，在面临抗击疫情的任务时，在罗教授的组织安排，在张博士亲力亲为的指导下，团结一心夜以继日、通宵达旦地工作，从口罩配送系统的创建、调试、适配到最后的上线，彰显了当代大学生以国为家的家国情怀和服务人民的价值追求。

研发团队负责人张博士在接受采访时曾说过，"我们不是一线的医生，但真的很想做一些事情，有这样一个契机能够贡献自己的力量，我们大家都义无反顾地去做了"。青年人作为时代建设与发展的主力军，无论何时何地，培养青年的家国情怀和服务人民的高尚理念永远是一个重大课题。

参考文献

［1］地里努尔·哈米提. 如何提高团队凝聚力［J］. 中国管理信息化，2016，19（14）：109.

［2］黄俪丽. 论产学研结合促进高职教育发展［J］. 中国成人教育，2007，（8）：2.

［3］李红英,毛亮,杨凤礼.疫情防控期间国内口罩价格波动分析及未来价格走势预
　　测[J].时代金融,2020,(17):145－147.

［4］李辉.战"疫"中的大学生群体画像[J].人民论坛,2020(S01):3.

［5］屈振辉,李秋艳.地方高校产学研用一体化与创新创业教育改革[J].中国高校科
　　技,2018,(11):3.

［6］市场监管总局网站.市场监管总局公开曝光哄抬口罩价格典型案件[EB/
　　OL].(2020－1－29)[2021－12－24].http://www. gov. cn/xinwen/2020-01/
　　29/content_5472984. htm.

［7］汤菊平.学习总书记回信精神,勇做走在时代前列的奋斗者、开拓者[EB/
　　OL].(2020－07－14)[2022－01－02].http://theory. gmw. cn/2020-07/14/
　　content_33993125. htm.

［8］肖贵平,郑宝东,庞杰.基于产学研用结合的应用型创新创业人才培养模式的探
　　索与实践—以福建农林大学为例[J].高等农业教育,2014(12):5.

［9］新华社.习近平主持召开中央财经委员会第二次会议[EB/OL].(2018－07－13)
　　[2021－12－24].http://www. gov. cn/xinwen/2018-07/13/content_5306291.
　　htm.

［10］张荆浦.如何提高项目部的团队凝聚力[J].现代企业文化,2011,(9):2.

［11］周权锁,李荣,徐国华.推进深度"产学研用"合作、校企协同人才培养机制的研
　　究与实践[J].高等农业教育,2014,(12):4.

第二十三章

智慧化中医"一站式"出入院管理模式的构建与运行

第一节　背景

一、后疫情时代管理的困境

　　新冠疫情是在我国发生的感染范围最广、防控难度最大、传播速度最快的一次重大突发公共卫生事件。截至去年 9 月 19 日,已有 228 811 704 人被诊断为新冠肺炎感染者,累计死亡 4 694 364 人。面对这场来势汹汹的流行病,我们国家已经制定了最全面、最严厉、最彻底的控制策略。随着我国的疫情情况逐渐好转,全国各地都在积极地进行恢复生产。因此,疫情进入了"后疫情时期",也就是常规的控制阶段,我们称为常态化防控。后疫情时期,并不意味着疫情完全结束,经济和社会生活逐步恢复,但疫情仍可能反复,且受境外输入病例和季节性因素影响,仍有局部暴发的风险。而且后疫情时代持续的时间更久,对各方都有很大的影响。目前国内疫情防控形势转入常态化,已成为医院面前的一个新课题。在"外防输入,内防反弹"的基础上,医院的复产依然存在巨大的难度和巨大的压力。对综合医院的管理者来说,后疫情时代的管理困境,是既不能放松对疫情防控的各类措施,严查严控,应收尽收,又要面临复工复产的需求。由于长期的有限的医疗服务资源的使用,必然会使患者的医疗需要难以满足,从而严重地阻碍了医院的正常运作。针对此次突发事件,各大医院都处在特别的运营阶段,一是为预防院内感染,部分医院业务受影响,门诊量、住院人数、手术量等均显著下降,多数科室业务减少,部分医院甚至出现收入赤字。另一方面,开设发热门诊、建立定点医院、收治新冠患者等亟需投入大量的人力、物力,防控成本和人力支出成本大幅上升。随着疫情趋向平稳,各家医院进入到防疫常态化运营的管理状态。然而,就算业务恢复,医院面临的经营压力也不会终止。

因新冠疫情,医院业务大幅下滑。传统的医院运营管理模式、就医环境和资源管理将不再适用,各级医院均受到影响与冲击。医疗管理方面,收入下降,防控运营成本增加;医院现金流锐减,医改制度影响;在资源的使用上,未得到有效的运用,提高了对智能的服务的要求;耗材管理混乱,临床科研服务进展缓慢;诊疗管理方面,线下就医患者减少,网上医疗需求激增。由于新冠疫情,目前所有住院患者及陪护必须接受核酸检测等相关检查,阴性后方可入院。而出具检测报告需要经过一定的检验时间,在等待报告这段时间,如何安置患者,成为管理者一个亟待解决的困难。如果不能及时解决,将面临诸多问题,一是患者体力不支,或不愿等待,延误治疗时间;二是重症患者等候的过程中有一定的安全风险;三是急诊手术患者,在等待过程中如何完成术前准备;四是疫情下非定点医院不探视,非必要不陪护,间接加重医护人员的工作压力。

新冠疫情给医院带来严重打击,后疫情时代依旧面临严峻挑战,亟需疫情防控与复工复产间找寻平衡点。如何紧跟形势,在"思"与"变"的过程中实现后疫情时代医院信息化管理的"平战结合",对医院管理者提出新挑战。

二、疫情下"最多跑一次"的需求

在医疗保健行业的激烈竞争中,存在着"短缺"和"浪费"的问题。如何充分发挥现有的医疗服务,实现对有限的医疗服务的有效配置与使用,是当前急需研究的课题。《关于深入推进审批服务便民化的指导意见》是国务院办公厅在2018年3月发表的,它将"浙江省最多一次"改革的成功实践经验和成功经验,在全省范围内进行了广泛的宣传。"最多一次"是浙江在改革中不断深化的一个突出表现。2019年,上海申康医院发展中心《关于推动市级医院持续做好改善服务、便民利民各项工作的通知》(申康发〔2019〕134 号),指出医院综合患者的治疗,需要进行一体化服务,建立入院预备平台,为患者提供床位预约、入院缴费、入院检查预约等服务。

由于国外疫情扩散蔓延势头尚未得到有效遏制,国内聚集性病例偶有发生,传染风险依然存在,甚至病毒将与人类长期共存。实验室核酸检测是确定 COVID‐19 诊断的主要手段,一般就诊住院流程是患者门诊时由医生开具核酸检测单进行采样后,无需在院内等待报告结果,可返回加重,待报告出结果后,持核酸阴性报告即可入院。这样患者至少需要往返医院 2～3 次,方可办理住院手续。如遇急诊手术患者发病急、病情重,在核酸报告结果未出之前,无法直接进入手术室进行急诊手术或收治至住院病区进行对症治疗及术前准备,患者病情急、重,医院方又无法让患者回家等待报告结果出具后来院治疗,往返途中存在较大医疗安全隐患。如果将患者留在医院等待报告期间接受相关对症治疗及术前准备,没有相应的符合疫情管理要求的等待区域。这种现状要么导致患者或家属多次往返医院和家中,浪费时间和精力;要么导致患者流失,至他院就诊或延缓就诊影响病情,在一定程度上延长了患者的住院时间,减少病床流转速度,还会导致一部分患者由于没有足够的病床等待而减少,这与医院"更省心"中的"最多跑一次""一体化服务"等观念相违背。因此在后疫情时代,让患者'最多跑一次'做法显得尤为重要。

三、基于"互联网＋医疗"的中医智能化需求

"健康中国 2030"的总体目标是:要把中医药和中西医结合起来,继承和发展中医药。《中医药发展战略规划纲要(2016—2030 年)》明确指出,放宽中医药行业服务的准入门槛,积极推进"互联网＋中医",小到医院门诊自动排就诊号,大至跨区域、大样本医疗资料及结果的快速整理和分析。

中医医院与互联网的融合是医院高质量发展的必要环节。近年来,人工智能在中医领域已经进行了诸多尝试,如病证诊断客观化、四诊辅助诊疗仪器、虚拟医疗系统、电子化病历等,结合互联网技术、人工智能和中医治疗和诊断的特点,打造具有互联网特征的中医智能新模型。"互联网＋中医"是目前中医学发展的一个重要机遇,利用数据化技术和网络技

术,可以将传统医学典籍、治疗过程中的"只能理解、无法描述"的模棱两可的观念和感觉,变成可以采集、存储、传递和处理的信息,并形成海量的中医临床经验与知识的大数据平台。通过机器学习、深度学习等技术,可以从大量的医学资料中寻找出相应的信息,从而对复杂的、碎片化的临床体验进行深度学习,从而发现其中的一些规律,并且会越来越智能。

四、"管理驾驶舱"数据化管理的重要性

大规模数据的一体化带来了对大规模数据的新挑战,同时也为大规模、高维度和非结构化的数据可视化带来了新的机遇。将数据变得可视化的技术可以应用于医疗行业的服务,仅依靠传统的图形分析和显示方法是无法实现的,它还必须通过一套复杂的处理流程,如转换、分析、挖掘等,以帮助实现可视的可视化显示。所以,将医疗信息的可视化显示在医疗服务管理系统中是非常有价值的。

1989 年,比利时的神经外科医生帕特里克首次介绍了管理学、管理科学和人类大脑科学,这个体系是基于企业资源计划系统(enterprise resource planning,ERP)的高级决策支撑体系。以"驾驶舱管理"为核心的实时监测系统就像汽车、飞机等在行驶中的驾驶员操作平台。以具体的图表形式来体现医疗机构的运作状况,有助于发挥人们的全部潜力,有助于人们的大脑思考和综合评判。相对于常规的管理方式,本文提出了一种以"驾驶舱管理"为核心的实时监测管理体系。其核心技术包括可视化的触控技术,指标体系的构建,点对点的实时通讯技术,数据及时更新、报警等等。实时采集、处理、更新资料,指标体系模块、实时通讯模块、候诊预警模块整合于 Windows 中,并开展人机互动。上海市第六人民医院将"管理驾驶舱理念"应用于门诊监控管理,借助一站式可视化的综合管理系统,通过将后台资料和临床工作有机地融合在一起,形成一个网上的机构,使决策和即时的信息处理相融合,从而提高医疗服务的效能。管理驾驶舱强调业务实时性和全流程管理,从运营、质量、医疗本身多角度监控医疗行为,对于业务数据分析扩容多维度提升,分析医院优化建设方向,全方位立体化提升医疗分析能力。

第二节　基本情况

一、疫情发展进程

据统计,2020 年 1—2 月,受到疫情影响,全国医院诊疗量缩水 1/4,其中,在三甲医院就诊人数下降最多,达到 26.9%。截至 2020 年 1—11 月份,不包括诊所、医务室和村卫生室的统计,卫生服务中心的就诊人数达到 49.5 万人次,较上年同期减少 11.5%;其中,公立医疗机构 25.1 亿人次,较上年同期减少 13.0%;私人医疗机构 4.7 亿人次,较上年同期减少 9.4%,而私人医疗机构的就诊人数少于前者的 1/5。全国医疗卫生机构出院人数达 20 738.4 万人,同比下降 10.7%,全国医院病床使用率为 72.5%,下降 11%。2021 年 1—3 月,全国医疗卫生机构服务总量达到 15.0 亿人次,较上年同期增加 40.8%;全国人民群众就医 9.4 亿人次,较上年同期增加 52.3%,其中,公立医疗机构 8.0 亿人次,较上年同期增加 52.4%;私人医疗机构 1.4 亿人次,较上年同期增加 51.6%。

上海市中医医院 2019 年门诊量 1 386 316 人次,出院患者 26 189 人次,而 2021 年 1—7 月,门急诊量 814 697 人次;出院患者 14 963 人次,门诊量增长幅度不大,仅 0.7%,出院患者人次下降 2.06%。

二、应急管理策略及进程

为应对疫情,医疗机构都处于特殊运行状态,一方面,为防止院内交叉感染,把好入院关,在提高医疗服务的高品质、减少感染的危险、确保住院患者的人身健康方面,迅速整合官方网站、APP、公众号、微信等,根据应用的需求和服务场景快速做出调整,将医疗服务延伸到线上,多措并举创新智慧服务,实现"互联网＋"的新突破。另一方面,在新冠疫情防控的紧要关头,重新改建发热门诊,梳理流程,充分采用智慧管理手段,第一时间掌握了人力、资金、防控物品的情况,以信息化的开发为支撑点,为有效抗疫提供了决策和政策依据。随着疫情逐渐平稳,各家医院都进入到长期防疫加正常运营的管理状态。尽管如此,即使商业复苏,医疗机构所面对的运营压力也不会减轻。

第三节　需要克服的障碍和解决办法

一、疫情中遇到的障碍

（一）后疫情时代床位管理危机

在医疗市场的激烈竞争中,存在着资源短缺和浪费并存的矛盾。如何充分发挥现有医疗资源,实现医疗资源的合理配置与利用,是目前我国医疗事业急需解决的重大课题。根据上海申康医院发展中心《关于推动市级医院持续做好改善服务、便民利民各项工作的通知》(申康发〔2019〕134号),后疫情时代,对三甲综合性医院带来的危机之一是,如何"一手抓常态化防疫,一手抓复工复产,同时保证患者医疗安全"。作为沪上知名的中医综合医院,医疗运行过程中,碰到的最大难题是受疫情的影响全院床位使用率不均,如何盘活整个医院床位的优化配置,让有限的医疗资源得到更加合理的分配和使用,作为医院管理者在节约资源的前提下,要做到如何充分利用好现有的病床,提高医疗资源整体利用率,提高医院床位的利用率。由于现行病床管理模式,各科室独立管理病床,缺乏跨科室协调机制,导致部分科室病床紧张,而其他科室却有空床。与此同时,在增加病床的情况下,也存在着医疗方面的风险。由于病床无法得到充分的使用,造成了床位的浪费,而造成了一些患者的就诊时间延迟。一张床管理探索精细化管理模式盘活了病区因受到病种限制,科室之间床位划分不均,个别病区临时有病床空置,实现了医院资源的最大化利用,打破了各科室病床不能相互分配的隔阂,实现全院病床动态管理,既可以做到资源共享,又可以最大限度地解决患者的需求。

（二）急危手术患者入院现状

由于实验室核酸检测是COVID-19诊断的主要手段,而核酸的检查结果一般需要4~6 h出具。急诊手术患者发病急、病情重,在核酸报告结果未出之前,无法直接进行急诊手术或收治至住院病区进行对症治疗及术前准备,而患者病情急、重,且往返途中存在较大医疗安全隐患,所以无法让患者回家等待报告结果。

（三）疫情带来收治疾病谱改变

受疫情影响，医院收治疾病谱出现改变，部分手术科室床位超负荷，急诊手术患者无床收治入院，无法及时进行手术治疗，耽误病情；一些科室存在着空床位，造成了资源的浪费。医院收治刚需需求的手术，如骨科、急诊、妇科急诊等同比上升；而肛肠等手术科室床位收治率不足50%。收治患者病种改变，导致全院床位使用不均，骨科等手术科室床位不够，急诊患者收治不进；而肛肠等科室空床闲置，资源浪费。

二、解决办法

为了解决上述问题，盘活整个医院床位的优化配置，保证围手术期患者的医疗安全。医院决策层提出构架"病床蓄水池"，实行"串并联"围手术期运行管理（图23-1）。通过建立入院前"管理驾驶舱""入院准备中心"以及"急诊中转病房"，全面实现急危重手术优先处理，全院床位一体化的管理模式。同时进一步改进优化，体现智慧化和中医特色，建立了集一站式、集约化、智慧型于一身的中医特色出入院管理中心，实现"入院前"到"出院后"的双向延伸。

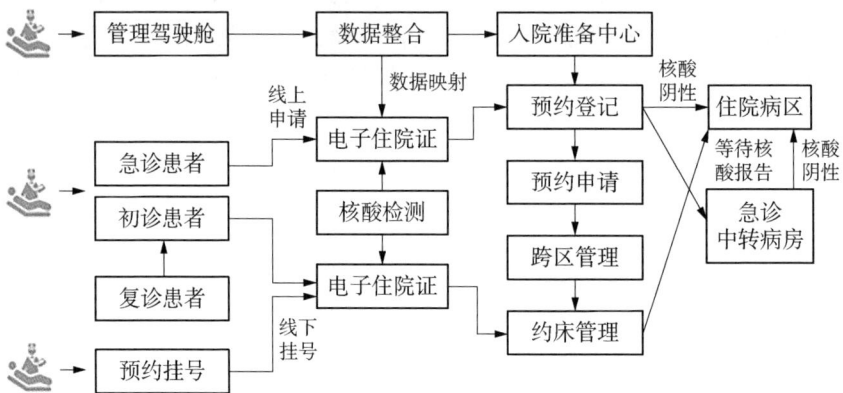

图23-1 基于"管理驾驶舱"的"全院一张床"串并联的实施流程

（一）第一阶段：基于"管理驾驶舱"的"全院一张床"流程构建

1. 驾驶舱信息管理，助力"手术床位一体化" 为了缓解全院床位资源使用不足的情况,在中转病房核酸报告出具后,我院开始实施"床位一体化"的"全院一张床"管理。"全院一张床"是对全院床位实施一体化管理,床位调配使用权由院部执行,彻底将"床位跟医生走"改为"医生跟床位走"的模式。要实现"全院一张床"运转模式,医院管理者必须全面、实时、精准掌握全院床位运转情况,如全院各科室空床情况、等待急诊入院手术人数、急危手术患者优先入院排序人数、可供调配的智能推荐方案等一系列数据,医院结合"管理驾驶舱"的经营理念,运用可视化、信息化、科学化的方法,建立了一套实时的医疗服务监测与管理体系;以"病床蓄水池"运作的精细化经营方式推动。通过"管理驾驶舱"的界面,管理者实时了解全院入院申请人数、中转病房人数、急诊手术人数、急危手术患者优先排序人数、入院人数、空床数、床位使用率、借床人次等数据,从而为推进"全院一张床"运转提供数据支持。与常规的医院管理方式比较,"管理驾驶舱"全院实时监测与管理系统具有全面性、组合性和直观性。

2. 筹建出入院准备中心,实现"串并联"围手术期管理　围手术期是围绕手术的一个全过程,从患者入院决定手术时开始,到手术治疗后的康复出院,包含手术前、手术中及手术后的一段时间。前期在建立院前"中转病房""管理驾驶舱平台",纵向掌握院前患者、急诊患者、手术患者、入院患者、全院床位等业务指标数据的基础上。为精准实现疫情期间住院时每一张床横向调配管理,医院同时筹建入院准备中心,作为院前和住院手术管理之间的桥梁,根据全院业务数据报表,对危急手术、急危手术患者优先调配入院治疗,根据住院收治率实施全院床位跨科预约,并通过短信形式为患者提供入院各类信息,如住院预约信息、入院通知信息、入院温馨提示等,使患者能实时掌握住院信息动态,家属的配合度也明显提高。

3. 筹建急诊中转病房,实现"院前手术管理"　为了更好地满足急诊手术、危重手术患者的就医需求,在等待 COVID - 19 诊断实验室核酸检查报告期间,保证患者在围手术期间的医疗安全。医院用时 3 天,快速筹建了急诊抢救仪器设备齐全的单间隔离"急诊中转病房",设置集中区域内的 5 张独立单间中转病房,面向各个专科开放,患者在门急诊由医生开具电子住院证后,在等待核酸报告期间,进入急诊中转病房进行对症治疗及术前准备,阴性报告出具后即刻转至手术室及相应手术科室住院治疗。

中转病房的建立为急需住院手术治疗的患者开辟了便捷通道,患者可以第一时间内完成入院前的检查,并在等待期间完成手术术前准备,成为了急诊、入院、手术的过渡区域。

(二)第二阶段:基于"中医特色"的一站式流程构建

1. 出入院准备中心功能优化

(1)功能定位:组建临床专家和管理人员共同论证,由护理部牵头,筹建出入院准备中心作为全院的调配中转站,为住院和病房保持动态联系提供交互平台。门诊医生站医生开具电子入院单和院前检查化验申请单开始,结束为病区正式入区登记。出入院准备中心软件建设综合参照国内外医院在住院患者服务和医院床位管理方面的先进经验,遵循以患者为中心的服务理念。根据医院就医流程优化的需求,全面覆盖患者院前准备的业务,并与院内现有业务系统数据互联互通,保持业务全场景、全闭环、全共享。

(2)区域设置:入院准备中心计划设置于我院住院部一楼大厅,专设 $50\,m^2$ 的独立区域,主要分为流调区、综合服务区、自助服务区、候诊区和出院带药区(图 23 - 2)。流调区即出入院准备中心的入口,一侧为自助流调-叫号系统,提供"一窗一号"的办理流程,完成无接触、智能化流行病学调查,导入院内系统,另一边,为没有智能手机、无法操作的老人和其他特定群体,提供了人工流行病学调查登记。综合服务区以窗口服务为主,设置 2 个入院登记兼院前检查预约窗口、3 个出入院费用办理窗口、1 个采血检验窗口、1 间综合治疗室。自助服务区域内,具备了住院费用查询、检查检验报告打印、出院费用结算、票据打印、电子病历查询等设施。候诊区设有 34 把候诊椅、3 个播放器循环播放医院的健康宣教知识,通过多种方式的宣教形式,将专业的医学健康知识和中医健康理念传递给来就诊的人群。

(3)人员配置与培训:入院准备中心的人员配备包括 11 名工作人员,这 11 人内包括 1 名护士长,4 名财务部门人员和 3 名临床护士,均具有 5～20 年的临床护理工作经验,另外还配备了 1 名保安人员,1 名外送人员和 1 名导医。所有医护人员针对全院各个专科,对专科相关健康教育及急救知识专项专题培训。

(4)工作流程制定:修订入院准备中心的工作流程(图 23 - 3)、工作制度、信息系统使用等。

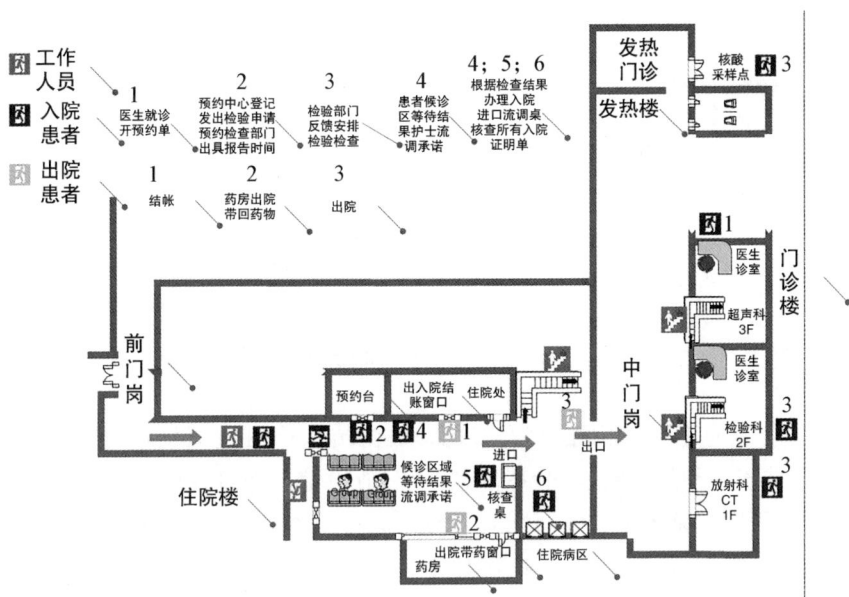

图 23-2　出入院准备中心区域图

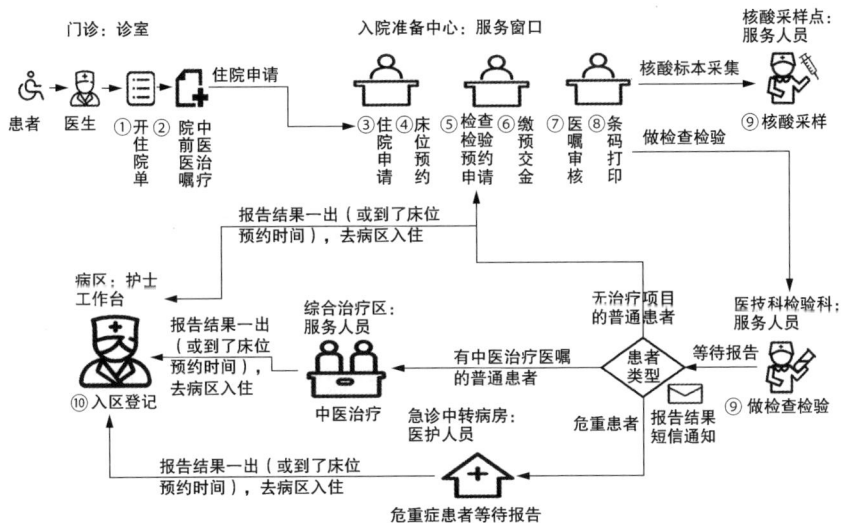

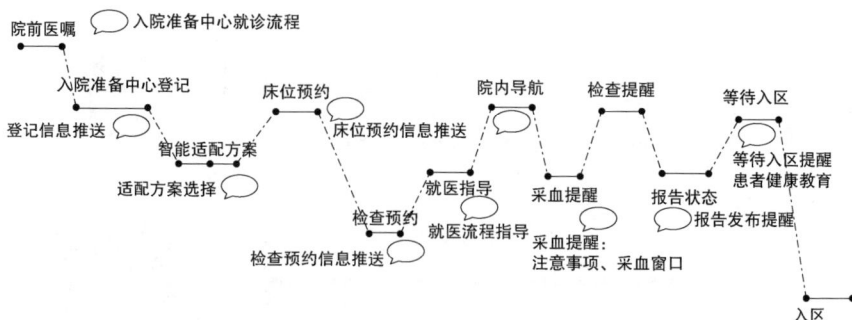

图 23-3　出入院准备中心服务流程图

（5）信息系统的构建：将 CIS 门诊医生站、CIS 住院医生站、护士工作站、医技统一预约平台、实验室信息系统、放射信息系统、HIS 系统等数据互通。研发入院申请、床位预约与管理、床位检查智能预约、患者列表、医嘱执行及管理、住院通知管理、医技预约及管理、全院床位使用检测、流失患者管理、入院准备中心预约率统计分析、接口管理、参数管理等应用功能。系统通过整合医院床位、检查资源，实现对患者从开入院单、入院申请、床位预约、检查预约、缴预交金、院前医嘱审核与执行、病区医生查看患者检查化验报告（在线查询入院核酸等检查结果）、短信提醒等业务办理进行一体化集成。

2. 入院前置服务

（1）AI 入院预约：研发人工智能通知功能，在前期研发电子住院单的基础上针对入院患者前一日由后台自动完成院前智能 AI 提醒，包括入院时间、入院须知、办理入院地点、疫情防控要求、办理入院流程。

（2）护工电子预约：建立本院护工信息库，包含姓名、年龄、健康证、执业证、专业特色、工龄等，通过平台可查看护工信息。患者预约成功后可在预约日期，联系三方当面签订陪护合同，保证护工的落实，出院后可进行星级评分。系统会根据预约情况安排每日护工工作以满足临床所需，从而避免患者住院时护工紧缺，提升满意度。

（3）中医四诊辨识：以中医的理论为核心，借助 AI 技术与数据支持，采用内建摄像机实时获取患者的面部、舌象，并进行 AI 智能识别，从而实现对患者的身体特征的识别，并根据不同体质提供个性化的养生方案（包含养生建议、药膳调养、茶饮养生、穴位养生、功法养生、音乐养生和经典药方),将所有数据与 HIS 系统打通,可直接导入住院病史中,简化入院患者的护理评估。

(4) 中医技术中药处方前置:为了更好地实现中医药技术在 ERAS 中的应用,加速患者康复,将中医药及技术在门诊电子化前置,我院根据单病种拟定中医护理技术路径,根据路径患者在术前进行中医药及技术的干预,患者办理入院登记时即可在准备中心实施中医护理技术,同时预缴部分押金后,中心在入院前一天发送信息至中药房,保证患者能在住院日当天开始中草药干预,增加了术前中医药的干预时间,能进一步提升中医药在 ERAS 的疗效,较原中草药干预时间提前 2~3 天。

(5) 院内检查检验前置:研发院前检查检验预约、检查告知、生命体征采集系统,通过检查检验的医嘱前置至门诊,在患者入院之前做好相关的检查和化验,减少患者的手术等候和平均住院天数。

(6) 中医诊疗包:根据临床科室的单病种制定检查检验的医嘱套餐包(心电图、B 超、CT、MR 等),简化医嘱的开具过程,并且对检查检验结果实施全过程的跟踪。

3. 住院时服务

(1) 电子流调叫号系统:通过电子叫号系统实现患者入院登记、缴费、检查、检验、出院结账的全程开放式服务模式,患者根据不同的需求取号,在候诊区等待服务,避免原拥挤排队现象。

(2) 家属云探视:患者家属通过互联网线上提出探视需求,后台根据需求配置到患者及主诊医生的手机,预约探视时间,病区在规定的时间内通过 IPAD 与患者家属实现云探视,与诊疗医生实现云咨询。

(3) 电子陪护证:针对当前形势,研制了一张"病号"陪护卡,一位患者一位陪护人员,绑定时自动与患者身份信息匹配,与陪护健康码和/或核酸检测结果关联,进出门禁时出示电子陪护证,并做到实时更新。

(4) 院内导航:利用医院的导航二维码,扫描后可以获得医院的三维立体地图,为患者提供实时的导航和共享,构建一个智能化的便民医疗服务体系。

4. 出院时服务

(1) 出院结账 AI 提醒:为避免患者往返出院结账处与病区之间,研发出院结账的 AI 提醒功能，在院内所有账目核对完成后，后台自动推送 AI 电话，患者根据电话提示至出入院准备中心等待结账。

（2）出院带药下移：患者结账后至药房处直接取药，优化患者出院流程，患者不必结账后返回病区取出院带回药物。

（3）AI 中医随访：患者出院后，系统自动通过 AI 电话咨询的方式向患者发送对应单病种的中医康复、养生、药膳、穴位等相关知识，并进行满意度调查，复诊预约等。

（三）第三阶段：基于"互联网医院"的线上自助流程构建

1. 线上自助入院　研发患者手机端办理入院申请、信息登记、入院须知、一日清单查询、检查检验报告查询、复诊预约等。

2. 在线电子入院单　研发手机端电子入院单，医生可通过手机端给复诊患者开电子入院单，患者可在手机内查看医生所开具的电子版入院通知单。

3. 线上出院结算　研发患者在手机端办理出院手续，补交预交金，退款后的查询等。

4. 自动化约床　研发诊间自动约床，医生在诊间实现自动约床，结束后给患者办理在线入院指南；在线复诊约床，研发复诊结束后办理自动预约复诊床位；自动约床的查询功能。

本案例符合当前医院管理需求，以管理驾驶舱的顶层设计掌握全院所有业务指标，通过构建"串并联"的管理构架（门急诊-中转病房-住院病区串线；管理驾驶舱-入院准备中心并行）实施"全院一张床"。在盘活全院资源的同时，打造具有中医特色的入院前、住院时、出院后的一体化出入院服务流程，并进一步推进互联网＋中医医疗，研发手机端线上自助出入院服务模式，从而建立智慧化中医一站式出入院服务中心（图 23－4）。

三、成效

基于"全院一张床"的串并联管理模式，将 2020 年 6 月（实施 1 个月）在院的 49 名患者作为对照组，2021 年 3 月（实施九个月）在院的 238 名患者作为观察组。用 SPSS23.0 的统计分析软件对测量结果进行了分析，组间比较采用 t 检验；急诊中转病房滞留时间人数采用百分数形

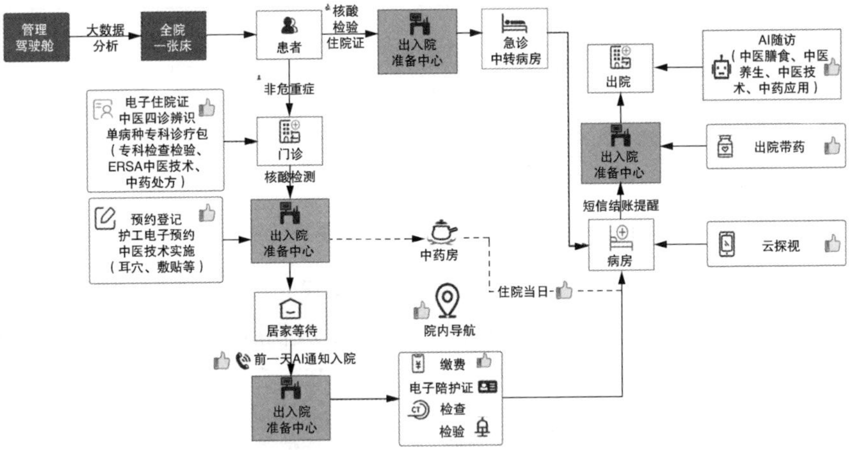

图 23 - 4　智慧化中医一站式出入院服务中心

式描述,采用 χ^2 检验,检验水准 $\alpha = 0.05$,以 $P < 0.05$ 为差异有统计学意义。

(一)急诊中转病房危重症患者滞留时间比较

实施 9 个月危重症患者在急诊中转病房的滞留时间 $<8\,h$ 的人数显著多于实施 1 个月,有统计学差异($P < 0.05$)(表 23 - 1)。

表 23 - 1　危重症患者在急诊中转病房各滞留时间人数比较

时间	$<8\,h$ (人次/%)	$8 \sim 16\,h$ (人次/%)	$>16\,h$ (人次/%)
实施一个月	16(32.65%)	7(14.29%)	26(53.06%)
实施九个月	211(88.66%)	6(2.52%)	21(8.82%)
χ^2 值	—	—	64.045
p 值	—	—	<0.001

(二)急诊中转病房危重症患者平均滞留时间比较

结果显示,实施 9 个月的危重症患者在急诊中转病房的平均滞留时间显著低于实施 1 个月($P < 0.05$)(表 23 - 2)。

表 23 - 2　危重症患者平均滞留时间比较(h，X±s)

时间	例数	平均在院时间
实施一个月	50	13.14±6.86
实施九个月	238	5.30±4.52
t 值	—	8.097
p 值	—	<0.001

(二) 中转病房转入正式入院床位时间比较

结果显示，实施 9 个月的患者总数与中夜班收治患者数均高于实施 1 个月，但 $P>0.05$，差异无统计学意义(表 23 - 3)。

表 23 - 3　中转病房转入正式入院床位时间比较

时间	中夜班(人次)	日班(人次)	患者总数（人次）	中夜班收治率(%)
实施一个月	13	37	49	(26.1%)
实施九个月	85	153	238	(35.7%)
χ^2 值	—	—	—	1.737
p 值	—	—	—	0.188

智慧化中医"一站式"出入院管理服务模式改善了患者就医体验，提高了住院诊疗服务运行效率，提升了中医药的疗效，有助于患者满意、社会满意、政府满意。

第四节　经验总结

(1) 危重症患者滞留时间降低，安全性与满意度提高。

对于患者而言，在等待核酸报告期间，进入急诊中转病房可进行简单的术前准备及相应检查治疗。但是急诊中转病房为临时设置病房，因此只能作为紧急处置，专科抢救设备和药品并不十分齐全，且中转病房的医护人员为急诊人员，对于全院专科知识的熟练程度也不如专科医护人员，因此具有一定的风险性。随着核酸检测技术的完善，检测时间也从过去的 24 h 逐渐缩短至 4~6 h,因此患者在急诊中转病房的滞留时间也显著缩短,能更快地转入专科病房进行治疗,提高了患者的医疗安全性。

(2) 医护人员中夜班应变处理能力提高。

对医务人员而言,针对后疫情时代,通过"管理驾驶舱""入院准备中心""急诊中转病房"等的高效链接和流程,彻底改变医院原中夜班不收患者的习惯。现医院收治流程为,核酸报告即时出、即时转入正式床位,因此大大增加了中夜班收治患者的数量,有效提升中夜班的临床能力。虽然实施 9 个月与 1 个月差异无统计学意义,但可能与总数差异较大有关,后续仍需加强管理。

(3) 医院医疗资源利用最大化。

医院急诊中转病房自 2020 年 7 月实施,平均每日每床运行为 2.2 人次,实施 9 个月后每日每床运行人次为 3.9 人次,运转量提升 77.27%。入院准备中心 9 个月共处理入院患者 10 815 人次,调配床位 238 张,切实为疫情期间危、急、重及手术患者得到及时就医提供了帮助。

(4) 提升医院管理效能。

通过智慧中医化一站式出入院管理中心,提高医院效率、改善医疗服务,提升医疗质量,优化工作流程,提升医院管理效能。

1) 有效降低群众医疗费用:把以往患者入住病床之后等待预约检查、中医药干预、在做检查、在做手术时间全部移至院前,减少住院患者的平均住院天数,提高中医治疗效果,节约患者的住院成本,减少医疗开支。

2) 增加医疗卫生业务协同,降低医疗卫生机构运行成本:把病区护士、医技预约员、住院收费员、检验采血员集中到一个区域,进行集中办公统一管理。通过这种一体化流水线工作流程,减少各个部门之间沟通成本,降低各个业务科室的运营成本,提高业务办理效率。

3) 互联网医院中医化:通过互联网线上复诊入院、AI 云探视、随访、护工预约等,减少医患矛盾,提升患者就医体验感。在医疗行业内"互联网+"是互联网领域的新兴应用,代表了医疗行业新的发展方向。医院作为互联网挂牌医院经历了疫情的考验,更加清楚了"智慧医院"的建设仅仅是开始,要继续通过实事求是的整改、查漏补短,开拓"互联网+"及 AI 的作用,使中医医院的中医特色优势充分释放。但是随着智慧医院的发展,网络安全管理越显重要,如何保证医学数据安全、符合伦理要求,将是

"互联网+"发展中必须面对的问题。在新冠疫情常态化防控和"互联网+"医院发展背景下,面对患者更需要强化人文关怀,在实现"互联网+"的前提下,使患者能够更好地感受到高效、快捷、舒适的服务,更好地感受到人性化服务的温暖,这是当前智能医疗发展所面对的一个难题。

　　简而言之,在当前新冠疫情的常态化形势下,加强以患者为本的高品质医疗保障,秉承从细节出发的理念,以问题为导向,紧紧围绕患者的就医需求,在提高患者就医感受上下功夫,不断提高医疗服务质量,优化住院流程,以实际行动践行初心使命,以适应常态化的疫情防控需要。

参考文献

［1］陈敏."互联网+医疗健康"打造智慧医疗服务新模式[J].中国党政干部论坛,2018(10):30-33.

［2］杜荷.后疫情时代的思考[J].食品安全导刊,2020(10):20-21.

［3］高文法.互联网+科技创新指导下医疗资源的整合与共享[J].中国卫生产业,2018,15(28):181-182.

［4］郭冬阳,卫青廷.离散型制造业管理驾驶舱系统的研究与设计[J].机械设计与制造工程,2015,44(3):47-50.

［5］胡重明.浙江医疗卫生服务领域"最多跑一次"改革政策分析[J].中国医院管理,2019,39(5):17-19.

［6］黄欣荣,钟平玉,马纲.人工智能与中医智能化[J].中医杂志,2017,58(24):2076-2106.

［7］赖儒英,谭莉,许川,等.后疫情时期多院区医院复工复产影响因素调查与分析[J].中国医院,2020,24(12):20-23.

［8］李静,夏新斌,邓文祥,等.人工智能技术中医领域应用评述[J].中医学报,2020,35(11):2362-2365.

［9］刘俊峰,翟晓辉,向准,等.应对新型冠状病毒肺炎疫情的方舱医院建设管理探讨[J].中国医院管理,2020,40(3)12-14.

［10］宓轶群,李娜,滕德,等.门诊预约管理策略评估研究[J].中国卫生质量管理,2018,25(3):45-47.

［11］宓轶群,赵媛媛,李维维,等.基于"管理驾驶舱"理念的门诊实时监控管理初探[J].中国医院,2019,23(8):4-7.

［12］徐玉莲,叶志弘,黄红波.医院跨科收住患者风险管理[J].中华护理杂志,2014,49(12):1491-1494.

［13］闫译今,沈禹辰,沈阳,等.资源整合视角下中医医院就医服务的智慧化建设[J].中国卫生标准管理,2021,12(8):1-3.

[14] 郁建兴,高翔.浙江省"最多跑一次"改革的基本经验与未来[J].浙江社会科学,2018,(4):76-85.

[15] 张紫薇,汪宏波,齐磊."后疫情时代"公立医院面临的问题与对策中国卫生质量管理[J].2021,28(3):21-24.

[16] 中华人民共和国国家卫生健康委员会.2020年1—11月全国医疗服务情况[EB/OL].（2021-02-26）[2021-09-21]. http://www.nhc.gov.cn/mohwsbwstjxxzx/s7967/202102/9c6826995d0d4557aba4a0a546d2e520.shtml.

[17] 中华人民共和国国家卫生健康委员会.2020年1—2月全国医疗服务情况[EB/OL].（2020-04-17）[2021-09-21]. http://www.nhc.gov.cn/mohwsbwstjxxzx/s7967/202004/544bd45854a542e086d0bfced19131bc.shtml.

[18] 中华人民共和国国家卫生健康委员会.2021年1—3月全国医疗服务情况[EB/OL].（2021-05-24）[2021-09-21]. http://www.nhc.gov.cn/mohwsbwstjxxzx/s7967/202105/21ba3eff76074c858b91271f27f9b172.shtml.

第二十四章

新冠排查医院闭环管理状态下复旦大学附属眼耳鼻喉科医院互联网医院（线上、线下联动）应急管理

第一节 背景

一、医院及互联网医院概述

复旦大学附属眼耳鼻喉医院是国家卫生健康委所属唯一的一所集医、教、研为一体的三级甲等眼耳鼻喉专科医院，医院的眼科和耳鼻喉科均为国家重点学科及临床重点专科。在复旦大学医院管理研究所发布的《2019 年度中国医院专科综合排行榜》中，医院耳鼻喉科连续 11 年蝉联榜首，眼科最新排名第二。同时医院也是国家药物临床试验机构和医疗器械临床试验机构，拥有国家卫生健康委听觉医学重点实验室、国家卫生健康委近视眼重点实验室、上海市视觉损害与重建重点实验室，是上海市耳鼻咽喉疾病临床医学研究中心、上海市听觉医学临床中心、上海市眼部疾病临床医学中心、上海市眼科临床质量控制中心、上海市眼视光学研究中心，是国家级和上海市住院医师规范化培训基地，是上海市眼科、耳鼻喉科、麻醉科专科医师规范化培训基地。医院现有汾阳、宝庆、浦江三个院区，统一管理，提供同质化服务。2019 年总门诊量超 248 万人次，手术量超 14 万人次，医疗辐射全国各地。

复旦大学附属眼耳鼻喉科医院互联网医院于 2021 年 6 月正式上线，

全市首创包括互联网 AI 智能分诊、药品配送方式，29 个教授团队、5 个专科团队 4 大项目，围绕复诊患者多种就医需求在线提供病情咨询、复诊配药、线下转诊、开具检查和检验(核酸检测)、开具入院单、术后复查、提供电子票据、电子病史等服务打造互联网医院线上、线下全流程一体化。常规药品线上付费可配送到家外、冷链、自制制剂、易碎类药品等特殊药品线上付费完成后，线下多院区取药。截至 2021 年 9 月，复旦大学附属眼耳鼻喉科医院互联网医院就诊人数高达 6.6 万余人次，在上海申康医院发展中心发布的全市 34 家市级医院互联网医院监控周报中，排名前五的 8 大指标中占据 7 项。问诊人次占复诊人次比例、每科在线就诊数、互联网业务医保费用三项指标全市第一，互联网医院总费用一项指标全市第二。

二、新冠疫情概述

新冠疫情期间，上海作为国内重要的口岸城市，一直面临着外防输入的巨大压力，新冠突破性感染病例在上海时有发生，同时也发现部分新冠肺炎阳性病例或其密接人员在部分医院有就诊的情况。根据市疫情防控领导小组办公室的部署，各医院均在接报后第一时间即启动应急预案，按要求立即落实相关区域内人员闭环管理，完成相关人员核酸检测，以最快的速度做好筛查工作。而在此医院闭环排查期间，门急诊、住院等各项医疗服务全部暂停，老百姓求医问诊受到阻碍。

三、事件简述

上海市某医院在 2021 年 8 月 17 日发现 1 名工作人员，例行核酸检查结果异常，经专家组会诊诊断为新冠肺炎(轻型)病例。该确诊病例曾因眼疾到复旦大学附属眼耳鼻喉科医院浦江院区就诊。根据国家和本市防控要求，复旦大学附属眼耳鼻喉科医院接到上级通知，医院立即启动应急预案，汾阳路、宝庆路、浦江路三个院区暂停日常门急诊医疗服务，完成院区内环境采样和终末消杀，同时落实院区人员的网格化管理，第一时间对包括医务人员、在院患者及陪护人员、第三方工勤人员等人群进行全员核酸筛查。

互联网医院办公室接到新冠排查通知，根据事前准备应急预案，2021 年 8 月 18 日 6 点 30 分成立应急项目团队，18 日 8 点到 22 点，互联网医院全面开通线上门诊承接线下患者。当天，互联网普通门诊、4 个专科门诊、29 个教授团队的 46 名医生，交替完成核酸检测后全部上线接诊，全天接诊患者 662 人次。同时信息中心联合医院信息合作方，保障互联网医院运行，8 h 内完成互联网专家诊疗板块，紧急完成专家 CA 认证。8 月 19 日当天互联网医院专家板块正式上线，当天专家板块上线专家达到 50 人，互联网医院接诊量达到 738 人次。复旦大学附属眼耳鼻喉科汾阳、宝庆院区在做过 2 次核酸阴性后，经市政府研判，决定于 19 时正式解封，而浦江院区因存在核酸阳性患者继续保持新冠排查闭环状态。互联网医院根据当前形势，在浦江院区闭环期间，根据闭环医生意愿，协助开通互联网 CA 认证（即互联医院医生认证），安排专职人员指导进行互联网医院接诊操作，完成线上接诊。7 天后浦江院区解封。

第二节　基本情况

一、事情发生发展

（一）事前：患者按规定入院手术

2021 年 8 月 10 日患者在浦江院区做晶体植入手术，查行程码、随申码、流调、测温以及持有的 8 月 8 日的核酸报告为阴性。

2021 年 8 月 11 日至宝庆院区复诊，门诊入口查行程码、随申码、流调、测温。

2021 年 8 月 17 日在浦江院区复查，先至门诊入口查行程码、随申码、流调、测温，后至医生钱宜珊处复查。

2021 年 8 月 18 日上午 6 点，接上级通知停止医疗活动，一名新冠确诊病例曾因眼疾到复旦大学附属眼耳鼻喉科医院浦江院区就诊。医院随即根据国家和本市防控要求，启动应急预案。

（二）事中：新冠闭环排查

2020 年 8 月 18 日上午 6 点 30 分，成立医院新冠疫情闭环排查应急小组，决定暂停汾阳路、宝庆路、浦江路三个院区日常门急诊医疗服务，完成院区内环境采样和终末消杀，召回包括医务人员、在院患者及陪护人员、第三方工勤人员等人群进行全员核酸筛查。

医务部启动闭环管理人员紧急上报,统计在院情况。门急诊办公室随即联系信息科进行紧急停诊,发布停诊短信。互联网医院办公室开通所有线上门诊,加派线上医生。所有工作人员回到医院先做核酸再返回相应岗位,上报各楼层负责人。院感部负责人员协调以及疾控对接。保卫科负责加强巡视保证各楼层不互通。宣传部门统一协调对外解释工作。后勤部门负责餐饮、寝具以及相关物资的供应及发放。便民服务中心负责对外来电话进行统一接听及回复,以及对于医生排班、部分检查、门诊手术班次进行调整。

2020年8月18日8时,公安在院前拉起隔离线,维持现场秩序,保证医院人员不进不出。市、区疾控进入医院协助完成医院相关区域消杀工作。

互联网医院办公室互联网医院全面开通线上门诊承接线下患者。当天,互联网普通门诊、专科门诊、教授团队的46名医生,交替完成核酸检测后全部上线接诊,全天接诊患者662人次。同时联合信息科及医院信息合作方,保障互联网医院运行,8 h内完成互联网专家诊疗板块,紧急完成专家CA认证。

2020年8月18日8—18时,待在原地配合闭环排查。

2020年8月18日18时30分上海举行第102场新冠疫情防控工作新闻发布会,邀请市卫生健康委主任邬惊雷,松江区副区长顾洁燕,市疫情防控公共卫生专家组成员、复旦大学上海医学院副院长吴凡介绍上海疫情防控最新情况。复旦大学附属眼耳鼻喉科医院三个院区均已暂停门急诊,已核酸检测人员、环境样本均为阴性。

2020年8月18日20时门办联系门诊各楼层负责人协调领取物资,安排各楼层人员住宿等情况。

2021年8月19日8时前,各楼层分批次完成第二次全院核酸检测。

2021年8月19日,互联网医院专家板块正式上线,当天专家板块上线专家达到50人,互联网医院接诊量达到738人次。市卫生健康委组织医师节活动——"上海市千名医师线上义诊活动"中共接待665名患者,互联网义诊完成量排名全市第一,获得上海市卫生健康委点名表扬。

2021年8月19日16时,接到可能今天撤离信息,门办邀请各楼层负责人进行门诊撤离协调会,布置撤离顺序、撤离间隔时间,以及撤离准备。同时部署自8月20日起汾阳、宝庆院区门诊正常开诊的工作方案。为有需要的年老体弱需要照顾的人员安排出租车。

2021年8月19日20时,依照患者先走、年老体弱需要照顾的人先走以及医院职工后走这一原则,医院进行有序撤离。

(三)事后:恢复正常诊疗秩序

2021年8月20日上海发布公众号,发布国家和上海市专家综合研判分析,认为该确诊病例的感染来源可以聚焦在:暴露于境外输入病毒污染的人员或环境,个人存在防护疏忽而引发的感染。上海市广播电视台微信视频号"看呀STV"发布复旦大学附属眼耳鼻喉科医院汾阳、宝庆院区解除闭环管理视频,转发2900余次。

2021年8月20日至8月25日全面做好浦江门诊转汾阳院区、宝庆院区、互联网医院的各项工作。汾阳、宝庆院区职工做好个人防护以及家庭健康检测。在浦江院区闭环期间,互联网医院根据当前形势,协助医生开通互联网CA认证,并安排专职人员指导医生在线接诊,若需要线下检查、治疗、手术以及转诊,可直接在互联网医院进行操作。医院各部门对新冠闭环应急预案进行修改,对闭环期间进行回顾总结,形成新版《复旦大学附属眼耳鼻喉科医院医疗保障及防范公共卫生突发事件新冠肺炎疫情防控闭环管理处置手册》。

2021年8月20日至8月25日关注门诊量、手术量、检验检查量,以及互联网已预约量,查看医院运营恢复情况。

2021年8月25日浦江院区正式解封。对新冠闭环排查期间与医院同甘共苦的患者及家属、工作人员及合作伙伴发送感谢信,表达复旦大学附属眼耳鼻喉科医院在此次闭环当中受到的帮助表示感谢。

二、闭环排查门急诊及互联网医院工作成效

(1) 医院线下停诊有条不紊,现场井然有序。

复旦大学附属眼耳鼻喉科医院在新冠闭环排查期间,2021年8月18日(闭环当天)已经预约门诊患者超过9000人,8月19日已预约门诊患者超过8500人。在医院疫情防控小组统一部署和指导下,门急诊应急工作

小组率领门办、便民服务中心、信息科、收费处等部门,有效地完成了所有患者门诊看诊、检查、治疗及手术的停诊,以电话、现场咨询、互联网医院公众号等多种方式回复患者相关问题。同时采取积极的措施协助患者完成之后的就诊、检查、治疗及手术工作。

组织全门急诊人员进行核酸检测,严格执行"三不"管理。不跨部门、不跨楼层、不跨楼宇,杜绝门诊就诊过程中的交叉感染,达到院内"零感染"目标。以及楼层小组长网格化管理,迅速、有序完成安置和疏散各楼层工作人员的相关工作,助力医院平稳度过新冠闭环排查时期,向社会展现了复旦大学附属眼耳鼻喉科医院的风采。

(2) 互联网医院有力撑起线上门诊,引起各方关注。

自新冠疫情发生以来,医院线下门诊全部暂停,医院疫情防控小组考虑到可能再次发生停诊情况,大力推进互联网医院建设,完善互联网医院功能。随着疫情发展情况变化,各地均有医院暂停线下普通门诊,此次复旦大学附属眼耳鼻喉科医院进入新冠闭环排查,三院区紧急停诊,互联网医院作出有力支撑,引起各方关注,8月19日在复旦大学附属眼耳鼻喉科医院订阅号上关于《互联网医院最新就诊公告》阅读量10万+,获得社会普遍认可,为因新冠疫情闭环导致门诊停诊的医院树立了新的方向。

(3) 积极参加市卫生健康委组织医师节线上义诊活动。

在原定于8月19日市卫生健康委组织医师节活动——"上海市千名医师线上义诊活动"中,由复旦大学附属眼耳鼻科医院院长周行涛教授、副院长余洪猛教授领衔32名专家名医组成五官科义诊天团,通过视频、电话和文字等方式,结合咨询者上传的各种影像学检查、实验室检查、眼压、血糖等指标,为线上665名百姓提供健康咨询服务,让广大市民在家就能享受我院各学科顶级专家带来的优质医疗服务。互联网义诊完成量排名全市第一,获得上海市卫生健康委点名表扬。

(4) 恢复迅速,展现医院生机。

在汾阳、宝庆院区解封之后第二天即开始正常工作,门诊、检查、治疗、手术及住院等各项工作有序恢复,协助因闭环导致停诊的患者改约时间。全面做好浦江门诊、检查、治疗和手术转汾阳院区及互联网医院的各项工作。帮助还在浦江闭环的医生上线互联网医院。运用各种途径通知患者汾阳、宝庆院区已经恢复营业,尽医院最大努力协助患者完成就诊。

8月23日，线上与线下门诊总量恢复至5758人次。

第三节　主要做法

从此次由于新冠闭环排查导致线下实体医院紧急停诊，互联网医院线上承接事件的应急处理，从总体来看是比较成功的。在应对过程中，医院各部门及各有关政府部门都及时、快速地响应，迅速开展了排查以及互联网医院紧急上线承接线下医疗工作。具体来说主要开展了以下几方面内容。

一、事前预防与准备

（1）建章立制，不断完善，适时演练，为本次闭环管理打好基础。

2019年12月底—2020年初新冠疫情期间，复旦大学附属眼耳鼻喉科医院根据上海市疫情防控相关要求制定相关《门急诊闭环应急处置手册》包含《新冠疫情突发事件致门急诊紧急关闭的闭环应急处置》以及《新冠疫情突发事件导致门诊闭环管理立即全面启动互联网医院的紧急预案》等内容，在新冠疫情突发事件致门急诊紧急关闭情况下将实行关闭医院门急诊的指导意见时，在医院疫情防控小组统一部署和指导下，互联网医院办公室制订了突发事件应急预案，旨在提高医院的医疗服务效率和质量，确保在疫情突发情况下能够及时响应患者的就医需求。根据相应政策变化以及院感等部门的要求下，将《门诊部新型冠状病毒防控工作方案》，更新至十二版，达到人人知晓，人人积极参与防控工作的目标。同时每季度组织1~2次门急诊现场应急演练，从推演到实战模拟，强化演练效果，达到人人知晓，全面防控的目标。每月门急诊例会做好疫情防控培训，包括院感要求、应急预案更新等，总结当月发现问题，及时纠错并布置整改措施，达到演练后有反馈，反馈后继续演练的PDCA循环。

（2）建立高效运作的指挥体系。

为做好因新冠疫情导致的医院闭环排查，复旦大学附属眼耳鼻喉科医院门急诊办公室及互联网医院办公室成立了，门急诊应急工作小组和互联网医院应急工作小组。门急诊应急工作小组负责统筹协调门急诊部门全面工作，处置突发事件，负责门急诊大楼内的后勤保障，各楼层应急

小分队队长、协调员负责相应责任区域内的现场秩序管控。门急诊应急
工作小组以及各分小队与医务处、院感以及后勤保障处等相关部门密切
联系,保障门诊现场平稳。互联网医院应急工作小组与眼科、耳鼻喉科密
切联系保障线上互联网医院承接线下流量。这套智慧体系建立,将各个
部门的力量统筹在一起,便于统一思想,有效整合条块资源(表 24-1)。

表 24-1　突发事件门急诊人数统计

院区	楼宇	小组	区域	负责人	联系电话	汾阳院区
汾阳院区	门急诊广场	1号组	门急诊广场	王晨颖		5
	2号楼	2号组	一楼急诊	江英芳		20
		3号组	二楼输液室	江英芳		8
		4号组	四楼整形外科	张菁 周璐		18
		12号组	三楼检查室	单蓉		16
			2号楼总共			67
	3号楼	5号组	门诊地下一楼	李逸尘		19
			门诊一楼	陈慧洁		45
				曹钰婷		23
				张敏		22
				韩建平		6
				包兵		18
		6号组	门诊二楼	王丽娜		35
		7号组	门诊三楼	邵静		38
		8号组	门诊四楼	黄宏达		42
				梁玉芳		45
		9号组	门诊五楼	倪婷玉		34
			门诊六楼	郑佳		300
			3号楼总共			627
	5号楼	10号组	耳鼻喉检查室	赵婕丽		20
		11号组	汾阳视听	丁吉荣		22
			5号楼总共			42
			汾阳院区总计			736

（续表）

院区	楼宇	小组	区域	负责人	联系电话	汾阳院区
宝庆院区	1号楼	13号组	一楼	刘晓燕		6
				曹钰婷		0
				范继青		0
				丁吉荣		2
		14号组	二楼	汤静		0
		15号组	三楼	林晶		1
		16号组	四楼	石婉如		0
		17号组	五楼	刘鉴		0
		18号组	六楼	姜琳		1
	2号楼	19号组	口腔科	陈维旭		4
			工勤：			16
			保安：			12
			宝庆总计			42

（3）互联网医院科目完善。

复旦大学附属眼耳鼻喉科互联网医院在闭环管理前，已经开设 29 个教授团队和 4 个专科团队围绕复诊配药、预约转诊、检查开具、住院单开具、出院随访等服务打通互联网医院线上、线下全流程一体化。为本次互联网运营打好坚实的基础。提前建立《新冠疫情突发事件致线下门诊临时关闭后立即全面启动互联网医院的紧急预案》，并组织部门学习，有利于互联网医院有效开展医疗活动。

二、事中执行与维护

（1）落实线下门诊停诊管理。

闭环排查当天，门急诊应急工作小组及门急诊办公室兼互联网办公室主任在现场总指挥落实门诊停诊以及预约工作。门办、便民服务中心、保卫科连同公安第一时间院外紧急拦截患者及家属进入现场封锁门急诊出入口同时做好解释，维持现场秩序，疏导已经等待门诊就诊患者，引导患者现场到线上互联网医院进行就诊。便民服务中心及信息科通过信息化手段落实门诊停诊、改约工作，落实手工停诊 33 458 人次，为咨询患者做好后期门诊就诊改约工作 2 000 人次。便民咨询电话对外开放，积极解释，避免舆情和患者投诉。

（2）网格化管理落实人员清点和物资发放。

各楼层应急小分队队长及互联网医院应急工作小组在实行医院闭环
排查启动应急预案的第一时间实行楼宇单独管理和楼层组长负责制度。
在所管辖的 5 栋楼(汾阳院区 2、3、5 号楼和宝庆院区的 1、2 号楼)20 个
小组内，小队长及负责人负责根据上级指令通知召回当日休息人员配合
医院全员完成核酸检测。安排各楼层工作人员原地待命。每天上下午分
两次收集每层楼人数，使得人员和物资不遗漏。严格执行"三不"管理。
不跨部门、不跨楼层、不跨楼宇，杜绝隔离过程中的交叉感染，达到院内
"零感染"目标。

开放门诊应急留院场地，志愿者安排在门诊一楼大厅，由门办专人进
行对接。其他院区工作人员、医学院学生、进修医生等完成核酸检测后集
中安排在门诊六楼四个会议室中。关心闭环期间生活安排。

对第三方人员(进修生、实习生、保洁、安保和文员等)实行部门化与
楼层小组双线管理，后勤部、保卫科、科教部、医务处及各科室为第三方人
员的主管部门，门办与其密切合作，联系各部门收集第三方人员情况，与
各楼层小组长做好对接工作，各楼层第三方人员(进修生、实习生、保洁、
安保和文员)等均安置在各自负责的楼层。完成网格化管理落实人员
清点和依照各小组组长上报的人员数字发放相应物资。

（3）积极推进互联网医院，承接线下门诊。

新冠闭环排查当天，互联网普通门诊、4 个专科门诊、29 个教授团队
紧急开设班次和线上号源全部对外开放，46 名医生交替完成核酸检测后
全部上线接诊，普通门诊号源不设限制，互联网门诊挂号工作时间从早上
8 点到 16 时延长至夜间 22 时，全天接诊患者 662 人次。8 月 19 日，紧急
新设互联网医院专家板块，50 名专家上线接诊。在原有普通门诊、专科门
诊、教授团队的基础上，联系信息科及第三方公司，紧急开发专家门诊板
块，同时互联网办公室职员点对点帮助专家完成院内流程，50 位专家开发
完成并成功上线互联网医院专家门诊板块，全天互联网医生在线数字达
到 82 人，互联网医院接诊量达到 738 人次。

（4）协调各部门，努力做好互联网医院保障工作。

联系宣传文明办及时对外公布互联网线上门诊开放方案、互联网医

院咨询热线，做好对外宣传。联系联系信息中心、便民服务中心，做好信息系统保障工作，保障线下停、转诊工作有序进行，协助支持保障，对已预约就诊患者发布停诊通知，通过短信提醒和微信推送告知初诊患者可使用互联网医院"在线咨询"功能，告知复诊患者可改约互联网医院专家/教授团队/专科/普通门诊，通过互联网医院就医。完善互联网医院信息系统，与信息中心和第三方联控公司负责人点对点联系有问题及时处理，保障互联网医院诊疗活动正常。联系临床科室大组长做好互联网医院医生培训工作。熟练互联网医院操作的医生安排在门诊各诊区中接诊，结合线下医生工作站操作，有问题及时协助处理。初次上线互联网医院的医生统一安排在互联网诊室培训后，回到相应的科室诊室出诊。

做好互联网医院医生后勤保障。与两科大组长根据门诊就诊人数对接具体线上咨询医生、线上出诊医生排班，现场协助处理各项问题。根据门诊情况可能会出现加班情况，互联网医院，为出诊医生提供各项便捷。同时组织各互联网医院医生吃饭、领取物资、安排睡觉等各项事宜。

三、事后收尾与恢复

（1）迅速、有序疏散各楼层工作人员。

召开门急诊会议，提前做好解封预案，依次按照年老体弱者、学生、门急诊志愿者、各级工作人员、门办的秩序做好撤退。8月19日20时医院通知解封后，汾阳院区门急诊三栋楼736名工作人员，宝庆院区门诊二栋楼42名工作人员20分钟全部疏散完毕。

（2）8月20日—8月25日全面做好浦江门诊转汾阳院区、宝庆院区、互联网医院的各项工作。

8月20日—8月25日汾阳、宝庆院区解封，但浦江院区还在封闭状态时，汾阳、宝庆院区接受浦江院区班次导入，手工开放预约班次300余人次。除号源开放预约班次外，激光、小手术、眼底打针等已经改约电话通知近200名患者。

联动互联网医院，在浦江院区闭环中医生自愿的情况下，协助开通互联网CA认证，安排专职人员指导进行互联网医院接诊操作，完成线上接诊。8月20日浦江闭院出诊专家18人，8月21日浦江闭院出诊专家14人，分别占当日出诊互联网医院专家的37.5%、44%。

第四节　经验总结

自新冠疫情发生以来,全国经历过省、市、区(县)镇、村全面停摆。随着疫情进入常态化,我国本土疫情呈零星散发和局部聚集性疫情交织叠加态势,医院停诊时有发生,但是人民群众的看病需求不随着医院的暂停而结束,复旦大学附属眼耳鼻喉科医院在此次新冠闭环排查当中除了做好闭环管理应急响应,保障员工在闭环期间正常生活需求及员工关爱外,还通过大力推进互联网医院建设,完善互联网医院功能,实现闭环期间,医院有效发挥优质医疗资源通过互联网医院承接线下门诊,为今后闭环医院提供有益的经验借鉴。

一、闭环排查相关启示

(1)认真开展新冠应急演练,提高防范新冠能力。

全球疫情仍在持续,中国仍面临输入性散发病例的风险。医院作为直接接触患者的场所,应通过强化防范措施和定期演练应急预案,最大程度减少疫情带来的损失。通过定期组织各类新冠疫情演练,发现并及时纠正应急预案和应急常态准备工作中存在的问题,健全完善应急指挥体系和联动处置,磨合机制,锻炼队伍。提高了预案的可操作性,确保了在突发事件中责任到人,措施到位,有力地保障了医院各工作人员的人身安全。

(2)迅速启动闭环管理应急响应机制。

门急诊疫情工作小组在医院疫情防控小组的领导下第一时间执行应急预案,开展新冠疫情应急相关工作。医院疫情防控小组由医院党政领导作为一把手,在党委领导下统一领导、组织、协调全院疫情防控有关事项。在接报特殊情况后第一时间上报,同时激活应急预案,启动应急响应。门急诊疫情工作小组即按照门急诊应急预案响应,网格化管理门急诊有关事项,各门急诊应急小分队,按照工作职责有序开展工作。准确清点人数。平时动态建立医院全院人员库,将所有职工、医生、护工、后勤、安保等在内的第三方人员纳入属地化、网格化、信息化、动态化管理。应急响应时，第一时间自上而下进行网格化管控，每日两次汇总全院患者和陪护家属信息。以信息化手段发布全员通知，在最短时间内完成全院人员的清点和召回工作。

（3）有条不紊开展闭环期间各项工作。

一是快速有序完成全员核酸检测，门急诊应急工作小组在接到医院疫情防控小组通知后，有序安排门诊各楼宇、各楼层到医院设置多处员工集中采样点，完成采样。二是依照网格化管理的方式，各楼层小队长做好人员情况统计及上报，负责对接相关部门防疫相关和生活保障物资申领及调配工作，依照院内统筹安排，带领院区内人员妥善解决闭环期间的饮食、休息、洗澡等问题。三是做好人员关爱，关注召回人员及滞留患者、陪护等相关人员的需求及心理情绪，及时持续进行慰问和安抚，开展关心关爱工作。

（4）安全有序组织闭环解除工作。

一是精心制定解除闭环方案。市、区防控办指导下，门诊提前研究制定解除闭环方案，落实分工；依次按照年老体弱者、学生、门急诊志愿者、各级工作人员、门办的秩序做好人员分流，安全有序撤离。二是尽快恢复医疗环境和秩序。撤离完成后，保证诊疗区域的复原和环境消杀。公告后续恢复正常诊疗服务方案。三是努力缓解积压患者需求。通过开设双休日门诊、手术，互联网医疗等方式积极满足患者就医需求。四是按要求继续做好后续自我健康管理等工作。根据不同闭环管理要求，继续做好后续的自我健康管理、全员核酸复查上报等相关工作，完成闭环管理的全部措施。

二、互联网医院相关启示

（1）积极建设互联网工作。

互联网医院是个新生事物，目前还处于探索阶段，对互联网医院的建设需要院内领导高度重视投入相应资源。在互联网医院实际运营中存在着许多的现实问题例如顶层设计不完善或缺失，线上收费不合理且尚未建立有效的利益分配机制、成本补偿机制和激励评价机制，缺乏标准化的互联网医疗服务流程和诊疗规范，互联网医院异地结算还未实现，各家医院智慧医院建设参差不齐，互联网医院安全与隐私等。院领导以及相关

负责人需要一定的耐心,但疫情推动互联网医院发展,公立医院拥抱互联
网医院,"线下＋线上"深度融合的趋势已经展现,医疗服务数字化转型时
代已经到来。复旦大学附属眼耳鼻喉科医院能在闭环期间即刻推进互联
网医院也是靠着平时功能完善和模式创新。正是由于党政及院领导的高
度重视,复旦大学附属眼耳鼻喉科医院能在此次新冠疫情排查线下停诊,
线上互联网医院服务能直接支撑起整个门诊。复旦大学附属眼耳鼻喉科
医院互联网医院已经完成围绕复诊患者多种就医需求打造互联网医院线
上、线下全流程一体化。常规药品线上付费直接配送到家,冷链、自制制
剂、易碎类药品等特殊药品线上付费完成后,线下多院区取药的能力。

(2)完善互联网医院顶层设计及配套措施,合理互联网定价。

完善管理制度和机制,其中完善线上收费及医生绩效激励评价制度
尤为迫切。在互联网医院诊疗费用中,互联网医院医疗服务各省市有各
自的原则和方案,包括:参照当地线下医疗服务标准制定;与基层医院签
订协议,以管理费用的形式补偿等;还有免费提供服务的。然而在实际操
作中,互联网医疗的价格普遍低于线下。医生的付出和获得不成正比。
无法体现不同级别医生的价值差异,极大挫伤医生开展线上诊疗业务的
积极性。互联网医院异地医保脱卡结算尚未得到有效落地,异地患者难
以通过互联网医院就诊。建议根据市场情况适时适当调整互联网医院价
格,完善异地医保患者互联网就诊。

(3)制订互联网医院医疗服务标准化等级测评,适当拓展医疗人群
概念。

互联网医院诊疗范围明确是复诊,但各地执行标准存在很大差异,有
的地方只要患者把初诊病历上传,不对患者初诊医院进行限制。有的地
方要求必须是初诊在本医院的患者,才能在本院互联网医院进行复诊。
目前,对提供线上复诊服务医院和医生的规范还存在缺失。

建议统筹医疗服务能力、互联网医疗资源布局以及互联网医疗服务
发展情况制定互联网医院医疗服务标准化等级测评,按科室设置国家互
联网医疗中心、区域互联网医疗中心和基层互联网医院,以不同实体医院
互联网医院定位对互联网医院复诊人群概念进行细化,充分发挥区域中
心的医疗辐射能力。基层医院互联网医院复诊人群限定为初诊在本医院
进行可到基层医院互联网医院进行复诊。区域互联网医疗中心(专科联

盟）复诊人群限定为所辖区域的有过专科初诊病史上传即可进行在线复诊。国家互联网医疗中心则针对全国范围内所有专科初诊病史上传即可进行在线复诊。根据复诊情况，提供线上开具处方药品及开具检查等服务项目。

（4）积极宣传，主动引导。

政府相关部门加强互联网医院建设政策解读，大力宣传互联网医院建设的重要意义和应用前景，积极引导医疗卫生机构和社会力量参与开展形式多样的科普、线上义诊等活动，加快培育互联网医疗市场，推动互联网医院产业革新，不断推动优质医疗资源精准下沉。

图书在版编目(CIP)数据

智能公共卫生:理论、方法和应用/罗力主编.
上海:复旦大学出版社,2025.6.(2025.9 重印)
(复旦大学公共卫生与预防医学一流学科建设:
健康中国研究院系列).-- ISBN 978-7-309-17749-7

Ⅰ. R1-39

中国国家版本馆 CIP 数据核字第 20251JE873 号

智能公共卫生:理论、方法和应用
罗 力 主编
责任编辑/刘 冉

复旦大学出版社有限公司出版发行
上海市国权路 579 号 邮编:200433
网址:fupnet@ fudanpress.com http://www.fudanpress.com
门市零售:86-21-65102580 团体订购:86-21-65104505
出版部电话:86-21-65642845
上海盛通时代印刷有限公司

开本 787 毫米×1092 毫米 1/16 印张 32.75 字数 503 千字
2025 年 6 月第 1 版
2025 年 9 月第 1 版第 2 次印刷

ISBN 978-7-309-17749-7/R · 2144
定价:88.00 元